Esther Fischer-Homberger

Medizin vor Gericht

Gerichtsmedizin
von der Renaissance bis
zur Aufklärung

Mit 70 illustrierenden Fallbeispielen
zusammengestellt von Cécile Ernst

D1641991

Verlag Hans Huber
Bern Stuttgart Wien

Publiziert mit Unterstützung des Schweizerischen Nationalfonds zur
Förderung der wissenschaftlichen Forschung

CIP-Kurztitelaufnahme der Deutschen Bibliothek

Fischer-Homberger, Esther:
Medizin vor Gericht: Gerichtsmedizin von d.
Renaissance bis zur Aufklärung / Esther Fischer-
Homberger. Mit 70 ill. Fallbeispielen zsgest.
von Cécile Ernst. – Bern; Stuttgart; Wien:
Huber, 1983.
ISBN 3-456-81282-5

© 1983 Verlag Hans Huber Bern Stuttgart Wien
Satz und Druck: Lang Druck AG, Liebefeld
Printed in Switzerland

Auflage: 1000 Exemplare

Inhaltsverzeichnis

Vorwort

Zur Geschichte der Gerichtsmedizin liegen bisher viele Detailarbeiten, einige mehr oder weniger ausführliche Überblicke, verschiedene Bibliographien vor. In neuerer Zeit hat das Thema unter anderem seines grossen sozialhistorischen Interesses wegen zunehmende Beachtung gefunden und es haben Brittain und Nemec, Burns, Karplus und andere sich damit speziell befasst. Leider ist das geplante umfassendere Werk von Simili bisher nicht erschienen. So trifft die vorgelegte Arbeit, indem sie die Geschichte der Gerichtsmedizin mindestens vom 16. bis zum Ende des 18. Jahrhunderts relativ breit und zusammenhängend behandelt, heute in eine Marktlücke.

Es stützt sich diese Arbeit primär auf geläufige Quellen; die wichtigsten und immer wieder zitierten Hand- und Lehrbücher der Gerichtsmedizin der Berichtsperiode (von Parés «livre traitant des rapports» von 1575 über Codronchi, Fidelis, Zacchia, Bohn, Teichmeyer, Hebenstreit usw. bis zu Fodérés «traité de médecine légale» von 1799) haben sozusagen ihr Skelett abgegeben. Viel sekundäres Material wurde erst in einem späteren Arbeitsgang eingearbeitet. Dieses Verfahren hat den Vorteil der Quellennähe, um so mehr, als es der Übernahme von historiographischen oder anderen Stereotypen entgegenwirkt; es zwingt zu quellengemässer Strukturierung. Zudem führt es zur Konzentration auf die medizingeschichtliche Seite der Gerichtsmedizin und bewahrt vor dem Dilettieren im rechtshistorischen, auch im sozialhistorischen Nachbarfach. Etwas Enzyklopädisches oder Interdisziplinäres entsteht so freilich nicht. Quantifizierende Aussagen, Aussagen über die praktische Signifikanz und Relevanz der gegebenen Ideen und Haltungen und über ihren ganz konkreten Einbau in die sozialen Systeme, denen sie zugehören, fehlen, Institutionsgeschichtliches wird kaum erfasst. Dazu hätte es anderer Methoden, anderer Quellen, ferner geographischer, sachlicher oder anderer Beschränkungen bedurft. Was entstanden ist, ist vielmehr eine Geschichte des literarisch repräsentativen medizinischen Nachdenkens über Gesellschaft und soziale Ordnung (beziehungsweise die Stellung der Medizin innerhalb von beidem) über zwei Jahrhunderte, wobei mich ideen- und mentalitätsgeschichtliche Aspekte besonders interessiert haben.

Einige Problemkreise, die als eigene Abschnitte hätten behandelt werden können, kommen in der vorliegenden Arbeit nicht im Zusammenhang, sondern nur zerstreut zur Sprache. Namentlich sind dies der ungemein komplexe Problemkreis der Missbildungen und derjenige, der die Folter betrifft. Die Missbildungen wegzulassen scheint insofern gerechtfertigt, als diese die Gerichtsmedizin weit über ihre praktische Bedeutung hinaus beschäftigt haben – eher als praktisch-forensische Fragen scheint immer wieder die Frage nach dem Wesen des «Menschen» (in Form der Frage nach dessen Abgrenzung gegen den missgebildeten «Nichtmenschen») zur Behandlung dieses Themas veranlasst zu haben. Das an sich vorgesehene Kapitel zur Medizingeschichte der Folter ist meinen Widerständen gegen die Vertiefung in das entsprechende Material zum Opfer gefallen.

Andrerseits sind in der «Standesgeschichte» Kapitel enthalten, welche man in einer Geschichte der Gerichtsmedizin nicht ohne weiteres erwartet, etwa zur Geschichte der Beziehung der Medizin zur Rechtswissenschaft, zur Geschichte des Medizinalwesens, der Hygiene, der ärztlichen Ethik und Ausbildungsfragen. Ihre Integration in die Geschichte der Gerichtsmedizin hat sich aber aus dem bearbeiteten Material einfach ergeben.

In Zitaten sind Majuskeln und Minuskeln nicht immer originalgetreu wiedergegeben, die altertümlichen Schrägstriche durch Kommas ersetzt, Abbreviaturen sind ausgeschrieben. Die Referate von im Original lateinischen Texten sind von verschiedener Dichte – diese variiert zwischen wörtlicher Übersetzung und Zusammenfassung, ohne dass der Dichtegrad aus dem Text immer ersichtlich wird. Da aber die Fundorte der einzelnen Stellen jeweils im Anmerkungsapparat genau angegeben sind, schien mir dieser Mangel, der nur unter typographischen und sprachlichen Komplizierungen hätte behoben werden können, dem Forscher um des Lesers willen zumutbar.

Was diesen Anmerkungsapparat insgesamt betrifft, ist zu sagen, dass er natürlich einem tiefen Schnitt ins eigene Fleisch gleichkommt. Die viele Arbeit nämlich, die es bedeutet, einen solchen herzustellen, ist zwiefach undankbar. Denn erstens trägt sie einem höchstens das Lob des «Fleisses» ein, welches gerade für eine Frau von überaus zweifelhaftem sozialen Wert ist, indem es die Feststellung eines Mangels an Überblick, Synthesefähigkeit und kreativer Potenz impliziert. Zweitens erlaubt gerade diese Fleissarbeit nachfolgenden Forschern einen direkten Zugang zu den Quellen ohne Nennung des Einstiegs; dass man für Ideen zitiert würde, würde nicht nur die Fähigkeit, Ideen als solche zu erkennen, sondern zudem noch Freude an Ideen voraussetzen. Ich liefere trotzdem einen ausgedehnten Anmerkungsapparat, weil es mir wichtig ist, weitere Arbeit nicht nur anzuregen, sondern auch zu erleichtern und weil es mir nicht allzu schwer fällt, auf eine wissenschaftliche Profilierung zu verzichten, welche auf dem Informationsgefälle zwischen Autor und Leser beruht.

Die illustrationsartig dem Text beigegebenen Fallbeispiele sind von Cécile Ernst, aus eigener Initiative und Idee, vorwiegend aus drei geläufigen gerichtsmedizinischen Fallsammlungen (von Ammann

1670, Valentini und Pyl – genaue Angaben in der Bibliographie) aus-
gesucht, kommentiert und zusammengefasst worden. Sie sollen die
praktische und persönliche Dimension gerichtsmedizinischen Denkens markieren, welche der Text nicht geben kann, und diesen so teils
erläutern, teils ergänzen, teils relativieren.

Verschiedenen Leuten möchte ich hier ebenfalls danken. Da sind
einmal die, welche so freundlich waren, das Manuskript dieses Buches vollumfänglich durchzulesen und zu kritisieren – Dr. med.
Dr. phil. Cécile Ernst, Zürich, ist hier nochmals zu nennen, als Gerichtsmediziner ferner Prof. Eugen Läuppi, Bern, als Sozialhistorike-
rin Prof. Beatrix Mesmer, Bern, als Medizinhistoriker Prof. Erwin
H. Ackerknecht, Zürich. Andere haben mit ihrem Sachverstand einzelne Teile durchgesehen, so Prof. Pio Caroni, Bern (rechtshistorische
Kritik der «Vorgeschichte»), Dr. Willem Daems, Arlesheim, und Dr.
Hans Rudolf Fehlmann, Wildegg (pharmaziehistorische Kritik der
«Apotheker» und der «Vergiftungen»), Prof. Huldrych Martin Koel-
bing, Zürich (spezielle medizinhistorische Kritik der «Vor-» und der
«Standegeschichte»). In einzelnen Fragen haben mir freundlich ge-
holfen Prof. Johann-Christoph Bürgel, Bern (Islamwissenschaft),
Prof. Eugenio Corecco, Fribourg (Kirchenrecht), Prof. Dietlinde
Goltz, Tübingen (Medizin- und Pharmaziegeschichte), lic. phil. Rue-
di Homberger, damals in Zürich (Wirtschaftsgeschichte), Prof. José
Luis Peset, Madrid (Medizingeschichte), Dr. Vera Waldis, Zürich
(Medizingeschichte), Prof. Vinzenz Ziswiler, Zürich (Zoologie bzw.
Zoologiegeschichte).

Für speditive und oftmals mängelbehebende Schreibarbeit möchte
ich vor allem Barbara Vollenweider-Wieland (Ebertswil) danken, ferner Maria Wagner-Della Chiesa (Bern), schliesslich Inge Vollert-Hel-
ger (Bern) und Gudrun Gaegauf-Homberger (Richterswil). Dank gebührt auch den Bibliotheken und Bibliothekaren, die mir das Nötige
immer kollaborativ und hilfsbereit gesucht und ausgeliehen haben: in
Zürich, wo sich die Quellen in diesem Falle vor allem fanden, speziell
die Zentralbibliothek und die Bibliothek des Medizinhistorischen Instituts, hier in Bern die Bibliothekarin unseres Instituts, Frau Vollert-
Helger und auch die hiesige Stadt- und Universitätsbibliothek und die
Universitätsspital-Bibliothek. Die photographischen Arbeiten, welche im Zusammenhang mit den Illustrationen anfielen, hat Marianne
Rüfenacht, Photolaborantin am hiesigen Anatomischen Institut,
freundlicherweise übernommen.

Dem Schweizerischen Nationalfonds aber, der die ganze For-
schungsarbeit überhaupt ermöglicht hat, soll an dieser Stelle nochmals spezieller und ausdrücklicher Dank abgestattet werden – Dank
für Geld, Vertrauen und Geduld.

Geduld: 7 Jahre lang hat dieses Schreiben gedauert. Entsprechend weist das Ergebnis eine Art von Schichtung auf – auch Geschichteschreibende verändern sich im Laufe der Zeit und das liest sich an ihren Ablagerungen ab. Diese Schichtung auszumerzen wäre ein langwieriges und unfruchtbares Unterfangen. Fruchtbar wird es hingegen für alle Beteiligten sein, sich bei dieser Gelegenheit wiedereinmal der historischen Dimension auch wissenschaftlich-historiographischer Äusserungen zu erinnern.

Und damit bin ich bei dem, was ich mit dieser Arbeit überhaupt liefern möchte: nichts Definitives, sondern einen Beitrag und Unterlage zum möglichst lebendigen Gespräch.

Einleitung und Versuch einer Zusammenfassung

Die Geschichte der Gerichtsmedizin fasziniert als ein wenig bekanntes Gebiet voller ergiebiger Quellen und Fundstellen, reich an ungehobenen Schätzen.

Schätze sowohl rein medizinisch-historischer Art als auch, und nicht ohne Zusammenhang damit, Schätze von weiterem Interesse. Einmal vermittelt die historische Arbeit im Feld der Gerichtsmedizin besonders klare und direkte, oft erschütternde Blicke auf die Sozialgeschichte der Medizin im weitesten Sinne, auf Alltag und Mentalität, Fragen und Selbstverständlichkeiten unserer Vorfahren. Sie zeigt medizinisches Denken und Handeln in seiner über das rein Medizinische weit hinausgehenden Verflochtenheit mit seiner sozialen und historischen Situation; in seiner Auseinandersetzung und im Umgang mit den Wissenschaften und Instanzen seiner Zeit mit Konkurrenten, Kranken, Förderern, mit Behörden und Institutionen, Normen und Werten.

Zum anderen birgt die Geschichte der Gerichtsmedizin Schätze speziell medizin-wissenschaftshistorischer Art. Es treten da nämlich viele Entwicklungen der Medizin früher zu Tage als in der Medizin im allgemeinen, und so findet man da zu manchen Kapiteln der allgemeinen Medizingeschichte besonders frühe und oftmals unerschlossene Materialien. Zum Beispiel greift in der gerichtlichen Medizin der anatomische Gedanke um sich, lange bevor die Anatomie mit und durch Vesal zur offiziellen medizinischen Grundlagenwissenschaft wird und ist der pathologisch-anatomische Gedanke in der gerichtsmedizinischen Literatur geläufig, lange bevor er mit und nach Morgagni zum integrierenden Bestandteil medizinischen Denkens überhaupt wird. So haben die medizinische Chirurgie, aber auch die medizinische Frauenheilkunde, Chemie, Psychologie, die Simulationslehre, die ärztliche Ethik, die öffentliche Hygiene, die Lehre von der medizinischen Ausbildung und anderes mehr bedeutende und bisher wenig beachtete Wurzeln in der gerichtlichen Medizin.

Beides hängt offensichtlich mit der speziellen sozialen Stellung dieses medizinischen Teilgebietes zusammen.

Die gerichtliche Medizin, in der früheren Neuzeit eng verbunden mit öffentlicher Hygiene, ärztlicher Ethik und Medizinalpolitik, repräsentiert eine Medizin, deren Wissen und Können im Dienste der Öffentlichkeit steht. So erlebt sie sich zum vornherein als Teil eines grösseren sozialen Ganzen. Und wenn sie dann mit ihrem Wissen Fra-

13

gen beantwortet, die die Gesellschaft an sie stellt, umreisst sie damit gleichzeitig, was medizinisches Wissen sei und ist sich der sozialen Bedeutung auch ihrer wissenschaftlichen Antworten klar bewusst. Ihre Geschichte zeigt die gesellschaftliche Dimension medizinischen Wissens daher besonders deutlich auf.

Mit dieser Situation des gerichtlichen Mediziners als Teil eines grösseren Ganzen hängt es auch zusammen, dass sich in der gerichtlichen Medizin in der früheren Neuzeit manches früher zeigt als in der übrigen Medizin. Denn der gerichtliche Mediziner steht mit seinen Aussagen unter Druck: er muss in der Diskussion und vollends im kontroversen Rechtsverfahren ständig mit Widerspruch, auch aus eigenen Reihen, rechnen und solchen zu parieren bereit sein. Der traditionelle Privatarzt ist, im Schutz gewissermassen seiner Beziehung zum hilfesuchenden, leidenden, abhängigen Patienten, solchem Entwicklungsdruck weit weniger ausgesetzt. Früh schon tastete der gerichtlich tätige Arzt daher nach anderen, sichereren, breiteren, jedenfalls kritikfesteren Grundlagen seiner Aussagen, als sie ihm die alten Autoren nur auf Grund ihrer Autorität bieten konnten, früh schon schauten sich Gerichtsmediziner in fremden Disziplinen und Nachbarfächern nach solchen um. Dies um so mehr, als gerade in der frühen Neuzeit in mittelalterlicher Tradition die wesentlichen gerichtsmedizinischen Fragen (das waren vor allem Verletzungs- und Fortpflanzungsfragen) oftmals nicht an Mediziner, sondern an deren Konkurrenten, nicht-universitätsgelehrte Chirurgen nämlich und Hebammen, gerichtet wurden. Früh schon entwickelte daher die gerichtliche Medizin die Tendenz, der Medizin neues soziales und wissenschaftliches Terrain zu erschliessen – natürlich unter herabmindernder medizinisch-wissenschaftlicher Kritik von deren bisherigen Verwaltern. So hat sie die Kunst der dem Handwerk nahestehenden Chirurgen und der Hebammen früh zu medizinischen Künsten erklärt und Nicht-Akademiker für unfähig, diese auszuüben, es sei denn als medizinisches Hilfspersonal; ähnliches ist in manchen Gebieten der Theologie, Psychologie, der Apothekerkunst, der Staatskunst zu verzeichnen, die als Psychiatrie, Toxikologie, medizinische Chemie, öffentliche Hygiene in die Medizin integriert wurden. Wo die gerichtliche Medizin überdies über Werte und Normen, die der ärztlichen Kunst zugrundeliegen, etwas zu sagen und dementsprechend über ärztliche Kunstfehler zu Gericht zu sitzen hat, steht sie noch unmittelbarer an der standespolitischen Front der Medizin. So wird die gerichtliche Medizin vielfach zum Schrittmacher der Medizin im Ganzen.

Wenn in dem nunmehr vorläufig zu Ende geschriebenen Buch – um Korrekturen, Ergänzungen, Kritik sei hier ausdrücklich gebeten – etwas vom Reichtum und der Faszination des bearbeiteten Gebietes spürbar würde, sollte mich dies freuen.

Bern, September 1981
Esther Fischer-Homberger

Vorgeschichte

«Vorgeschichte» der Gerichtsmedizin ist das hier Behandelte in dreierlei Hinsicht.

Erstens hinsichtlich der Chronologie – es wird von einer Gerichtsmedizin die Rede sein, die sich im wesentlichen vor unserer Berichtsperiode, vor der wissenschaftlichen Neuzeit abspielt, d. h. von der Antike bis zum Mittelalter.

«Vorgeschichte» ist dieses Stück der Geschichte der Gerichtsmedizin aber auch in Bezug auf die Medizingeschichte – es ist sozusagen eine «Vor-Medizingeschichte». Denn von der Antike bis zum Ende des Mittelalters findet man Texte zur Geschichte der Gerichtsmedizin so gut wie ausschliesslich im Rahmen rechtsgeschichtlicher Literatur – namentlich in Gesetzestexten. Medizinische Quellen aus dieser Phase enthalten nur ganz selten Material zur Geschichte der Gerichtsmedizin. Dies hängt damit zusammen, dass eine Gerichts-Medizingeschichte erst auf der Basis etablierter Rechtsgrundlagen entstehen kann – im angelsächsischen Sprachraum wird die «Vorgeschichte» in diesem Sinne noch bis gegen Ende unserer Berichtsperiode andauern.

«Vorgeschichte» ist das Folgende schliesslich auch, insofern es methodische Vorbereitung auf die eigentliche «Geschichte» ist: es werden daran Probleme der Gerichtsmedizins-Geschichtsschreibung klar, die nachher weniger sichtbar, aber ebenso fundamental bleiben. Wohl ist es zum Beispiel einerseits ein technisches Detail, dass wir für diese Phase der Gerichtsmedizin nur rechtsgeschichtliche und kaum medizingeschichtliche Quellen haben. Andererseits spiegelt sich in diesem Umstand die Tatsache, dass der gerichtlich tätige Arzt vor der Neuzeit historisch mehr oder weniger stumm geblieben ist. Ob dies daher komme, dass jener Arzt effektiv wenig zu sagen hatte, oder daher, dass seine Aussagen nur stückweise und indirekt überliefert worden sind, ist dabei zunächst unklar. Vor der Neuzeit waren die soziale Gewichtigkeit einer Aussage und deren schriftliche Niederlegung noch nicht so eng assoziiert wie in der Ära des Buchdrucks und der Verallgemeinerung des Alphabetismus. Es muss zum Beispiel weitgehend unklar bleiben, ob gerichtsmedizinisch wichtige Gesetzestexte durch Ärzte angestossen, entworfen und mitredigiert oder ohne deren Mitwirkung entstanden seien. Wenn einzelne moderne Medizinhistoriker nicht daran zweifeln, dass derartige Texte niemals ohne Ärzte haben verfasst werden können, reflektiert dies zunächst wohl vor allem deren Gefühl der eigenen Unentbehrlichkeit. Dieses Gefühl darf nicht allzu unbefangen in die Vergangenheit projiziert werden: ärztliches Wissen war nicht immer so sehr einer scharf abgrenzbaren Gruppe von Berufsärzten vorbehalten wie in jüngster – obgleich nicht in allerjüngster – Zeit. Zudem ist die Auswahl der gerichtsmedizinischen Gegenstände in den zur Diskussion stehenden Texten eng begrenzt und vielleicht doch mehr von den Bedürfnissen der Rechtspflege her bestimmt als vom ärztlichen Wissen. Unklar muss es ferner zunächst immer bleiben, wie repräsentativ eine Quelle für ihre Zeit ist. Wenn ein Gesetzestext in zwei Abschriften gefunden wird, sagt das über seine Anwendung noch nichts Verbindliches aus. Zusammenhänge zwischen den verschiedenen Quellen fehlen vielfach so sehr, dass ihre Zusammenstellung viel mehr ein Mosaik als eine Geschichte ist. Schliesslich darf der Medizinhistoriker, wenn er mit rechtsgeschichtlichen Dingen zu tun hat, nicht vergessen, dass er davon von Haus aus nur wenig versteht. Und wenn all dies für den Medizinhistoriker und seinen Leser am vorliegenden Beispiel besonders spürbar wird, müssen wir uns bewusst sein, dass sich damit nur eine allgemeine und grundsätzliche Problematik der Geschichtsschreibung besonders deutlich zeigt.

Vom Codex Hammurapi bis ins hohe Mittelalter

Zwei Arten von Gesetzestexten interessieren im Zusammenhang mit der Geschichte der Gerichtsmedizin: solche, die sich mit gerichtsmedizinischen Problemen beschäftigen, und vor allem solche, die von der Zuziehung ärztlicher Experten zu gerichtlichen Fällen sprechen.

Zu den ersten gehören gewisse Stellen aus dem babylonischen Codex Hammurapi (gegen 1750 v.Chr.), welche ärztliche (inklusive veterinärmedizinische) Kunstfehler betreffen[1], und Stellen aus der biblischen Gesetzgebung über Jungfrauschaft[2], Inzest[3], Päderastie, Sodomie[4] und Mord[5]. Auch die vielzitierten Stellen aus dem römischen Zwölftafelgesetz (Leges duodecim tabularum, etwa 450 v.Chr.), jener richtungsweisenden ältesten Aufzeichnung des römischen Rechts, deren Überlieferung allerdings lückenhaft und nur zum Teil unmittelbar ist, gehören hierher. Diese Stellen betreffen die Schwangerschaftsdauer (Festlegung auf längstens 10 Monate); die Verhältnisse Geisteskranker; Bevormundung, grundsätzliche Bevormundung der Frau (ausgenommen die Vestalinnen); allfällige Strafmilderung bei Minderjährigkeit; Verletzung, Mord und Totschlag, Giftanwendung, Zauberei, Euthanasie; Verstossung der Ehefrau und Verhinderung für das Erscheinen vor Gericht durch Krankheit. Die 12 ehernen Tafeln waren auf dem Forum, dem grossen Platz zu Rom, wo Gerichtsverhandlungen stattzufinden pflegten, aufgestellt, ihre medizinischen Inhalte waren also im ursprünglichen Sinne «forensisch» und sind somit auch wortgeschichtlich ein Stück Vorgeschichte der forensischen Medizin[6]. Weiter enthalten die frühmittelalterlichen germanischen Volksrechte und der «Sachsenspiegel», das bedeutendste und in etwa auch älteste deutsche Rechtsbuch (zwischen 1215 und 1235 entstanden), vieles, was man heute gerichtsmedizinisch betrachten würde[7] – womit nur Beispiele genannt sind. Ob hinter irgend einem dieser oder ähnlichen Gesetzen ärztlicher Rat und medizinisches Wissen gestanden habe, muss offen bleiben. Das gilt auch für die umfangreichen hygienischen Gesetzgebungen aus den Zeiten der Ägypter bis ins Mittelalter. Beim Codex Hammurapi liegt die Annahme einer leibärztlichen Einflüsterung vielleicht angesichts der Privilegierung des Tötungsdelikts im Fall eines ärztlichen Täters nahe, doch könnten den Gesetzgeber da auch sachliche und sozialpolitische Überlegungen geleitet haben. Im Falle der Römer muss man bedenken, dass hier die Medizin ursprünglich wenig mehr umfasste als die Militärmedizin, und dass sie gering geachtet und kümmerlich entwickelt war, während Gesetzgebung und Politik sozial hoch eingestuft wurden – eine Situation, die eine ärztliche Beratung des Gesetzgebers an sich nicht begünstigt. Allerdings können Ärzte unabhängig von ihrem sozialen Status mächtig werden, falls Mächtige sich von ihnen gesundheitlich abhängig fühlen.

Die Gesetzesstellen, die von der Zuziehung ärztlicher Experten zum Gericht handeln, sind für die Geschichte der Gerichtsmedizin wichtiger. Denn hier tritt der Arzt sicher fassbar in historische Erscheinung – noch nicht als Autor zwar, aber doch als Gegenstand. Nicht ohne leichte Empörung haben einige Historiker der Gerichtsmedizin daher das Fehlen derartiger Stellen in der Bibel und in der klassischen Antike vermerkt. «Bei den Israeliten sucht man vergebens nach Spuren einer gerichtlichen Medicin», schreibt Oesterlen. Und dann: «Füglich konnte auch die Rechtspflege der Mitwirkung der Medicin entbehren zu einer Zeit, wo es als Recht galt, Seele um Seele, Auge um Auge zu fordern als Sühne. Allein auch in Griechenland, dessen Blüthezeit wir doch den Grund verdanken, auf dem die wissenschaftliche Medizin auch unserer Tage aufgebaut ist, vermögen wir die ersten Spuren gerichtlicher Anwendung der Medicin nicht zu entdecken»[8]. Seither sind solche Spuren gefunden worden: es gab im attischen Recht den Arzt-Zeugen, dessen Aussagen in ärztlichen Fragen besonderes Gewicht beigemessen worden zu sein scheint. Da allerdings das attische Rechtssystem wesentlich privatrechtlich ausgerichtet war, ist dieser ärztliche Zeuge einem Experten in unserem Sinne nur sehr bedingt vergleichbar[9]. Aber auch in Rom findet sich keine institutionalisierte ärztliche Mitarbeit in der Rechtsanwendung[10]. «Das ist umso verwunderlicher», bemerkt Placzec, «als die römischen Gesetze die Gegenstände der gerichtlichen Medizin wie: Kindesmord, Abtreibung, Päderastie, Hexerei, Zurechnungsfähigkeit, ärztliche Kunstfehler, kannten und bestimmten, zu ihrer wirksamen

Beurteilung aber unbedingt des Arztes bedurften». Und Placzec tröstet sich dann damit, dass die römischen Ärzte «doch sicherlich oft privatim ihr Urteil» abgaben[11].

Im frühen Mittelalter findet man dann konkrete Spuren gerichtsärztlicher Expertentätigkeit. In den von Kaiser Justinian (regierte 527–565) im Rahmen seines grossen Gesetzgebungswerks in der ersten Hälfte des 6. Jahrhunderts veranstalteten Rechtssammlungen findet sich ein Fall, wo 3 Hebammen («tres obstetrices probatae et artis et fidei») zur Feststellung einer zweifelhaften Schwangerschaft zugezogen wurden[12]. Weiter findet sich eine Anweisung, dass Ärzte bei der Invalidisierung von Soldaten zugezogen werden sollten[13]. Durch die Aufnahme dieser Fälle in Justinians Corpus Juris Civilis erhielt das darin geschilderte Vorgehen präjudizierende Kraft[14]. Als die ersten, welche die gerichtsärztliche Expertise systematischer gefordert haben, gelten aber allgemein die «Barbaren», die mit der Völkerwanderung nach Westeuropa kamen. Tatsächlich erwähnt etwa die Lex Alamannorum den Arzt als Zeugen bei Wundenfällen[15]. Schon im Falle der West-Goten kann indessen höchstens gemutmasst werden[16]. Und mehr findet man in den oft zitierten frühmittelalterlichen germanischen Volksrechten über gerichtsärztliche Experten kaum. Eine Spur germanischen Übereifers der deutschen Historiker der Gerichtsmedizin mag bei der gebräuchlichen Betonung dieser Anfänge der Gerichtsmedizin mitspielen[17]. Wichtiger als klassische Antike und Germanentum scheinen für die Entstehung einer institutionalisierten gerichtlichen Medizin jüdisch-arabische Einflüsse gewesen zu sein. Bei den Hebräern soll schon in den ersten drei Jahrhunderten n. Chr. bei jedem «Gerichtshause» ein Arzt, «Rophe», angestellt gewesen sein, dessen Meinung bei Kriminalprozessen mitentschied. «Ärzte beurteilten die Gefahr für das Leben bei Kontusionen, sie beurteilten die Widerstandsfähigkeit eines zu Körperstrafe Verurteilten, sie wurden auch für irreguläre Kuren nach gesetzlichen Normen verantwortlich gemacht. Sogar die Legalinspektion des Objektes fand schon statt», berichtet Placzec[18]. Insgesamt fällt es auf, dass die biblisch-talmudische Medizin sich besonders intensiv um forensisch bedeutsame Fragen kümmert[19]. Auch spielt ja das Recht in der jüdischen Tradition eine ausserordentlich grosse Rolle und besteht im Rahmen der jüdischen Gelehrsamkeit von vornherein einige Beziehung zwischen Medizin und Recht[20].

Im Rahmen der arabischen Kultur kam dem Recht ebenfalls eine ganz zentrale Stellung zu. Eine «Gerichtsmedizin» im Sinne einer institutionalisierten ärztlichen Expertentätigkeit scheint sich im Rahmen des arabischen Rechtswesens zwar nicht etabliert zu haben. Hingegen scheint die Berührung der abendländischen Kultur durch die morgenländische im Mittelalter das Aufkommen von forensisch-medizinischen Fragen und Autoritäten begünstigt zu haben. Jedenfalls sind im Abendland mit und nach der sogenannten arabischen Rezeption – und mit Vorliebe gerade an Orten, die als Eintrittspforten der arabischen Kultur gelten – Gesetze, Regeln und Dekrete entstanden, die für gewisse Rechtsfälle ärztliche Expertisen verlangen. So findet man in den Sammlungen des kanonischen Rechts Dekrete aus der Zeit des frühen 13. Jahrhunderts (Innozenz III, Gregor IX.), die den ärztlichen Experten institutionalisieren, und zwar für Wundbegutachtungen, Scheidungssachen (da soll durch Hebammen auf Virginität untersucht werden – vgl. S. 210), Beurteilung der Torturfähigkeit von Angeklagten und auch für die Lepraschau, die eine wichtige Aufgabe des mittelalterlichen Arztes wurde[21]. Sowohl Gregor IX. (1227–1241), der 1230 eine integrierte Zusammenstellung des älteren Rechtsstoffs der Kirche in Auftrag gab (1234 publiziert), als auch dessen Vorläufer und Verwandter Innozenz III. (1198–1216), dessen Dekretalen wichtiger Bestandteil dieser Sammlung sind[22], standen mitten im Spannungsfeld der arabischen Rezeption. Innozenz III., dem Theologen und Rechtsgelehrten, der in Paris Theologie und in Bologna kanonisches Recht studiert hatte, schwebte als grosses Ziel die Rückeroberung des Heiligen Landes vor; ein von ihm betriebener Kreuzzug fand 1202–1204 statt. Unter seiner Protektion erstarkten die Dominikaner und die Franziskaner (Bettelorden), welche in der Rezeption orientalisch-arabischen Wissens und Kulturgutes als christlich-kirchliches Filter eine entscheidende Rolle spielten. Der junge Friedrich II. war dem Schutze von Innozenz anvertraut, und sein Erbteil Sizilien gehörte zu dessen päpstlichem Machtbereich. Gregor IX. aber exkommunizierte Friedrich II. und führte Krieg gegen Sizilien – eine andere Form der intensiven Auseinandersetzung mit dem arabischen Einfluss[23].

Aus dem frühen 13. Jahrhundert stammen auch die Niederschriften der Gesetze (Assisen) des Königreichs Jerusalem (um 1230) und des geistig von diesem ziemlich abhängigen Antiochien (vermutetermassen ebenfalls um jene Zeit zusammengestellt). Sie verlangen, dass Ritter in gewissen Fällen nur auf die Expertise eines Arztes hin (bzw. in Jerusalem auch eines Chirurgen und eines Apothekers) vom Erscheinen vor Gericht entschuldigt werden sollten[24].

Ferner ist für Frankreich schon früh dokumentiert, dass Chirurgen zu gerichtsärztlicher Gutachtertätigkeit vereidigt wurden (1278). Der Kontakt der Franzosen mit dem Orient war eng: französischen Rittern ist der 1. Kreuzzug und die Einnahme Jerusalems (1099) zuzuschreiben, französische Ritter haben in Jerusalem den Templerorden gegründet (1119), Johanniter und Templer rekrutierten sich vorwiegend aus französischen Rittern[25].

Schliesslich ist auch in Spanien das forensisch-medizinische Gutachterwesen schon besonders früh dokumentiert – in Spanien, der vielleicht wichtigsten Eintrittspforte der arabischen Kultur ins Abendland[26] (vgl. S. 40 f.).

Stadtrechte

Scheint so die abendländische Gerichtsmedizin vor allem an den Berührungspunkten von orientalischer und abendländischer Kultur aufgekeimt zu sein, so gehörten zu ihren fruchtbarsten Pflanzstätten die in der zweiten Hälfte des Mittelalters nun aufblühenden Städte. Die Stadt, Lebensgemeinschaft von des Rechnens und Organisierens gewohnten Bürgern, Händlern und Handwerkern, die sich schon ihrer Lebensform halber bewusst mit den organisatorischen, wirtschaftlichen, politischen und geistigen Vorteilen des Zusammenlebens befassten, war ganz allgemein einer der wichtigsten Faktoren in der Entwicklung der technisch-naturwissenschaftlichen, rechnerischen Rationalität, mancher sozialer Ideen und der Spezialisierung. Die Stadt war deshalb in verschiedenen Hinsichten der Entwicklung einer gerichtlichen Medizin günstig. Der Typus der städtischen Gemeinschaft ruft mehr als andere Gesellschaftsformen nach einer durchdachten Gesetzgebung (Stadtrechte), die mehr selbstverständliche Selbstregulation intimerer und spontanerer Gemeinschaften muss hier durch eine rationalere und bewusstere Organisation übernommen werden. Es ist verständlich, dass Stadtrechte mehr als irgendwelche Aufzeichnungen von Gewohnheitsrechten und feudalen Satzungen von vornherein mit der Zusammenarbeit verschiedener Stände und Berufe auf das als gemeinsam deklarierte Ziel hin rechneten. Und damit ist der Grund gelegt zu einer Integration der Medizin ins öffentliche Leben und zum medizinischen Spezialistentum bzw. zum Entstehen jener medizinischen Spezialisten, die ihr Wissen dem gemeinsamen Wohl dienstbar machen. Nicht nur für die gesetzesanwendende Gerichtsmedizin ist damit Platz geschaffen, sondern auch für die gesetzgebende Hygiene, welche den Gesetzgeber und die Verwaltung vom kollektiv-medizinischen Standpunkt aus berät (vgl. Fall S. 91). Die Städte stellten besoldete ärztliche Personen an und gaben dadurch Medizinern, Chirurgen und Hebammen die Möglichkeit, sich intensiv und spezialistisch den Fragen des öffentlichen Wohls zu widmen. Auch die Betreuung einzelner Glieder durch solche Beamte geschah im Interesse der gesamten Gemeinschaft. Die oberitalienischen Städte haben sich bei ihrer hygienisch-epidemiologischen Gesetzgebung mit einiger Wahrscheinlichkeit auf ärztliche Beratung gestützt. Es scheint, dass etwa an Venedigs vorbildlicher Gesundheits-

23

gesetzgebung die Mediziner der Universität Padua beträchtlichen Anteil hatten und dass etwa der dort wirkende Gentile da Foligno (letztes Drittel des 13. Jh. – 1348, Sohn eines Arztes in Bologna) von vielen grossen italienischen Städten um seine Ratschläge für den Umgang mit der Pest gebeten wurde[27]. Möglicherweise hat die medizinische Seuchenlehre mit dem Beginn solcher behördlich-medizinischer Zusammenarbeit überhaupt erst ihren grossen Aufschwung gehabt (vgl. S. 89f.).

In den Statuten besonders der oberitalienischen Städte finden sich nun aber auch zahlreiche frühe Stellen, welche die stadtärztlichen Funktionen, namentlich forensische Expertentätigkeit betreffen (z. B.) Bologna 1265 und später; Venedig 1281[28]; Padua 1316; Mirandola 1386; Bassano 1389 und viele spätere – der Fall Bologna ist besonders gut dokumentiert und besonders interessant[29]. Bohne stellt fest, «dass hier die Anfänge einer wissenschaftlich und systematisch ausgebauten gerichtlichen Medizin liegen»[30], jedenfalls von Neureiter findet ähnliche Anfänge in manchen Stadtrechten des deutschen Mittelalters[31], die Anfänge von deren abendländischer Tradition. Sicher sind diese Anfänge bedeutsam. Der Stadtarzt sollte auf Jahrhunderte hinaus ein ausserordentlich wichtiger Träger gerichtsmedizinischer Funktion und Wissenschaft sein[32]. In fast allen Statuten finden sich aber auch besondere Vorschriften für die Untersuchung von Frauen, für die vielfach nicht die Stadtärzte, sondern weibliche Vertrauenspersonen und Expertinnen zugezogen wurden[33]. Hier erscheint neben dem Stadtarzt, der sehr häufig ein Chirurg gewesen zu sein scheint, die Hebamme als Trägerin gerichtsmedizinischer Funktionen.

Die ärztliche Betreuung und die gerichtsärztliche Begutachtung der Frauen war im Mittelalter ja recht weitgehend Frauen – Hebammen aller Schattierungen von der kinderveruntreuenden «Hexe» bis zur Hausfrau und zur Gelehrten – überlassen. Es ist anzunehmen, dass die Hebammen im Mittelalter in einer gewissen Analogie zum Chirurgen die für den weiblichen Teil der Bevölkerung zuständigen Ärzte waren und dementsprechend als gerichtliche Expertinnen und Stadthebammen zuständig für Streitfragen aus dem Gebiet der Geburtshilfe und der Gynäkologie[34]. Das allmähliche Übergehen der Scheidungsgerichtsbarkeit (Virginitätsfragen) aus kirchlichen Händen in die Kompetenz der Städte muss die Stellung dieser Frauen weiter verstärkt haben[35]. Doch dringen Existenz und Wirken der Hebammen weit seltener und unbestimmter an die literarische Oberfläche der Vergangenheit, als diejenigen von Chirurg und Stadtarzt; der Historiker steht da vor einem doppelt dunklen Mittelalter und muss sich mit gelegentlichen Zeugnissen wie dem des Corpus Juris Civilis (vgl. S. 21) des Corpus Juris Canonici (vgl. S. 22) und ebenerwähnten Hinweisen aus Stadtrechten begnügen. Es ist charakteristisch für ein komplexes historiographisches Problem, dass man zum Thema Hebammen nur spärliche Quellen hat[36]. Zum Teil ist dafür wohl der Umstand verantwortlich, dass die Hebammentätigkeit lange Zeit nicht die scharfen Umrisse hatte, welche entstehen und nötig sind, wenn eine Arbeit professionalisiert und in ein gesellschaftliches Gefüge fest eingeordnet wird – wobei ihre Träger jeweils ein entsprechendes Selbstgefühl entwickeln. Diesem Umstand entspricht die Tradition der Hebammen – wie der Hausfrauen – sich nicht berufsständisch zu organisieren und nicht schriftlich zu kommunizieren (vgl. Seite 53f.), eine Tradition, die natürlich die ursprünglichen Verhältnisse stabilisiert. Immerhin scheint die Hebamme gerade im Rechtsleben doch so weit ihren festen Platz bekommen zu haben, dass Kaiser Karl V. sie in seiner epochemachenden «Peinlichen Gerichtsordnung» von 1532, der Carolina, die zur massgebenden Grundlage und zum Ausgangspunkt strafrechtlicher Gesetzgebung wurde, als gerichtsmedizinische Expertin zuzuziehen vorschreibt, mindestens in Fragen des Kindsmords.

Die Carolina (1532)

Nach der Carolina, dem letzten Markstein unserer «Vorgeschichte» (sie wird oft an den Anfang der Geschichte der Gerichtsmedizin gesetzt)[37], teilen sich Chirurgen und Hebammen in die gerichtsärztliche Expertentätigkeit. Von Medizinern ist da nicht die Rede – zu deren Ärger, wie wir sehen werden. Die betreffenden Paragraphen sind in der gerichtsmedizinischen Literatur der früheren Neuzeit so oft zitiert worden, dass sie hier wiedergegeben werden sollen[38]. «Von heymlichen Kind haben, und tödten durch ihre Mütter, gnugsam anzeigung.» XXXV: «So man ein Dirn, so für ein Jungfraw gehet, im argkwon hat, dass sie heimlich ein kind gehabt und ertöd habe, soll man sonderlich erkünden, ob sie mit einem grossen ungewönlichen leib gesehen worden sey: Mehr, ob jr der leib kleyner worden, und darnach bleich und schwach gewest sey. So solches und dergleichen erfunden wirdt, wo dann dieselbige Dirn ein Person ist, dazu man sich der verdachten that versehen mag, soll die durch verstendige Frawen an heymlichen stetten, als zu weiter erfarung dienstlich ist, besichtiget werden, würde sie dann daselbst auch argkwönig erfunden, und wil der that dannoch nicht bekennen, mag man sie peinlich fragen.» XXXVI: «Wo aber das Kindlein so kürtzlich ertödt worden ist, dass der Mutter die milch in den brüsten noch nicht vergangen, die mag an jren brüsten gemolcken werden, welcher dann in den brüsten recht vollkommene Milch funden wirdt, die hat dess halb ein starck vermütung, peinlicher frag halber wider sich. Nach dem aber etliche Leibärtzt sagen, dass auss etlichen natürlichen ursachen etwann eine, die

25

kein Kindt getragen, milch in brüsten haben möge, darumb so sich ein Dirn inn diesen fellen also entschuldigt, soll desshalb durch die Hebammen oder sonst weiter erfarung geschehen» (vgl. Fall S. 233). «So einer geschlagen wirdt und stirbt, und man zweiffelt, ob er an der Wunden gestorben sey.» CXLVII: «So einer geschlagen wirdt, und uber etlich zeit darnach stürb, also das zweifelich were, ob er der geklagten streich halb gestorben were oder nicht, insolchen felen megen beide theil (wie von weisung gesagt ist) kundschafft zur sachen dienstlich stellen, und sollen doch sonderlich die Wundärtzt der sach verstendig und andere personen, die da wissen, wie sich der gestorben nach dem schlagen und rumor gehalten hab, zu zeugen gebraucht werden, mit anzeigung, wie lang der gestorben nach den streichen gelebt habe, unnd in solchen urtheilen, die urtheiler bey den rechtverstendigen, unnd an enden und orthen, wie zu end dieser unser ordnung angezeigt, raths pflegen.»
«Von besichtigung eines entleibten vor der Begrebnuss.» CIL: «Und damit denn in obgemelten fellen gebürlich ermessung und erkenntnuss solcher unterscheidlichen verwundung halb, nach der begrebnuss dess entleibten dester minder mangel sey, soll der Richter sambt zweyen Schöffen, dem Gerichtsschreiber, und einem oder mehr Wundärtzten (so man die haben unnd solches geschehen kan) die denn zuvor darzu beeydigt werden sollen, denselben todten Cörper vor der begrebnuss mit fleiss besichtigen, und all seine empfangene wunden, schläg, uffwürff wie der jedes funden und ermessen würde, mit fleiss mercken und verzeichen lassen».

Diese Paragraphen sind wegen der auch über das Reichsgebiet hinausgehenden Bedeutung der Carolina von erheblicher Bedeutung gewesen für die Entwicklung der neuzeitlichen Gerichtsmedizin. Sie sind charakteristischer Ausdruck einer Zeit, welche mit einem Beitrag von Technik und Naturwissenschaft zur Organisation der Welt rechnet, welche aus dem auf das Jenseits ausgerichteten, scholastischen Universum des Mittelalters in das den Stempel von Handel und Gewerbe tragende, auf das Diesseits orientierte Spezialistentum der Neuzeit übertritt und welche die priesterlich-autoritäre Rechtsprechung definitiv mit einer Rechtsprechung vertauscht, die der technisch-spezialistischen Vervollkommnung zugänglich und bedürftig ist (Abb. S. 27).
Im § 36 der Carolina findet sich in diesem Sinne auch die Tatsache dokumentiert, dass der Gesetzgeber sich ebenfalls von ärztlichen Spezialisten beraten liess. Es ist dies die erste mir bekannte Gesetzesstelle, welche mit Sicherheit auf ärztliche Beratung des Gesetzgebers schliessen lässt. Für die Zeit vorher (etwa im Fall der italienischen Städte, vgl. S. 24) kann eine solche höchstens angenommen werden. Es erscheint charakteristisch, dass erst ein neuzeitlicher Gesetzgeber, näm-

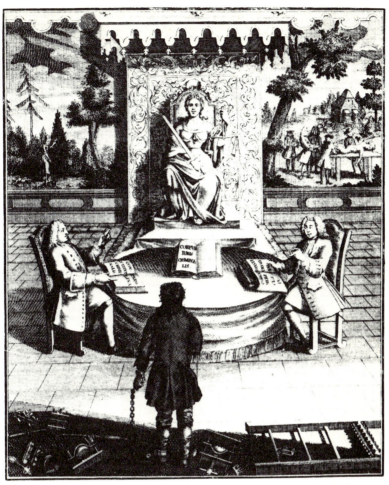

Frontispiz zu einem Kommentar zur «Peinlichen Gerichtsordnung» des Kaisers Karl V. Die Schrift stammt aus der Feder des berühmten Gerichtsmediziners Michael Alberti und ist 1739 herausgekommen. Deshalb sitzt hier nicht eine Hebamme oder ein Chirurg, sondern ein ganz selbstbewusster gelehrter Schulmediziner rechts, dem Juristen gegenüber, in Justitias Angesicht. Aufgeschlagen vor ihm liegt ein Medizinischer Kommentar zum kaiserlichen Gesetzeswerk. Im Vordergrund der Angeklagte, umgeben von Folterinstrumenten. Im Hintergrund links steht eine Frau, vermutlich eine ledige Mutter, im Begriff, eine Kinderleiche zu vergraben. Der Kindermord ist das für die gerichtliche Medizin der Aufklärung gewissermassen repräsentative Delikt (vgl. S. 282). Im Hintergrund rechts wird seziert; die Sektion ist die für die Gerichtsmedizin jener Zeit wichtigste Methode der Wahrheitsfindung (vgl. S. 312).

lich Karl V., diese Zusammenarbeit im Gesetzestext festgehalten hat, als Zeichen seiner Hochwertung von Naturwissenschaften und spezialistischer Zusammenarbeit.

Damit wollen wir die «Vorgeschichte» der Gerichtsmedizin verlassen und uns ihrer «Geschichte» zuwenden. Der Schnitt lässt sich naturgemäss nicht chronologisch machen – trotzdem scheinen im kontinentalen Europa um die Mitte des 16. Jahrhunderts die institutionellen Grundlagen für eine gerichtliche Medizin so weit vorhanden zu sein, dass eine entsprechende Literatur entstehen und sich entwickeln konnte. Für den angelsächsischen Kulturkreis mit seinen andersartigen Rechtsverfahren scheinen diese Grundlagen während unserer Berichtsperiode noch so weitgehend zu fehlen, dass man sagen könnte, die Vorgeschichte der Gerichtsmedizin ziehe sich dort noch gut 200 Jahre länger hin.[39]

Standesgeschichte

Wissenschaftsgeschichte und Standesgeschichte bilden in der Geschichte der Medizin eine Einheit, die man nur mit Verlust zergliedert[1]. Die mittelalterliche Humoralpathologie ist kaum von der Figur des mittelalterlichen Gelehrten, jenes der Welt der Gedanken zugewandten, handwerksscheuen Klerikers, losgelöst zu denken. Andererseits hängt das Aufkommen der Solidarpathologie in der Neuzeit mit dem Aufkommen des Chirurgenstandes innig zusammen. Über solche Zusammenhänge pflegen sich aber gerade die Träger einer Lehre am wenigsten klar zu sein. Denn die standespolitischen Funktionen der geltenden Wissenschaft würden ja durch das Bewusstsein, dass diese Wissenschaft sich nicht nur aus dem Wahrheitsbedürfnis der Menschheit nährt, sondern auch aus diesseitigen Bedürfnissen derjenigen, die sie betreiben, nur beeinträchtigt.

In der Geschichte der Gerichtsmedizin haben wir das Glück, einen ziemlich unmittelbaren Blick auf die wissenschaftlich-standespolitische Kupplung tun zu können. Mehr als in anderen Bereichen der ärztlichen Tätigkeiten gehört hier die Besinnung auf die eigene Stellung in der Gesellschaft mit zum eigentlichen Fachbereich. Fragen nach der Kompetenz ärztlich tätiger Personen gehören zur gerichtsärztlichen Tagesordnung, der öffentlich tätige Arzt ist es, der sich mit Kurpfuscherei, ärztlichen Kunstfehlern, ethischen Problemen, Ausbildungsfragen, Fragen des Medizinalwesens, der ärztlichen Autonomie etc. professionell zu befassen hat. Weil gerade auch dem gerichtsärztlich Tätigen selbst immer wieder die Kompetenz als Experte bestritten wird, liegt ihm die Besinnung auf die Stellung der eigenen Person und des eigenen Wissens innerhalb der Gesellschaft nahe und steht er auch selbst unmittelbar an jener Front, wo Standesfragen und wissenschaftliche Fragen als Aspekte derselben Auseinandersetzung erscheinen.

Entsprechend dieser speziellen Situation des gerichtlich tätigen Arzts findet man, besonders im frühen gerichtsmedizinischen Schrifttum, sehr oft Abschnitte, welche die wissenschaftlichen und standesmässigen Anforderungen umreissen, denen der Arzt und der Gerichtsarzt zu genügen hat, wenn er von seinesgleichen anerkannt und vor Klägern geschützt werden will. Es sind dies Abschnitte, die von einzelnen ärztlichen Gruppen, Chirurgen, Hebammen, Apothekern u.a., deren Kompetenzen, Pflichten, Grenzen und Kunstfehlern handeln; Abschnitte, die sich mit den Beziehungen zwischen Ärzten und Juristen, Patienten, Gesellschaft und der Gerichtsmedizin selbst befassen. Diesen sei, da sie den Blick auf das soziale Bezugssystem freigeben, in welchem die gerichtliche Medizin drinsteht, ein erster Teil dieses Buches gewidmet.

Die Chirurgen

Die Chirurgen, oder besser: die Entwicklung von chirurgischem Stand und Wissenschaft in Beziehung zur Geschichte der Gerichtsmedizin, stehen hier an erster Stelle, weil die Chirurgen die ersten Autoren sind, auf die sich eine eigentliche Geschichte der Gerichtsmedizin stützen kann. Chirurgische Wundbegutachtungen aus dem Bologna des späten 12. Jahrhunderts gehören zu den frühesten im engeren Sinne medizingeschichtlichen Quellen der Gerichtsmedizin[1].

Frühe chirurgische Wundbegutachtungen

So gingen im Jahre 1287 die Magistri Bernus und De Placitis die Leiche eines Verwundeten Johannes untersuchen, was infolge von deren Fäulnis und Geruch schwierig war, fanden aber immerhin eine Verletzung der Kehle, die sie für tödlich erachteten[2]. Im Februar 1289 aber mussten zwei Ärzte, Magister Albertus Maloveda und Magister Amoretus, auf Geheiss des Albertus Gandinus die Leiche des in der Kirche der Heiligen Katarina von Saracocia verletzten und verstorbenen Jacob Rustighelli untersuchen. Die beiden werden als «medici» bezeichnet, doch sagt dies über ihren Bildungsweg nichts Sicheres aus – es ist eher der Titel «doctor» als «medicus», was den universitären Arzt kennzeichnet[3].
Diese Magistri stellten nun fest:
«In primis, in pectore: septem vulnera mortallia.
Item, in pe[c]tine: unum vulnus mortalle.
Item, unum vulnus in gula, mortalle.
Item, in medietate frontis: duo vulnera mortalia.
Item, in ocipizio: unum vulnus mortalle.
Item, in maxilla destra: unum vulnus non mortalle.
Die sabati XII° februarii medici iuraverunt, ita verum esse»[4]. Sie untersuchten also die Wunden des Opfers auf ihre Zahl und äussere Lokalisation und bestimmten sie auf Tödlichkeit oder Nichttödlichkeit. Der letzte Satz «von der Hand des Gerichtsnotars», notiert Kantorowicz, «das übrige von fremder, wahrscheinlich der Hand eines der Ärzte»[5]. Aus dem Jahre 1289 sind noch andere derartige Berichte bekannt: am 11. Februar erstatteten Magister Bertolacius und Magister Angellus Bericht über den verwundeten Cambius, sie glaubten, dass er, nach den Symptomen zu urteilen, überleben werde, falls nichts dazwischen käme; ferner untersuchten Magister Angelus und Magister Primiranus den toten Symon – sie fanden 15 Wunden, davon 9 töd-

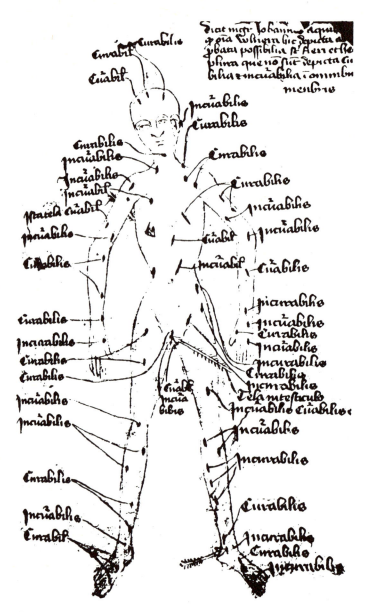

Bildliche Schemata über heilbare und unheilbare Wunden (curabilis/incurabilis). Federzeichnungen aus der Zeit gegen Ende des 14. Jahrhunderts, die Tradition solcher Darstellungen mag aber älter sein. Solche Tafeln konnten der frühen chirurgischen Wundbegutach-

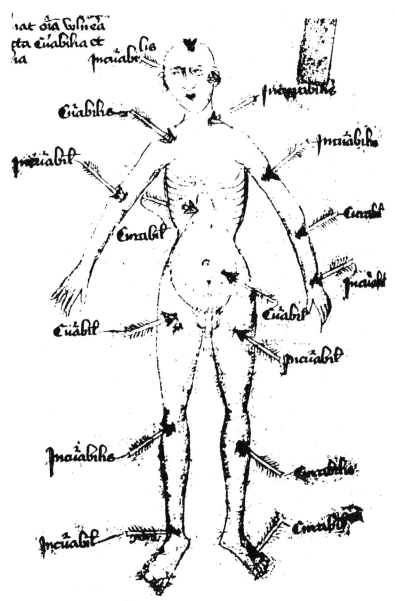

at dia wlnea
ta euabiha et
ia

maiab lis

euabihe

maiabit

maiabike

maiabike

Cuabit

Cuabit

maiabit

Cuabit

maiabit

Cuabit

maiabihe

cuabihe

Incuabit

Cuabit

tung als Basis dienen. Sie veranschaulichen die Tatsache, dass diese
frühe Wundbegutachtung primär nicht pathologisch-anatomisch,
sondern prognostisch ausgerichtet war (vgl. S. 293f.). Vgl. aber auch
Abb. S. 302 und S. 298f.

liche –, und dessen Bruder, der mit drei nichttödlichen davongekommen war, wobei sie allerdings einen bleibenden Schaden am Arm nicht ausschliessen konnten[6]. Gemeinsam ist diesen frühen Berichten, dass sie sich auf Verletzungen beziehen und diese vor allem nach Zahl, grober Topographie und Tödlichkeit oder Nichttödlichkeit beschreiben (Abb. S. 32f.). Die Untersuchenden sind immer wieder andere, es scheint, dass sie durch das Los bestimmt wurden[7], ihre Zahl spricht eher gegen eine akademische Bildung. Für ihre Zugehörigkeit zum handwerklich orientierten Chirurgenstand spricht andrerseits die Art ihres Umgangs mit dem Problem der Verletzung.

Die gesetzlichen Grundlagen derartiger Berichterstattungen finden im Laufe der zweiten Hälfte des 13. Jahrhunderts (ab 1252) ihre frühen schriftlichen Niederschläge[8].

Bologna

Dass diese Gutachten gerade in Bologna entstanden sind, hängt zweifellos mit Bolognas rechtsgeschichtlicher Bedeutung zusammen[9]. Bologna, eine der frühesten Universitäten überhaupt, ist zuerst als Rechtsschule, Stätte der Wiedergeburt der Rechtskultur in Europa, berühmt geworden; seine Glossatoren, angeführt durch den Rechtsgelehrten Irnerius (etwa 1055–1130), verhalfen ihr durch ihre Bearbeitung des Corpus Iuris des Justinian zu europäischem Ruf. Um die Mitte des 12. Jahrhunderts gab es dort 10 000 Studenten, eine für jene Zeit unerhörte Zahl[10]. Die Stellung der Glossatorenschule zu Bologna im Mittelalter ist aus moderner Perspektive schwer zu würdigen – wer zu einem alten Rechtsbuch seine Glossen schreibt, läuft heute Gefahr, als Spezialist mit sehr beschränktem Einflussbereich, wenn nicht als Kauz zu gelten. Im Mittelalter aber galt die Rechtsgelehrsamkeit an sich besonders viel; neben der Theologie war sie die geachteteste unter den Wissenschaften, höher geachtet jedenfalls als irgendeine Naturwissenschaft[11]. Die Rechtswissenschaft war vielfach von konstitutiver Bedeutung für ganze Universitäten – der Universität von Bologna etwa soll gerade der grosse Irnerius Gesetze und Organisation gegeben haben, Irnerius soll auch den Doktortitel erfunden haben[12]. Zudem hatte die Beschäftigung mit alten Autoritäten im Mittelalter noch nicht den Nimbus des Im-Staube-Wühlens, welcher den Glanz der Geschichte heute so sehr verdunkelt; sie war auch gar keine historische Beschäftigung im modernen Sinne, sondern die Auseinandersetzung mit den Auffassungen erhabener Geister, denen man durchaus aktuelle, uneingeschränkte, wenngleich zum Teil verborgene Gültigkeit zubilligte. Das «Glossieren» solcher Autoritäten aber war nicht die sterile oder unbedeutende Tätigkeit neuzeitlichen Sprachgebrauchs, der ganz allgemein dazu neigt, Worte aus dem scholastischen Vokabular zur Bezeichnung von Sinnlosem und Unbrauchbarem zu verwenden, sondern ein Erschliessen und Fruchtbarmachen vergessener Kulturböden. Die Arbeit der Glossatoren, ursprünglich als Werkzeug zur Erschliessung der Justinianischen Gesetzeswerke gedacht, trat in der Folge praktisch vielfach sogar anstelle jener in sich oft widersprüchlichen Sammlungen. Dass die Glossatoren sich um das römische Recht kümmerten, prädestinierte sie schliesslich von ihrem Objekte her zu europäischem Ruf und Einfluss in einer Zeit, die das römische Reich in Form des «heiligen römischen Reiches deutscher Nation» neu entstehen liess.

Auch auf die Gerichtsmedizin, sogar die Medizin insgesamt, scheint sich Bolognas weitreichende Bedeutung übertragen zu haben. Die Idee, es hänge die Tatsache, dass man gerade in Bologna speziell frühe authentische Dokumente gerichtsärztlicher Tätigkeit finde, mit Bolognas Rechtskultur eng zusammen, liegt natürlich nahe, wiewohl Bolognas Rechtsgelehrte sich vorwiegend um das römische Zivilrecht kümmerten, die zur Diskussion stehenden Gutachten aber strafrechtlicher Natur sind. Tatsächlich ist die Bologneser Schule des römischen Rechts aus den scholae municipales von Bologna herausgewachsen, und ihre Professoren behielten eine enge Beziehung zu den städtischen Behörden auch in ihrer universitären Organisation bei, während die Studenten ein vom Leben der Stadt weitgehend unabhängiges Leben führten und ihre eigene Gerichtsbarkeit hatten. Die Professoren, schreibt G. de Francesco, «unterstanden den Gesetzen des Stadtstaates, denen die fremden Studenten nicht unterworfen waren». Sie hatten nur beschränkte Freiheit gegenüber der Regierung und «wurden als Experten den städtischen Behörden eingeordnet und damit zu staatlichen Beamten»[13]. Dies zeigt sich an jenem berühmten Bologneser Gutachten von 1302, gezeichnet von Dominus Magister Bartholomeus de Varignana doctor phisice / Magister Iacobus Domini Rolandini medicus phisice / Magister Thomax Grincius / Magister Iohannes de Brixia und Magister Pax magistri Angeli, medici in cyrurgia, die alle auf Geheiss des Richters Jacobus gebeten wurden, die Leiche eines gewissen Azzolino auf eventuelle Spuren eines Giftmordes hin zu untersuchen, die aber auf Grund eines Befundes von gestocktem Blut um verschiedene Gefässe in der Lebergegend auf tödliche mechanische Behinderung der Lebensfunktionen schlossen. Diese und nicht ein von aussen eingebrachtes Gift war ihrer Ansicht nach für den raschen Eintritt der schwärzlichen Verfärbung der Leiche Azzolinos verantwortlich. «Diese Leiden haben die obengenannten Ärzte bei Azzolino festgestellt», endet diese Expertise, «indem sie dessen Organe ringsum anatomisch besahen»[14].

An diesem Gutachten ist nun ein Universitätsmediziner mitbeteiligt: Bartolomeo da Varignana (†1318), Professor der Medizin in Bologna[15], der Erstunterzeichnende. Der Wissenschafts- und Anatomiehistoriker Charles Singer nannte dieses Gutachten den ersten klaren Bericht über eine Sektion[16]. Singer hält ausdrücklich fest, dass deswegen nicht anzunehmen sei, Sektionen seien bis dahin unüblich gewesen. Es wäre ja auch naiv, aus der Tatsache, dass der erste gut dokumentierte Sektionsbericht der Neuzeit ein gerichtsmedizinischer ist, gleich zu schliessen, die gerichtsmedizinische Sektion sei der wissenschaftlichen vorausgegangen; gerichtsmedizinische Geschehnisse sind ganz allgemein besser dokumentiert als privatmedizinische. Trotzdem vermutet Singer überzeugend, die Sektion sei in Bologna zwischen 1266 und 1275 zuerst als ein Teil der Tatbestandsaufnahme in gerichtlichen Prozessen eingeführt worden. Denn die medizinische Fakultät sei von der juristischen lange direkt abhängig gewesen, erst 1306 habe sie überhaupt ihr eigenes Haupt wählen dürfen und es bestehe kein Zweifel, dass die ersten Leichenöffnungen in Bologna von den Juristen zur Kenntnis genommen und gebilligt worden seien; möglicherweise seien die ersten Gründe für eine Sektion überhaupt legale gewesen[17]. Diese Mutmassungen sind von Wolff in grösserem Rahmen bestätigt worden[18], sodass Eulner zusammenfassend schreibt: «man könnte die Gerichtsmedizin geradezu als Schrittmacher der Anatomie bezeichnen»[19]. Dem entspricht die Art, wie die Chirurgen in das Bologneser Rechtsleben eingefügt waren: als frühest dokumentierte Experten und eigentliche Sachverständige im forensisch-medizinisch zentralen Gebiet der Verletzungen[20] – denn um Chirurgen, d. h. um handwerklich tätige Ärzte von recht verschiedener, gewöhnlich nicht-akademischer Ausbildung, handelt es sich da ja doch mit grosser Wahrscheinlichkeit (vgl. S. 31, 34). Diese Sachverständigen mussten nach einer Vorschrift von 1288 über 40jährig sein, über ein bestimmtes Vermögen verfügen und mindestens seit 10 Jahren in Bologna wohnen[21]. Wenn sie für die Bologneser Juristen arbeiten durften, «welche die bei weitem reichste Bevölkerungsschicht der mater studiorum bildeten»[22], war das ja auch eine überaus ehrenvolle Aufgabe. Die Bologneser Chirurgen waren demnach sozial recht hoch gestellt, und es erscheint wahrscheinlich, dass diese Situation wesentlich dafür mitverantwortlich gewesen ist, dass Bologna zur Keimstätte einer stolzen Chirurgie geworden ist. Ugo Borgognoni (†um 1250[23]), Begründer der berühmten chirurgischen Schule Bolognas, war Stadtarzt von Bologna und als solcher auch gerichtsärztlich tätig[24]. Auch Wilhelm von Saliceto (um 1210–um 1280), ein weiteres Haupt dieser Bologneser Chirurgenschule (1271–1274 Magister der Medizin an der medizinischen Fakultät Bolognas), hat zeitweise als Stadtarzt gewirkt (Verona 1275)[25].

Gerichtliche Experten stehen häufig im Spannungsfeld konkurrierender Interessen und müssen daher jederzeit darauf gefasst sein, dass ihnen widersprochen wird. Das muss ihnen ungleich mehr als ihren privatärztlich tätigen Kollegen, denen der Patient im allgemeinen gerne glaubt, was sie sagen, bei ihren Erwägungen und Berichterstattungen vor Augen geschwebt haben. Dass die gerichtlich tätigen Chirurgen unter diesen Umständen mehr als diese Kollegen immer wieder die Kritikfestigkeit ihrer Entscheidungsgrundlagen prüften, erscheint verständlich. Die Chirurgen, welche Wunden zu begutachten hatten, kamen damit – vorausgesetzt allerdings eine gewisse solidarpathologische Tradition – sozusagen zwangsläufig zu einer wissenschaftlichen Chirurgie im moderneren Sinne, zur Pflege der Anatomie, die letztlich in die wissenschaftliche Sektion münden musste. Aber das ist es gerade, was die Bologneser Chirurgen charakterisiert und ihnen ihren Einfluss auf die Neuzeit gesichert hat. Ugos Chirurgie und Wilhelm von Salicetos «Cyrurgia» haben gerade in diesem Sinne wegweisende Bedeutung gehabt. So leitete Saliceto sein Werk mit einem Abschnitt über die Anatomie ein, dem neben älteren anatomischen Autoren der Augenschein zugrunde zu liegen scheint[26].

Die Auffassung, das frühe Auftreten der Sektion in Bologna, die frühe anatomische Fundierung der dortigen Chirurgie und Medizin, und der frühe Aufstieg der dortigen Chirurgen zu hohem Status hätten in dem frühen Aufblühen der gerichtlichen Medizin in Bologna bzw. in einer mit Juristen und Behörden zusammenarbeitenden ärztlichen Kunst ihre gemeinsame Wurzel, liegt nun allerdings nahe. Die klassische mittelalterliche Universitätsmedizin war jedenfalls wenig disponiert, derartige Entwicklungsimpulse aus sich selbst hervorzubringen, wenn sie auch in Italien nie denselben Grad von Handwerks- und Handwerkerverachtung kultiviert hat wie nördlich der Alpen und vor allem in deutschen Landen[27].

Entsprechend hat die Beziehung zwischen Medizin und Chirurgie in Bologna sehr früh die durchaus neuzeitlichen Züge einer Partnerschaft auf gemeinsamer wissenschaftlicher Basis angenommen. Vertraten die Chirurgen, etwa Wilhelm von Saliceto, die Ansicht, sie müssten ebenbürtig neben den Medizinern stehen – als Ärzte, die im Gegensatz zu den Medizinern von damals von ihren Händen Gebrauch machten[28] – so beeilten sich die Mediziner, diesen Ansprüchen den allzu scharfen Wind aus den Segeln zu nehmen und die chirurgischen Wissenschaften selbst zu erlernen. Der berühmte Taddeo (Taddeo Alderotti, um 1220–um 1300), ab 1260 Lehrer in Bologna, der übrigens in Dantes Paradies (XII, 82–85) erwähnt ist, spielt in der Geschichte der medizinischen Anatomie in diesem Sinne eine besondere Rolle. Wenn man die Wiedergeburt der Medizin (das heisst eigentlich: ihrer anatomischen Begründung) in Norditalien untersuche, schreibt Charles Singer, schienen die Entwicklungslinien immer auf Taddeo hin zu konvergieren[29]. Alle Autoren, die zuerst über die Autopsie geschrieben hätten, seien Taddeo-Schüler gewesen – Bartolomeo da Varignana, Henri de Mondeville (†um 1320[30]) und Mondino de Luzzi (um 1270–1326). Mondeville war wahrscheinlich auch ein Schüler des Teodorico Borgognoni, Verfasser der berühmten «Chirurgia», und wurde später ein hochberühmter Lehrer der Chirurgie und Medizin in Frankreich; Mondino, Bologneser, der in Bologna wirkte, gilt in der Medizingeschichte als eigentlicher Begründer der Anatomie, er hat mindestens ab 1306 seziert.

Dass Taddeo zur Entwicklung einer anatomisch fundierten Medizin und einer medizinisch fundierten Chirurgie wesentliches beigetragen haben soll, ist in unserem Zusammenhang umso interessanter, als er sich als akademischer Mediziner stark an der Jurisprudenz orientierte. Man weiss von ihm, dass er seinen medizinischen Unterricht genau so aufbaute, wie die Juristen den ihrigen: ein autoritativer Lehrtext wurde vorgenommen, kommentiert und mit Glossen durchsetzt. Man könnte behaupten, schreibt De Francesco, «dass die Mediziner des 13. und 14. Jahrhunderts, ... in Bologna ... zu Juristen, zu Nachfolgern des Irnerius erzogen wurden». Auf Taddeo geht auch die medizinische «Consilien»-Literatur zurück – ein ursprünglich juristischer Literaturtyp[31]. Übrigens ist es interessant, dass Dante in seinem Paradiso (12. Gesang) den Taddeo zusammen mit einem berühmten Juristen erwähnt[32]. Seine Übernahme scholastisch-juristischer Formalitäten in die Medizin hat Taddeo die Kritik mancher neuzeitlicher Kollegen eingetragen. Doch verliert diese Kritik an Aussagekraft, wenn man bedenkt, welche soziale Bedeutung die Anlehnung an die hochangesehene Jurisprudenz seinerzeit für die aufstrebende Wissenschaft vom menschlichen Körper hatte.

Es ist denn auch charakteristisch, dass die Medizin als Wissenschaft ihre juristische Ziehmutter vergass, kaum dass sie im folgenden etwas erstarkte und sich ihre wissenschaftliche Eigengesetzlichkeit etwas entwickeln konnte. Sie hatte nun alles Interesse, die rein wissenschaftlichen Motivationen der anatomischen Forschung zu betonen – das stärkte ihren Stand vor Gericht, vor der Jurisprudenz, vor sich selber und vor dem Volk. Gegenüber den Chirurgen aber kam sie in die Position der Wissenschaft, welche in selbstloser Weise die Grundlagen des chirurgischen und gutachterlichen Handwerks erforschte, also gewissermassen der übergeordneten Wissenschaft. Es ist denkbar, dass die Präokkupation der Historiker der Medizin und der Gerichtsmedizin mit der Frage nach der Sektion Teil und Fortführung dieses Bestrebens der damaligen Mediziner ist, die rein wissenschaftliche Anatomie, die jene mit Recht gegenüber Chirurgen und Gerichtsärzten für sich beanspruchen konnten, als die eigentliche Anatomie anerkannt zu wissen. Und die Sicht der Mediziner hat sich ja weitgehend durchgesetzt, selbst der Historiker der Gerichtsmedizin Janovsky nennt die anatomischen Studien des 15. und 16. Jahrhunderts «die Pfadfinder eines neuen Weges ... auch in Bezug auf die Medicina forensis...»[33]. Ähnlich schreibt Placzec: «Der Anbeginn anatomischer Studien, noch primitiv bei Mondino de Luzzi, streng wissenschaftlich bei Berengar von Carpi und seinen Nachfolgern bis auf Vesal, kam der Entwicklung der gerichtlichen Medizin zu gute»[34]. Eine derartige Sicht liegt natürlich dem Europa nördlich von Italien auch aus anderen Gründen nahe. Erstens rezipierte dieses die Anatomie erst als Exportprodukt, als ein seiner Herkunft aus der Praxis sozusagen entfremdetes wissenschaftliches Destillat. Zweitens liegt dem nördlicheren Europa die Vorstellung von einer hochangesehenen, primär schon medizinnahen Chirurgie wie die von einer chirurgienahen Medizin fern. Im Gebiete Deutschlands etwa haben sich Chirurgie und Medizin während des Mittelalters ja weit mehr auseinanderentwickelt, als das in Italien je der Fall war. Und schliesslich besteht erfahrungsgemäss eine Korrelation zwischen Verachtung und Verleugnung – hier Verachtung der chirurgischen und gerichtsmedizinischen Praxis und Verleugnung von deren geschichtemachender Bedeutung.

In Italien und namentlich in Bologna erinnerte man sich der juristischen Impulse auf die Entwicklung der Anatomie eher. Im schönen zedernhölzernen Theatrum anatomicum im Archiginnasio zu Bologna, welches 1595 beschlossen und ab 1637 erbaut wurde, stehen nicht nur die Standbilder der klassisch-antiken Autoritäten der Medizin Hippokrates von Kos (460 v.Chr. – um 375 v.Chr.) und Galenos von Pergamon (um 130–um 200), der grossen arabischen Autorität der mittelalterlichen Medizin Abū ʿAlī Al-Ḥusain Ibn ʿAbd Allāh Ibn Sīnā, latinisiert Avicenna (980–1037), des Varignana und des Mondino, sondern auch dasjenige des Irnerius und anderer Juristen[35]. Wie man in Italien auch der Beziehung zwischen der Anatomie und der Chirurgie nicht so vergass wie anderswo – der leuchtende Andreas Vesalius (1514–1564), der wohl berühmteste Anatom aller Zeiten, war zum Beispiel in Padua Professor für Anatomie wie auch für Chirurgie – Vesal, der übrigens vor allem auf Mondinos (vgl. S. 38) und des späteren Bologneser Anatomen Berengario Da Carpi (1460 bis 1470–1530 oder später) Werken basierte.

Spanien

Das Stichwort Vesalius – Andreas Vesalius Bruxellensis – aber bringt uns auf eine Erscheinung, welche merkwürdige Parallelen zum Phänomen Bologna aufweist: Spanien bzw. die iberische Halbinsel. Vesal fusste nämlich keineswegs nur auf italienischen Traditionen, er erhielt Impulse auch aus Spanien. Vesal, der «Erneuerer der Anatomie», war ja der Sohn des aus Brüssel stammenden Leibapothekers Karls V., der bereits eng mit Spanien verbunden war. Andreas Vesalius hat ein Frühwerk von 1537 dem Leibarzt Karls V. gewidmet, dem Nicolas Florenas, der mit seinem Rat seine Jugend begleitet hat[36]. Sein Hauptwerk (über den Bau des menschlichen Körpers, 1543) hat er Karl V. selber zugeeignet, und damit dürfte er mehr seine Treue zum spanischen Herrscher als diejenige zum deutschen Kaiser dokumentiert haben – jedenfalls ist er gegen Ende seines Lebens (1559) als Leibarzt von Karls V. Sohn Philipp II. nach Spanien gezogen. Es scheint auch, dass der junge Vesal seine Rebellion gegen die scholastisch-unfruchtbare Pariser Anatomie etwa gleichzeitig mit dem älteren Andrés Laguna (um 1500–1560) von Segovia, der nachmals ein berühmter Anatom wurde, entwickelt habe – vermutlich, so meinen der Vesal-Biograph O'Malley und Lopéz Piñero, sogar unter dem Einfluss Lagunas[37]. Man darf diese Beziehungen Vesals zu Spanien wohl mit seiner anatomischen Arbeit in Zusammenhang bringen. Nicht nur weil er selbst mit seinen Widmungen eine solche hergestellt hat, sondern auch auf Grund von Erwägungen, wie wir sie schon im Fall von Bologna aufgestellt haben. Auf der iberischen Halbinsel gab es, ähnlich wie in Oberitalien (zu dem auch enge kulturelle und politische Beziehungen bestanden) eine beachtliche frühe Blüte der Gerichtsmedizin und eine respektable chirurgische Tradition[38]. Der einzige berühmte arabische Chirurg, Abulcasim (Abū L-Qāsim Halaf Ibn Al-'Abbās Āz-Zahrāwī, 2. Hälfte des 10. Jh. bis bald nach 1009), der Autor eines chirurgischen Traktats mit anatomischen Beobachtungen, hat in Cordoba, dem Bagdad des Westens, gelebt. Relativ früh wurde in Spanien an den Universitäten seziert, früh wurden pathologische Sektionsbefunde und ihre Bedeutung für die Medizin erkannt[39], und zur Zeit Vesals arbeiteten da verschiedene grosse Chirurgen und Anatomen. Über die Medizin in der mittelalterlichen Gesetzgebung Spaniens konnte ein ganzes Buch geschrieben werden[40]. Selbst Maurice Dusolier (welcher 1906 nachgewiesen hat, dass Spanien im 16. Jahrhundert im Rahmen der allgemeinen Medizingeschichte keine beachtenswerte Stellung einnehme, was eine recht gewagte These ist) konzediert, dass Spanien im Gebiet der Hygiene und der Gerichtsmedizin weit vorausgewesen sei und Neues gebracht habe (vgl. a. S. 189f.)[41]. Ob die Chirurgen im Rahmen des sehr hochentwickelten spanischen Rechtswesens eine ähnlich zentrale Stellung einnahmen wie in Bologna, bleibt nachzuprüfen.

Auf diesem Hintergrund betrachtet erscheint es umso weniger als Zufall, dass gerade Karl V. die Carolina erliess, welche die Expertenfunktion von Chirurgen (und Hebammen)[42] so dezidiert fordert und welche mit Recht als ein Anfang der Gerichtsmedizin gilt. Ebensowenig wie der Umstand, dass die anatomische Denkweise in Spanien besondere Pflege erfuhr und dass Vesal seine «Fabrica» gerade Karl V. widmete.

Entsprechend wurden Vesals Lehren in Spanien rascher und selbstverständlicher integriert als im nördlicheren Europa[43] und gab es im 16. Jahrhundert in Spanien eine blühende, anatomisch fundierte, hochgeachtete Chirurgie, als der Franzose Ambroise Paré (1510–1590), der vielleicht berühmteste Chirurg der Renaissance, in seiner Umgebung noch eine recht einsame Grösse war. Und im Zusammenhang damit wird in der medizinischen und chirurgischen Literatur Spaniens in der zweiten Hälfte des 16. Jahrhunderts vielfach auf gerichtsmedizinische Probleme Bezug genommen[44]. Der gerichtsmedizinische Traktat des hochberühmten Juan Fragoso (†1597), des Leibchirurgen Philipps II (enthalten in seiner «Cirurgía universal» von 1581) sollte sich zwar an Parés «Traité» inspirieren, umfasst aber Verschiedenes über diesen hinaus (Vergiftungsfragen, Gefangenenmedizin, forensische Sexologie, Simulation, Sklavenmedizin und die Aderlässe der Barbiere[45]. An sich ist anzunehmen, dass von Spanien im 16. und früheren 17. Jahrhundert, als dieses Land politisches und kulturelles Zentrum Europas und damit der damaligen Welt war, wesentliche Einflüsse auch auf die gesamteuropäische Medizin ausgegangen sind – die von nicht-spanischer medizinhistorischer Seite bisher nicht vollumfänglich aufgedeckt worden sind[46].

Frankreich

In Frankreich beginnt die Geschichte der Gerichtsmedizin im wesentlichen mit dem bereits erwähnten «livre traitant des rapports», der gerichtsmedizinischen Schrift des Ambroise Paré (erstmals im Druck 1575). Die französische Chirurgie hat ihre Wurzeln in Bologna und Montpellier (übrigens ebenfalls Sitz einer berühmten altehrwürdigen juristischen Fakultät). Henri De Mondeville, den wir schon als Schüler des Bolognesers Teodorico Borgognoni kennen, hat am Anfang des 14. Jahrhunderts in Montpellier Anatomie gelehrt, wahrscheinlich anhand von anatomischen Diagrammen, die er von Bologna mitgebracht hatte[47]. Er ist aber auch Schüler Lanfrancs gewesen (eines Schülers des Wilhelm von Saliceto), mit dessen Name die Verpflanzung der italienischen Chirurgie nach Paris und der Aufschwung der französischen Chirurgie verknüpft ist[48]. Montpellier stand übrigens in der Frühzeit seiner Universität in weit engerer kultureller und politischer Beziehung zu Spanien als zu Frankreich[49]. Wie weit auch die Beziehung zwischen Montpellier und Bologna über Spanien lief, bedürfte weiterer Untersuchung. In Bologna und Montpellier hat sich dann auch der vielleicht berühmteste chirurgische Schriftsteller des Mittelalters und überragende Schüler von H. de Mondeville, Guy de Chauliac (kurz vor 1300–1367 bis 70), der «restaurateur de la chirurgie»[50], ausgebildet.

Auf diesem Hintergrund nun trat Ambroise Paré, der hochberühmte Renaissance-Chirurg und «Vater der französischen Chirurgie» mit seinem ziemlich umfassenden spezialistischen Traktat zur gerichtsärztlichen Gutachtertätigkeit hervor. Paré vereinigt in typischer Weise die verschiedenen Charakteristiken auf sich, die wir bei den frühen Gerichtsmedizinern in Bologna korreliert gefunden (und in Spanien vermutet) haben: er ist Chirurg, medizinisch zwar nicht ausgebildet, aber doch recht gebildet, entschlossen, die Würde seines Standes und Faches auch gegenüber der akademischen Medizin zu vertreten, er fusst auf der Anatomie. Seine «Werke» sind durch fünf anatomische Bücher eingeleitet, deren Illustrationen übrigens nach Vesals Fabrica geschnitten sind. Paré war nicht Stadtarzt wie seine Bologneser Kollegen, doch mag seine leibärztliche Tätigkeit sein Interesse für die Beziehungen zwischen Arzt und Gesellschaft mit stimuliert haben, hat doch ein Leibarzt vielfach die Sorge seines Fürsten für die Gesamtheit der ihm Anvertrauten zu teilen. Im Zusammenhang mit der Frage der Simulation erwähnt Paré übrigens in zwei Fällen seinen Bruder – «un mien frere nommé Iehan Paré, chirurgien demeurant à Vitré, ville de Bretagne»[51] (vgl. S. 168) – welcher vielleicht zu jenen Fällen in stadtärztlicher Funktion zugezogen worden ist. Auch sein standespolitisches Engagement und sein literarischer Vollständigkeitsdrang mögen Paré zum Schreiben eines gerichtsmedizinischen Traktats mitbewogen haben. Es «bedünckt mich allein dieses noch ubrig seyn», so leitet er dieses Buch, eines der letzten seiner gesammelten Werke, ein, «dass wir nemblich den ... Wund Artzt unterrichten, wie er sich, so er etwan eines Krancken halben, seinen Todt, Schwach- oder Unvermöglichkeit, oder die Verderbung dieses oder jenes Glieds eygen Geschäfft belangend, von seiner Obrigkeit vorgestellt und gefragt wird, in der Antwort zu verhalten habe»[52]. Und dann folgt sein Traktat, wobei am eingehendsten natürlich die Wunden behandelt sind, dann aber auch Fragen, welche die Erstickung eines Kinds, die Pest, Gifte, die Virginität, die männliche Impotenz und die Lepra betreffen.

42

Paré scheint mit seinem Traktat bereits der Tendenz entgegenwir-
ken zu wollen, die Gerichtsmedizin über die engen Grenzen der Chirurgie und der Hebammenkunst hinaus auszudehnen bzw. vermehrt
Mediziner als Gutachter beizuziehen, was natürlich einer Verdrängung der Chirurgen aus ihrer Stellung als bevorzugte Gutachter
gleichkam.

Akademische Mediziner und Chirurgen: Wer ist kompetent, chirurgi-sche Gutachten abzugeben?

Diese Tendenz, die gerichtsärztliche Tätigkeit aus den Händen der
Chirurgen in diejenigen der akademischen Mediziner überzuführen,
findet man gegen Ende des 16. Jahrhunderts im zweiten bedeutenden
Kompendium der Gerichtsmedizin allerdings bereits voll ausgebildet.
Diese Schrift stammt von Giovanni Battista Codronchi (1547–1628
vgl. Abb. Seite 359), sie trägt den Titel «Methodus testificandi» (was
etwa mit «Praxis der gerichtsärztlichen Begutachtung» übersetzbar
ist), und ist 1597 als Anhang zu einem Büchlein über Fehler der Stimme (de vitiis vocis) erschienen[53].
Codronchi war Arzt in Imola in der Nähe von Bologna und im politischen Leben seiner Stadt recht aktiv engagiert[54]. Mit 24 Jahren
wurde er Mitglied des Stadtrates und blieb dies 16 Jahre lang. Sein
wegweisendes gerichtsmedizinisches Werk ist ein Teil seiner immer
wieder hervortretenden Bemühung, seiner Obrigkeit auch als Arzt zu
dienen. Er hat in diesem Bestreben auch sein erstes Werk, «De aquis
Rioli ac Vallissennii» (über heilkräftige Wasser seiner Gegend, 1579)
dem Senat von Imola gewidmet, wie später sein Buch «De morbis veneficis ...» (1595). Codronchi befasste sich auch mit hygienischen
Problemen (vgl. S. 90). Schon von seinem breiten Zugang zu den ob-
rigkeitlich-medizinischen Problemem her mussten Codronchi die enge Assoziation von Gerichtsmedizin und Chirurgie und die Bevorzugung von Chirurgen als gerichtliche Experten fremd sein. In aller
Selbstverständlichkeit bespricht er daher in seinem Traktat auch chirurgische Fragen, und diese in aller Selbstverständlichkeit nur unter
anderen.
Expliziter findet man die Idee, die gerichtliche Medizin samt Chirurgie gehöre in die Hände von Medizinern, in dem nächstfolgenden
massgebenden gedruckten Traktat über die Gerichtsmedizin niedergelegt: in Fortunatus Fidelis' (um 1550–1630) Buch «De relationibus
medicorum» (Palermo 1602)[55] (Abb. S. 44). Dieses Werk unterscheidet sich von Codronchis vor allem mit seiner grösseren Systematik
und grösserem Umfange. Vermutlich basiert es mindestens zum Teil
auf dem «Methodus dandi relationes ...» des Giovanni Filippo In-

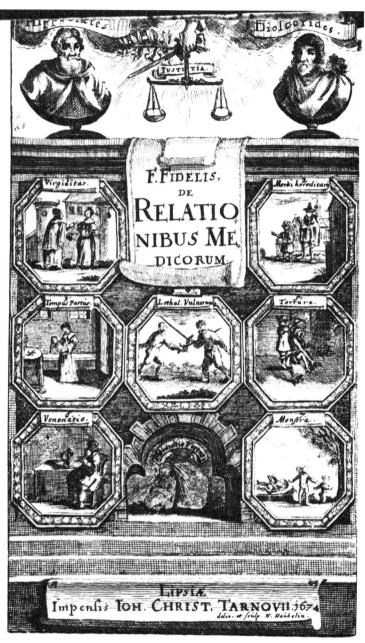

Titelblatt zu Paul Ammanns Ausgabe von Fidelis' Werk. Verschiedene Themenkreise der gerichtlichen Medizin sind bildlich dargestellt – die Lehre von der Tödlichkeit der Wunden, das chirurgische Thema par excellence, steht im Zentrum.

grassia (1510–1580). Ingrassia, Sizilianer, berühmter Arzt und Anatom, Archiater von Sizilien und den umliegenden Inseln, hat diesen Traktat 1578 im Manuskript abgeschlossen, doch ist dieser zunächst infolge von des Autors Tod nicht gedruckt, sondern verloren worden, erst 1632 wieder zum Vorschein und erst im 20. Jahrhundert dann in Druck gekommen (1910 [Catania] und 1938). Doch soll er lange vorher in Sizilien zirkuliert haben und wohl bekannt gewesen sein[56]. Fidelis war ebenfalls Sizilianer und hat Ingrassias Schrift vielleicht gekannt – Schreibende hat sie leider nicht in den Händen gehabt. Bei Fidelis findet man nun einen standesgeschichtlich entscheidenden Abschnitt «De erroribus eorum, qui faciunt Medicinam», dessen drittes Kapitel den Kunstfehlern der Chirurgen gewidmet ist: «Chirurgorum errores quomodo in judicio examinandi?» Darin werden die Chirurgen mit ihrer Tätigkeit der Beurteilung der Mediziner unterstellt – denn, schreibt Fidelis, sie haben weder den durch philosophische Studien (was seinerzeit auch naturwissenschaftliche Studien bedeutete) verfeinerten Geist, noch eine besondere Kunstfertigkeit, und so bringen sie die Kranken nicht selten durch ihr Schneiden und Brennen in grösste Gefahr (Fall S. 45). Und dann gibt Fidelis Beispiele von typischen Chirurgenfehlern. Ein besonderes Kapitel widmet er den Körperstellen, welche bei chirurgischem Zugriff speziell gefährdet sind: den Augen, den Schläfen[57], dem Hals, den Genitalien und den Gelenken[58]. Fidelis argumentiert anatomisch-fachkundig; einige chirurgisch-anatomische Bildung scheint ihm im Unterschied zu nördlicheren Kollegen selbstverständlich verfügbar gewesen zu sein.

1653 stellte ein lokaler Gerichtsherr drei Fragen an die Medizinische Fakultät von Leipzig. Die Herniotomen (Bruchschneider, Barbiere) Johannes Schöningk und Johann Heinrich Keilholtz hatten *bei zwei Knaben, Söhnen von Untertanen des Gerichtsherrn, eine Herniotomie ausgeführt, und beide Kinder waren dabei gestorben.* Die Fragen lauteten, ob die Operation richtig indiziert und durchgeführt worden sei und ob die Kinder wegen der Operation gestorben seien. Die Aussagen eines Augenzeugen liegen bei: Nach der Operation habe einer der Herniotomen ein Stück Speck verlangt und einen Teil davon seinem schwarzen Hund zu fressen gegeben. Mit dem Rest habe er die Fussohlen des Kindes eingerieben. Dann habe er versucht, dem Kind Brotstücke, auf welche ein Kreuz eingeschnitten war, in den Mund zu geben. Das Kind war aber schon im Todeskampf. Trotzdem habe der Herniotom das Kind beschimpft und von der Mutter eine Nadel verlangt und es damit in die Fingerspitzen gestochen. Es trat aber kein Blut mehr aus. Auch habe der Herniotom mehrfach den Teufel erwähnt.

Weiter liegen dem Schreiben zwei Einvernahmeprotokolle bei: Auf Befragung geben die Herniotomen an, dass sie bei beiden Operationen einen Teil des Peritoneums und den Hoden mitentfernt haben, und dass die Eingeweide erst nach Eröffnung der Haut in die Bauchhöhle reponiert wurden. Wenn der Hund den Speck frisst, so bedeutet das, dass das Kind überleben wird. Wenn das Kind das mit dem Kreuz bezeichnete Brot zu sich nimmt, so bedeutet das, dass es nicht vom Teufel besessen ist.

Das Gutachten der Fakultät lautet folgendermassen: Die Operation war fehlerhaft, weil die Eingeweide nicht vor, sondern nach dem Schnitt reponiert wurden, was zu ihrer Verletzung und Entzündung führen konnte; ebenso fehlerhaft waren die Entfernung des Peritoneums und des Hodens. Nach der Operation sind die Knaben ungenügend ernährt und der Stuhlgang ist vernachlässigt worden. Alle diese Fehler haben zum Tod der Knaben geführt. Die mit den fehlerhaften Operationen verbundenen Gotteslästerungen sind besonders schwer zu bestrafen. «Wir urteilen, dass auf diese ungesetzliche, kunstlose, gewaltsame und dazu noch nachlässige Behandlung eines Bruches der Tod der beiden Knaben notwendigerweise gefolgt sei.»

Der Gerichtsherr hat sich noch zweimal in der selben Sache an die Fakultät gewandt: Das erste Mal zwei Wochen nach Versand des Gutachtens und zwar weil die Herniotomen einwendeten, die Entfernung des Hodens sei kunstgerecht gewesen. Die Fakultät erwidert darauf mit einer Fülle von Zitaten aus medizinischer Literatur und nennt die Angeklagten Kurpfuscher und Sau-Schneider. Ein weiteres Schreiben erging wiederum zwei Wochen später an die Fakultät: Die Herniotomen machen geltend, dass die Knaben und ihre Eltern vom Teufel besessen gewesen seien. Nun reagiert die Fakultät mit Entrüstung: Die Operationen seien Giftmischerei und Taschenspielerei (venefica et prestigiatoria) gewesen. Sie drückt die Hoffnung aus, dass die beiden Kurpfuscher von den Schöffen von Leipzig streng bestraft werden.

Die Kritik an den Chirurgen hat in diesem Fall eine reale Grundlage. Die Fakultät rügt zuerst nur die Kunstfehler, dann aber – im letzten Schreiben – stellt sie die Kurpfuscher in die gefährliche Nähe der Hexerei (Veneficium heisst Vergiftung und Zauberei; zur Beziehung zwischen Zauber und Gift s. S. 361f. und Fall S. 369f.).

Der in Lissabon geborene Rodrigo de Castro oder Rodericus a Castro (1546–1627), Sohn eines Marranen (Neuchrist, getaufter bzw. zwangsgetaufter Jude), der in Spanien Medizin und Philosophie studiert und praktiziert hatte und gegen Jahrhundertende – entsprechend der allgemeinen Bewegungsrichtung der jüdischen Migration[59] – nach Antwerpen entwichen, dann nach Hamburg gezogen war, wird in Sachen Chirurgie noch deutlicher. De Castro hat 1614 ein Buch herausgegeben: «*Medicus -politicus*», eine Abhandlung «von den medico-politischen Pflichten des Arztes, dem Gehaben und den Tugenden der guten und den Listen und Betrügereien der schlechten Ärzte»[60]. Dieses Buch gilt als Klassiker der ärztlichen Ethik[61] – es ist aber eher ein Klassiker jener frühen gerichtlichen Medizin, welche an der normativen Formung des ärztlichen Berufs intensiven Anteil hatte. Die ärztliche Ethik ist davon ein Teil, andere sind Organisation und Ausbildung des ärztlichen Standes und Regelung von dessen Beziehung zu Öffentlichkeit und Rechtswesen. So enthält de Castro's Werk ausser dem dritten, vorwiegend ideologisch-ethischen Buch auch die Bücher 1, 2 und 4, welche sich mit dem Verhältnis zwischen Medizin und einzelnen ärztlichen Richtungen, mit demjenigen zwischen Medizin und Staat einschliesslich Jurisprudenz, mit Ausbildungsfragen und mit der Gerichtsmedizin im engeren Sinne befassen. Übrigens findet man ärztlich-ethische Werke immer wieder in derartige im weitesten Sinne standespolitische Systeme eingebaut (vgl. S. 101ff.). De Castro's Werk interessiert uns hier zunächst wegen der speziellen Frage nach der Beziehung zwischen Hochschulmedizin und Chirurgie. Dieser Frage widmet sich der Autor in seinem ausbildungstechnischen ersten Buch. Welche Disziplinen sind für den Arzt vonnöten? Die Astrologie? die Arithmetik? die Musik? die Geometrie? Sprachen, Rhetorik, Dialektik (also die sieben «freien Künste» der mittelalterlichen Bildungsordnung)? All das, speziell aber die Kenntnis der Medikamente, kann von Nutzen sein. Die Anatomie aber und die Besichtigung der körperlichen Verhältnisse mit eigenen Augen sind unabdingbar, nur sie können den Sitz des Übels anzeigen und den Bau des Körpers vor Augen führen – die Anatomie ist für de Castro sozusagen die via regia zur Medizin und Voraussetzung aller ärztlichen Kunst[62].

Standespolitisches Korrelat zu de Castro's Bekenntnis zu einer anatomisch fundierten Medizin in einer Zeit, wo Klinik und Pathologie noch sehr weitgehend von der Säftelehre beherrscht waren, ist die Forderung, der Arzt müsse auch Chirurg sein – eine Forderung, die ebenfalls erst später, im 18. Jahrhundert, allgemein erhoben wurde. Der Begriff des Mediziners, des «medicus», sagt de Castro, habe ursprünglich beide, Ärzte (physicos) und Chirurgen (chirurgos) umfasst; so habe Hippokrates diejenigen, die Verrenkungen, Frakturen und Wunden mit Hilfe ihrer Hände behandelten, «medicos» genannt. Auch Galen sei, mindestens in jungen Jahren, noch selbst chirurgisch tätig gewesen. Doch de Castro tritt keineswegs für eine Hebung des Chirurgenstandes ein – man findet bei ihm vielmehr die typische standespolitische Mechanik: die Wissenschaft der Chirurgen wird anerkannt und integriert, der traditionelle Träger dieser Wissenschaft, der Chirurge selbst, wird dabei aber diskriminiert und auf ein geringes Wissen fixiert, so lässt sich ihm sein Fachgebiet umso leichter abnehmen (Fall S. 45f.). So schreibt de Castro weiter: Zwar muss der Chirurg andere Eigenschaften haben als der Mediziner. Er muss jung sein, eine rasche und sichere Hand und gute Augen haben, von unerschrockenem Gemüt und erbarmungslos sein, während als (innerer) Arzt der ältere, milde, erfahrene, gütige Mann vorzuziehen ist. Trotzdem soll der perfekte Arzt auch Chirurg sein, er soll die Chirurgie genau beherrschen, auch wenn er sie nicht selbst ausübt. Denn niemand beherrscht eine Kunst, wenn ihm davon der dritte Teil fehlt und wenn er nicht alle ihre Teile, auch die untergeordneten, zu Einem verbindet. De Castro

Am 4. März 1634 richtet Friedrich N., Barbier in Luckau, an die Medizinische Fakultät Leipzig einen Brief mit folgender Frage: Ob der neuernannte Stadtarzt, Magister Paul Brimsleben, dazu berechtigt sei, *dem Apotheker zu verbieten, ein von ihm, dem Barbier, verordnetes Mittel zu präparieren.* Die Fakultät antwortet: «Also erachten wir, dass gedachter Herr Magister Paulus Brimsleben, verordneter Physicus, . . . Euch das Praktizieren wohl verbieten und inhibieren können in Betrachtung, dass Ihr, als ein Barbier und in arte Medici unerfahrener Euch selbsten bescheiden und das Praktizieren auch Ausgeben der Medikamenten hättet enthalten sollen». Dass der Barbier weiterhin arme Leute mit Medikamenten behandle, sei jetzt unnötig, weil ja nun Brimsleben als Stadtarzt angestellt sei.

Der Herausgeber Ammann kommentiert: Es gehört sich nicht, dass der Barbier über die Behandlungen des Arztes zu Gericht sitze; «(die Barbiere) mischen sich in die Ausübung der Medizin, wo sie doch nicht selten die Grundlagen der Chirurgie ignorieren».

Die Grundlage der Chirurgie ist die Anatomie. Ammann unterstellt, dass der Physicus beides, Medizin und Anatomie beherrscht und dadurch dem Chirurgen (der hier konsequent Barbier genannt wird) überlegen ist. Zu den Bezeichnungen Chirurg und Barbier s. S. 36, 50.

bedauert, dass die alte Einheit von Chirurgie und Medizin sich im Laufe der Zeit aufgespalten habe und dass in deutschen Landen die Chirurgie den Bartscherern überlassen worden sei; ähnliches sei in Portugal zu beobachten. In Frankreich, Italien und Spanien gibt es demgegenüber noch die «medici Chirurgi», die die gesamte Kunst hinreichend beherrschen. Unrecht haben diejenigen, welche die Chirurgie verachten, die sich mit dem Doktortitel brüsten und dabei kaum wissen, was ihre Helfer tun. Und ein Arzt, der Diät oder chirurgische Handgriffe zu verschreiben versteht, ist deswegen noch lange kein Koch oder Zudiener. Wenn ein Doktor mit dem Aderlassmesser umzugehen weiss, ist das vielmehr ebenso richtig, wie wenn der Kapitän rudern kann und der militärische Vorgesetzte hie und da als Soldat wirkt. Am Ende sagt man ja doch, ein Architekt, nicht die Arbeiter, hätten ein Haus gebaut, wie man auch sagt, der Befehlshaber, nicht seine Soldaten, hätten einen Krieg gewonnen[63].

Für Paolo Zacchia, Paulus Zacchias (1584–1659) aus Rom, den «eigentliche[n] Begründer der Gerichtsmedizin»[64], gehören die Chirurgen bereits zu denen, die des Namens Arzt unwürdig sind, Zacchia nennt sie an erster Stelle unter denjenigen, welche sich in die Behandlung von Kranken einmischen. Damit schafft Zacchia die Grundlage der von ihm angewendeten Praxis, Chirurgen im Falle eines ungünstigen Behandlungsverlaufes schwerer zu bestrafen als Mediziner – milde Beurteilung des Arztes empfiehlt übrigens schon Fidelis[65] – weil bei Chirurgen immer Ignoranz anzunehmen ist, dazu Boshaftigkeit, und weil die Chirurgen um des Geldes willen die Grenzen, die ihnen ihr Unwissen setzt, überschreiten. Bei Medizinern dagegen kommt Fahrlässigkeit (negligentia) in Frage[66]. Die Quaestio 9 seines Abschnitts über die ärztlichen Kunstfehler weiht Zacchia speziell den Kunstfehlern der Chirurgen. Chirurgen, die nicht Ärzte sind, überschreiten ihre Kompetenz, wenn sie Kranke heilen – selbst streng chirurgische Dinge wie Tumoren, Frakturen, Wunden haben ja ihren intern-medizinischen Aspekt, indem sie bei Säfteverderbnis schlechter heilen. Damit ist die Weiche gestellt zur Integration der Chirurgie in die Medizin und zur restlosen Unterordnung, wenn nicht zum Untergang, des nichtakademischen Chirurgen. Der Erfolg dieser Weichenstellung hängt nun allerdings davon ab, ob in der Praxis fortan auch tatsächlich akademische Mediziner und nicht Chirurgen zur Begutachtung chirurgischer Fragen und Kunstfehler zugezogen werden. Zacchia konnte sich dieses Recht sichern, sogar ohne sich über ein auch nur dem Stand seiner Zeit entsprechendes chirurgisches Wissen auszuweisen (vgl. S. 306). In der gerichtsmedizinischen Leipziger Schule des späteren 17. Jahrhunderts etablierte sich die Hegemonie der Medizin in weiterem Masse. Diese Schule schwang sich, speziell mit Gottfried Welsch (1618–1690) und mit Johannes Bohn

(1640–1718) zur Hochburg gerichtsmedizinischer Wundenkunde (vgl. S. 312ff. und Abb. S. 313) und gleichzeitig der Gerichtsmedizin überhaupt auf. Welsch zählt zu den in Wundenfällen untersuchenden Instanzen: den Magistrat, den Medicus und den Chirurgen. Der Mediziner muss sich in der anatomischen Kunst auskennen und auch selbst sezieren können, dann ist er zur korrekten Untersuchung unabdingbar und kann eine solche allenfalls auch alleine durchführen. Das Zuziehen eines gebildeten Chirurgen (niemals aber soll es ein ungebildeter Bader oder Scherer sein!) ist fakultativ; ein Chirurg allein genügt nicht, denn die Erfahrung zeigt, dass einer von 100 Chirurgen in Anatomie und in der Kunst des Sezierens geübt ist[67]. Bohn gebärdet sich noch selbstsicherer und kann sich offenbar bereits auf eine entsprechende Praxis stützen: Chirurgen würden gelegentlich zur Aussage vor Gericht beigezogen, schreibt er. In einfachen Dingen seien sie den Medizinern durchaus ebenbürtig. In allen schwierigeren Fragen aber, namentlich im Urteil über die Tödlichkeit von Wunden – in welchem Gebiet Bohn eigentlicher Spezialist war[68] – trauen die Behörden den Chirurgen zu Unrecht; «cum nausea» entnimmt man täglich den «Wund-Zetteln» dieser Leute, wie ungebildet und unwissend diese sind. Zwar fordern manche Doktoren des Rechts, sich auf die Carolina berufend (vgl. S. 26), dass in derartigen Fragen Chirurgen beigezogen würden. Aber die Carolina verstand unter «Chirurge» den Anatomiekundigen, zudem ist die Chirurgie ja ein Teil der Medizin. Die gewöhnlichen Barbiere aber (damit bezeichnet Bohn die am wenigsten Gebildeten unter den Chirurgen – «Chirurge» war seinerzeit ein mehr oder weniger freier Titel) können keinen Schädel öffnen, ohne Hirnhaut und Gehirn zu beschädigen, kein Abdomen eröffnen, ohne die Eingeweide zu verletzen – wie soll man ihnen da das Urteil über die Tödlichkeit von Wunden anvertrauen? «Medicus director et judex est rerum chirurgicarum» – der Arzt ist in chirurgischen Dingen Führer und Richter[69]. Entsprechend tritt Bohn auch als Sachverständiger in chirurgischen Angelegenheiten jeder Art und als Experte im Falle fraglicher chirurgischer Kunstfehler auf[70].

Die gerichtsmedizinischen Autoren des 18. Jahrhunderts weichen in Grundhaltung und Tendenz von ihren Vorläufern kaum ab, Bohns Überlegungen zu Chirurgie und Chirurgen finden sich wieder in Johann Wilhelm Baumers (Professor der Medizin in Giessen, Landphysikus, 1719–1788) «Medicina forensis» (1778) – unter Berufung auf Bohn[71] – und am Ende des Jahrhunderts beim Herausgeber[72] der gerichtsmedizinischen Vorlesungen Albrecht von Hallers (1708 bis 1777)[73].

Doch die Chirurgen haben dem Druck der Mediziner bis zu einem gewissen Grade widerstanden. Auch sie haben ihre Wissenschaft gepflegt und sich organisiert. Schon Paré hatte sich ja gegen die medizinische Fakultät zu Paris, die es als Skandal empfand, dass die Werke eines Angehörigen der Corporation der Chirurgen ohne ihre Autorisation veröffentlicht wurden, aufgelehnt. Auch seine gerichtsmedizinische Schrift darf wohl auf dem Hintergrund des Widerstandes gegen die Hegemoniebestrebung der Fakultät gesehen werden. Bestehende Institutionen boten solchem Widerstand Rückhalt[74]. Im 17. und 18. Jahrhundert entstanden in Paris, Berlin, Wien zusätzlich drei grosse und vorbildliche chirurgische Akademien, welche die medizinischen Fakultäten ihrer Stadt an Respektabilität konkurrierten und zum Teil überflügelten[75], zumal sie alle drei den militärischen Interessen ihrer Staaten entsprachen. In dieser Situation gaben die Chirurgen ihr Privileg, vor Gericht mindestens in Wundensachen zugezogen zu werden, nicht so rasch auf. In Christian Friedrich Daniels (1753–1798) Bibliographie der Gerichtsmedizin (1784) findet man immerhin fünf für Wundärzte bestimmte Anleitungen zur forensisch-chirurgischen Gutachtertätigkeit[76], eine davon vom zu Hofposition aufgerückten Chirurgen Nicolas de Blégny (1652–1722)[77], eine andere von Jean Devaux (1649–1729), ein oft aufgelegtes und auch übersetztes Kompendium (erstmals Paris 1703)[78]. Jean Devaux war der Sohn eines Mitglieds des Collège royal de Chirurgie. 1746 schreibt Christian Ehrenfried Eschenbach (1712–1788), Mediziner, Professor für Chirurgie, später Stadtarzt zu Rostock, es sei nichts dagegen einzuwenden, dass in Absenz eines Mediziners oftmals Chirurgen mit Beurteilungen von Wunden betraut würden – vorausgesetzt, dass sie ihre Kunst beherrschten[79]. Zwei stolze nichtmedizinische Vertreter des Chirurgenstandes waren in Paris Antoine Louis (1723–1792) und in Wien und Ungarn Joseph Jakob Plenk (1738?–1807)[80]. Louis, königlicher Professor der Chirurgie und ständiger Sekretär der «Académie royale de Chirurgie», las öffentlich über gerichtliche Medizin, publizierte viel in dem Gebiet (vgl. S. 251, 343ff.) und vertrat seiner Zeit weitgehend die französische Gerichtsmedizin. Plenk, Professor für Chirurgie in Ungarn, ab 1785 an der neu gegründeten Josephinischen Militärakademie zu Wien, publizierte 1781 in Wien seine «Elementa medicinae et chirurgiae forensis»[81].

In der Kasuistik finden sich noch üppigere Spuren chirurgischer Gutachtertätigkeit und Prominenz. In des Johann Theodor Pyl (1749–1794) Sammlung meist rezenter gerichtsmedizinischer Fälle vom Ende des 18. Jahrhunderts[82] sind die Fälle, wo obduziert wurde, gewöhnlich sowohl von einem Physikus als auch von einem «Chirurgus», «Chirurgus forensis», «Landchirurgus» etc. signiert. Es scheint, dass die Praxis den Entwürfen der Schulmedizin ziemlich nachhinkte[83].

Gegen Ende des 18. Jahrhunderts übernahm dann allmählich das anatomische Denken in Form der pathologischen Anatomie (die, ebenso wie die Anatomie, u.a. dem chirurgischen Denken entstammt[84]) in der gesamten Medizin für fast ein Jahrhundert die Führung. Die Chirurgie wurde dabei als Spezialfach in die Medizin integriert und der nichtakademische Chirurg verschwand bis auf weiteres von der Bildfläche. Immerhin blieb noch eines vom alten Vorrang des chirurgischen Gutachters übrig: eine vielerorts sehr enge Beziehung zwischen Gerichtsmedizin und pathologischer Anatomie. Doch dies gehört bereits nicht mehr in unsere Berichtsperiode.

Die Hebammen

Hebammen als Gutachterinnen: Hebammen, Chirurgen und Hausfrauen

Die vorneuzeitlichen Hebammen weisen, wie gesagt (vgl. Seite 24 f.), viele Ähnlichkeiten mit den Chirurgen auf: auch sie sind von Kirche und Gelehrtenwelt verachtete ärztliche Personen, denen ein entscheidender Teil der Betreuung der Bevölkerung obliegt. Die alten Hebammen waren Urahninnen der gynäkologisch-geburtshilflichen Spezialistinnen oder überhaupt der Ärztinnen, die es seit der Einführung des Frauenstudiums im 19. Jahrhundert gibt, ähnlich wie die Chirurgen Urahnen der modernen Spezialärzte für Chirurgie oder überhaupt der mit ihren Händen tätigen Ärzte sind. Ähnlich wie die Chirurgen konnten es die Hebammen als Stadthebammen im Rahmen des städtischen Lebens zu hohen, geachteten Stellungen bringen – ähnlich wie diese wurden sie auch vom Gericht als Experten zugezogen, wenn nämlich das (neben den Wunden) zweite grosse Thema der alten Gerichtsmedizin, Frauen und Kinder, zur Diskussion stand (vgl. S. 24). Hebammen waren Sachverständige in Fragen der Virginität, der Impotenz, der Schwangerschaft, des Aborts, der Geburt – Fragen, die bei Scheidungs- und Ungültigkeitsklagen[1], Erbschafts- und Legitimitätsstreitigkeiten etc. aktuell wurden. Sie sind sogar diejenigen Medizinalpersonen, «über deren gerichtlich-medizinische Sachverständigentätigkeit uns die frühen Quellen am eingehendsten berichten»[2] (vgl. S. 20 f.). Die Carolina gebietet nicht nur Chirurgen, sondern auch Hebammen zuzuziehen (vgl. S. 25).

Auch in der Neuzeit bestehen Beziehungen zwischen Hebammenkunst und Chirurgie fort, nicht selten sind berühmte Hebammen Chirurgengattinnen oder -töchter, und die frühen männlichen Geburtshelfer rekrutierten sich vorwiegend aus den Reihen der Chirurgen.

Es gibt aber zum vornherein auch Unterschiede zwischen dem Hebammen- und dem Chirurgenstand, die dem verschiedenen Verlauf der Entwicklung der beiden Richtung weisen. Die Hebammentätigkeit ist alles in allem doch nach dem Modell der Hausfrauen- und Bauerntätigkeit konzipiert gewesen: Zentrierung auf Familie und kleinere Gruppen, auf das Haus oder doch auf geographisch eng umgrenzte Gebiete; mündliche Kommunikation vom Typus des ländlich-nachbarlichen Erfahrungsaustausches; entsprechende Betonung von Küchen- und Haushalttechnik, individueller Erfahrung und geltenden Regeln. Unter den sozio-kulturellen Verhältnissen des Mittelalters war ein solches Modell offenbar funktionstüchtig und konkurrenzfähig. Auch die mittelalterliche Hausfrau war ja im allgemeinen eine durchaus respektable Figur – im Rahmen des Hauses allerdings, welchem aber sehr erhebliche Bedeutung zukam und zugemessen wurde. Unter neuzeitlichen Verhältnissen zeigten sich dann die Schwächen dieses Modells gegenüber den in Gewerbe, Handel, Stadt- und Gelehrtenleben wurzelnden Berufen, die sich überregional organisierten, schulten und spezialisierten. Die Verbreitung des Buchdrucks und der Lese- und Schreibkundigkeit müssen hier entscheidend gewirkt haben: die persönlich-mündliche Tradition und der regional definierte Wirkungskreis mussten nun gegenüber der schriftlich-wissenschaftlichen Kommunikation und der überregionalen Berufsorganisation sozial absinken[3].

Streng genommen haben wir mit der Parallelisierung der Hebamme mit der Hausfrau die Grenzen der Geschichtsschreibung etwas überschritten. Denn es ist nirgends ein solches Berufsbild der Hebamme niedergelegt. Vielmehr findet man über die Hebammen vor allem typischerweise wenig – was allerdings wiederum an die Hausfrau erinnert. Wo aber die Hebamme quellenkundig wird, verfliesst ihr Bild mit dem der Hausfrau (der ehrbaren Frau), der Heilkundigen (der weisen Frau), die in ihren Rezeptbüchern Rezepte für den Gesamtbereich des Haushalts samt Krankheitsfällen und Geburten hegt. Andrerseits nimmt sie im Lichte eines obrigkeitlichen, kirchlichen, akademischen, in der Neuzeit auch chirurgischen Misstrauens die Züge einer Hausfrau im Sinne der dummen Schachtel, der Hexe (Giftköchin) und der ungebildeten Pfuscherin an. Auch Berufsbezeichnungen wie «Weise-Frau», «muliercula»[4], «ehrbare»[5] «verständige Frau»[6], «Wehemutter»[7], «Matrone-jurée», «Matrone des geistlichen Gerichts», «geschworene Frau»[8], «matrona bonae opinionis, fide digna ac experta in opere nuptiali»[9], «sage femme», «midwife» etc. stellen die Assoziation zum Prototyp «Frau» her (Vgl. auch die erfahrenen Frauen des Falles S. 58 und die Frau eines Stadtchirurgen des Falles S. 215f.). Die Idee, eine Frau müsse selbst geboren haben und Mutter sein, bevor sie als Hebamme wirken könne[10], mag wohl die magische Beschwörung des erlösenden Arzts sein, der das zu überwindende Leiden selbst durchgemacht hat, aber sie passt auch zur Auffassung, die Hebamme sei mehr eine Berufs-Frau denn eine Frau mit Beruf.

Im Unterschied zu den Chirurgen hatten daher die Hebammen auch nie autonome Berufsorganisationen, vielmehr scheint immer die Tendenz bestanden zu haben, die Hebammen behördlich, stadtärztlich, durch Männer zu kontrollieren[11].

Bei allen diesen Unterschieden bleibt indessen der Befund, dass die Hebammen, wie die Chirurgen, zu den frühesten gerichtsmedizinischen Experten gehören, ja dass sie sogar schon früher als diese dokumentiert sind: im Corpus iuris Iustiniani kommen als gerichtliche Experten im engeren Sinne nur Hebammen vor (vgl. S. 21). Und wenn man auch, sogar in den Fällen der arabischen Medizin, Salerno, Oberitalien und Spanien, wo weibliche Ärzte durchaus akzeptiert gewesen zu sein scheinen[12], mehr oder weniger vergeblich nach direkten Zeugnissen der Tätigkeit der Hebammen sucht, trifft man doch immer wieder auf die Reflexe ihrer forensischen Tätigkeit. In Bologna hat Simili ein Gutachten des Bartolomaeus von Varignana (vgl. S. 36) gefunden, welches von der Untersuchung einer fraglich Schwangeren durch zwei Hebammen berichtet[13]. In der Carolina stehen Hebammen neben Chirurgen als ärztliche Experten, zuständig in Sachen der Kindestötung (wo die Hebamme an der Frau die Zeichen der stattgehabten Geburt zu suchen hatte – (vgl. S. 25)) und im Rahmen von Scheidungsprozessen (wo sie ihr Urteil über die Virginität der Frau und damit darüber, ob eine Ehe vollzogen sei, abgab – vgl. S. 210). Dementsprechend treten in gerichtsmedizinischen Fällen immer wieder Hebammen auf, als Untersuchende (vgl. Fälle S. 194 und S. 224), Mituntersuchende oder lediglich noch als Anstandsdame (vgl. Fall S. 215). In der gerichtsmedizinischen Literatur aber, die die Grundlage dieser Arbeit bildet, findet man immer wieder die Kritik und Ablehnung der Hebamme als Gutachterin.

Männliche Experten gegen Hebammen

Da die Hebammen und ihre Klientinnen kaum je selber schrieben, geschweige denn Bücher hinterliessen, waren es eben ausser dem Gesetzgeber vor allem die Konkurrenten der Hebammen, die gerichtlich tätigen Ärzte, die ihren Sachverstand auf das Gesamtgebiet der gerichtlich relevanten Medizin auszudehnen tendierten, welche über die Hebammen und ihre Kunst schrieben. Dass da neben rein sachlichen Gesichtspunkten auch standespolitische mit einflossen, erscheint verständlich[14].

So kündigt auch Ambroise Paré seinen Traktat, der vieles aus dem Arbeitsgebiet der Hebammen enthält, als Unterricht für den Wund-Arzt an, wobei er die Hebammen recht entschieden ablehnt. Im Zusammenhang mit der Virginitätsdiagnostik etwa sagt er: «Zwar die Hebammen rühmen, dass sie ... eine Jungfraw, von einer, so geschwächt und beschlaffen worden, leichtlich unterscheiden können ... und fellen die Richter oder Oberkeiten, in dem sie ihnen allzubald gläuben und meynen, es könne solche ihre Aussag nicht fehlen, manchmal sehr unbillige Urtheil. Denn dass diese freche unnd unverschämte Weiber ... nichts gewisses haben können, ist ... gnugsam abzunemen . . .»[15]. Und im Buch von der Begutachtung nochmals: «Haben derwegen die Obrigkeiten, wie auch die Doctores und Wundärzte in diesem wol auff sich zu sehen, . . . dass sie den Weibern und Hebammen nicht allzu leichtlich glauben . . .»[16]

Auffällig ist auch, dass Paré im Zusammenhang mit dem fraglichen Kindsmord ausschliesslich über den Befund am Kinde berichtet (vgl. S. 277 f.) und nicht über den von der Carolina zur ärztlichen Erhärtung des Kindsmords vorgesehenen Befund an der mutmasslichen Mutter (vgl. S. 25).

Nach Paré verschwindet der Kindsmord dann vollends weitgehend aus der gerichtsmedizinischen Literatur (vgl. S. 277 ff.), schon bei Codronchi kommt er nicht mehr vor. Dass man die Beurteilung des Kindesmords nicht gerne Frauen oder gar Hebammen überliess, steht in wechselseitigem Zusammenhang damit, dass gerade Hebammen immer wieder im Verdachte standen, in derartigen Sachen mit den Müttern zu komplottieren und dass ihnen in alter Tradition der Handel mit Kindern – Verkauf an den Teufel, Unterschiebungen, Verkauf von Kinderfett und ähnlichem als Heilmittel – zugeschrieben wird[17]. Womit allerdings nur ein Teil der professionellen Bosheiten der Hebammen erfasst ist. In seinem Traktat über die «veneficia» (Vergiftungs- bzw. Hexenkünste) leitet Codronchi die Neigung der Frauen zum Hebammenberuf insgesamt direkt von ihrer Eitelkeit, Neugierde, Leichtgläubigkeit und Neigung zum Bösen ab, wobei er auch den Zusammenhang mit der weiblichen Geilheit und dem Hang, sich mit dem Teufel einzulassen, herstellt[18].

In seiner «Methodus testificandi» argumentiert Codronchi rationaler. Er widmet rund ein Drittel seiner Kapitel Fragen aus dem Gebiet von Geburtshilfe und Gynäkologie. Auffällig ist, dass er die Hebammen hier, wie Paré, namentlich als Virginitätsexperten angreift, und zwar ebenfalls mit dem Argument, deren Virginitätsdiagnostik beruhe auf falschen Annahmen. Er kritisiert die Rechtsgelehrten, welche die Beantwortung der Frage nach der Virginität den Hebammen zu übergeben pflegten – es irrten diese doch infolge ihres Unwissens immer und immer wieder (vgl. S. 64). Denn sie stellten ihr Urteil auf die beiden Zeichen: Jungfernhäutchen und Enge des Ortes ab. Ein Hymen aber gebe es nach dem Urteil der Anatomen kaum je, ausserdem werde es von lasterhaften heranwachsenden Mädchen oft manuell oder instrumentell zerstört; die genitale Enge aber könne wiederholten Beischlaf überdauern und überdies von arglistigen Alten durch Adstringentien wiederhergestellt werden. Es ist daher ratsam, schreibt Codronchi, derartige Fragen Medizinern zu überlassen, die hier sicherer urteilen, indem sie etwa den Urin der Explorandin besehen (vgl. S. 210 f.)[19].

Auch Horatius Augenius (1527–1603) lehnt Hebammen und Hymen in einem Atemzuge ab (vgl. S. 211 f.). Früher habe man die Virginitätsdiagnostik den Hebammen überlassen. Aber jene seien gewissermassen regelrechte Frauenärztinnen gewesen. Die heutigen Hebammen hingegen verstünden nichts mehr von Medizin, sie könnten höchstens noch Neugeborene in ihrem Schoss auffangen und deren Nabelschnüre durchschneiden und abbinden. Zu allem anderen, was die Alten noch beherrschten, taugten sie wie die Esel zum Leierspiel. Oft irren ihre Augen und ihre Hand[20] (vgl. S. 64). Fortunatus Fidelis lässt anlässlich seiner Ausführungen über die Fruchtbarkeit ähnliche Bemerkungen fallen – deshalb falle die Virginitätsdiagnostik jetzt von Rechts wegen den Ärzten zu[21]. Eingehender behandelt Fidelis die Hebammen, wie die Chirurgen, in seiner Betrachtung der Kunstfehler. Die Hebammen können besonders vieles falsch machen, und sie pflegen das auch zu tun, schreibt er, und ihre Fehler sind in nichts weniger schlimm als diejenigen anderer. Allein da die Hebamme gewöhnlich abseits der Blicke der Menschen [der Männer – die Doppeldeutigkeit des Wortes «homo» kommt hier ins Spiel] arbeiten, ist es für uns nicht so leicht, ihre Sünden zu entdecken. Immerhin will Fidelis einige Kunstfehler aus dem Gebiet der Hebammenkunst behandeln, die nicht gar so im Verborgenen bleiben können – es folgen der unsachgemässe Umgang mit Nabelschnur, Nachgeburt, Blasensprengung und das unvorsichtige kosmetische Zurechtdrücken des Neugeborenenkopfs[22] (vgl. Fälle S. 58 und 60). Gleich anschliessend an die ärztlichen Kunstfehler behandelt Fidelis die Jungfernschaftszeichen, und hier folgt der zweite Schlag: Zwar werden in dieser Frage gewöhnlich die Hebammen konsultiert, aber deren Befunde sind unsicher und irreführend – es folgen die eigenen literarisch reich belegten Ansichten zu der Sache[23]. Einen dritten Hieb verabfolgt Fidelis den Hebammen in seinem Abschnitt über die Schwangerschaftsdiagnose: es sei nicht gut, diese, namentlich die schwierige Befunderhebung am Muttermund, den Hebammen zu überlassen[24]. Der Leipziger Paulus Ammann (1634–1691), der des Fidelis Werk 1674 neu herausgegeben hat, hat Fidelis als Retter der Frauen vor ihren Geschlechtsgenossinnen auftreten lassen. «O falsa matrum signa!» wird in dieser Edition in einem barocken Einleitungsgedicht über den Hymen ausgerufen, oh trügerisches (Virginitäts-) Zeichen der Wehmütter! Welches kaum die schlimmsten Huren von den reinen Jungfrauen zu unterscheiden taugt[25].

Im Verlauf des 17. Jahrhunderts hat der Abstieg des Hebammenstandes seinen weiteren Verlauf in der eingeschlagenen Richtung genommen; der speziellen wissenschaftlichen Argumentationen, wie es die Ablehnung des Aussagewertes des Hymens im Bezug auf die Jungfrauschaft war, bedurfte es bald nicht mehr, es genügte allmählich, auf

Drei Wochen nach dem Tode ihres Ehemannes gebar die Witwe eines Grafen einen gesunden Sohn, den letzten Spross eines berühmten Hauses. *Die Hebamme legte das Neugeborene in ein Bad, worauf es unablässig und jämmerlich schrie.* Auf die Ermahnung des dabeistehenden Geburtshelfers (Gynaeceus) und der assistierenden Frauen antwortete die Amme: Das Bad sei nicht zu heiss für ihre Hände, und sie habe tausende von Kindern gebadet. Das Kind starb ihr unter den Händen; es hatte kaum eine halbe Stunde gelebt. Die Stadtärzte fanden seine Haut voll Blasen und abgeschälte Stellen. Am 16. August 1626 fragen die Ratsherren des Ortes, ob es sich nicht für eine Hebamme gehöre, erfahrenen Frauen zu gehorchen, und ob das Kind an einem zu heissen Bad gestorben sei.

Beide Fragen werden von der Medizinischen Fakultät von Leipzig bejaht. «Es gehört sich, dass die Hebamme ehrbaren und erfahrenen Matronen in Fragen der Geburtshilfe gehorche.» Das soll ihnen auch, wenn sie geprüft werden, ausdrücklich anbefohlen werden. Die angeklagte Hebamme hat sich vor Gericht zu verantworten. «Weder wird sie ihre eingebildete Erfahrung schützen, noch die ungültige Begründung, welche sie vorschiebt, dass nämlich das Bad für ihre Hände nicht zu warm sei.» Die Blasen und das unablässige Schreien des Neugeborenen im Bade zeigen, dass dieses zu heiss gewesen ist.

Dieser Fall gab den Beurteilern Gelegenheit, die Hebamme der Kontrolle nicht nur des Gynaeceus (geburtshilflich tätiger Chirurge?), sondern auch ungelehrter Frauen zu unterstellen. Mangelhafte Vertrauenswürdigkeit der einzelnen Hebamme soll durch Mehrheitsbeschlüsse kompensiert werden.

die allgemeine berufliche Untauglichkeit der Hebammen hinzuweisen, um diese als gutachterliche Konkurrenz auszuschalten (Fall S. 58). Auch hatten die Gerichtsmediziner des 17. Jahrhunderts sich bald mehr in das Gebiet der Hebammenkunst eingearbeitet als ihre Vorläufer und entdeckten den Hymen, von den Anatomen angeregt, bald selbst (vgl. S. 213, 215). So hat auch Rodericus a Castro, der Klassiker der Gerichtsmedizin, ein frühes Werk über die Frauenmedizin verfasst (1603/4)[26]. Dass die Richter die Begutachtung der Virginität – diesen Zankapfel der frühen Gutachter – den Hebammen zu überlassen pflegen, welche indessen auf Grund fragwürdiger Kriterien (Hymen und Enge) urteilten, hält auch er anderswo noch fest[27], im übrigen äussert er sich aber kaum mehr über diese Kolleginnen.

Zacchia (vgl. Seite 49 f.) behandelt die Hebammen sehr ähnlich wie die Chirurgen. Die Hebammen begehen ihre Kunstfehler ausserhalb von Schwangerschaft und Geburt, wenn sie gegen das Heil der Seele Frauen zu unerlaubtem Coitus raten, wenn sie abergläubische Mittel und Liebesmittel weitergeben, wenn sie lehren, wie Jungfräulichkeit wiederherzustellen, der Milchfluss auszutrocknen, Unfruchtbarkeit herbeizuführen und Empfängnis zu verhüten sei, wenn sie den Frauen zu bösen Zwecken Schminke und Kosmetika bereiten. An Schwangeren versündigen sie sich noch schwerer, wenn sie Frauen, die nicht schwanger sein sollten, den Abort herbeiführen lehren; nur der Arzt darf die Indikation zum Abort stellen. Hebammen dürfen auch nicht mit Hilfe von Räucherungen und Tränken Schwangerschaftsdiagnosen stellen, denn dies könnte zum Abort führen. An Gebärenden machen sie sich schuldig, wenn sie Kinder unter der Geburt sterben lassen oder töten, Beihilfe zum Mord leisten (etwa ein Kind in ihrem Garten begraben (vgl. Abb. S. 27), oder bei Missgeburten den Nabel nicht abbinden (vgl. S. 284f. und Abb. S. 44), wiewohl Monstren an sich, vorausgesetzt, dass es wirklich welche sind, straflos getötet werden dürfen), wenn sie die Hilfe von Dämonen anrufen und von anderen abergläubischen Mitteln Gebrauch machen und wenn sie nicht richtig taufen[28]. Wir referieren Zacchias Katalog so ausführlich, um die Verwandtschaft der Hebammenangst mit der Hexenangst (vgl. S. 56, 128, 370f.) zu belegen. Gegen die Gutachtertätigkeit der Hebammen tritt Zacchia als päpstlicher Leibarzt, Protomedicus des Kirchenstaates und Konsulent der Rota Romana, des obersten Gerichtshofes des Kirchenstaates, nicht auf[29]. Er hält nur fest, dass die Hebammen sündigen und strafbar werden, wenn sie, ihres Wissens wegen in Jungfernschafts-, Beiwohnungsunfähigkeits- oder Schwangerschaftssachen vor Gericht gerufen, falsch aussagen[30].

«Männlich und gründlich» – so urteilt der klassische Historiker der Gerichtsmedizin Ludwig Julius Caspar Mende (1779–1832) – ist dann aber der gelehrte Bohn (1704) gegen den «üblen Gebrauch» der Gerichte aufgetreten, zur Beurteilung gynäkologisch-geburtshilflicher Dinge Hebammen zuzuziehen, «um die weibliche Schaamhaftigkeit zu schonen»[31]. Hebammen werden, so schreibt Bohn, in Fragen der Jungfrauschaft, Notzucht, Schwängerung, weiblicher Impotenz, Geburt, Hermaphroditismus, Geburtsfolge von Zwillingen, Lebendgeburt, Schändung, Reife und Perfektheit Neugeborener etc. zugezogen. Allerdings nicht, weil sie fähiger wären als die Ärzte, sondern aus formalrechtlichen Gründen, weil es die Gesetzgeber seit den Athenern so zu fordern pflegten. Aber während diese Frauen dem Staat früher ganz nützlich waren, genügen sie heute nicht mehr. Nur einige von ihnen sind noch heute gelehrt und fähig – Louise Bourgeois (1563–1636, berühmte französische Hebamme) sagt es selbst. Unsere

Ein Arzt schickt auf Wunsch des Gerichts von Zittau folgendes Zeugnis an die Medizinische Fakultät von Leipzig: Am 18. Januar 1681 gebar die 22jährige Dorothea Thielin ihr erstes Kind, einen gesunden Knaben. Sie fühlte sich wohl und glücklich. Die Hebamme, Christine Scherin, löste die Nachgeburt von Hand. *Zugleich mit der Nachgeburt trat der obere Teil der Gebärmutter aus der Scheide. Die Hebamme hielt ihn für eine Zwillingsgeburt* und trieb die Wöchnerin zu erneutem Pressen an. Nach etwa einer Stunde starb die Frau, gerade als der Berichterstatter an ihr Bett trat. Er erkannte im vermeintlichen Zwilling den in die Scheide gestülpten Uterus. Was die Hebamme für die Arme des Kindes hielt, waren dessen Aufhängebänder. Bei der darauffolgenden Sektion der Leiche war das kleine Becken leer.

Die Antwort der Fakultät lautete: Es hat der Hebamme «Christine Scherin nicht gebührt ohne einige gewissere Indicia als sie vorgegeben noch eine Leibes-Frucht von gedachter Thielin zu erzwingen ...». Es liegt nicht nur «Crassa Ignorantia», sondern auch gewaltsame Verwahrlosung vor.

Auch hier liegt ein übler Kunstfehler vor (vgl. S. 45). Der Herausgeber Ammann kommentiert: «man beachte die Hartnäckigkeit und Gewalttätigkeit der Hebamme». Solche Beispiele gelten im Konkurrenzkampf als typisch für den ganzen Stand, während sie in den eigenen Reihen Ausnahmen sind.

Durchschnittshebamme, den Viehställen und den Basiliken der Schweinehirten und der Ochsenknechte entstammt, sind demgegenüber allen nötigen Wissens bar. Viele Gatten trauern, schreibt Bohn, um ihre Frauen, Kinder um ihre Mütter – man überlässt den Hebammen die Geburtshilfe, ohne sie ausgebildet und hinreichend geprüft zu haben, und die unglückseligen Gebärenden haben von ihnen keine Hilfe zu erwarten (Fall S. 60). In forensisch-medizinischen Dingen sind die Hebammen vollends unbrauchbar. Wie sollen sie die Virginität ohne Kenntnis der Anatomie beurteilen können? Ihre Fehlurteile in der schwierigen Frage der Schwangerschaft sind vielfach belegt. Wie werden sie über weibliche Impotenz aussagen können, wo sie verschiedene Grade des Prolapses nicht unterscheiden und leichte Verengungen als Beischlafsunfähigkeit betrachten? Auch Hermaphroditen vermögen diese Alten nicht zu beurteilen (vgl. Fall S. 206 f.). Niemals soll eine Hebamme allein, ohne Arzt, gutachterlich tätig sein; wenn aber Arzt und Hebamme uneins sind, soll man auf den Arzt hören. Man sollte, meint Bohn, zuallererst zusehen, dass die Hebammen eine bessere Ausbildung erhalten und dass sie ihre Kompetenzen nicht überschreiten – die Aussage vor Gericht aber würde man gescheiter von Ärzten und Chirurgen verlangen, welche von Geburtshilfe ja mehr verstehen als diese Frauen [32]. Weiter hinten diskutiert Bohn noch die Regel, dass Frauen um der Schamhaftigkeit willen nur von Frauen untersucht werden sollten. Schon das Ungenügen der Hebammen setzt deren Befolgung Grenzen, zudem müssen, wo etwa Verletzungen vorliegen, ohnehin Männer zugezogen werden – es können ja dann keusche, tugendhafte und nicht allzu junge gewählt werden. Den öffentlichen Coitus zur Beurteilung der männlichen Potenz aber lehnt Bohn ab – diese Prozedur verletzt das Schamgefühl und gibt schon deshalb nur eine verzerrte Wirklichkeit wieder; im öffentlichen Beischlaf erweisen sich Männer als impotent, die es unter normalen Umständen nicht sind [33].

Exkurs über den «congressus»

Mit seinem Plädoyer gegen die mehr oder weniger öffentliche Potenzprobe steht Bohn in der Linie einer gewichtigen Zahl gerichtsmedizinischer Autoren von Paré bis ins frühere 18. Jahrhundert, als die Diskussion um diesen sogenannten «congressus» sich erübrigte. Es scheint, dass der (1234 durch die Dekretalen Gregors IX. institutionalisierte) [34] Congressus ursprünglich – so beschreibt ihn jedenfalls Guy de Chauliac in seiner «Grande Chirurgie» von 1363 – im Beisein von nur einer Hebamme vollzogen wurde, welche dann über ihre Beobachtungen zu berichten und so dem begutachtenden Arzt die Grundlage seines Rapports zu liefern hatte. «Er muss sich aber wohl vorsehen», fügt Guy indessen bereits an, «dass er sich nicht betriegen lasse, denn in diesem Falle gebrauchet man sich tausenderley Betrug und Künste» [35]. Später findet man Kommissionen von 3 Medizinern, 3 Chirurgen und 3 Hebammen, die feststellen sollten, ob, was und wo im Coitus emittiert worden sei [36]. Diese Kommission war von dem geprüften Paar durch einen Vorhang getrennt; die Richter warteten im benachbarten Raum auf die Ergebnisse.

Schon Paré kritisierte den Congressus als Methode der Wahrheitsfindung in Fragen der männlichen Potenz. Die Potenz des Mannes hänge wesentlich auch von der Beziehung zur Frau und der Situation ab, so argumentiert er, und beides sei beim Congressus gestört (vgl. S. 190). Mit demselben Argument – der Coitus sei ein «combat que la présence de témoins rend impossible» – lehnen auch den Jurist Vincent Tagereau (1611) [37] und später Jean Devaux den Congressus ab, als eine Beobachtungsmethode, die ihr Objekt verändert und deshalb zur Feststellung der Wahrheit untauglich ist. So überzeugend dieses Argument ist, so durchscheinend sind andrerseits die in den Interessen des Staates und des Mannes liegenden Motive des Kampfs gegen die öffentliche Potenzprobe – Interesse des Staates an der Erhaltung von Ehen auch gegen Wunsch und Neigung der Beteiligten, Interesse der Männer, nicht gegen ihren Willen geschieden zu werden. Denn im Unterschied zum Mann, welchem für den Fall des Überdrusses eine

Vielfalt gültiger ärztlicher Scheidungsgründe in die Hand gegeben waren, gab es für die Frau offenbar praktisch nur die Impotenz des Gatten. So steht auch Rodericus a Castro dem Congressus skeptisch gegenüber, da er zu vielen Betrügereien Hand biete[38] (vor denen ja schon Guy de Chauliac gewarnt hatte). «Aussi pensoit-on», schreibt der Pariser Advokat Antoine Hotman (1525?–1596), «qu'un si déshonnête congrès pourroit modérer la plainte des Femmes: lesquelles, au contraire (comme le siécle est malheureux) se sont par ce moyen fortifiées, et dès le commencement de leurs Procès requièrent elles-mêmes le Congrés; sçachant toutes, que ce leur est un moyen indubitable de gagner leur Procès: car quelque assurance que tout Homme se puisse promettre ... il n'est en sa puissance de se faire paroistre capable du Mariage en présence de la Justice que l'on revère, à la vue des Medecins Chirurgiens et Matrones, que l'on craint, et avecques une femme, que l'on tient pour son ennemie ...»[39]. Nicolas Venette (1633–1698) lehnt die Congress-Probe mit folgenden Begründungen ab: «Elle est trop dure et trop injurieuse à l'homme. ... Ce n'est qu'un pretexte du Divorce[40], et qu'un éfet de la lâciveté et de l'audace des femmes. Ce sont elle-mêmes qui ont fait naître dans l'esprit des Juges la pensée d'une épreuve aussi peu seure qu'elle est deshonnête. De mille hommes il n'y en a peut-être pas un qui puisse sortir victorieux du congrés public ... Il y a beaucoup plus de dissolution de mariage depuis environ cent ans que le congrés est introduit en France ... C'est pourquoy le Parlement de Paris ayant enfin jugé que le congrés étoit ennemy de la chasteté et qu'il n'étoit pas la veritable marque de la virilité d'un homme, fit défense le dix-huitiéme Février 1677 ...»[41]. Ähnlich findet man bei Devaux zitiert, «dass der öffentliche Beyschlaf ... den Mann in Schimpf und Schande setze, ... nur ein Vorwand der Ehescheidung, und eine Wirkung der Geilheit und Unschamhaftigkeit der Weiber sey ...»[42] und wieder: «wie kann ein ... Mensch die Probe glücklich schiessen, zu welcher erfordert wird, dass er auf einmal allen Hass, alle Rache, alle Verachtung, allen Zorn, und alle Raserey ablegen muss, welche er zuvor gegen eine solche Person gefasset hatte ...»[43].

So haben die Ärzte und Chirurgen, die den Congress als indezent und unzuverlässig ablehnten, zugleich auch die Erleichterung der von der Frau begehrten Scheidung und die Beurteilung der Scheidungsgrundlagen durch Frauen – Hebammen – abgelehnt.

Im späteren 18. Jahrhundert taucht der Congressus in der Literatur eigentlich nur noch als pikante Kuriosität aus alten Zeiten auf. Während die Probe der Erektion und Ejakulation vor dem Arzt noch weiter bestanden hat (vgl. Fälle S. 191 und 203).

Während aber ursprünglich die Ablehnung der Hebamme als Gutachterin durch gerichtsmedizinische Autoren in der Beziehung zwischen Ärzten und Hebammen der zentrale Punkt gewesen war, wurde sie im späteren 17. und vor allem dann im 18. Jahrhundert allmählich zur blossen Begleiterscheinung einer viel allgemeineren Kritik der Hebammen durch die Mehrheit der Ärzte. Schon beim «Vater der Gerichtsmedizin», Paolo Zacchia, hatte sich diese Entwicklung ange-

deutet: Zacchia greift den Hebammenstand insgesamt von der Kunstfehlerseite her an – eine gewisse Zurückhaltung gegenüber der Hebamme als Gutachterin ergibt sich daraus von selbst. Die Ablehnung
der Konkurrenz auf dem Hintergrund des allgemeinen Unfähigkeits-
nachweises ist natürlich ungleich eleganter und potenter als die direk-
tere Kritik der Konkurrenz – falls sie zu überzeugen vermag. An
Überzeugungskraft gebrach es der ärztlichen Kritik am gesamten Heb-
ammenwesen aber allmählich nicht mehr. Wirkung der vorangegan-
genen Angriffe auf die gutachterliche Tätigkeit der Hebammen und
wissenschaftlich-gesellschaftliches Absinken des Hebammenstandes
werden dazu in wechselseitiger Förderung Grundlage geliefert haben.
So schreibt schon Devaux ganz allgemein, es sei «die Wissenschaft derer Medicorum und geschwornen Chirurgorum» alleweil «derer Matronen Gütdünken weit vorzuziehen» – «sehen die Medici und Chirurgi
allemal lieber, wenn sie ihre Besichtigungen und Berichte allein machen dürfen, als wenn sie mit diesen halbverständigen Weibern eine
Sache überlegen sollen; weil sie entweder aus Unwissenheit, oder
Hochmuth, oder Eigensinn gar leicht in einen Irrthum zu verfallen
pflegen»[44]. Im Jahre 1729 doktorierte in Leipzig, der Stadt der damals
führenden Gerichtsmedizin, ein Baccalaureus der Medizin Caspar
Bose mit einer Abhandlung über die Irrtümer der Hebammen[45]. Der
Autor bekundet eingangs seine Absicht, zwar nicht den ganzen Au-
giasstall des Hebammenwesens zu reinigen, aber doch sich um dieses
Randfach der Medizin etwas zu kümmern. Die Ärzte verdienten Ta-
del, welche sich aus Scham, Schüchternheit oder Ekel vom Studium
der Hebammenkunst fernhielten und diese als eines Mannes unwür-
dige, niedrige Weibersache ablehnten. Sie müssten diese Kunst vielmehr beherrschen, um die Fehler der Hebammen korrigieren zu können. Nur infolge des Mangels an ärztlicher Kontrolle habe es zu dem
gegenwärtigen Grassieren von Irrtümern kommen können, die unter
den Hebammen zirkulierten. Dieser Mangel sei schuld an einer grossen Gefährdung von Gebärenden und Kindern, daher trieben es die
Hebammen, da niemand ihre verwegenen und trunkenen Hände führe, so weit. Man dürfe die Geburtshilfe nicht länger unwissenden
Frauen überlassen. Zwar habe man sie früher Frauen überlassen –
Scham hielt damals die Männer von dem Geschäft ab – aber jene Hebammen waren viel gelehrter als die jetzigen, sie waren eigentlich damals einfach weibliche Ärzte. Jean Le Bon (16. Jh., †1583?) habe
zwar die Hebammenkunst für des Mannes unwürdig betrachtet («haec enim ars viros dedecet»)[46], aber die bestehende Misere würde
schneller behoben, je rascher man das ganze Hebammengeschäft den
Frauen entzöge und in die Hände der Männer legte. Der Katalog der
Kunstfehler, die Bose bei Hebammen findet, gleicht demjenigen des
Zacchia. Zu den aus Bosheit verübten gehören Provokation des Ab-

orts und Nichthören auf diejenigen, die zu Besserem mahnen. Über das Hexen, Zaubern, Paktieren der Hebammen mit Dämonen will sich Bose mangels sicheren Wissens über diese Dinge nicht äussern. Hingegen kritisiert er die infolge von Aberglauben entstandenen Fehler der Hebammen. Am Ende von Boses Schrift stehen Vorschläge zur Verbesserung der Situation: unter anderem soll die Hebamme verpflichtet werden, in unsicheren Fällen ärztlichen Rat zu holen und überhaupt dem Arzt weitgehend untergeordnet werden – andrerseits soll sie als ärztliche Hilfsperson medizinische Belehrung geniessen. Die forensische Tätigkeit der Hebammen wird in Boses Schrift nur gestreift: bis in unsere Zeiten, schreibt der Autor, haben die Hebammen das Privileg, vor Gericht aussagen zu dürfen über ihr Fachgebiet. Aber dies bekämpfen die modernen Mediziner nicht so sehr wie die Überlassung von allzuvielen manuellen Operationen an Hebammen[47]. Trotzdem disputiert Bose, jetzt «Philos. et Med. D.» (respondente Georgio Matthia Bose), die forensische Tätigkeit der Hebammen noch in demselben Jahr 1729 separat, als ob er durch die allgemeine Attacke lediglich die spezielle hätte vorbereiten wollen[48]. Für die schwierige und gewichtige Gutachtertätigkeit vor Gericht, leitet Bose ein, genügt der Arzttitel allein nicht, es bedarf dazu auch der Erfahrung und der Religion. Trotzdem überlässt man die Begutachtung von Dingen, die den Uterus betreffen, noch immer den Hebammen, die doch nur Gehilfinnen des Arztes sind, und die sich doch mit Auge und Hand so häufig irren (diesen dem kanonischen Recht entstammenden Ausdruck findet man zitatartig immer wieder verwendet[49]). Bose zitiert Worte des Hebammenkritikers Augenius (vgl. S. 57). In Spanien werden die Hebammen gezwungen, Sektionen beizuwohnen. Bei uns aber presst man leichter aus einem Bimsstein Wasser heraus als Sachkunde aus einer Hebamme. Wie die Hebammen im häuslichen Schatten blind bei den Gebärstühlen sitzen, so halluzinieren sie in der Helligkeit des Tribunals. Alles andere sind Ausnahmen. Bose will die Hebammen auch hier der Kontrolle durch die Mediziner unterstellt wissen. So wird bei ihm der Wunsch der Ärzte, die Hebammen als Gutachterinnen zu entthronen, zur unvermeidlichen Folge von deren allgemeiner Ignoranz – während man in der Vorgeschichte eher den Eindruck gewinnt, der Wunsch nach der Entthronung der Hebammen als Gutachterinnen sei die Ursache der Entdeckung von deren Ignoranz gewesen. Derartige Wandlungen von unausgesprochenen, kaum quellenkundigen, oftmals also nur supponierbaren Motiven einer Entwicklung zu deren offizieller, unverkennbar aktenkundiger Konsequenz sind vermutlich häufige, wenn auch nur gelegentlich nachweisbare Figuren in der Geschichte.

Boses Gedankengänge und Vorschläge sind charakteristisch, allerdings früh für seine Zeit; sie wurden erst im Lauf des weiteren 18.

Jahrhunderts weithin verbreitet und realisiert. Die Gründung einer ärztlich geleiteten, dem Hebammenunterricht gewidmeten Gebäranstalt in Strassburg (1728), die schon knapp 10 Jahre später (1737) auch dem Unterricht der Mediziner dienen sollte, wirkte vorbildlich und regte zahlreiche Gründungen ähnlicher Anstalten an, in denen die Unterordnung der Hebammen unter den Arzt und der ärztliche Sachverstand in Hebammendingen institutionell erhärtet und fixiert waren. So gerieten die Hebammen immer mehr unter die immer strenger werdende Zucht der Ärzte – die vier Publikationen «Von ... Geschicklichkeit und Fehlern» der Hebammen, welche Daniel in seiner Bibliographie aufführt, handeln sämtlich weniger von der Geschichtlichkeit als von den Fehlern dieser Frauen: «De obstetrice inculpata» (Ewaldt 1707), «De erroribus obstetricum» (Theod. Maser 1726), «De obstetricum erroribus» (Bose 1729) und «De obstetricum imperitia et erroribus» (Juncker 1745)[50]. Während die Ärzte der Hebammenkunst immer kundiger wurden, sich mit Wissen und Instrumenten, die sie nicht mehr aus der Hand gaben (etwa der Zange), für die Geburten wappneten, wodurch sie allmählich unentbehrlich und durch die Hebammen nicht ersetzbar wurden.

In Strassburg hat sich zum Beispiel Johann Georg Roederer (1726–1763), nachmals einer der bedeutendsten Geburtshelfer seiner Zeit, ausgebildet. Durch Roederer ist später die Universität Göttingen zu einem wichtigen Zentrum wissenschaftlicher Geburtshilfe geworden. Roederer nun hat sich ganz speziell um gerichtsmedizinische Probleme gekümmert. Er hat neben seiner Professur auch als Physikus des Fürstentums Göttingen und Leibarzt des Königs von England gewirkt und hat sich in Göttingen mit Clara Wahl, der Tochter des dortigen Professors der Jurisprudenz, verheiratet[51]. Mit Roederers speziellen gerichtsmedizinischen Interessen dürfte auch die Tatsache in Zusammenhang stehen, dass gerade Göttingen durch Hermann Friedrich Teichmeyer (1685–1746), den Autor eines der meistgebrauchten Lehrbücher der Gerichtsmedizin des früheren 18. Jahrhunderts[52] eines der wichtigsten Zentren der Gerichtsmedizin war, und dass gerade Teichmeyers Schwiegersohn, Albrecht von Haller, die graue Eminenz von Göttingen und beinahe von Europa, Roederers Berufung durchgesetzt hat (1751)[53].

Jedenfalls hat dieser bedeutende Geburtshelfer über Versuche und Beobachtungen an Erstickten, über die Lungenprobe und über die gerichtsmedizinische Bedeutung von Sugillationen, Geschwülsten und Frakturen am Kopfe Neugeborener (vgl. S. 285f.) sehr ähnlich geschrieben, wie Haller sich laut Webers Edition in seinen Vorlesungen von 1751 mündlich geäussert hat[54]. Nach Hallers Abgang 1753 hat er neben dessen Professur für Anatomie und Chirurgie auch die bis

Auf Verlangen des Kriminalrichters sezierten zwei Berliner Ärzte am 16. Mai 1780 die Leiche der Dienstmagd Dorothea Friederica Feldner, welche ein uneheliches Kind geboren hatte. *Die Frau war eine Stunde nach Lösung der Nachgeburt in heftiger Verzweiflung über ihr Schicksal verblutet, nachdem sich die Hebamme bereits entfernt hatte.*
Folgende Punkte sprechen nach den Gutachtern gegen eine Schuld der Hebamme am Todesfall: Der Uterus war unbeschädigt; die Geburt war nach Aussage von zwei Zeuginnen rasch und leicht verlaufen; die Amme hatte kunstgerecht gehandelt und vor allem einen Dammriss zu verhindern gesucht. Die Hebamme «hat alles erfüllt, was ihr als einer rechtschaffenen Wehmutter zukam, und ist der Tod mehr der anhaltenden Traurigkeit und den vielen harten Behandlungen, welche die Verstorbene während ihrer Schwangerschaft erleiden müssen, und daher entstandenen besonderen Reizbarkeit und Schwäche des Nervensystems, besonders aber dem Zorn . . . zuzuschreiben».

Die Ärzte nehmen die Hebamme in Schutz statt ihr allenfalls ein zu frühes Verlassen der Wöchnerin vorzuwerfen. Hebammen sind zu dieser Zeit nicht mehr Konkurrentinnen, sondern Hilfspersonal und werden – ausser bei ganz schlimmen Fehlern – von den Vorgesetzten gedeckt. Statt eines Kunstfehlers der Hebamme wird ein psychogener Tod diagnostiziert (vgl. Fall S. 383f.). Frauen überhaupt und insbesondere Wöchnerinnen sind durch ihn besonders gefährdet, weil sie das schwächere und labilere Geschlecht sind (vgl. S. 133, 146).

dahin von Haller gehaltene Vorlesung über Gerichtsmedizin übernommen. Auch Roederers Nachfolger Friedrich Benjamin Osiander (1759–1822) hat sich geburtshilflich und gerichtsmedizinisch betätigt; er hat geburtshilfliche Lehrbücher, aber auch ein mehr oder weniger gerichtsmedizinisch orientiertes Buch über den Selbstmord publiziert[55].

So geht die gerichtsmedizinische Tätigkeit der Hebamme im Lauf des 18. Jahrhunderts im Zuge der allgemeinen Ent-Selbständigung der Hebamme allmählich in die Hände von deren ärztlichen Betreuern, Lehrern und Vorgesetzten über (Fall Seite 66). Hinweise auf Relikte aus älteren Zeiten finden sich in der gerichtsmedizinischen Literatur allerdings bis zum Ende unserer Berichtsperiode. Vor allem im juristischen Milieu, das ja auch der Nährboden der statushohen

Hebammen gewesen war (vgl. S. 21, 24f.), zerfielen die Kompetenzen der Hebammen nicht so rasch wie im medizinischen. Speziell im Rahmen ihrer Kapitel über die Jungfrauschaft fühlen sich die Gerichtsmediziner auch im 18. Jahrhundert immer wieder veranlasst, die Hebammen als Gutachterinnen zu kritisieren – teils vielleicht in Aufrechterhaltung der Tradition, Virginitätsbegutachtung und Hebammenkompetenz zu assoziieren, auch wo das ursprüngliche Rationale dieser Assoziation, die Inexistenz des Hymens, widerlegt ist, teils aber wohl, weil eben in Virginitätssachen tatsächlich noch oft Hebammen als Sachverständige zugezogen wurden und nicht Ärzte. So hält Teichmeyer fest, dass Hebammen, wenn sie über Virginität aussagen sollen, kolossal zu faseln und gedankenlos ins Blaue zu schwatzen pflegen («enormiter hallucinantur»). Denn die heutigen Hebammen können nichts als das Neugeborene in ihrem Schoss auffangen, die Nabelschnur zerschneiden und abbinden (vgl. S. 57) und das Kind baden und wickeln[56]. Entsprechend behandelt Haller, der sich in seinen gerichtsmedizinischen Vorlesungen stark auf seines Schwiegervaters Text stützte, die Frage «Wer hat ein grösseres Recht, die Jungferschaften zu besichtigen, die Ärzte oder die Hebammen?»: «Bei den alten Römern», referierte er im Sommersemester 1751 laut einem Vorlesungsmanuskript, «hatten es die Hebammen, und man lies es dabei so hingehen. Auch neuere Rechtsgelehrte . . .» verlangen dazu «kluge und erfahrne Matronen. Meine Meinung hierüber zu eröfnen, so sind zwar unsre meisten Hebammen Matronen, aber an Klugheit und Erfahrung fehlt es bei ihnen oft mehr als nur allzusehr». In der modernen Praxis werde daher «diss Geschäft vorzugsweise den Ärzten vertraut». «Diese Frage wäre sehr lächerlich», kommentierte Haller (-Teichmeyer) persönlich diese Kompetenzfragen «wenn die Rechtsgelehrsamkeit nicht für gut gefunden hätte, ihr das Gepräge des Ernsthaften zu geben»[57]. 1763 hatte der grosse Anatome Giovanni Battista Morgagni (1682–1771) ein Gutachten zu schreiben über die Frage, ob die Beurteilung der Virginität Hebammen zu überlassen sei? – natürlich war er nicht dieser Meinung. Was die alten Hebammen als Hymen bezeichnet hätten, sei eine widernatürliche Verschliessung gewesen, wie dies schon Paré nachgewiesen habe, schreibt Morgagni. Man könnte diese Bemerkung als eine Antwort auf die immerhin gestellte Frage ansehen, ob die alten Hebammen mit ihrem Hymen nicht doch recht gehabt haben könnten?[58]

Und bis ins 19. Jahrhundert hinein hatten die Ärzte sich darüber zu beklagen, dass den Hebammen in rechtlichem Kontext zu viel von ihrer alten Würde erhalten geblieben sei. 1819 schreibt Mende nach einigen Bemerkungen über die Fortschritte der Gynäkologie und Geburtshilfe und die Nachteile, die es unter diesen Umständen mit sich bringe, wenn man unwissende Hebammen als Gutachterinnen zuziehe: «Hiernach ist es auffallend, wenn die preussische Criminal-Ordnung und das Strafgesetzbuch für das Königreich Bayern, zur Besichtigung der Geburtstheile eines Frauenzimmers einen vereideten Geburtshelfer *oder* eine vereidete Hebamme fordern»[59].

Die Apotheker

Apotheker und Gift

Die Apotheker und ähnliche Hersteller und Vertreiber von Heilmitteln beschäftigen die Gerichtsmediziner ursprünglich lediglich von der Medizinalordnungs- und Kunstfehlerseite her. Als Konkurrenz auf dem Sektor der gerichtlichen Gutachtertätigkeit kamen die Apotheker über Jahrhunderte kaum in Frage. Dieser Umstand ist allerdings merkwürdig genug um festgehalten und etwas näher betrachtet zu werden. Wenn es nämlich neben Verletzungen und dem Bereich von Sexualität und Fortpflanzung etwas gibt, was gerichtsmedizinisch sozusagen seit Urzeiten von vergleichbarer Bedeutung ist, so sind es die Vergiftungen. Soweit es sich dabei weder um Giftapplikationen durch vergiftete Waffen noch um Antikonzeptiva, Abortiva, Liebesmittel u.ä. handelte, konnten dafür weder Chirurgen noch Hebammen als zuständig herangezogen werden und wären eigentlich unzweifelhaft die Apotheker sachverständig gewesen. Die Apotheker galten auch als sachkundig, wenn sie der kriminellen Anwendung von Giften verdächtigt wurden (Fall S. 70). Aber selbst wenn sie, allen erlassenen Weisungen und Verordnungen gemäss, sich nie in unzulässiger Weise mit Giften befasst hätten, hätten sie doch ihren Beruf, der im korrekten Umgang mit pflanzlichen, tierischen, mineralischen, chemischen Heilmitteln besteht, nicht ohne Kenntnis der Toxikologie ausüben können. Denn die Grenze zwischen Heilmittel und Gift ist bald unscharf, bald unsichtbar, bald ist sie eine Dosis-, bald eine Verabreichungsfrage, bald fehlt sie ganz; derselbe Wirkstoff kann in einem Fall ein Gift, im andern ein Heilmittel oder beides zugleich sein. So bedeutet das griechische Wort «pharmakon» ebensowohl «Heilmittel» als «Gift»[1], das lateinische «venenum» bedeutet sowohl «Gift» als auch «Arznei», das böse Gift unseres naiveren Sprachverständnisses muss denn auch, genau genommen, als «malum venenum» bezeichnet werden[2].

Der Apotheker war aber auch von Berufes wegen ein Kenner der Gegengifte – wobei, entsprechend der Auffassung vieler später anders erklärter Leiden als Vergiftungen auch dieser Begriff des Gegengiftes sehr weit war. Eine Lehre von den Gegengiften ist aber von der Lehre von den Giften losgelöst nicht denkbar. Auch dies fordert die Vertrautheit des Apothekers mit der Toxikologie.

Mit einem Schreiben vom 24. März 1656 teilt der Bürgermeister von Geravia (wohl Gera in Thüringen) der Medizinischen Fakultät von Leipzig mit, dass der Apotheker Johann Kaspar Eylenbergk vor Gericht bekannt hat, *dass er einer unverheirateten Frau, welche über ausbleibende Menstruation klagte, ohne Wissen des Arztes ein Mittel gegeben habe.* Das Rezept liegt bei, es enthält Juniperus Sabina und Senneblätter. Am Tag, nach dem die Frau das Mittel zum erstenmal genommen hatte, gebar sie ein totes Kind, welches sie heimlich in einem Acker versteckte. Die Frage an die Fakultät lautet: Hat der Apotheker Kräuter verschrieben, welche einen Abort bewirken können?

Die Fakultät hält fest, dass ein Apotheker allgemein keine menstruationsfördernden Mittel und keine Purgantia ohne Wissen des Arztes verkaufen dürfe. Im Rezept seien die purgierenden Mittel zwar vorsichtig dosiert, Juniperus Sabina sei aber ein wirksames Abortivum. «Also sind wir der Meinung, dass durch diese Pille bei dieser schwangeren Frau ein Abort notwendigerweise eintreten musste.»

Vgl. Abb. S. 27. Juniperus Sabina ist der Sevenbaum, auch Mägdeblume und Kindermord genannt (nach J.J. Woyt: Schatz-Kammer, Leipzig 1767). In diesen Namen drückt sich die abortive Wirkung der Sabina aus. Purgierende und menstruationsförderne Wirkung geht in älterer Sicht fliessend in die abortive über (wie auch Amenorrhoe und Frühschwangerschaft eng assoziiert wurden – vgl. S. 223 und Fall S. 224), weshalb die Apotheker entsprechende Mittel nicht ohne weiteres verkaufen durften (s. Fall S. 396, vgl. auch Fall S. 108f.).

Apotheker als toxikologische Experten?

Wenn Apotheker trotz alledem in Giftsachen kaum als Experten zugezogen wurden, so müssen da offenbar ausserwissenschaftliche Faktoren wirksam gewesen sein. Als solcher bietet sich dem Historiker vor allem einer an: die mittelalterlich-arabische Hypothek, die für Jahrhunderte auf der Institution Apotheke gelastet hat. Die abendländische Apotheke ist ja zur Hauptsache ein orientalisch-arabisches Erbe[3]. Man findet sie am frühesten in Bagdad, der Metropole des arabischen Herrschaftsbereichs zur Zeit von dessen grösster Blüte. Im Laufe der Auseinandersetzung des Abendlandes mit den Arabern, deren produktive Seite man die arabische Rezeption zu nennen pflegt, ist diese Institution von den mittelalterlichen Europäern dann übernommen worden. Es ist interessant, dass der früheste abendländische Ansatz zu einer Ordnung des Apothekerwesens von Friedrich II. von Sizilien, dem freigeistigen Gegenspieler des Papstes, stammt, der sich mit arabischem Kulturgut intensiv befasst hat (1241). Das Schaffen von Rezeptionsformen für Kulturgut, das in dem von der Kirche beherrschten Universum seiner Zeit nicht enthalten war, war diesem Staufer offenbar ein Anliegen. In Friedrichs II. Gesetzgebung nun heisst es: «Ein . . . Arzt soll schwören, . . . er wolle dem Hof Meldung machen, falls zu seiner Kenntnis gelangen sollte, dass irgendein Apotheker minderwertige Heilmittel herstellt . . . Er darf keine Gesellschaft zusammen mit Apothekern gründen, auch keinen solchen . . . anstellen . . . Die Apotheker hinwiederum sollen die Arznei nach ärztlichem Rezept . . . herstellen und zum Vertrieb von Heilmitteln nur zugelassen werden nach Ablegung des Eides, dass sie alle ihre Präparate der oben genannten Vorschrift gemäss unverfälscht anfertigen wollen»[4]. Es schwingt in diesem Text ein gewisses Misstrauen gegenüber dem Apotheker mit, welches dem Arzt gegenüber nicht festzustellen ist – wiewohl auch des Arztes Lehrgang und Pflichten durch Friedrichs Gesetze geordnet werden. Dieses Misstrauen darf wohl zum Teil als Ausdruck der abendländischen Ambivalenz gegenüber dem morgenländischen Kulturgut aufgefasst werden. Dass die Apotheker durch die Friedrichsche Gesetzgebung «unter Aufsicht des Arztes» stünden, wie Berendes referiert[5], geht aus dem Gesetzestext nicht hervor, doch mag dieser einer Entwicklung in dieser Richtung den Weg gewiesen oder wenigstens nicht verbaut haben. Im 14. und 15. Jahrhundert entsteht dann eine ganze Literatur von Apothekerordnungen, erlassen von städtischen Behörden und einzelnen Regierenden, Apothekerordnungen, welche den Ärzten nun expressis verbis gewisse Kontrollfunktionen im Bezug auf die Apotheker einräumen, die bis zur periodischen Apothekenrevision (Visitation) durch Ärzte gehen konnte[6].

Im Unterschied zu den Chirurgen und auch zu den Hebammen des Mittelalters unterstanden die Apotheker demnach früh einer relativ systematischen Kontrolle durch die höherrangigen Ärzte. Unter diesen Umständen kam der Apotheker ganz selbstverständlich nicht in Frage für eine statushohe Gutachtertätigkeit. Tatsächlich werden wir sehen, dass die Beurteilung von Giftsachen, wo sie spezialistisch durchgeführt wurde, vorwiegend von Medizinern übernommen wurde – so wurde die Toxikologie zu einer der wichtigsten Eintrittspforten der Medizin in die gerichtsmedizinische Tätigkeit (vgl. S. 353 ff.).

Aber nicht nur die Einrichtung der Apotheke ist durch die Araber in die abendländische Kultur eingebracht worden. Auch die Apothekerkunst, namentlich insoweit dieselbe eine chemische Kunst ist, wurzelt tief im Orient[7]. Die Toxikologie ist in Indien und Persien sehr gepflegt worden und die Araber haben lange vor dem Abendland Klassiker der Toxikologie hervorgebracht. Dem hochberühmten Geber (Ğābir Ibn Ḥaiyān, Blütezeit um 776), der als die grösste Autorität auf dem Gebiet der arabischen Alchemie gilt, wird auch ein arabisches «Buch der Gifte» zugeschrieben – dessen Existenz unbestritten ist, selbst wenn an der Geschichtlichkeit Gebers oder seiner Autorschaft (das Buch soll in der ersten Hälfte des 10. Jahrhunderts entstanden sein) gezweifelt werden sollte. Doch das ist nur ein Beispiel für die arabische Blüte der Toxikologie[8].

So stand die abendländische Wissenschaft den alchimistischen Wissenschaften wie auch der Toxikologie offenbar zunächst ähnlich gegenüber wie der Apotheke und den Apothekern: sie rezipierte sie zwar und pflegte sie, aber sie fürchtete auch deren Konkurrenz und Überlegenheit. Dies drückt sich wissenschaftsgeschichtlich in der Assoziation der Alchimie mit Magie, Zauberkunst, Giftmischerei, Hexenkunst, aber auch mit Weisheit umfassendem Wissen aus und darin, dass die Alchimie im Mittelalter sehr weitgehend im Untergrund lebte, von Adept zu Adept weitergegeben und geheimgehalten wurde. Toledo, die Eintrittspforte der arabischen Wissenschaften ins Abendland und dementsprechend ein wichtiger Umschlagplatz von alchimistisch-chemischem Wissen, galt charakteristischerweise auch als Stadt der Zauberer und der schwarzen Magie. Charakteristisch ist auch, dass der Giftbegriff vom Begriff der Zauberei auch gerichtsmedizinisch bis weit ins 17. Jahrhundert hinein vielfach nur unscharf oder überhaupt nicht abgetrennt wurde (vgl. S. 360 ff.).

Mit der Renaissance kam es zu der bekannten spektakulären, durch das Massenmedium Buchdruck unter den Gelehrten wirkungsvoll propagierten Wiedergeburt des Abendlandes aus dem Geist der klassischen Antike – deren Kehrseite in der Verdrängung des arabischen Erbes bestand; die Renaissance hat durchaus auch den Aspekt der Abwehrreaktion gegen den Arabismus[9]. Damit akzentuierte sich nochmals das alte Misstrauen gegenüber Apothekern und Apothekerkunst, und dies umso mehr, als eine Reinigung der Rezeptbücher und der Apotheken von arabischen Schlacken im Sinne der humanistischen Mediziner keineswegs im Interesse des damals gerade im Aufstieg begriffenen Apothekerstandes gelegen hätte[10]. So wurden die Apotheker nun als Ignoranten und Empiriker apostrophiert, man nannte sie durch die «Schlechtigkeit der Araber verdorben»[11], die chemischen Wissenschaften aber, die damit vermehrt in die Hände der Mediziner kamen, behandelte man recht stiefväterlich. Otto

Brunfels (um 1489 bis 1534), Arzt, Humanist, Botaniker, Autor des berühmten «Kräuterbuchs», ist als Berner Stadtarzt auch Autor einer «Reformation der Apotecken» (1536), in welcher es in der Einleitung «Warumb dise reformation angefangen» unter anderem heisst, man sei in der Medizin «von dem rechten alten brunnen Hypocrate unnd Galeno abtretten, unnd gefallen in die stinckende lachen, der Arabier ...» und es brauche nun eine Anleitung, «wie wir wider uff die rechte alte ban komen mögen»[12].

Nebenbei sei hier bemerkt, dass die Geschichte der Hebammen einen ähnlichen Aspekt auch aufweist, nur ist er dort weniger prominent und weniger scharf fassbar als im Fall der Apotheker. Auch die Hebamme beherrschte ja Dinge, die im Kulturkreis des Ostens sorgfältiger gepflegt wurden als im Westen: das Wissen von der Frau, der Sexualität, der Fortpflanzung. Auch diesem Wissen wurde mit Zwiespalt begegnet, auch von Seiten der Hebamme befürchtete man Umgang mit Gift und Zauber (Antikonzeption, Sterilität, Abort, Liebeszauber – vgl. S. 56 ff. und Fälle S. 70 und 396) und Beherrschung der schwarzen Magie. Die Hebamme konnte sich aber mehr als der Apotheker auf klassisch-abendländische Traditionen berufen, und es ist wohl anzunehmen, dass dies der Hebamme wesentlich zu ihrem entscheidenden Vorsprung vor dem Apotheker – in Bezug auf die Gutachtertätigkeit – verholfen hat.

Zur «arabischen Hypothek», die von altersher die Beziehung zwischen Medizin und Apothekerkunst belastet hat, gesellte sich in der Renaissance noch die Akzentuierung der weniger spezifischen, sozusagen gewöhnlichen Konkkurrenzproblematik: die Prozesse der Auseinandersetzung und des Austausches, die zwischen der expandierenden, sich organisierenden und professionalisierenden Medizin einerseits, Chirurgie und Chirurgen, Hebammenkunst und Hebammen andrerseits ablaufen, kommen auch zwischen Medizin und Apothekern samt ihrer Kunst zum Spielen[13]. «Und so der Apotheker spricht: erwürdiger herr doctor, kennet irs nit? so sprechen ir, herr doctor: bei got nein, ich kens nicht ... ist euch das nit ein schand, das der apoteker, der ein bachant ist, ein büffel, ein sudelwust und nichts ist, sol euch, herr doctor, lernen?»[14] fragt Paracelsus (Philippus Aureolus Theophrastus Bombastus von Hohenheim, 1493–1541). Denn es scheinen die Apotheker trotz allem im späteren Mittelalter nicht selten ebenfalls einen hohen Status genossen und recht wesentliche ärztliche Funktionen erfüllt zu haben[15].

So kam es, dass man in Giftsachen in der frühen Neuzeit noch umso weniger den Apotheker zuzog, der in den chemisch-toxikologischen

Künsten zwar gewandt, aber gerade deshalb nicht ohne weiteres vertrauenswürdig und ausserdem eine gefährliche Konkurrenz war, sondern lieber den klassisch-antik gebildeten, christlich-universitären Arzt wobei man offenbar in Kauf nahm, dass dieser in dem speziellen Gebiet der Toxikologie nicht speziell sachkundig war[16].

Im Lauf des 18. Jahrhunderts, da die Alchimie sich zur Chemie geläutert hatte, wie man zu sagen pflegt, von der Medizin indessen noch nicht als Basis von Physiologie, Pathologie und Therapie beansprucht wurde, kam es aber doch noch zu einer Blütezeit der Apothekerwissenschaft, die auch den Aufschwung des Apothekers zur Gutachtertätigkeit mit sich brachte (vgl. S. 80ff., 402).

Medizinische Experten über Apotheker

Doch zunächst noch einiges zum Apotheker als Objekt gerichtsmedizinischen Nachdenkens.

In Parés Buch über die Gutachten ist von Chirurgen und Hebammen die Rede, von Apothekern nicht. Hingegen erwähnt Paré die Erfinder der Gifte mit aussergewöhnlicher Härte – er vergleicht sie noch 1575 mit den Erfindern des «diabolique poudre à canon»[17]. Später hat Paré den Giften ja ein spezielles, eigenes Buch gewidmet. «le desirerois que les inventeurs des poisons fussent avortés au ventre de leurs meres» schreibt er dort[18] (die Erfinder des Schiesspulvers hat er ausgestrichen). Paré stellt aber keine spezielle Beziehung her zwischen Gifterfindern und der Berufsgruppe der Apotheker.

Auch Codronchi und Fidelis befassen sich wohl mit Pharmazie und Toxikologie, aber wenig mit den Apothekern und deren Kunstfehlern – als ob zwischen Ärzten und Apothekern im 16. und frühesten 17. Jahrhundert noch Ruhe und Ordnung geherrscht hätte. Mag sein, dass die Kontrolle der Apotheker durch Mediziner und Behörden noch fest und unmittelbar genug war, dass die Apotheker noch kaum durch irgendwelche Konkurrenzierung der Ärzte deren missgünstige Aufmerksamkeit auf sich zogen (Fall S. 75).

Im 17. Jahrhundert änderte sich die Situation. Das 17. Jahrhundert wurde zu einer goldenen Zeit für die Apotheker. War Paracelsus, der das chemische Denken in die Medizin einführte und nach spezifischen chemischen Heilmitteln suchte, noch ein wildgeistiger Aussenseiter gewesen, blieben im weiteren Verlauf des 16. Jahrhunderts die «Paracelsisten» noch weitgehend in den wissenschaftlichen Untergrund verwiesen, so begann das chemische Denken im 17. Jahrhundert salonfähig und als medizinisches Grundlagendenken anerkannt zu werden. Das 17. Jahrhundert gilt in der allgemeinen Medizingeschichte als das Jahrhundert der «Iatrochemie», des chemischen Kör-

Der Stadtarzt von Magdeburg wandte sich am 11. Juni 1627 an die Medizinische Fakultät Leipzig.

Er hat von einem Kollegen die Frau des Pfarrers an der Hauptkirche als Patientin übernommen, welche an Dreitägigem Fieber (Tertiana) leidet, und ihr ein fiebersenkendes Pulver mit Antimon und Schwefel verordnet. Das Rezept liegt bei. *Nach dem ersten Gebrauch 10. Juni war die Patientin dem Tode nahe.* Ein beigelegtes Schreiben des Ehemannes schildert die Symptome: Angstzustände, Brechen und «unzählige Sedes [Stuhlgänge] . . . dadurch die Mutter [Gebärmutter] erregt worden so stark, dass meine Hausfrau ganz hat ersticken wollen». Zunge und Hals sind wund von der Arznei, und die Frau hat sich zum Sterben vorbereitet.

Der Apotheker – fährt der Arzt fort – hat gesagt, das Pulver sei vom Lehrling zubereitet worden; er selber wisse nicht, ob das korrekt geschehen sei. Die Fragen an die Fakultät lauten: Hat der Arzt selber die «Hyperkatharsis», d. h. die zu starke Purgation, verursacht durch einen Bestandteil des Rezeptes? Oder haben der Apotheker oder sein Lehrling bei der Zubereitung einen Fehler gemacht? Kann die Hyperkatharsis vom Antimon kommen? Sind der Apotheker oder sein Lehrling mit einer Geldstrafe zu belegen? Muss die Patientin für ihre Gesundheit oder ihr Leben fürchten?

Die Antwort lautet: Dass die Patientin erbrochen hat, macht wahrscheinlich, dass der Antimon alt oder unrichtig zubereitet war. Die Frage, ob eine Strafe für den Apotheker oder seine Hilfskraft gerechtfertigt sei, wird den Richtern überlassen; die Prognose den Ärzten, welche Temperament und Kräfte der Kranken besser kennen.

Zur Erstickung durch die erregte Gebärmutter, s. S. 145 und S. 329. Tertiana ist die damals auch im nördlichen Europa verbreitete Malaria.

per- und Krankheitsverständnisses, in der Geschichte der Therapie aber als Jahrhundert der chemischen Heilmittel. Ackerknecht beschreibt in seiner Geschichte der Therapie den dominierenden Einfluss der Iatrochemie auf die medizinische Therapie, den Schwall chemiatrischer Publikationen im 17. Jahrhundert und die tiefen Spuren, die die Iatrochemie in den Pharmakopöen der Zeit hinterlassen hat[19]. Umgekehrt dürfte die Iatrochemie des 17. Jahrhunderts zum Teil aber auch die Folge des Aufschwungs der Chemotherapie sein, das theoretische Rankewerk sozusagen um den zentralen therapeutischen Gedanken, ähnlich wie die Alchimie zum Teil als Beiwerk zur Hoffnung auf das Rezept, unedle Metalle in Gold zu verwandeln, zu verstehen ist. Tatsächlich spielt die alchimistische Tradition der Bemühung um das Geheimnis des Goldmachens in die Entwicklungen der Iatrochemie im 17. Jahrhundert hinein, bedeutete Gold doch im Rahmen des alchimistischen Denkens nicht nur ein teures Edelmetall, sondern auch höchsten Wert, Erlösung, Reinheit, Leben und: Gesundheit. Der Stein der Weisen und das Elixier des Lebens sind in diesem Sinn nur verschiedene Aspekte desselben Ringens. Dem grossen Geber wird eine Stelle zugeschrieben, wo es heisst: «Bringt mir die sechs Aussätzigen» – damit meint er Silber, Quecksilber, Kupfer, Eisen, Blei und Zinn – «dass ich sie heile» – d.h. in Gold verwandle. Bei den Arabern hiessen die unedlen Metalle auch «kranke» Metalle, da sie durch die Medizin «geheilt», d.h. veredelt werden (vgl. S. 390)[20]. Im 17. Jahrhundert ist das alchimistische Gedankengut wieder stark ins allgemeine Bewusstsein getreten, eine Flut von Büchern erschienen zum Thema, die Rosenkreuzer blühten auf und es besteht kein Zweifel an dem Zusammenhang dieses Phänomens mit dem Aufschwung von Chemie, Iatrochemie und chemischer Therapie. Auch der Flame Johannes Baptista van Helmont (1579–1644), der durch einen Traum zum Paracelsisten und Iatrochemiker geworden ist (der Engel Gabriel versprach ihm im Traum ein chemisches Allheilmittel), ist von alchimistischem Gedankengut tief durchdrungen.

Dem Aufschwung der chemischen Therapie entsprach ein Aufschwung der Apotheke[21]. Die Apotheke verfügte institutionellerweise über das Labor, in welchem chemische Medikamente hergestellt werden und über die Waage, mit der diese exakt dosiert werden konnten – schon damit rückte sie im 17. Jahrhundert zum chemiatrischen Marktplatz und Umschlagplatz für chemiatrisches Wissen auf. Und damit wurden die Apotheker nun natürlich zu Spezialisten für zeitgemässe Therapie und zu mächtigen Konkurrenten der Ärzte. «Sie lernten nach und nach ihre Kunst nach Paracelsischen Principien», sagt rückblickend Haller, «und fiengen an edlere Arzneien zu bereiten ... Dadurch kamen sie allmählig so empor, dass sie einen eigenen ... Stand ausmachten»[22]. Fragen der Kompetenzabgrenzungen zwischen Ärzten und Apothekern wurden deshalb erst im 17. Jahrhundert akut, und dies spiegelt sich denn auch lebhaft in dessen gerichtsmedizinischer Literatur. Die Pharmazie sei von der Medizin scharf zu trennen, schreibt Rodericus a Castro, sie sei ein Handwerk, die Medizin aber eine Wissenschaft. Kapitel 4 seines zweiten Buches trägt die Überschrift «Indecens esse, medicum seplasiarii munus exercere» (die Apothekerarbeit, eigentlich: das Salbenverkaufen, sei des Arztes unwürdig)[23]. Die Tätigkeit des Apothekers ist von der des Arztes weiter entfernt als die des Chirurgen, heisst es da, der Arzt sollte sie daher niemals ausüben. Der Pharmacopoeus gehört zu den Helfern des Arztes, wie schon Galen sagte, genau wie die Kräutersammler, Salbenverkäufer, Klistierköche, Aderlasser und Hebammen[24]. Der Arzt muss sich in der Pharmazie aber auskennen, damit er den Apotheker an seine Rolle und Aufgabe erinnern (mahnen) und dessen Irrtümer entdecken kann. An die Adresse der Apotheker aber lässt Rodericus Warnungen ergehen: der Apotheker mische sich weder ins Krämer-(Kerzen-, Fackeln-, Wein-)geschäft noch in die Medizin, er verkaufe ja kein Medikament ohne Rezept, füge solchem weder etwas zu noch lasse er etwas weg, er spiele nicht, trinke nicht und führe ein keusches Leben, um nicht in Giftaffären verwickelt werden zu können (vgl. Fall Seite 354); verheiratete Apotheker sind ledigen daher vorzuziehen (Frauen und Gift vgl. S. 364 ff.).

Hatte Fidelis sich über die Kunstfehler der Apotheker und ähnlicher Berufe nicht aufgehalten, so befasst sich Zacchia in einer Quaestio mit den Aromatarii und Seplasiarii (Berufe aus dem Umkreis der Duftstoff- und Gewürzhändler, Krämer, Drogisten und Salben- bzw. Farbenhändler und Apotheker)[25], in der folgenden mit den Empirici und Chimici (womit er die iatrochemischen Pfuscher anzuvisieren scheint). Die Apotheker (aromatarii) irren infolge mangelnden Könnens oder mangelnden Geldes [entsprechend der alten Idee, die Apotheker liessen sich nicht selten nur aus finanzieller Not auf Giftaffären ein – wie es noch bei der Einführung der grossen Hamburgischen Medizinalordnung von 1818 hiess, es sei «ein armer Apotheker ein gefährlicher Mann» im Staat[26]]. Sie fehlen auch, fährt Zacchia fort, bezüglich der Art und Qualität, Dosis, Komposition, des Alters und Gebrauchs der Medikamente (etwa als Gifte oder Abortiva), welche sie verkaufen. Und sie machen sich strafbar, wenn sie vor den jährlichen Visitationen ihrer Etablissements durch ein ärztliches Collegium, welches eine sehr löbliche Einrichtung ist, ihre schlechten Medikamente verstecken. Was aber die Empirici und Chimici betrifft, so hält Zacchia fest, dass er keineswegs etwa die Chemie aus der Medizin ausstossen wolle, dass er solche vielmehr gelegentlich als ausserordentlich nützlich anerkenne. Doch wünsche er, dass chemische Heilmittel nicht von frechen Irrationalisten angewendet würden, die etwas von Chemie zu verstehen glauben und dabei in tausend verderbliche Irrtümer fallen, da sie weder Krankheiten noch Indikationen kennen. Wie die Apotheker, beschliesst Zacchia, irren die Chymiker mit der Herstellung und Verabreichung von Arzneien, und indem sie die Anweisungen der Ärzte nicht genau befolgen[27].

Der Leser erkennt hier die alte koordinierte ärztliche Verantwortlichkeits-Geste: Ausbootung von Konkurrenten unter Übernahme von deren als kostbar erkanntem Wissen[28], welches von diesen angeblich missbraucht wird. Mit Bohn wird diese Geste perfekt sein: die Apothekerkunst ist eine rein mechanische, der Apotheker ist ein Helfer des Arztes, die Pharmazie selber aber muss in den Händen des Arztes liegen (Fall Seite 78) – Diät, Chirurgie und Pharmazie sind (wie schon bei Celsus) die drei Bestandteile der Therapie und von der Medizin nicht abtrennbar. Zudem arbeiten die Ärzte im Zweifelsfalle besser und allenfalls sogar billiger als die Apotheker. Der Arzt darf überhaupt seinen Ruf und sein Gewissen nicht den Salbenmischern überlassen[29].

Der Arzt Quirinus Kraus in Wemdingen schreibt am 9. Juli 1692 seinem «hochgeehrten Nachbarn» Dr. Rosinus Lentilius in Nördlingen, *dass ihn der Apotheker des Dorfes verklagt habe, weil er Medikamente verkaufe.* Es seien aber seine persönlichen Geheim- und Universalmittel, welche jeder Arzt verkaufen dürfe; so habe er es bei Dr. Megerlin in Oettingen und bei Dr. Thirmayer in München und anderen gesehen. Er erbittet vom Kollegen ein Zeugnis, damit er sich vor dem Richter verteidigen und dem Apotheker, welcher keine Ahnung von seinen Geheimmitteln habe, einen Riegel schieben könne.

Kollege Lentilius unterstützt Dr. Kraus in seiner Antwort voll und ganz: Die Abgabe von persönlich erworbenen Geheimmitteln nützt den Kranken. «Es würde dem Arzt zur Schande gereichen, wenn er, ein Entdecker von Medikamenten und der Vorsitzende und das Haupt aller jener, die von der ärztlichen Kunst abhängen (der Apotheker, Chirurgen und Bader, welche die Diener und Knechte der Ärzte sind) diese Freiheit verlöre.» Das wäre, wie wenn ein Matrose dem Kapitän verbieten würde, den Anker zu verwenden. Lentilius zitiert einen Fakultätsentscheid: «Keinem Arzt ist es verboten, gewisse besondere und geheime Medikamente sowohl in seinem Haus zuzubereiten wie sie seinen Kranken zu einem tragbaren Preis zu verkaufen».

Zu dieser Zeit versteht sich der Arzt sowohl als «Haupt und Vorsitzender» der Chirurgen wie der Apotheker (s. Fall S. 48, sowie das Bild vom Kapitän S. 49). Heute sind Chirurgie und Geburtshilfe in die medizinische Ausbildung integriert worden; die Pharmazeutik dagegen hat sich verselbständigt, und die pharmazeutische Tätigkeit des Arztes (Rezeptur, Selbstdispensation) nimmt ständig ab.

Auch in der gerichtsmedizinischen Kasuistik treten im 17. Jahrhundert viele Fälle auf, in denen Apotheker vorkommen; in der Sammlung des Paulus Ammann aus Leipzig und in derjenigen Michael Bernhard Valentinis (1657–1729) mit einer Spitze in den 50er Jahren[30]. Valentini schreibt in der Einführung zu seinem Abschnitt über pharmazeutisch-forensische Fragen, es gebe kaum eine Kunst, die grösseren Nutzen, aber auch grösseren Schaden stiften könne, als die Apothekerkunst. Deshalb sei scharf auf die Kontrolle der Apothekerberufe zu achten. Die Apotheker sind häufig zu visitieren, was gewöhnlich den Ärzten übertragen wird. Da es Apotheker gibt, die, wie Helmont sagt, wie Läuse vom Blut anderer leben, ist auf übersetzte Preise («Apothekerpreise») zu achten. Sehr sorgfältig ist darauf zu sehen, dass die Apotheker nicht heimlich Abortiva oder Gift verkaufen (vgl. Fälle S. 70 und S. 396). Schliesslich folgen Bemerkungen über Fehler und Irrtümer der Apotheker, welche fahrlässig, ohne Boshaftigkeit begangen werden[31].

Im 18. Jahrhundert ist es an der Apothekerfront der Medizin wieder stiller geworden. Die Medizin der Aufklärung hat sich ja, enttäuscht von den Ergebnissen der reinen Grundlagenwissenschaften, welche im 17. Jahrhundert sehr gepflegt worden waren, von denselben etwas abgewendet und sich vermehrt auf die reine Empirie gestützt. Was hat uns der grosse Boyle (Robert Boyle, 1627–1691, eine der Leuchten der chemischen Wissenschaft des 17. Jahrhunderts) hinterlassen? hiess es nun: «a little collection of remedies and receipts sold for twelve pence, but too dear» (ein Häufchen unbrauchbarer Heilmittel)[32]. Das einzige neuere Mittel, das wirklich nützt, ist die Chinarinde, ein natürliches pflanzliches Mittel, dessen Wirkung einzig durch die Erfahrung bekannt ist. Damit rückten die chemische Therapie, deren Überzeugungskraft im 17. Jahrhundert wohl weniger auf ihren Erfolgen als auf dem Glauben an eine chemische Erklärung des Organismus beruht hatte, so wie die ganze Iatrochemie an den Rand des therapeutischen Gesichtsfelds der Ärzte, während in dessen Zentrum alle möglichen und unmöglichen durch die «Erfahrung» geprüften Heilmittel proliferierten: Hausmittel, Volksheilmittel, althergebrachte Therapien, ethnologische Importe, aber auch Bewegung, Reisen, Ablenkung, heilsame Gemütsbewegungen oder Gemütsruhe. Die Apotheken verloren damit ihre einzigartige Stellung in der Therapie und sanken im ärztlichen Bewusstsein (nicht in demjenigen des Volks) von neuem in die frühere verachtete Vergessenheit. So konnte der Aufklärungsarzt Johann Georg Zimmermann (1728–1795), Stadtarzt in Brugg, die Chemiater verächtlich «blosse Apotheker» nennen[33]. «Die Chimisten», schreibt er in seinem berühmten Buch «von der Erfahrung in der Arzneykunst», «sind seit den Zeiten der Araber die verdammlichen Stifter der Secte die alle hizige Krankheiten durch den Schweis austreiben will [durch Verabreichung von Antimon, dem Lieblingsmedikament der Iatrochemiker], für jede Krankheit ein besonderes Gegengift hat ... und darum die Aderlässe, die Clistiere und die kühlenden Mittel verwirft. Diese Secte zu welcher sich der ganze dumme Theil des weiblichen Geschlechtes geschlagen, hat ... mehr Menschen umgebracht als Alexander»[34]. Ein anti-apothekerischer Affekt ist recht typisch für die Aufklärungsmedizin – Haller charakterisiert die Apotheker als diejenigen, «welche mit den Ärzten in Betreff der Arzneibereitung in Concurrenz kommen ...»[35]. In Daniels Bibliographie von 1782 figurieren allein 10 Nummern von den «Irrthümern und Betrügereien» der Apotheker. Der analoge Titel für die Hebammen lautet «Von ihrer Geschicklichkeit und Fehlern» (vgl. Seite 65), für die Wundärzte «Von ihren Rechten und Freiheiten»[36].

Aufschwung der Chemie und neue Chancen für die Apotheker

In aller Stille haben die Apotheker im 18. Jahrhundert aber nicht nur überlebt, sondern sich sogar gewaltig entfaltet. Aus ihren stolzen Laboratorien sind gerade in dieser Zeit wesentliche Beiträge zur Chemie hervorgegangen. Karl Wilhelm Scheele (1742–1786) zum Beispiel, der so viel Neues fand «wie kein Chemiker vor ihm, kaum einer nach ihm»[37], war Apotheker. Ihre Beziehung zur Chemie, welche bis ins 19. Jahrhundert hinein auf personeller wie auf institutioneller Ebene recht eng war[38], war zweifellos ein wesentlicher Faktor, der die Apotheker im 18. Jahrhundert vor Abstieg und Untergang bewahrte. Denn die Chemie zeitigte im 18. Jahrhundert schon bald praktische Ergebnisse (Porzellan, Ackerdüngung, Beleuchtungstechnik, Gewerbe), welche das tägliche Leben veränderten und weite Kreise von ihrer Nützlichkeit und ihrem Wert (was in der Aufklärung engstens assoziiert war) überzeugten.

Aber auch im engeren ärztlichen Bereich erhielt sich einiger Glaube an die Nützlichkeit der Apothekerkunst, wiewohl die Mediziner diesen offiziell kaum mehr hochhielten. In Grossbritannien haben die Apotheker sogar ein gutes Stück ärztlicher Allgemeinpraxis erobert. Teils wa dabei wohl die Tradition des 17. Jahrhunderts wirksam, teils die Strahlkraft der aussermedizinischen Resultate der Chemie, teils aber lag die Ursache wiederum in der Gerichtsmedizin. Denn in deren Rahmen hat die Idee von der Nützlichkeit von Chemie und Apothekerkunst für die Medizin sich sogar während der empirischen Welle des 18. Jahrhunderts erhalten. Nicht nur, weil sich die experimentelle Chemie in Giftfällen als einigermassen kritikfeste Entscheidungsbasis speziell eignete, sondern auch, weil in der Toxikologie sogar eine wenig entwickelte Chemie, die zu Physiologie und Pathologie noch kaum etwas Brauchbares beizusteuern vermochte, allenfalls etwas erklären konnte.

Im Rahmen der forensischen Medizin sind sich Apothekerkunst und Medizin, Apotheker und Ärzte, im 18. Jahrhundert sogar näher getreten als je vorher: so werden bei Vergiftungsfällen nun gelegentlich Apotheker als Experten zugezogen (vgl. Fall Seite 393). Selbst Friedrich August Weber (1753–1806), der Übersetzer und Herausgeber von Hallers Vorlesungen (1782/84)[39], musste ja konzedieren, dass Apotheker, wie Hebammen und Chirurgen – das sind dann die «jurati» bzw. «juratae» – gelegentlich anstatt des Arztes vom Gericht zugezogen würden – «im Fall der Gegenstand in das Fach der Wundärzte, Wehemütter und Apotheker einschlägt»[40]. In Basel berichtet 1785 das Collegium Medicum, welches vom Rat beauftragt worden, eine Giftuntersuchung vorzunehmen, dass es «befunden Herrn Hieronymus Bernoulli, als einem erfahrenen und der Sache verständigen Apotheker geziemend zu ersuchen, dass er diese Proben in seinem Laboratorio anzustellen erlauben und uns bey denselben hülfliche Hand leisten möchte, welcher Bitte er auch nach seiner bekannten dienstfertigkeit willig entsprochen und alle dazu erforderliche Geschirre und Drogues hergegeben». Dies ist der früheste Fall, der Guggenbuehl bekannt ist, in welchem in Basel ein Apotheker zur Untersuchung giftverdächtiger Substanzen zugezogen wurde. Ein nächster Fall stammt aus dem Jahre 1793. «Eine eigentliche behördliche Funktion der Apotheker in forensisch-medizinischen Belangen, etwa in direkter Beauftragung derselben durch den Rat», findet Guggenbuehl vor 1798 nicht[41]. 1789 war Prof. Carl Gottfried Hagens (1749–1829) «Progr. de isagoge ad chemiam forensem»[42] erschienen. Hagen (übrigens ein Freund von Kant), der als Hofapotheker in Königsberg debütiert und später Medizin studiert hatte, hatte vordem ein berühmtes «Lehrbuch der Apothekerkunst» (1778) und einen «Grundriss der Experimentalchemie» verfasst[43].

Die Regel aber, so hatte der Herausgeber von Hallers Vorlesungen (vgl. oben) seinem Zugeständnis an die Fachkunde der Apotheker beigefügt, «weisst jederzeit an den Arzt Vorzugsweise zurück»[44]. Denn auch in diesem Falle konnte es den Arzt nicht unberührt lassen, dass nicht er der Fachkundigste sein sollte. Entsprechend findet man die forensisch tätigen Mediziner viel früher als die allgemeinen an Chemie und Apothekerkunst interessiert. In Basel hielt der Stadtarzt Theodor Zwinger III. (1658–1724) chemische Vorlesungen[45], 1771 publizierte Jonathan David Gundelach seine «Primae lineae chemiae forensis» (Erlangen) als seine medizinische Doktorarbeit[46]. Praeses war dabei Friedrich Delius (1720–1791), Professor der

Medizin in Erlangen, der Stadtphysicus in Bayreuth gewesen war. 1776/77 erscheint die für die gerichtliche Medizin grundlegende «Geschichte der Gifte» des Johann Friedrich Gmelin (1748–1804), eines Tübinger Gelehrten aus der berühmten Apotheker-, Ärzte- und Juristenfamilie Gmelin (vgl. S. 402ff.). Der eine Sohn dieses chemisch überaus gebildeten Arztes wurde Jurist, der andere, Leopold, sollte ein Pionier der allgemeinen medizinischen Chemie werden. 1786 kam Samuel Hahnemanns (1755–1843) Erstling «Über die Arsenik-Vergiftung, ihre Hülfe und gerichtliche Ausmittelung» heraus (Hahnemanns Arsenikprobe s. S. 392 und Fall S. 393). Samuel Hahnemann, ein mit der aufklärerischen Unwissenschaftlichkeit, als welche er die Empirie seines Zeitalters empfand, unzufriedener Arzt, hat als junger Mann einen grossen Teil seiner Zeit in der Apotheke von Dessau zugebracht, wo er arbeitete, experimentierte – und seine Frau Henriette, die Tochter des Apothekers Haeseler, fand. Er hoffte in der Apothekerkunst eine wissenschaftliche Basis der Medizin zu begreifen, und es ist interessant, dass er seine Bemühung um diese medizinische Grundlagenwissenschaft zunächst im Gebiet der forensischen Medizin einsetzte. «Nur noch eine Freistadt des arzneilichen Ruhms blieb dem Kerne der Asklepiaden übrig, der Richterstuhl der forensischen Arzneikunde», so leitet Hahnemann seine Schrift «über die Arsenikvergiftung» ein. «Da es hier nichts im Dunkeln zu morden, keine Krankheit für baares Geld zu verlängern, keine Krankenjahrgehalte zu erschnappen, oder Gelegenheit giebt, das bescheidne Talent von einträglichen Häusern hinweg zu kabaliren, so sehnt sich ohnehin der lüftige Haufe nicht hieher. Hört er nun gar, dass es hier auf offene Beweise gründlicher Kentnisse, ja das ganzen Jnbegrifs unsrer Kunst ankomme, dass hier mühsame Thaten von ungeblendeten Richtern gesichtet, und oft blos durch ruhiges Selbstbewustseyn belohnt werden, dass man hier Seichtheit auszuzischen und Aberwiz zu brandmarken pflege, dann schleicht er hinweg – sie sind mir zu sauer, die hohen Trauben! Wohl! denn hier gleitet nur an dem, den innerer Halt würdet, die Feile des Juwelenkenners ab, indes gefärbter Glasflus unter Hohngelächter zersplittert –»[47]. Hahnemann (-Haeseler) hat später versucht, die gesamte verwahrloste Therapie seiner Zeit auf eine rationale pharmakologische Basis zu stellen und ist so als Schöpfer der Homöopathie berühmt geworden. Was ihm als forensischem Apotheker aber die Anerkennung der Fachwelt eingetragen hat, hat ihn als Reformer der Medizin in den Ruf des Pfuschers gebracht. Besser ist es dem Spanier Mathéo-José-Bonaventure Orfila (1787–1853) ergangen, der schon als Medizinstudent Kurse in Chemie gab und später ein weltberühmter Toxikologe, erster Inhaber eines vollamtlichen gerichtsmedizinischen Lehrstuhls in Paris wurde. Orfila dissertierte über Gallenfarbstoffe im Urin Gelbsüchtiger und gab 1816 seine

«Éléments de chimie médicale», eines der ersten Lehrbücher der physiologischen Chemie, heraus, welches 1851 die 8. Auflage erlebt hat. Es «kann der Nutzen der Chemie in medizinisch-gerichtlichen Fällen ... nicht in Zweifel gezogen werden», schreibt Orfila in der Vorrede zu diesem Werk; wer aber die chemische Durchdringung der gesamten Physiologie abwenden wolle, «der widersetzt sich offenbar den weitern Fortschritten der Wissenschaft»[48].

So ist offenbar auch diese Entwicklung der gesamten Medizin – die Entwicklung zur chemisch fundierten Wissenschaft – durch eine Entwicklung der gerichtlichen Medizin mit angestossen worden; so ist offenbar auch die Entwicklung von Stand und Wissenschaft der Apotheker von den Interessen der gerichtlich tätigen Ärzte – den geistigen und materiellen, den gerechtigkeits- und selbstbezogenen, den wissenschaftlichen und politischen – beeinflusst worden.

Die Juristen und Behörden

Im Hintergrund der bis hierher referierten Entwicklungen erkennt man immer wieder die Auseinandersetzung der gerichtlich tätigen Ärzte mit den Behörden und der Jurisprudenz. Es scheint ja, dass die Konkurrenz der Hebammen und der Chirurgen vor Gericht die Mediziner sehr wesentlich zum Studium von Gynäkologie, Geburtshilfe und Chirurgie angespornt habe (im Falle der Apothekerkunst liegen die Verhältnisse komplexer, (vgl. Seite 69 ff.)). Nicht nur um des Volkswohls und der Wissenschaft, auch um ihrer Stellung im Bezug auf die Behörden und das Rechtswesen willen bemühte sich die Medizin zunächst um diese Randgebiete ihres Fachs. Innerhalb der Universität aber scheint die Medizin sich im Mittelalter mit Vorliebe an der Rechtswissenschaft orientiert zu haben – man erinnere sich nur an Taddeos Vorlesungen, überhaupt an die scholastische Medizin mittelalterlicher Tradition (vgl. Seite 37 f.). Übrigens orientiert sich innerhalb einer und derselben Institution regelmässig das Tieferstehende am Höherstehenden.

Der Rangstreit zwischen Medizin und Jurisprudenz

Es erstaunt daher nicht, dass gerade Rodrigo de Castro (vgl. Seite 47), der als Portugiese arabischen und scholastischen Traditionen wohl noch näher stand als seine nord-östlicheren Kollegen, sich sehr eingehend mit der Beziehung zwischen Medizin und Rechtsgelehrsamkeit befasste – wie dies übrigens auch spanische Autoren[1] gerne tun. Im ersten Teil seines «Medicus-politicus» befasst sich de Castro grundsätzlich mit der Stellung der Schulmedizin innerhalb des Ärztewesens im Allgemeinen und im Verhältnis zu Staat, Kirche, Universität, und vor allem dann zur Jurisprudenz. Kapitel 10 dieses Teils widmet er dem Rang der Medizin unter den Wissenschaften: de Castro hält diesen Rang für hoch, er vergleicht ihn sogar mit demjenigen der Theologie und der Jurisprudenz. Denn die Medizin kümmert sich um das vornehmste unter den materiellen Objekten, den menschlichen Körper, und sie basiert auf einer hochstehenden Grundlagenwissenschaft, der Wissenschaft von der Natur (physica), gleich wie die Theologie auf der Metaphysik und die Jurisprudenz auf der Politik basiert. Kapitel 12, das letzte dieses Buchs, widmet de Castro ausschliesslich dem Vergleich von Medizin und Jurisprudenz. Namentlich die Rangordnung ist ihm ein Anliegen – er spricht von einem Wettstreit. Viele beanspruchten für die Jurisprudenz den ersten Platz, schreibt er, erstens weil sie für das höchste Gut eintrete, das es gebe, nämlich die Gerechtigkeit; zweitens, weil sie der Gesellschaft diene, das gesellschaftliche Wohl aber immer über demjenigen des Individuums stehe; drittens weil es so in der Einleitung der Justinianischen Digesten stehe; viertens, weil sie sich um den vornehmeren Gegenstand, die Seele, die Medizin aber nur um den Körper kümmere; fünftens, weil die Ärzte unter sich oft uneinig seien, körperliche Arbeit leisteten und für ihre Arbeit Lohn empfingen, sechstens aber, weil der Gesetzgeber die Ärzte in einem Atemzuge mit Handwerkern, an einer anderen Stelle zugleich mit Sklaven erwähne und Tiraquellus (André Tiraqueau, 1488–1558, berühmter französischer Jurist) sie nicht würdiger stelle als die Hebammen. Alledem sei indessen entgegenzuhalten, dass die Medizin eine freie Kunst ist, die ihre Gesetze nach der Vernunft richtet und nicht die Vernunft nach den Gesetzen. Sie befasst sich mit ehrwürdigen Dingen wie Himmel, Elemente, Seele, Mensch und anderem, was es auf der Welt gibt, während es der Jurisprudenz nur um die drei Dinge geht: Ehre, Verletzungen von Gütern Dritter und dass jeder erhalte, was ihm zusteht. Und wenn Körperverletzungen vorliegen, kümmert sich die Medizin um den Körper, die Juristen aber um die Verletzung (accidens) und damit den schlechteren Teil der Sache. Die Medizin erforscht die Dinge tiefer als die Rechtswissenschaft, sie braucht hierzu Logik und Philosophie, während für die Jurisprudenz die Kenntnis der Grammatik hinreicht. Die Schlüsse und Gedankengänge der Medizin sind einigermassen sicher, die Medizin forscht nach Ursachen und Gesetzen, der Jurist entbehrt der Logik und der Philosophie; schon Aristoteles nannte die Jurisprudenz weder eine Kunst noch eine Wissenschaft. Plato betrachtet es als ein Zeichen dafür, dass ein Staat schlecht konstituiert sei, wenn es darin viele Juristen gebe. So argumentiert de Castro fort und fort, mit Autoritäten, mit juristischer Schärfe, wesentlich mit juristischen Argumentationen. Er befreit den Mediziner, auf scholastische Anwürfe eingehend, auch vom Vorwurf des Lohnempfangs und des Handwerks (es handle sich um Honorar, nicht um Lohn), er belegt mit Gesetzesstellen, wie hoch die Ärzte wirklich stehen. Und dann schreitet er zur Gegenüberstellung der beiden nun «mit ebenbürtigen Waffen ausgerüsteten» Disziplinen. Denn es geht dem stolzen Portugiesen um die Ehre der Medizin. Die Jurisprudenz, sagt de Castro, hat zwei Teile, den sozusagen architektonischen (Architectonicen), gesetzgebenden einerseits, den streitbaren, kämpferischen andrerseits. Genau gleich habe auch die Medizin ihren gesetzgebenden, befehlenden, architektonischen Teil. So hätten Hippokrates, Galen und Avicenna ärztliche Gesetze erlassen, die noch immer den speziellen Bedingungen angepasst, befolgt würden. Wie andrerseits die gesetzesanwendenden, ausführenden Juristen den ärztlichen Praktikern entsprächen. Den ärztlichen Marktschreiern, Chirurgen und Empirikern aber entsprechen bei den Juristen die Gesetzkrämer bzw. Paragraphenreiter (legulei) und Advokaten. Natürlich steht die gesetzgebende Jurisprudenz höher als die angewandte Medizin, aber man soll Gleiches mit Gleichem vergleichen, Wissenschaft mit Wissenschaft und nicht eine Wissenschaft mit deren Anwendung. Wenn daher die Juristen in den Akademien die würdigere Stellung einzunehmen pflegen, so meine er, sagt de Castro, sei dies der Gewohnheit zuzuschreiben, geboren aus ihrem schnöden Stolze, und dem Umstand, dass sie, an Macht und Zahl überlegen, in den Schlüsselstellungen sässen und einander gegenseitig legitimierten, während die Mediziner nicht so sehr hinter leerem Ruhm her seien[2]. De Castro ficht für die Sache der Medizin, als ob er diese vor einem höheren Gericht gegen die Jurisprudenz zu vertreten hätte. Ähnlich, wiewohl noch eingehender, wird sich Zacchia aus Rom der Frage nach dem Vorrang zwischen Medizinern und Rechtsgelehrten widmen[3]. Und noch 1661 wird der in Lissabon geborene und in Carmona, Spanien, als geschworener Arzt tätige Gaspar a Reyes (Reies, Rejes, geb. um 1600) in seinem «Elysius jucundarum quaestionum campus» für Ärzte, Theologen und Rechtsgelehrte als erste von 100 Fragen diejenige vorbringen, ob es wahr sei, dass die Ärzte aus Rom verjagt worden seien, als zweite aber, ob Rechtsgelehrte den Ärzten vorzuziehen und mit höheren Ehren zu bedenken seien als diese[4]. Zweifellos gehört dieser Ehrwürdigkeitsstreit wesentlich mit zum Hintergrund von de Castros und Zacchias Stellung in der Geschichte der Gerichtsmedizin. Allgemein wirft er ein scharfes Licht auf die standespolitische Situation der Medizin im Rahmen der scholastisch dominierten Universität, wie sie für das Mittelalter typisch gewesen sein muss und wie sie an Orten, wo die scholastische Tradition besonders hochgehalten wird, offenbar bis weit in die Neuzeit hinein fortbestand. Während etwa der Leipziger Paul Ammann (1670) diese Frage nach dem Vorrang der Fakultäten – mit Seitenhieb gegen Gaspar a Reyes – zu den unnützen Fragestellungen zählt[5].

Die Aufklärung hat die Frage nach der Rangordnung der Medizin nicht mehr gestellt. Sie hatte dies sozusagen auch nicht mehr nötig. Im Rahmen dieser britisch-französisch dominierten Ära haben die Naturwissenschaften ja verhältnismässig hohen Status eingenommen – von ihrer Seite, nicht von den nunmehr als unnütz, steril und der Vernünftigkeit entbehrend verschrienen Wissenschaften der Scholastik, erwartete das Zeitalter der Vernunft und der Nützlichkeit die Erlösung. Die Medizin rückte in der Aufklärung zur erstrangigen Disziplin auf, zur Vermittlerin der höchsten Güter, des glücklichen und gesunden Lebens nämlich, kraft ihrer wissenschaftlichen Einsichten in

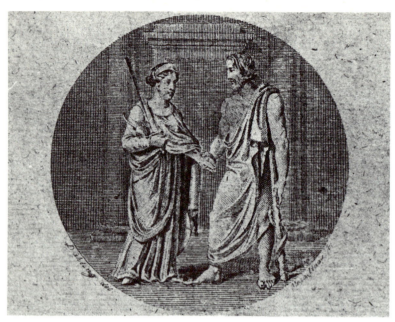

Titelvignette zu einem gerichtsmedizinischen Lehrbuch vom Anfang des 19. Jahrhunderts. Asklepios ist über Justitia bereits etwas hinausgewachsen: die Minderwertigkeitsgefühle der Medizin gegenüber den Rechtswissenschaften sind überwunden.

die Natur (vgl. Abb. S. 27). Schon de Castro hatte doch dem Argument, die Jurisprudenz stehe höher als die Medizin, weil sie vom Geist und nicht vom Körper handle, entgegengehalten, die Medizin handle vom Menschen insgesamt, die Rechtswissenschaft aber nur von Ehre, Gütern Dritter und Recht. In der Aufklärung ist de Castros Wertsetzung selbstverständlich geworden. Die Medizin musste sich nun nicht mehr an Denkstil, Werten und Fragestellungen der Rechtswissenschaft orientieren, die Rechtswissenschaft war es nun viel eher, die zur Naturwissenschaft hinblickte und von dieser ihre Orientierung bezog (Abb. oben). Das «Naturrecht» findet so im Jahrhundert der Aufklärung neue Fundamente. Hatte de Castro auf die gesetzgebende Funktion der Medizin noch mit Aufwand vielen Scharfsinns hinweisen müssen, schrieb der Heros der Aufklärungsmedizin, Johann Peter Frank (1745–1821) seine «Medizinische Polizei» (1779–1819)[6], ein vielbändiges Werk, welches so gut wie alle Lebensbereiche der Menschen unter hygienisch-gesetzgeberischem Gesichtspunkt betrachtet[7]. Entsprechend oft wählte Frank Mottos aus den Schriften von Gesetzgebern zu seinen einzelnen Abschnitten. Selbst die Gerichtsmedizin im engeren Sinne betrachtet Frank unter hygienisch-gesetzgeberischem Gesichtspunkt: Vergiftungen können durch Verbot der Kultivierung gewisser Pflanzen und Eindämmung des Gifthandels, Wunden durch Verbot des Degentragens und eine Revision der Ehrbegriffe vermieden werden, der Kindermord interessiert Frank vor allem als ein Produkt des traurigen Schicksals lediger Mütter bzw. deren sozialer Lage (vgl. S. 287 ff.).

Um dieselbe Zeit, im 7. Jahr des Revolutionskalenders (1798/99), veröffentlichte in Frankreich François-Emmanuel Fodéré (1764 bis 1835) «Les lois éclairées par les sciences physiques; ou traité de médecine-légale et d'hygiène publique»[8]. Die Rechtswissenschaft argumentierte nun gerne naturkundlich, wenn sie überzeugen wollte, und damit haben sich in der Aufklärung de Castros mit juristischer Akribie geführte Plädoyers für die Medizin tatsächlich – als Zeugen einer schmachvollen Vergangenheit – überlebt.

Medizin im Dienst der Öffentlichkeit – Mitsprache in öffentlichen Angelegenheiten

Aber de Castros Bemühung um die Superiorität der Medizin über die Rechtswissenschaften ist ja sozusagen nur eine akademische Ausformung der weit allgemeineren Bemühung der neuzeitlichen Mediziner um Mitsprache in Behörden, Staat und Gesellschaft gewesen bzw. da, wo sie zur Mitsprache aufgefordert wurden, bestehen zu können. Diese Bemühung hat lange vor de Castro eingesetzt und sich auch über die Aufklärung hinaus fortgezogen, und sie charakterisiert nicht nur de Castro selbst, sondern viele der mit gerichtlicher Medizin beschäftigten Ärzte. Die gerichtlich-medizinische Tätigkeit war ja ursprünglich nicht als eine vollamtliche, spezialistische Tätigkeit im Rahmen der Rechtsprechung konzipiert, sie war vielmehr gewöhnlich nur ein Teil der Aufgaben von Ärzten, die von Städten, Behörden, einzelnen Machthabern beigezogen wurden, um ihr medizinisches Wissen zum Wohle einer Gesamtheit einzusetzen. Neben der Funktion der Mediziner im Rahmen der Gesetzesanwendung gab es noch die gesetzgebenden Funktionen der frühen, oft «Staats-Arzneikunde» genannten, Öffentlichkeitsmedizin. Es wurde in diesem Zusammenhang etwa von einer Aufteilung der Staats-Arzneikunde in gerichtliche Arzneiwissenschaft und medizinische Polizeiwissenschaft gesprochen (vgl. S. 95). So ergab es sich wie von selbst, dass Oberitalien nicht nur mit Bologna die Keimstätte der Gerichtsmedizin wurde, sondern mit Padua, dessen Universität 1222 von dissidenten Bologneser Professoren und Studenten gegründet worden ist, auch diejenige der modernen Epidemiologie. Dort wie hier war der städtische Ruf nach Zusammenarbeit von Behörden und Wissenschaft wirksam. Im Falle Padua war es die Republik Venedig, die ihre Probleme mit medizinischer Hilfe zu bewältigen hoffte – an Venedigs vorbildlicher Gesundheitsgesetzgebung, schreibt Castiglioni, «hatten die Lehrer des «Studiums» von Padua beträchtlichen Anteil»[9]. Auf eine gesetzgeberische Aktivität der Leibärzte Karls V., des Vaters der Carolina, welche die ärztliche Expertentätigkeit vor Gericht institutionalisierte, deutet § 36 der Carolina hin: «Nachdem aber etliche Leibärtzte sagen...» (vgl. S. 25 f.)[10].

Wie von selbst ergab es sich in diesem Sinne auch, dass Stadtärzte bzw. Stadtchirurgen einerseits gerichtlich-medizinisch tätig waren, andrerseits im Gesundheitswesen insgesamt gewisse kontrollierende und organisierende Funktionen übernahmen (was ihnen wiederum für ihre standespolitische Auseinandersetzung im Rahmen ihrer gerichtsmedizinischen Tätigkeit von Nutzen war). So überwachten sie Ausbildungen und Institutionen, nahmen Prüfungen ab, inspizierten Gefängnisse, nahmen auf die Abfassung entstehender Medizinalordnungen Einfluss[11]. Immer wieder schliesslich halfen sie, Regeln für Pest- und andere Epidemiezeiten und Gesetze zu deren Verhütung zu schaffen – dass Gesetze letztlich nie von Ärzten erlassen werden, liegt in der Natur der Sache. Die «Pest» – Ausdruck für ein breites Spektrum von Epidemien mit hoher Mortalität – war ein zentrales stadtärztliches bzw. kollektivärztliches Thema (Fall S. 91) und es ist charakteristisch, dass verschiedene gerichtsmedizinische Autoren einschliesslich de Castros[12] auch mit Pesttraktaten hervorgetreten sind. Es ist hier nochmals der Archiater Ingrassia zu nennen (vgl. S. 45)[13]: Ingrassia publizierte 1576 eine «Informatione del pestifero, et contagioso morbo: il quale affligge et have afflitto... questo Regno di Sicilia, nell' anno 1575 et 1576» (Palermo 1576). Auch Gregor Horst (1578–1636), Stadtarzt von Ulm, der sich autoritativ über einzelne gerichtsmedizinische Probleme geäussert hat, hat ein Pestregimen veröffentlicht – «Wie man sich in einreissenden Pestzeiten zu verhalten habe»[14]. Paré hat ein ganzes «Buch von der Pestilentz und Pestilentzischen Fiebern» hinterlassen, welches auch ein Kapitel «Wie sich die Obrigkeit an einem jeden Ort und Ende in Zeit der regierenden Pestilentz zu verhalten habe» enthält[15]. Codronchi hat sich mit der Pest im speziellen nicht abgegeben. Doch hält er am Ende seines gerichtsmedizinischen Traktats ausdrücklich fest, dass die Rechtsgelehrten die Ärzte gelegentlich auch in Fragen fauliger Luft und ansteckender Krankheiten (worin die Pest impliziert ist – vgl. Fall S. 91) konsultierten[16]. Und auch Codronchi hat ein kleines epidemiologisches Werk über die Krankheiten, die 1602 sein Städtchen Imola heimsuchten, geschrieben[17].

Fortunatus Fidelis hat hygienisch-epidemiologische und gerichtsmedizinische Fragestellungen, gesetzgebende und gesetzesanwenden-

Vor der Leipziger Messe des Jahres 1632 erhielt der Rat dieser Stadt vom Kurfürsten von Sachsen den Auftrag, die Medizinische Fakultät anzufragen, *wie aus Frankfurt a. M., Köln, Trier und Aachen, wo die Pest herrschte, in die Stadt einreisende Personen und deren Waren zu behandeln seien;* weiter: Ob auch in Leipzig ansteckende Krankheiten umgingen und was, wenn die Seuche auch in Leipzig auftrete, dagegen unternommen werden könne.

Die Fakultät antwortete: Personen, die aus Pest-Städten stammen, sollen ein bis zwei Wochen in Quarantäne bleiben, diejenigen, welche bloss durch diese Städte gezogen sind, nur drei bis vier Tage. Die Einfuhr von Wolle, Tüchern, Pelzen und alten Büchern soll der Rat verbieten. In Leipzig gebe es derzeit keine Anzeichen von Pest; falls sie sich doch zeigen sollte, so seien die Apotheken auf das Vorhandensein von vorbeugenden Mitteln zu kontrollieren. Von diesen legt die Fakultät eine Liste bei, welche Bezoar, Theriak, Mithridatum u.a. enthält.

Theriak und Mithridaticum sind zwei aus zahlreichen, grossteils pflanzlichen Bestandteilen (darunter Opium) zusammengesetzte Heilmittel. Beide wurden gegen Vergiftung eingesetzt, der Theriak, der gewöhnlich Vipernfleisch enthielt, vorwiegend gegen Biss und Stich giftiger Tiere, das Mithridaticum vorwiegend prophylaktisch gegen giftmischerische Anschläge. Auch der Bezoar, ein Haarballen aus dem Verdauungstrakt von Tieren, die beim Fell-Lecken ihr eigenes Haar verschlucken (im klassischen Fall die persische Bezoarziege) ist ein klassisches Gegengift (persisch padsahr). Hier bedeutet Gegengift, weil die Grenzen zwischen Vergiftung und inneren Krankheiten, namentlich Infektionen samt Pest, nicht scharf sind, zugleich Allheilmittel und Pestmittel. Zum Zusammenhang zwischen Infektion und Vergiftung vgl. S. 356.

de ärztliche Tätigkeit, als Einheit gesehen. Er nennt sein Buch «De relationibus medicorum, libri quatuor, in quibus ea omnia, quae in forensibus, ac publicis causis, medici referre solent, plenissime traduntur» – forensische und öffentlich-hygienische Fragen gehören hier zusammen[18]. Die Pest wird bei Fidelis zu einer von vielen hygienisch-epidemiologischen Fragen, die den Arzt der Öffentlichkeit beschäftigen; er behandelt sie zwischen Umwelt-Fragen und Fragen der Nahrungsmittelhygiene. Fidelis' Werk verkörpert einen Höhepunkt der Stadtarztmedizin – es enthält gewissermassen einfach die gesammel-

Ein Leipziger Kürschner wandte sich am 26. Juli 1659 mit folgendem Anliegen an die Medizinische Fakultät der Stadt: Er liegt mit den Nachbarn rechts und links im Streit wegen der Kürschnerbeize. Diese besteht aus Salz, Mehl, Kleie und Brunnenwasser. *Die Nachbarn behaupten, der starke Geruch der Beize könne eine «Infection» hervorrufen und sei vor allem zur Pestzeit gefährlich.* Der Kürschner selber ist der Meinung, dass der essigartige Geruch im Gegenteil der Pest vorbeugt. Die Fakultät soll entscheiden.

Sie antwortet: Zwar ist die Kürschnerbeize an sich harmlos, sie dient aber zum Fermentieren (Faulen) der Felle. Ihr Geruch ist deshalb ein Gestank nach Fäulnis, welcher der Gesundheit zuwider ist: er kränkt die Lebensgeister, schwächt die Kräfte und lässt die Feuchtigkeiten im Menschen in Fäulnis übergehen. Auch weiss man, «dass die Pest auch nur einzig und allein von den Cadaveribus und deren Fäulnis sowohl öfters entsprungen, als auch hierdurch heftiger geworden ist». Der Kürschner hat also Unrecht.

Zur Luft als Gegenstand der Hygiene vgl. S. 94. Zur Ununterscheidbarkeit von Gestank, Fäulnis, Infektion und Gift vgl. S. 98. Zur Vergiftung durch den Geruchssinn vgl. S. 381f. «Infection» hat in diesem Text den unspezifischen Sinn von «Krankheitsbefall». Acetum aromaticum (hergestellt aus Essigsäure und mehreren ätherischen Ölen), besonders gegen widerliche Gerüche in Krankenzimmern gebraucht, wurde auch Pestessig genannt (SCHNEIDER 1968–1975, nach Hager, 1874). Baldassar Timaeus von Gyldenklee (vgl. Fälle S. 123, 260) soll 1638 mit einem Acetum theriacale einen grossen Teil des schwedischen Heers vor der Pest gerettet haben – daher sein Adelstitel.

ten Entscheidungsgrundlagen für den Stadtarzt. Auch die Tatsache, dass Fidelis einen Abschnitt «De erroribus eorum, qui Medicinam faciunt» einführt, lässt sich so verstehen – als Basis für die Beurteilung von ärztlichen Handlungsweisen, die vor Gericht kommen, und als Instrument zur Ordnung des Medizinalwesens.

Der Aufbau einer gesetzgebenden oder doch vom Gesetzgeber beachteten Hygiene und Sozialmedizin war für die Medizin von grosser standespolitischer Bedeutung: hier wurde die Unentbehrlichkeit der Medizin für den Staat und die Behörden demonstriert. Im Bereich der bloss bei der Anwendung der Gesetze nützlichen Gerichtsmedizin war der Arzt von Hebammen und Chirurgen konkurrenziert, hier war er unersetzlich – es ist in diesem Sinne interessant, dass Fidelis in seinem Buch hygienische Fragen den mehr gerichtsmedizinischen voranstellt. Fidelis fährt auch mit Fragen fort, die weder chirurgisch noch geburtshilflich-gynäkologisch sind, die nach der universalen Bildung rufen, die beim Schulmediziner vorausgesetzt wird: so etwa Fragen der Schönheit (Narben), die Frage der Simulation und Fragen der Foltermedizin.

Schon bald nach Fidelis begann sich indessen eine Loslösung der hygienisch-sozialmedizinischen Fächer von der Gerichtsmedizin im engeren Sinne abzuzeichnen bzw. zu vertiefen. In gewisser Hinsicht ist diese Trennung natürlich vorbestehend: die Herkunft der beiden Fächer ist zum Teil verschieden, namentlich gibt es eine alte hygienische Tradition ausserhalb irgendeiner kollektivärztlichen Tätigkeit. So kann man auch eine entsprechende Gliederung der amtsärztlichen Tätigkeit finden[19]. – Fidelis selbst behandelt Hygienisches und Gerichtsmedizinisches in seinem Buche ja getrennt. Zur Beschleunigung der Loslösung dürften im 17. Jahrhundert die Fülle des Materials, die Verschiebung der Problemfront infolge fortlaufender Berücksichtigung medizinischer Ergebnisse durch die Gesetzgebung (damit der Wechsel der massgebenden Leute und Kreise) beigetragen haben, ferner wohl die Verschiedenheit der gesetzesanwendenden und der gesetzgebenden Probleme und Lösungsmethoden (Aufkommen der Statistik zur Lösung hygienischer Fragen im 17. Jahrhundert![20]). Auch Zacchias Einfluss war da wohl von Bedeutung: Paolo Zacchia scheint sich der Spezifität der gesetzesanwendenden, gerichtsmedizinischen Fragestellungen sehr bewusst gewesen zu sein. Er behandelt in seinen «Quaestiones» traditionsgemäss zwar viele hygienische Fragen, sucht denselben aber immer auch die gesetzesanwendend-gerichtsmedizinischen Seiten abzugewinnen. Johann Peter Frank sollte umgekehrt, aber in ähnlichem Methodenbewusstsein, auch gerichtsmedizinische Probleme als hygienische angehen (vgl. S. 98, 289 f.)[21], und auch er hat durch sein Herausarbeiten einer bestimmten Arbeitsmethode für sein Fach zu dessen späterer spezialistischer Verselbständigung Wesentliches beigetragen. So meint Zacchia zum Beispiel, es müssten die Juristen über einige Kenntnisse von der Pest und vor allem über ärztliche Pest-Sachverständige verfügen, um in allfälligen Pestzeiten die Bevölkerung entsprechend anweisen zu können, auch, um die Seuche sicher zu erkennen. Denn in Pestzeiten herrschten ja andere Rechtsgebräuche als in normalen Zeiten – es gibt zum Beispiel privilegia pestis (so genügt in Pestzeiten ein Zeuge, wo sonst zwei gefordert werden, Frauen haben mehr Rechte – Pest entschuldigt vieles und erlaubt vieles). Damit hebt Zacchia die Bedeutung der Kenntnis der Pest für die Gesetzesanwendung ausdrücklich hervor. Auch die übrigen ansteckenden Krankheiten hält er ihres Einflusses auf die Rechtsanwendung – etwa des Eherechts – wegen für wichtig[22]. Einen Abschnitt «De aere, aquis, & locis» – ein Hippokrates-Zitat: die damals noch Hippokrates zugeschriebene griechische Schrift «über Lüfte, Gewässer und Örtlichkeiten» ist ein klassisch-antikes Modell einer Schrift über Hygiene und Epidemiologie – hat Zacchia nach eigener Aussage zu schreiben beschlossen, weil der Rechtskundige allenfalls von den Ärzten darüber etwas wissen wolle. Die Zuträglichkeit der Luft habe zum Beispiel ihren Einfluss auf den Wert eines Grundstücks, auch könne ein gekauftes Grundstück wegen schlechter Luft allenfalls zurückgegeben werden. Die ungesunde Luft werde zudem als Befreiungs- oder Entschuldigungsgrund in mehrfacher Hinsicht anerkannt[23]. Damit stellt Zacchia die hygienisch-epidemiologischen Inhalte seines Buches über die Umwelt vorab in den Zusammenhang mit der Gesetzesanwendung. Fidelis dagegen hatte als Grund, seine hygienischen Abschnitte zu schreiben («scribendi occasio») vielmehr die Möglichkeit gesehen, dass der Arzt als hygienisch-gesetzgebender Berater zugezogen werde[24].

Gerichtsmedizin und öffentliche Hygiene im 18. Jahrhundert

Mit der aufklärerischen Universalisierung der hygienisch-gesetzgeberischen Gesichtspunkte und der Vermehrung von entsprechendem Wissen und entsprechenden Wissensträgern haben die hygienischen Fächer, soweit sie im Rahmen der «Stadtarztmedizin» und späteren «Staats-Arzneikunde» mit der Gerichtsmedizin vereinigt gewesen waren, die Tendenz entwickelt, diese Allianz mehr und mehr zu verlassen und sich zu verselbständigen. Wir werden allerdings sehen, dass es bis ins 19. Jahrhundert hinein auch noch die gegenläufige Tendenz zur Konservierung der alten Einheit gab[25]. Immerhin lag eine derartige Loslösung dem 18. Jahrhundert nahe, schon weil die Organisation der menschlichen Gesellschaft nach medizinischen Gesichtspunkten in der Aufklärung nicht Sache der behördlichen und speziell kollektivärztlich Orientierten blieb, sondern zum zeittypischen Anliegen einer breiten Öffentlichkeit wurde[26], während die gesetzesanwendende Gerichtsmedizin im engeren Sinne sich mehr und mehr zur eigentlichen Spezialität entwickelte.

So geistert in Teichmeyers Lehrbuch die Pest nur noch beinahe erratisch herum – ein dünnes Kapitel, zwischen die dickeren Simulation-Dissimulation und Gift eingeschoben – die Pest gehöre in der Tat zu den oft dissimulierten Krankheiten, schreibt Teichmeyer dazu und deshalb sei es um des Allgemeinwohls willen nötig, dass sie besprochen werde[27]. Während sich in Michael Albertis (1682–1757) «Systema jurisprudentiae medicae» (1725–1729) keinerlei hygienische Fragen, auch kein Pestkapitel mehr finden[28], ebensowenig in Eschenbachs «Medicina legalis» (1746)[29]. Baumer klammert die «politia medica» aus seiner «Medicina forensis» (1778) ausdrücklich aus (vgl. aber S. 96)[30]. Und am Ende des Jahrhunderts wird ein Johann Daniel Metzger (1739–1805) in seinem autoritativen «System der gerichtlichen Arzneiwissenschaft» (1793) schreiben, die von Daniel so genannte «Staatsarzneikunde» zerfalle in die «medicinische Polizeiwissenschaft und die gerichtliche Arzneiwissenschaft». «Jene enthält die medicinischen Vorschriften für die Verwaltung des Staats: diese die Grundsätze für die Handhabung der Gesetze». Zu Unrecht habe man früher beides als gerichtliche Medizin begriffen. Die medizinische Polizei sei «neuerlich mit Recht von der gerichtlichen Arzneiwissenschaft getrennt und als eine besondere Wissenschaft abgehandelt worden von J.P. Frank, Z.G. Hussty, E.B.G. Hebenstreit u.a. Die gerichtliche Arzneiwissenschaft ... bleibt hier allein der Gegenstand unsrer Behandlung»[31].

Gegenläufig zu dieser Dissoziationsbewegung findet sich im 18. Jahrhundert aber wie gesagt auch immer wieder die Tendenz, Hygiene und Gerichtsmedizin weiterhin als zusammengehörig zu betrachten. Der Druck der Materialfülle genügte offenbar doch noch nicht, die Trennung definitiv zu machen. «In so fern der gerichtliche Arzt ein Gehülfe der Obrigkeit in der Gesundheitssorge für einen ganzen Staat wird, kann man die medicinische Polizei auch als einen Zweig der gerichtlichen Arzneiwissenschaft gelten lassen, wiewohl andre, der Weitläufigkeit und Menge der Gegenstände wegen, sie davon trennen» schreibt Weber einleitend zu Hallers Vorlesungen. Haller habe Teichmeyer in dieser Beziehung «durch Zusäze über die Viehseuchen, welche ganz im Lehrbuch mit Stillschweigen übergangen worden, gewissermassen ergänzt», merkt er dazu an. «Übersezer von beiden hält sich aber berechtigt, in der Ergänzung noch weiter zu gehen, und wird, um deswillen, einen eigenen Abschnitt von der obrigkeitlichen Gesundheitssorge einrücken, welcher vor dem Abschnitte von der Pest vorangehen kann»[32]. So re-integriert er gewissermassen, was sich bei Teichmeyer bereits an der Schwelle des Herausfallens befunden hatte, in die gerichtliche Medizin. Offensichtlich konnte sich die Aufklärung bezüglich der Grenzen der Gerichtsmedizin noch nicht einig werden. Es fehlte ihr vielleicht gewissermassen auch an Liebe zum Spezialistentum – erst das 19. Jahrhundert sollte die Spezialisierung als solche als Wert empfinden, was die Spezifalfächerbildung und damit die Abgrenzung der gerichtlichen Medizin von der öffentlichen Hygiene dann natürlich gewaltig vorantrieb. Bis zu einem gewissen Grade hätte die Durchführung der Trennung der beiden dem Anspruch der Aufklärungsmedizin, die irdischen Lebensverhältnisse umfassend zu verbessern, geradezu widersprochen. Hinzu kamen personelle Faktoren. Es ist anzunehmen, dass gerichtlich tätige Ärzte nach wie vor infolge ihrer Nähe zu den öffentlichen Organen eine spezielle Stellung genossen, wenn es um hygienisch-gesetzgeberische Beratungen ging, und dass von ihnen nach wie vor kollektivmedizinische Denkanstösse ausgingen. So findet man, dass auch ein Alberti, der zwischen Hygiene und Gerichtsmedizin an sich scharf trennt, neben seinem streng gesetzesanwendenden «Systema jurisprudentiae medicae» eine «Dissertatio de tuenda reipublicae salute per medicorum bona consilia» verfasst (Halle 1745)[33]. Peter Camper (1722–1789) schreibt über den Kindermord ebensowohl gerichtsmedizinisch wie gesetzeskritisch; er liest über «medicina legalis» und schreibt «über die beste Form der Schuhe», praktisch wirkt er aktiv politisch in einem hohen Amte (vgl. S. 288f.). Hebenstreit ist Autor der «Anthropologia forensis» wie der «Lehrsätze der medicinischen Polizeywissenschaft» (Leipzig 1791). Baumer (1778) weist in demselben Paragraphen, in welchem er die Hygiene aus seiner Gerichtsmedizin ausschliesst, auf sein Werk über die Grundlagen der medizinischen «Politia» hin[34]. Metzger veröffentlicht «Materialien für die Staatsarzneykunde und Jurisprudenz»[35] und seine «Annalen der Staatsarzneykunde» enthalten ebensogut Hygienisches wie Gerichtsmedizinisches[36]. Interessant ist, dass auch Samuel Hahnemann, der Begründer der Homöopathie, sich nicht allein um den chemischen Nachweis des Arsenikgiftmords, sondern auch um Probleme der Alltags-, Kerker-, Arbeits- und Krankenhaushygiene gekümmert hat[37] (Fall S. 97).

Und da wir bei Hahnemanns Arsenikprobe (vgl. Seite 82) sind, soll eingeflochten werden, dass gerade im Bereich der gerichtlichen Toxikologie Hygiene und Gerichtsmedizin besonders lange verbunden geblieben sind. Dies liegt zum Teil in der Sache selbst. Die Toxikologie ist bis heute in besonderem Masse ebensosehr und oft zugleich ein Teil der öffentlichen Hygiene, der Nahrungsmittel- und Gewerbehygiene, der Kontrolle des Wirkstoff- und Medikamentenhandels und Medizinalwesens wie der Kriminologie – und der Zensur: noch Frank fürchtet die Publikation toxikologischen Wissens in einer anderen als der Gelehrtensprache[38] (vgl. S. 364). Das Arsenik ist unter anderem gerade deshalb über Jahrhunderte ein so beliebtes Mordgift gewesen (vgl. Fälle S. 307f., 354, 374, 391), weil es im Rahmen verschiedenster Gewerbe (Farben, Metallbearbeitung), des Haushalts (Ratten- und Mäusegift) und der Medizin (Enthaarung, Krätze, Läuse, Asthma) eben normalerweise Verwendung fand. So hat Louis XIV. 1682 anlässlich der damaligen Giftmordepidemie (vgl. S. 375f.) eine sehr ausführliche Verordnung über den Umgang mit Giften, einschliesslich Besitz und Handel, erlassen[39]. So kümmert sich Hahnemann, der sein Buch über die Arsenikvergiftung übrigens

Gegen Ende des 18. Jahrhunderts (die genaue Jahreszahl ist nicht bekannt) erstattete der Kreis- und Stadtphysikus von Brieg, E.G. Glawnig, der preussischen Kriegs- und Domänenkammer *ein Gutachten über das Neustädter Stockhaus* (Zuchthaus), welches die Frage beantworten sollte, wieso die Insassen so häufig erkrankten.

Glawnig schreibt: Ein Teil der Gefängnisse sind zwei auf fünf Schritte gross und völlig fensterlos und deshalb stockfinster und feucht. Viele Arrestanten sind darin an den Füssen festgebunden. Andere spinnen während des Tages in der sogenannten Spinnstube Schafwolle. In dieser kleinen Stube befinden sich etwa 20 Menschen; Türen und Fenster bleiben immer geschlossen. Hinter dem Ofen stehen drei Holzkübel für die Exkremente, welche – wie die in den Zellen – zweimal wöchentlich geleert werden. Kranke Gefangene kommen in ein finsteres, feuchtes Gewölbe. Alle zwei Wochen erhalten die Gefangenen frisches Stroh: das alte Stroh wird aber nicht entfernt, sodass sie auf einer feuchten Unterlage schlafen. Eine Decke erhalten sie nicht; die Kleider werden Tag und Nacht getragen und nie gewaschen. Das Gefängnis kann im Winter nicht geheizt werden. Fünfmal wöchentlich erhalten die Arrestanten Brot und Wasser, zweimal Rindfleisch und Graupen. Viele haben Skorbut.

Um die Gesundheit der Insassen zu verbessern, schlägt Glawnig vor, Fenster einzubauen, den Fussboden alle drei Monate zu reinigen und die Wände jährlich zu tünchen; weiter seien täglich zu reinigende kupferne Kübel einzuführen und die Räume täglich zu räuchern.

Die Gefangenen sollen alle Vierteljahre baden und eine Decke sowie zwei Hemden erhalten, die wechselweise zu waschen sind. Die Kranken sollen in einem hellen, luftigen, heizbaren Raum untergebracht werden.

Mit Brieg kann ein Ort südöstlich von Breslau oder ein anderer nordwestlich von Glogau gemeint sein. Ein Neustadt liegt südöstlich von Posen an der Warthe, ein anderes nordöstlich von Görlitz. Noch bis zum Ende des 19. Jahrhunderts ist «schlechte Luft» Krankheitsursache (vgl. Fall S. 92 und Verweise), darum die hohen, «luftigen» Räume der Gefängnisse und Spitäler des 19. Jahrhunderts. Der Text ist u. a. ein Dokument zur Geschichte der Strafe in einem fortschrittlichen und aufgeklärten Land wie dem damaligen Preussen.

«Der Majestät des guten Kaisers Joseph» widmet, ebensosehr um die
gewerbliche, landwirtschaftliche, haushaltliche und arzneiliche Arsenikvergiftung wie um die kriminelle und ebensosehr um deren Prophylaxe durch Einschränkung und Kontrolle des Verkaufs, durch ge-
werbehygienische Vorkehren und Aufklärung wie um deren «gerichtliche Ausmittelung»[40]. Was sich aber vom Arsenik sagen lässt, lässt
sich auch von den meisten anderen Giften sagen – die Bleivergiftung
etwa gehört wohl sogar mehr zur Wasser- und Nahrungsmittelhygiene (bleierne Wasserleitungen und Geschirre, Weinverfälschung) und
zur Gewerbehygiene als zur Kriminologie, die Pilzvergiftung gehört
bald zur hygienisch-prophylaktischen, bald zur gerichtlichen Medizin. So fügen sich hygienisch-prophylaktische Hinweise, Bemerkungen und Abschnitte – namentlich solche über den Gifthandel – organisch in gerichtlich-medizinische Abrisse über die Vergiftungen ein[41].
Bei Johann Peter Frank findet man eine sehr ausführliche Behandlung der Gifte ausschliesslich vom hygienisch-sozialmedizinischen
Standpunkte aus (vgl. auch S. 364), wobei der Autor von der «Einschränkung der Gifthändler» über die «Ausrottung giftiger Pflanzen»
zur «Belohnung neuer Mittel wider die Vergiftungen» alle möglichen
Massnahmen zur Bekämpfung der Vergiftungen in Betracht zieht[42].
Eine zusätzliche Verquickung von Gerichtsmedizin und Hygiene ergab sich im Rahmen der Toxikologie bis weit über das 18. Jahrhundert hinaus aus der Schwierigkeit, die Vergiftung von der Infektion zu
unterscheiden. Epidemien konnten damit als Vergiftungsepidemien
verstanden werden und hygienisch-prophylaktische Massnahmen bei
Epidemien als vergiftungsverhütend. Mag sein, dass auch darum die
«Pest» – die sehr ansteckende schwere Krankheit – so lange ein gerichtsmedizinisches Thema geblieben ist. Jedenfalls findet man noch
in Plenks Toxikologie (1785) die «Gifte von Krankheiten der Thiere»
unter den tierischen Giften – dazu gehörte unter anderem die giftige
Küchenmuschel (infolge einer Krankheit giftig geworden), ranziges
Fett, faules Fleisch, Gift des tollen Hundes, der Pocken, der Masern,
Scharlachgift, Krätzegift, Aussatzgift und das Pestgift[43].
Manche Autoren halten im 18. Jahrhundert an der alten Einheit
von gesetzesanwendender und gesetzgebender Medizin auch ganz
ausdrücklich fest. Johann Ernst Hebenstreit (1703–1757), Stadtarzt
zu Leipzig und Professor und Dekan der medizinischen Fakultät daselbst, stellt seine Gerichtsmedizin unter das höchste Gesetz des
Wohls des Volkes, womit dann der Arzt sowohl juristische als auch
politische Aufgaben hat[44]. Hebenstreits Werk heisst mit vollem Titel:
«Anthropologia forensis sistens medici circa rempublicam causasque
dicendas officium» (Leipzig 1751), es zerfällt in einen Teil über die
ärztliche Sorge für die öffentliche Sicherheit (Sorge für die Neugeborenen, öffentliche Gesundheit und Bestattungswesen) und einen zwei-

ten über die ärztliche Gesetzesinterpretation. Christian Gottlieb Ludwig (1709–1773) folgt seinem Vorbild Hebenstreit hier wie in vielem[45]. Justus Christian Loders (1753–1832) «Stats-Arzneykunde» umfasst noch 1793 die beiden Abteilungen «Gerichtliche Arzneygelahrtheit» und die «Medicinische Polizey»[46]. Auch Fodéré fasst in seinem «Traité de médecine-légale et d'hygiène publique» (vgl. S. 89) die beiden Fächer zusammen[47].

Insgesamt blieb das 18. Jahrhundert noch unschlüssig, ob Gerichtsmedizin und Hygiene als Einheit zu behandeln seien oder nicht. In Daniels «Entwurf einer Bibliothek der Staatsarzneikunde oder der gerichtlichen Arzneikunde und medicinischen Polizey» von 1784 sind die allgemeinen eigentlichen Schriften zum Thema eingeteilt in solche «der gerichtlichen Arzneikunde» und solche «der medicinischen Polizey», die speziellen Schriften aber setzen sich sehr gemischt aus mehr hygienischen und mehr gerichtsmedizinischen zusammen: Vom «Geschlecht» über «Nothzucht», «Onanie», Kindermord, Erziehung, Alter, Gesundheit und Unbekömmlichkeit der Länder und Örter, Luft, Ausdünstung stehender Gewässer, Brot, Wasser, Bier, Krankenhäuser, Tortur, Tödlichkeit der Wunden, Gifte u.a.m. bis zum «Orte der Begräbnisse» hat Daniel diese Gegenstände offenbar biographisch – von der Zeugung zum Begräbnis – geordnet. Während er Bücher über Pest und Epidemien wie juristische Schriften zu den «Hülfsschriften» räumt[48].

Das war etwa die Situation, in der das 19. Jahrhundert die Beziehung zwischen Gerichtsmedizin und Öffentlichkeit – beziehungsweise deren Vertretung in Form von Juristen und Behörden – fand. Die rivalisierende Bemühung von Medizin und Jurisprudenz um das Wohl der Allgemeinheit war einer spezialistischen Zusammenarbeit gewichen, die der Öffentlichkeit dienende Medizin war im Begriff, sich als eigener Fachbereich von der Individualmedizin abzuschnüren. Innerhalb dieses sich der Öffentlichkeit verpflichtet fühlenden Teils der Medizin aber bestand, bei zunehmendem Bewusstsein der übermässigen Weite des Gebiets und wachsendem Bedürfnis nach einer neuen spezialistischen Organisation zu deren Bewältigung, noch kein Consensus bezüglich der Gestaltung der Beziehung zwischen der Gerichtsmedizin im engeren Sinne und der übrigen der Öffentlichkeit dienenden Medizin.

Der eigene Stand

Wir haben uns bisher den standespolitischen Aspekten der Auseinandersetzungen von Schulmedizinern und Chirurgen, Hebammen, Apothekern, Behörden und Juristen gewidmet, wie sie sich in der gerichtsmedizinischen Literatur finden. Die Mediziner haben wir dabei als Interessengruppe behandelt, die sich kraft ihrer Überlegenheit weitgehend durchsetzen konnte. Über die Bauweise dieser Überlegenheit und die Mechanik ihrer Erhaltung und Vermehrung – soweit solche aus unseren Quellen hervorgeht – etwas zu sagen, bleibt noch übrig.

Ärztliche Autonomie und ärztliche Ethik

Der wichtigste Punkt ist dabei wohl die Autonomie – Autonomie im wörtlichen Sinne: das Sich-selber-Gesetze-Geben. Die Universitätsmediziner haben nicht nur ihre Geschwisterstände und die Bevölkerung insgesamt in ärztlichen Fragen allmählich weitgehend unter Kontrolle bekommen, es ist ihnen auch gelungen, die Kontrolle des eigenen Standes über weite Strecken sich selbst vorzubehalten. Sie sassen über Kunstfehler und Kompetenzüberschreitungen ihrer Geschwisterstände zu Gericht, die Beurteilung ihrer eigenen Fehler aber überliessen sie keinem anderen Stand. In einem gewissen Sinne erscheint der Unterschied nicht wesentlich: Die Mediziner waren einfach die Treuhänder der Interessen der Gesamtheit und der Gerechtigkeit, sie ordneten die eigenen Verhältnisse mit demselben Blick auf das Wohlergehen aller, mit derselben Strenge wie diejenigen anderer. Man liest dies an ihrer Ethik ab, die ja in selbstauferlegten Gesetzen besteht. Anders betrachtet machte es viel aus, wer da die Interessen der Gesamtheit und die Gerechtigkeit verwaltete. Denn jeder versteht ja unter dem Allgemeininteresse und der Gerechtigkeit den Zustand, der ihm für jedermann die angemessene Entfaltung zu erlauben scheint, und nur ausnahmsweise misst er dabei anderen spontan mehr Entfaltungsraum zu als sich selbst. Auch die Mediziner tendierten dazu, das Wohl der Allgemeinheit und die Gerechtigkeit in Richtung der eigenen Bedürfnisse zu erblicken. Auch dies kann man, wie wir sehen werden, an ihrer Ethik ablesen.

Der gerichtliche Arzt sass natürlich auch hier an verhältnismässig entscheidender Stelle – er war es, der die Normen in Bezug auf den eigenen Stand setzte, mit Hilfe derer er die Ansprüche der Mediziner gegen andere Ansprüche abwägen konnte; in seinen Stellungnahmen vollzog sich ärztliche Autonomie. Man findet in der frühen gerichts-medizinisch wichtigen Literatur daher sehr häufig die ärztliche Ethik inbegriffen – oft unscharf abgegrenzt gegenüber den Richtlinien zur Beurteilung von Chirurgen, Hebammen, Apothekern, Pfuschern, gegenüber dem Ordnen des Sanitätswesens und gegenüber der Lehre von der ärztlichen Ausbildung[1]. Wie diese Gebiete gehört ja auch die ärztliche Ethik in den grösseren Rahmen der ärztlichen Gesundheitspolitik. Es spiegelt sich dies auch in den beiden ersten Originaltiteln zur ärztlichen Ethik, die die Garrison-Mortonsche Bibliographie aufführt: «Medicus-politicus» (Rodericus a Castro, 1614) und «Politia medica» (Ludwig von Hoernigk, 1638[2]; der Verfasser lebte 1600–1667, war Mediziner, Stadtarzt in Frankfurt am Main und promovierte zusätzlich als Jurist)[3].

Es ist aus unseren Quellen prinzipiell nicht zu ersehen, wie weit die dort zu findenden ärztlich-ethischen Ausführungen Zeichen der effektiven ärztlichen Autonomie sind – ethische Programme sind weder Gesetze noch Taten. Hingegen lässt sich der Anspruch auf Autonomie klar herauslesen. Das im Gefühl der Freiwilligkeit vollzogene Gehorchen ist ebensosehr ein Ausdruck des Autonomiebedürfnisses wie das Aufstellen unabhängiger eigener Gesetze. Dass die hohen ethischen Standards, die da proklamiert werden, das öffentliche Vertrauen in den Mediziner gestärkt und so dessen Autonomie den Weg gebahnt haben, soweit sie noch nicht realisiert war, ist überdies anzunehmen.

Schon vor dem Erscheinen der Garrison-Mortonschen Klassiker der ärztlichen Ethik hat Baptista Codronchi sein Werk «De christiana, ac tuta medendi ratione» in zwei Büchern herausgegeben (Ferrara 1591)[4]. Das erste Buch beginnt mit einigen aus- und fortbildungstechnischen Kapiteln: wer, der [klassischen] Medizin unkundig, sich vermisst, Krankheiten zu heilen, sündigt tödlich, auch wenn er nicht schadet. Wer heilt, bevor er genau diagnostiziert, vergeht sich. Derjenige, der lokal behandelt, bevor er den ganzen Körper von seinen bösen Säften befreit hat, verstösst gegen die Lehre Galens. Die sehr häufige Scabies zum Beispiel, von der Codronchi zuerst sprechen will, kann nicht einfach mit einer Salbe behandelt werden. Denn auch die Scabies ist eine innere Störung der Säfte und es gibt davon verschiedene Formen, denen niemals eine einzige Salbe genügen kann – es gibt die feuchte, die trockene, die Skabies von verdorbenem Blut, die von Schleim und die von der schwarzen Galle. Ebenso ist es mit dem Zahnweh, das von Empirikern niemals sicher geheilt werden kann, denn auch da können die tieferen Ursachen verschieden sein: warm, kalt, einfache Unstimmigkeit mit oder ohne Materie. . .[5]. es ist ein didaktischer Glücksfall, dass Codronchi gerade diese heute etwas bizarr anmutenden Beispiele wählt – der Nachweis der Standesinteressen ist immer viel weniger plausibel, wo wissenschaftlich und ethisch korrekt (d.h. nach dem Stand des Lesers) argumentiert wird. Dass Codronchi gerade über die Krätze und das Zahnweh spricht – es folgt noch das Ohrenweh – hängt wohl damit zusammen, dass es gerade für diese Leiden wandernde Spezialisten gab – Salbenverkäufer («Quacksalber») und Zahnbrecher (die Vorläufer der modernen Zahnärzte) – die die Mediziner mit ihrer Behandlung häufiger Leiden empfindlich konkurrenzieren konnten. Es folgen Kapitel über fehlerhaftes Verhalten der Ärzte selbst: der Arzt soll sich nicht in allzugrossem Selbstvertrauen wiegen, er soll sich mit seiner Materie hinreichend befassen, er soll seine Patienten im allgemeinen nicht verlassen, bevor die Behandlung ganz abgeschlossen ist. Er soll nicht zulassen, dass Kranke verdorbene oder alte Medikamente erhalten, nicht um des Verdienstes willen Krankheiten in die Länge ziehen, eigene Fehler zu korrigieren bereit sein, nicht zuviele Patienten annehmen, für chirurgische Eingriffe geeignete Helfer beiziehen, wenn er selbst sie nicht beherrscht. Er soll den Kranken zu Beichte raten und nicht um des kranken Körpers willen Dinge verschreiben, die der Seele schaden – etwa unerlaubten Coitus oder Trunkenheit. Wer zu Abtreibung rät, wer Gift, Liebesmittel zu verbotenem Zwecke oder Antikonzeptiva anrät oder vermittelt, sündigt. Die Erlaubnis zum Fastenbrechen soll nicht ohne guten Grund gegeben werden. Es folgen Kapitel über das Honorar (Fall S. 104) – von Unheilbaren darf der Arzt Entlöhnung annehmen, falls er nicht verschweigt, dass eine unheilbare Krankheit vorliegt, Arme sind gratis zu behandeln etc., dann über Kollegialität und über die Züchtigkeit im Umgang mit den Patienten. Der christliche Arzt, der mit Juden zusammenarbeitet, sündigt[6]. Wer vor Richtern falsch aussagt, sündigt. Wer ohne Erlaubnis und Notwendigkeit die Nonnenklausuren betritt, wird exkommuniziert. Sektionen sollen nicht ohne Erlaubnis durchgeführt werden. Wer sich freut, wenn viele krank sind und wer Krankheiten in die Länge zieht, wer traurig ist, wenn niemand krank ist, oder wenn ein anderer Arzt mehr Kranke hat, auch, wer Gesunden schlechte Ratschläge gibt, damit sie krank werden, sündigt. Das letzte, 43. Kapitel des ersten Codronchischen Buchs handelt generell von der Gerechtigkeit, der Caritas und den guten Sitten, die der Arzt nicht verletzen soll. Das zweite Buch mit nur 7 Kapiteln gibt Richtlinien für das Verhalten von ärztlichen Helfern – Priester sollen nicht ärztlich tätig sein – und vor allem für das Verhalten der Patienten. Auch Patienten können sündigen, namentlich, wenn sie ihrem Arzte nicht gehorchen, ihn beleidigen, verschmähen und nicht angemessen bezahlen[7].

1573 beschwerte sich Dr. Hieronymus Stehlen beim Bürgermeister und Rat der Stadt Freiberg, *weil ihm der Bürger Paul Fleracker das Honorar für die Behandlung seiner Frau vorenthalten hatte.* Der Rat wandte sich mit der Frage, ob die Forderung des Arztes berechtigt sei, an die Medizinische Fakultät der Universität Leipzig. Diese verlangt in ihrer Antwort weitere Angaben:

> Was hatte die Frau für eine Krankheit? War diese akut, perakut oder chronisch, ansteckend oder eine Vergiftung? Der Arzt verdient je nach der Gefährlichkeit der Krankheit.
> Hat der Arzt die Patientin mehrmals täglich besucht?
> Hat der Arzt Nachtbesuche gemacht? Wie oft?
> Dauerte die Behandlung länger als drei Wochen?

Der Rat soll sich bei unabhängigen Drittpersonen nach diesen Umständen erkunden, denn der Kläger werde sie bejahen und der Beklagte bestreiten. Wenn der Rat weitere Auskünfte von der Fakultät erhalten möchte, so soll er diese zusätzlichen Angaben nach Leipzig schicken. Für die geschehene Mühewaltung werden vier Gulden in Rechnung gestellt.

Die Fragen der Fakultät erinnern in ihrem Versuch, die Leistungen des Standesgenossen zu differenzieren, an heutige Kassentarife. Der Herausgeber Ammann kommentiert mit geringerem Streben nach Gerechtigkeit:
Medicis in morbis
totus promittitur orbis;
accipe dum dolet,
post morbum medicus olet!

Exkurs über den christlichen Arzt

Der Titel von Codronchis Buch «von der sicheren und christlichen Art, zu heilen» stellt einen Zusammenhang zwischen christlicher Religion und ärztlicher Qualität her. Dieser Zusammenhang hat im 17. Jahrhundert antisemitische Formen angenommen, welche die Verquickung von ärztlicher Ethik und ärztlichen Standesinteressen aussergewöhnlich klar hervortreten lassen. Denn mangelnde Qualität konnte den jüdischen Ärzten mit ihrer traditionellen Gelehrtheit und besonderen Beziehung zur Medizin kaum vorgeworfen werden. Umso gefährlicher wurde aber ihre Konkurrenz – auch Fürsten und Päpste haben als ärztliche Berater oder Leibärzte gerne Juden zugezogen. So ging man der jüdischen Konkurrenz im Namen der im christlichen Glauben begründeten ärztlichen Ethik auf den Leib: Ethik wird hier

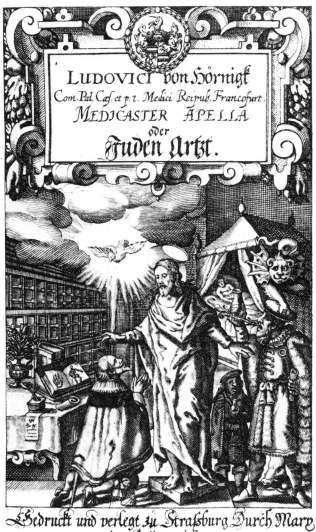

Ludovici von Hörnigk

Com. Pal. Cæs. et p. t. Medici Reipub. Francofurt.

MEDICASTER APELLA

oder

Juden Artzt.

Gedruckt und verlegt zu Straßburg Durch Marx von der Heiden. 1631

Sebastian Furck fecit

Der christliche Arzt, der übrigens der äusseren Erscheinung nach Ludwig von Hörnigk selbst ist, wendet sich vom Studium der Anatomie kurz ab, um Christi Segen zu empfangen. Die jüdische Konkurrenz wird mit zweifelhaften Begleitern versehen und durch das Harnglas als Vertreter einer veralteten Medizin (Harnschau) gebrandmarkt.

unmittelbar als standespolitisches Instrument sichtbar. Schon Codronchi hatte es als Sünde bezeichnet, wenn ein christlicher Arzt mit Juden zusammenarbeitete, auch der obengenannte Klassiker der ärztlichen Ethik, Hoernigk, rät von Zusammenarbeit mit der jüdischen Konkurrenz ab[8]. Hoernigk kann indessen geradezu als ein Klassiker des Antisemitismus bezeichnet werden (Abb. S. 105). Neben seiner «Politia medica» hat er nämlich auch einen «Medicaster Apella, Judenartzt»[9] (Strassburg 1631) geschrieben, ein rund 400 Seiten dikkes Traktat, in welchem «Gottlosen Juden oder Thalmudisten» mit stinkendem Kot, christliche Ärzte aber mit wohlriechenden Blumen verglichen werden, und das Vertrauen in einen «heyllosen verfluchten» Judenarzt dem Vertrauen in den «Teuffel selbst» gleichgesetzt ist[10]. Und anhangsweise findet sich ferner zusammenfassungsartig u.a. ein Gedicht folgenden Inhalts: «Salvete Herr Dotter Sawwurst / Jetzt wird man dir zausen die Burst / Dass dir der Rucken krachen thut / Weiln du umb g'sundheit Leib und Gut / Manchn Christenmenschen hast gebracht / Und noch schelmisch darzu gelacht / ... Der Judenartzt, der Teuffelskopff / Der mörderische arge Tropff / Wird abgemahlt in diesem Buch / Drumb, Leser mein es wol durchsuch ... Gehab dich wol mein frommer Christ / Der Judenartzt dess Teuffels ist»[11]. Übrigens darf auch nach Zacchia der Arzt weder einen Juden noch einen Häretiker konsultieren[12]. Und noch in Valentinis «Corpus juris medico-legale» von 1722 findet sich ein ausführliches Responsum der theologischen Fakultät von Wittenberg aus dem Jahre 1643 über die Frage, ob ein Patient einen jüdischen Arzt beiziehen und ein christlicher Arzt mit einem jüdischen zusammenarbeiten dürfe bzw. zwei Folioseiten Begründung, wieso beides nicht anzuraten sei (der christliche Arzt soll alles tun, um den Patienten davon abzubringen, einen jüdischen Arzt zu nehmen) was Valentini auch noch durch neuere Literatur von 1680 und 1698 bekräftigt. Denn es ist gegen das Wort Gottes, wenn man jüdische Ärzte konsultiert, gegen die Ermahnungen der Apostel, gegen die Meinung der Kirchenväter, gegen kirchliches sowohl als ziviles Gesetz. Denn die Juden gebrauchen magische Medikamente, oft sogar Gifte statt Heilmittel, und wer sich ihnen anvertraut, begibt sich in Gefahr und bestärkt sie in ihrem Aberglauben. Die Zeugnisse sprechen gegen sie. Und schliesslich konsultieren auch die jüdischen Ärzte kaum je christliche[13].

Rodrigo de Castro, der sich bald nach seiner Übersiedlung nach Hamburg wieder der jüdischen Gemeinde anschloss (vgl. S. 47)[14], argumentiert in seinem «Medicus-politicus» (1614) weniger christlich – er bedient sich nicht der Codronchi so geläufigen metaphysischen Begriffe wie «Sünde», «Todsünde» und «caritas». Auf die Fragen des Aborts, der Antikonzeption, des Lasters und der Beeinflussung des Patienten durch den Arzt im Sinne des Guten oder des Bösen legt er kein Gewicht. Er argumentiert offen politisch, er sucht nicht so sehr das Gute im Arzt, als vielmehr dessen ureigenstes Interesse in den Dienst der Gerechtigkeit zu stellen, er orientiert seine Ethik weniger an ewigen übergeordneten Sollensnormen als am Menschenmöglichen. Es hängt dies wohl damit zusammen, dass de Castro Jude ist – die Juden haben eine überaus alte und starke Tradition des Nachdenkens über ärztliche Ethik[15]. Vielleicht hat auch des Autors Wohnsitz im protestantischen Hamburg, dem Refugium aller Arten von Glaubensverfolgten, wozu auch er gehörte, seinen Einfluss auf dessen ethische Überlegung gehabt. Im Klima religiöser Toleranz könnte, im gleichen Masse wie die religiöse Basis einer traditionellen Sittlichkeit schwand, sich eine sozusagen soziologische Neubegründung angeboten haben, im Rahmen derer sich Sittlichkeit dann mehr im Zwischenmenschlichen denn zwischen Gott und Mensch vollzieht. De Castro zitiert Codronchi nicht, und mit Gott und der Bibel argumentiert er selbst in den ersten zwei Kapiteln seines im engeren Sinne ethischen Teils[16], die den an Todsünden erinnernden Lastern des Arztes gelten, wenig. Als erste Tugend des Arztes nennt de Castro Vor-, Um- und Voraussicht. Seine Ethik hat nicht so sehr den Charakter eines Gesetzes, als den einer Ratschlagsammlung. Unmässigkeit, Leidenschaften, Traurigkeit schaden dem Ansehen und der Gesundheit. Geiz lohnt sich nicht. Hingegen lohnt es sich für den Arzt, anständig, angenehm und gepflegt zu sein. Sehr eingehend befasst sich de Castro mit dem Umgang mit Patienten, wobei Untersuchungstechnik, Etikette, Ethik, Psychologie und Gebote der ärztlichen Schlauheit sich innig mischen. Das Vertrauen des Patienten ist viel wert, denn es ist ein Heilungsfaktor, und der Arzt, welcher am meisten heilt, ist der beste Arzt. Vertrauen wird vom Patienten auch – neben dem Gehorsam gegenüber dem Arzt – verlangt. Utilitaristisch argumentiert de Castro auch im Zusammenhang mit der Frage der Haltung des Arztes gegenüber seinen Feinden. Einerseits vermeidet man, wenn man seine Feinde nicht behandelt, alle Verdächtigungen im Falle eines ungünstigen Verlaufs. Andrerseits können sich Humanität und Wohltätigkeit gegenüber Feinden lohnen, indem diese dadurch häufig milder gestimmt werden, zudem hängt die Situation eines Arztes ja selten vom Leben nur eines Feindes ab. So präsentiert de Castro seine ethischen Richtlinien – um solche handelt es sich ja dem Inhalt nach – mit Vorliebe als nützliche Ratschläge («utilissima quaedam praecepta») zum Gebrauch im Umgang mit den Patienten, Warnungen und Orientierungshilfen. Das Bewusstsein der standespolitischen Bedeutung der ärztlichen Ethik, welches Codronchi sich mit Hilfe des Glaubens an die Autorität der Kirche hat ersparen können, ist bei de Castro vorhanden. Das zweitletzte Kapitel seines ethischen Buches widmet er der Frage der Rechtsprechung bei ärztlichen Kunstfehlern. Alle Pseudoärzte, schliesst er, sollen streng beurteilt und streng bestraft werden, wenn sie pfuschen – um des Werkes Gottes willen, zum Schutz der einfachen Leute und der guten Ärzte, die sie konkurrenzieren; und die Strafe muss umso härter sein, als diese würdelosen

Der adlige Tycho Brahe in Kopenhagen (nicht zu verwechseln mit dem Astronomen gleichen Namens) richtete 1639 eine Anklageschrift an den König. Seine Gattin, Brigitta Brock, hatte an einem Ausfluss aus den Augen gelitten. *Der italienische Arzt Tancredo Lelio verabreichte ihr Medikamente, welche sie – so schreibt Brahe – an den Rand des Todes brachten,* sodass sie viele Wochen das Bett hüten musste und seitdem geschwächt war. Brahe bittet den König, ein ärztliches Konsil einzuberufen, das über folgende drei Punkte urteilen soll: Was hatte die Frau für eine Krankheit, und waren die Medikamente bei dieser indiziert? Durfte Lelio ihr ein Purgativ geben, wo er doch wusste, dass sie schwanger war? Hat Lelio die Patientin im Stich gelassen, als er sich weigerte, mit einem Medikament ihre Schmerzen und den heftigen Durchfall zu lindern? Seinerseits hat Tancredo Lelio eine Verteidigungsschrift verfasst. Nach seiner Meinung hatte der Ausfluss der Augen den Ursprung in einer scharfen Materie im Körper, welche durch eine leichte Purgation entfernt werden musste, sollte das Kind nicht im Mutterleib ersticken. Er verabreichte den Saft der Purgierwinde (Scammonia), den er schon früher bei der Patientin selber und ihren Kindern angewendet hatte. Das Rezept liegt bei. Die «Superpurgatio», welche darauf folgte, beruhe auf einer besonderen Konstellation der Säfte und sei nicht die Folge eines ärztlichen Kunstfehlers. Eine Milderung der Purgatio wäre schädlich gewesen; die Schmerzen, die Herzangst, die Unruhe des Uterus und auch die blutigen Durchfälle mussten durch weitere «purgatiunculae» behandelt werden, damit die scharfe Materie ausgeschieden wurde. Zusätzliche Massnahmen, welche Lelio einleiten wollte, waren nicht mehr möglich, weil Brahe einen andern Arzt, Dr. Worm, zuzog.

Als Sachverständiger nimmt Dr. Thomas Fink, Dekan der Medizinischen Fakultät Kopenhagen Stellung. Er unterstützt das Vorgehen seines Kollegen Lelio: Der Scammoniasaft war richtig präpariert und vorsichtig dosiert. Der Ausfluss aus den Augen liess auf überflüssige üble Säfte im Körper schliessen. Die «Superpurgatio» kann auf die Menge, schlechte Beschaffenheit und Schärfe der krankmachenden Materie zurückgehen; sie kann auch nach ganz leichten Purgiermitteln (z. B. Seidelbast) auftreten. Die Schwangerschaft schliesst die Anwendung eines gewohnten Medikamentes nicht aus, und schliesslich befehlen Hippokrates und Galen den Ausfluss mit weiterem Ausfluss (d. h. in diesem Fall mit einer Purgation) zu heilen.

Zur Auffassung der Purgantien als Abtreibungsmittel s. Fall S. 70. Die vorliegende Krankengeschichte erinnert an Karikaturen von Ärzten des 17. Jahrhunderts, welche purgierten und zur Ader liessen, bis der Patient gestorben war (Molière, Lesage). Der italienische Arzt findet den Schutz des Sachverständigen und Kollegen im Norden, was nicht ganz selbstverständlich ist, weil die Italiener als Giftmischer par excellence galten (s. S. 375).

Leute durch blosse Schande nicht empfindlich getroffen werden. Ärzte hingegen, die von den Universitäten legitim promoviert worden sind, können von niemandem vor Gericht gezogen werden (Fall S. 108). Die Professoren, die deren Fehler zu beurteilen haben, müssen da selbst zum Rechten sehen. De Castro sieht auch die Gefahren solcher Autonomie klarer als Codronchi, dem sich die ärztliche Autonomie gewissermassen als betriebssicherer Gehorsam gegenüber Gott darstellt. In Salamanca, sagt de Castro, wird sorgfältig (religiose) darauf geachtet, dass keine Leute promoviert werden, derer die Universität sich dann schämen müsste. Das letzte Kapitel des ethischen Buches widmet er, als ob er aufkommende Ängste wieder beschwichtigen müsste, der Unterscheidung von wahren und falschen Ärzten. Zum Glück ist diese nicht schwierig: De Castro ordnet einfach alle positiven Merkmale dem wahren Arzte zu, Ungebildetheit, Geldgier und Lüsternheit, Dummheit, Eigennutz, Aberglauben, Grossmäuligkeit, Gefährlichkeit und ähnliches mehr charakterisieren demgegenüber den falschen Arzt.

So korreliert de Castro hohes Ethos und eigenen Stand und rechtfertigt damit die Autonomie desselben und die strenge Kontrolle aller Konkurrenz. Den konzeptuellen Hintergrund dieses Entwurfs bildet wohl nicht so sehr individuelle denkerische Naivität oder Zynismus als vielmehr eine eigentümliche Assoziation von Wissen, Tugend und gehobenem sozialem Status, von Angenehmem, Nützlichem und Gutem. Die soziale Lebens- und Überlebensfähigkeit dieses Entwurfs aber beruht nicht zuletzt auf den Interessen auch des modernen Staats an einer ordnenden Monopolisierung des Medizinalwesens[17]. In der Ethik des Jahrhunderts der Aufklärung, des 18. Jahrhunderts, wird dieses Grundkonzept dann jene typische Mischung von demonstrativer Tugendhaftigkeit und ungenierter Vertretung der ärztlichen Standesinteressen zeitigen, welche den modernen Leser, der sich daran gewöhnt hat, gerade auch das geistige Leben als Ausfluss böser und niedriger Triebe aufzufassen, naiv und zynisch anmuten kann[18] (vgl. S. 111 f.).

Paolo Zacchia, der Consulent der Rota Romana, zitiert sowohl Codronchi als auch de Castro recht häufig. Seine ethischen Quaestiones decken auch ungefähr das von diesen beiden umrissene Gebiet. Mehr als die genannten Autoren bemüht sich Zacchia, welcher mit dem Rechtswesen natürlich in engstem Kontakt stand, um die juristischen beziehungsweise die eigentlich gerichtsmedizinischen Aspekte der ärztlichen Ethik, namentlich die Abgrenzung der Kategorien der Fahrlässigkeit, des Unwissens und des Vorsatzes (negligentia, ignorantia und dolus). Christliche, traditionell-hippokratische, fachliche und politische Gebote mischen sich bei ihm vollends. Zacchias Forderungen an den Arzt sind streng. Aber indem sie über weite Strecken mit den Erwartungen der Kranken gegenüber dem Arzt zusammenfallen, entsprechen sie der Eigengesetzlichkeit des Privatarzttums und dessen unmittelbarstem Interesse. Die Anerkennung der Autorität des individuellen Patienten ist dem Arzt immer auch Basis seines Anspruchs auf Autonomie. Was sich bei Zacchia darin äussert, dass er das Interesse des Arztes praktisch nur zugunsten des Patienten bzw. dessen seelischem Heil – und zugunsten der Kirche – beschneidet, nicht aber zugunsten von ärztlichen Konkurrenten. Während er alle Entfaltung der Konkurrenz auf Kosten des eigenen Standes als Kompetenzüberschreitung und schuldhaften Tatbestand brandmarkt: als Handeln aus Ignoranz, und zwar arglistig und eigennützig[19].

In der Zeit nach Zacchia lockert sich dieser Zusammenhang zwischen Gerichtsmedizin und ärztlicher Ethik samt Ausbildungslehre mehr und mehr. Die Entwicklung ähnelt derjenigen der Hygiene, ist mit dieser auch verquickt, wenngleich die Ethik nicht ebenso angeschwollen ist wie die Hygiene und sich wohl auch deshalb weniger zum eigenständigen Fachbereich entwickelt hat. Ähnlich wie diese wurde sie im Laufe der Aufklärung vom Randfach zum Grundlagenfach, welches jedermann interessierte. Die Gerichtsmedizin konnte damit vom Rahmen zum Spezialkapitel der ärztlichen Verhaltenslehre werden – ganz ähnlich hat ja Johann Peter Frank gerichtsmedizinische Probleme einer umfassenden medizinischen Polizei untergeordnet (vgl. Seite 98). Wie im Fall der Hygiene des 18. Jahrhunderts blieb dabei trotzdem vielfach eine besondere Beziehung der Ethik zur Gerichtsmedizin erhalten[20]. Es ergibt sich gelegentlich auch eine engere Beziehung zwischen Ethik und Hygiene[21].

Johannes Bohns Werk «De officio medici» (über das Amt des Arztes) markiert die Wende von der frühneuzeitlichen Phase der Bindung der ärztlichen Ethik an die Gerichts- und Öffentlichkeitsmedizin zur Phase ihrer Selbständigkeit. Dabei erscheint die Gerichtsmedizin zunächst, in einer gewissen Umkehrung der bisherigen Verhältnisse, als

Teilbereich der ärztlichen Verhaltenslehre. Die «Pflicht» des Arztes erscheint schon in Bohns Titelgebung in ein dem beschränkten Bereich der Gerichtsmedizin weit übergeordnetes und umfassenderes Bezugsfeld eingeordnet. Die gerichtliche Tätigkeit des Arztes gehört hier nicht zum Rahmen der Besinnung auf die ärztliche Ethik, sondern sie ist ein Teil der unter den Geboten der Ethik stehenden ärztlichen Pflichten. Entsprechend ist der Pflichtenkreis des Arztes bei Bohn sehr weit gesteckt. Er umfasst Richtlinien für die ärztliche Ausbildung, für die Wertung von Befunden, die Behandlung und Beurteilung von Pfuschern, Apothekern, Chirurgen, für Parfümierung und Auftreten des Arztes, den Umgang mit den Patienten, das Verhalten in ethischen Problemsituationen, Konsultationen, detaillierte Richtlinien bezüglich ärztlicher Indikationen und Therapien und, eingebettet in dies alles, forensische Tätigkeit[22].

Die ganz allgemeine, auf eigener Autorität beruhende Kritikfestigkeit des ärztlichen Denkens und Handelns steht hier gegenüber der juristischen, behördlichen und kirchlichen Unantastbarkeit im Vordergrund – eine Folge wohl zugleich wie eine Ursache der seinerzeitigen ärztlichen Autonomie und Macht.

Mit Bohns Werk (1704) ist etwa die Ausgangslage umrissen, welche der ärztliche Stand am Anfange des 18. Jahrhunderts vorfand. Die konzeptuellen Voraussetzungen für eine unbehinderte Entfaltung des ärztlichen Standes sind geschaffen. Die Konkurrenten sind mehr oder weniger untergeordnet und das Vertrauen einer relativ breiten Öffentlichkeit gewonnen. Das Hervorbringen einer offiziellen standeseigenen Ethik hat dabei wohl eine Schlüsselwirkung gehabt, indem diese durch Propagierung einer strengen Selbstzucht und hoher sittlicher und beruflicher Standards weitesten Kreisen einen hohen Grad von Autonomie des ärztlichen Standes wünschenswert erscheinen liess. In der Aufklärung sollte sich dieser Stand tatsächlich nur noch der Autorität Gottes, der Natur (welche Gott nunmehr vielfach vertrat) und den (vom Arzt bestimmten) Interessen des Patienten fügen, dies aber freiwillig (vgl. Abb. S. 105). Nichts konnte im 18. Jahrhundert seine Autonomie besser gewährleisten, als sein gutes Einvernehmen mit diesen mächtigsten Autoritäten der Aufklärung und mit seiner Klientele. So wurde dieses Jahrhundert zur Zeit einer vorher und nachher nie mehr gesehenen Blüte des Ärztestandes – und der ärztlichen Ethik. Hoher sozialer Status bzw. grosses Einkommen und hohe Sittlichkeit schlossen sich in der Aufklärung auch weniger als je aus, im Rahmen des aufklärerischen Liberalismus setzten beide einander vielmehr sogar voraus[23]. So konnte Wilhelm Gottfried Ploucquet (1744–1814, übrigens Pfarrerssohn, Pfarrersenkel und auch selbst ursprünglich zur Theologie bestimmt[24]) in seinem «Arzt» (Tübingen 1797, nochmals ein umfassend standespolitisch-ethisch-ausbildungstechnisches Standardwerk) ohne Zynismus alle Regeln der ärztlichen Etikette und Ethik mit dem Vorteil des Arztes begründen und dem angehenden Arzte nahelegen, er solle zum Beispiel «unbedeutende Personen» nicht verachten, denn diese, «sollten sie als Freund nichts nüzen können, vermögen immer als Feind zu schaden»[25]. So gefestigt und homogenisiert war offenbar am Ende des 18. Jahrhunderts das medizinische Standesbewusstsein, dass nunmehr auch der Begriff des «ärztlichen Kunstfehlers» und die gesetzlich-standespolitische Behandlung desselben in moderner Weise näher umschrieben werden konnten. Nach H.-J. Wagner hat dies Fahner (1797) als erster getan[26].

Der Ausdruck «ärztliche Ethik» selbst ist ebenfalls ein Kind der Aufklärung. Er wurde durch Thomas Percival (1740–1804) geprägt, den Autor der zur Zeit wohl berühmtesten ärztlichen Sittenlehre: «Medical Ethics». Dabei ist es in unserem Zusammenhang interessant, dass dieses Werk ursprünglich «Medical Jurisprudence»[27] betitelt war und dass eines seiner vier Kapitel denjenigen beruflichen Pflichten des Arztes gewidmet ist, welche Gesetzeskenntnisse verlangen (Beurteilung der Testierfähigkeit, Einweisung in Häuser für Geisteskranke, Zeugnis bei plötzlichen und unklaren Todesfällen – im Zusammenhang mit dem Kindesmord wird Hunter zitiert – Untersuchung auf sexuelle Vergehen etc.). Damit gehört Percivals Ethik in den Umkreis der frühen Beiträge Grossbritanniens zur Gerichtsmedizin. Sie ist aber nicht für jene kleine Gruppe von Ärzten geschrieben, welche sich auf dem Kontinent im Sinne der Hygiene oder der Gerichtsmedizin um das gesamtgesellschaftliche Wohl kümmern, sondern für alle Ärzte, da gesellschaftliches Engagement beim aufgeklärten Arzt vorausgesetzt wird. Auch die von Percival aufgeführten Situationen, in welchen der Arzt Gesetzeskenntnisse braucht, können in Grossbritannien jedem Arzte begegnen. Percivals Ethik samt Kapitel vier sprengt den traditionellen Rahmen medico-legaler Literatur auch damit, dass sie von einer weitgehenden ärztlichen Autonomie ausgeht.

Auf diesem Hintergrund wird es verständlich, dass Percivals Freunde gegen den Titel «Medical Jurisprudence» Einspruch erhoben haben, weshalb dieser ihn, wie er in seiner Vorrede berichtet, durch «Ethics» ersetzt habe, wiewohl die Rechtswissenschaft nach Justinianscher Definition durchaus auch moralische Gebote beinhalte[28]. Im Zuge dessen, was man «Universalisierung der hygienisch-gesetzgebenden Medizin samt ärztlicher Ethik» nennen könnte und des hiermit zusammenhängenden Erstarkens der Autonomie des ärztlichen Standes hat sich das Bewusstsein vom Zusammenhang zwischen Jurisprudenz und ärztlicher Ethik eben allmählich verloren. Die ärztliche Ethik wird übergeordnete ärztliche Sittenlehre, von welcher die ärztliche Beschäftigung mit gerichtlicher wie mit gesetzgebender Medizin höchstens Rand- und Teilbereiche sind. Die gerichtsmedizinische Tätigkeit, so liest man bei Percival, sei mühsam, undankbar und uneinträglich. Behörden und Richter klagten oft, die Ärzte genügten ihrer Pflicht, der Gerechtigkeit zu dienen, nur ungern. Diese Pflicht aber müsse, da der Arzt vor Gericht durch niemanden ersetzt werden könne, als Akt der Vaterlandsliebe und Schuldigkeit gegenüber der Gemeinschaft auf sich genommen werden. Sie sei auch als Dank für die dem Ärztestand gewährten gesellschaftlichen Privilegien aufzufassen[29]. Percival hat sich im Unterschied zu den ärztlich-ethischen Autoren, denen wir bisher begegnet sind, nicht als Stadt- oder Leibarzt, Behördemitglied oder anderswie von der Öffentlichkeit Beauftragter mit dem Entwurf einer ärztlichen Sitten- und Gesetzeslehre befasst, sondern als «einfacher», selbständiger Arzt. Allerdings eben als aufgeklärter Arzt. Percival war primär ein Arzt der Aufklärung – Arzt in Manchester, dem Herd der Früh-Industrialisierung, stand er im Kontakt sowohl mit den dortigen Gelehrten William Heberden, William Withering, als auch mit führenden Gestalten wie John Hunter und den Erz-Aufklärern Franklin, Voltaire, Diderot und D'Alembert und interessierte sich für Bevölkerungsstatistiken, Fabrik- und Städtehygiene, als Praktiker für Prophylaxe und Gewerbekrankheiten. Seine Ethik schrieb er im Auftrag der Beteiligten zum Zweck, Streitigkeiten am Manchester Infirmary zu schlichten; 1792 begann er damit, 1794 kam das Werk zur privaten Verteilung. Die mit Hilfe von Freunden revidierte und verallgemeinerte Fassung wurde 1803 gedruckt. So hat sich Percival für die Beziehungen zwischen Gesetzen und der Medizin interessiert, ohne dass die eigentliche Gerichtsmedizin ihm ein vordringliches Anliegen gewesen wäre. So konnte im Zuge der Aufklärung auch in Grossbritannien Interesse für die gerichtliche Medizin aufkommen, wo dem Arzt vom Rechtswesen her wenig Impulse zuflossen, eine solche aufzubauen – einfach im Rahmen der aufklärerischen Frage nach dem Einbau des Arztes in seine Gesellschaft.

Auch ausserhalb des angelsächsischen Kulturkreises geniesst diese Frage eine zunehmende allgemeine Aufmerksamkeit. So findet man auch in Ploucquets «Arzt» (vgl. S. 111 f.) eine Ethik, deren Zusammenhang mit der Jurisprudenz nur lose ist und in welcher die einst den Hebammen und Chirurgen heiss abgerungene gerichtsmedizinische Tätigkeit nur mehr am Rand, als unangenehme Pflicht, erscheint. Die Verhältnisse scheinen sich umgekehrt zu haben – das Ziel ist eben erreicht: Der Arzt gilt als Vermittler der Wahrheit, er ist in öffentlichen Angelegenheiten massgebend, weitgehend ohne Konkurrenz und autonom geworden. Was sich einst nur im Rahmen einer im direkten Kontakt mit Behörden und Rechtswissenschaft stehenden Medizin realisieren liess, ist für die gesamte Medizin einigermassen realisiert, und damit wird der direkte Kontakt mit Behörden und

Rechtswissenschaft geradezu zum mühsamen Teil und Randgebiet der Sache. Die Gerichtsmedizin hat ihren Dienst als standespolitisches Instrument getan. «Der Arzt übernimmt ... ausser seiner eigentlichsten, nächsten Bestimmung, Kranke zu besorgen, noch andere Amtspflichten», schreibt Ploucquet 1797 im «Arzt», «theils als gerichtlicher Arzt, theils als Aufseher über das gesamte Medicinalwesen ... Die Pflichten des gerichtlichen Arztes ... im allgemeinen reduciren ... sich darauf, dass der Arzt ... mit Geschiklichkeit und Geradheit verfahre, damit der Zwek, Wahrheit zu entdeken, so viel möglich, erreicht werde. Die Aufsicht über das Medicinalwesen betrift untergeordnete Ärzte, Wundärzte, Apotheker und Hebammen, damit diese ... ihre Pflichten erfüllen, und nicht überschreiten ...»[30].

Problemgeschichte

Verantwortlichkeit zuschreibende Gerichtsmedizin

Eine wesentliche und zentrale Funktion der Gerichtsmedizin ist es, sich regulierend in die rechtlich gegebene Beziehung zwischen Kollektiven und Individuen einzuschalten. Diese Regulierung kann von aussen und hinterher betrachtet sehr verschieden aussehen, sie kann kollektive Rachebedürfnisse gegenüber Abweichenden drosseln oder verstärken, kollektive Haltungen rationalisieren oder kritisieren; den regulierend Tätigen selbst erscheint sie gewöhnlich als ein Schutz von Menschen und Werten (Abb. unten).

Spielen solche regulierende Funktionen der Gerichtsmedizin so gut wie immer, wo die Medizin sich in den Rechtsbetrieb einschaltet, sind

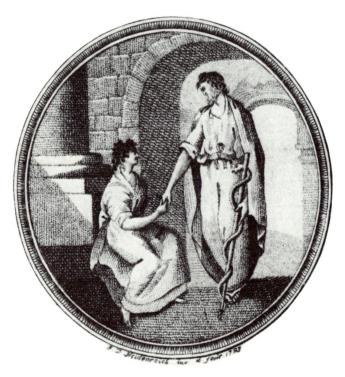

Titelvignette zu einem gerichtsmedizinischen Lehrbuch von 1793. Der Arzt beziehungsweise die medizinische Wissenschaft tritt, in Gestalt des Heilgottes Asklepios, als Helfer und Retter der Angeklagten (hier ist vermutlich an eine Kindesmörderin gedacht, vgl. S. 281f., 287ff.) auf.

sie doch vielfach durch die Tatsache, dass sie von objektivierbaren Befunden und kritikfest korrekten Argumentationen getragen werden, so sehr durch eine übergeordnete Wissenschaftlichkeit gerechtfertigt, dass ihre soziale Natur durch ihren wissenschaftlichen Wahrheitsgehalt gewissermassen maskiert wird. So tritt für allgemeines Empfinden bei dem gerichtsmedizinischen Gutachten, welches einen Vergiftungsverdacht bestätigt, die regulative Funktion in der Beziehung zwischen Gesellschaft und Delinquent gegenüber der Funktion, das Delikt zu klären, in den Hintergrund, was allerdings nicht heisst, dass sie nicht auch hier spielte. Auch die Wissenschaften haben bekanntlich ihre soziale Bedeutung – nicht so sehr in ihren Antworten zwar als vielmehr mit ihren Fragestellungen. Es gibt aber Bereiche, im Rahmen derer die regulative Funktion der gerichtsärztlichen Beurteilung klarer und unmittelbarer zutage tritt. Gemeint sind die Bereiche, im Rahmen derer die Medizin als normierende und normenbrechende Instanz auftritt: da, wo es im engeren oder weiteren Sinne um Zurechnungsfähigkeit geht. Der Begriff «Zurechnungsfähigkeit» wurde zwar erst im 19. Jahrhundert geprägt, aber die vorhergehenden Jahrhunderte kennen durchaus bereits eine normativ fixierte Verschiedenheit in der Behandlung von Personen je nach Zugehörigkeit zu bestimmten (Alters-, Geschlechts- und anderen) Gruppen. Und sie kennt die Medizin der Seele, welche in Einzelfällen den Grad der individuellen Belastungsfähigkeit mit Verantwortlichkeit oder Strafe vor dem Recht bestimmt, hierzu gehört einerseits die Psychiatrie, andrerseits die Lehre von der Simulation. Es ist kein Zufall, dass die forensische Psychiatrie immer wieder innig mit der Lehre von der Simulation verquickt ist.

Eine systematischere medizinische Lehre von dem, was man die rechtliche Belastbarkeit des Einzelnen nennen könnte, hat sich erst im Laufe des 18. Jahrhunderts ausgebildet. Dies hängt unter anderem mit der Entwicklung der inneren Organisation gerichtsmedizinischer Lehrtexte zusammen. Von Paré bis Teichmeyer war da keine spezielle Systematik gepflegt worden. Man behandelte medizinische Problemkreise, welche für den gerichtlich tätigen Arzt interessant werden konnten, in mehr oder weniger loser Folge. Fragen der Straf- (auch Tortur-) und Verantwortungsfähigkeit kamen vorwiegend bei Gelegenheit der medizinischen Probleme, an die sie sich knüpfen, zur Sprache. In Abschnitten über die Lebensalter, über die Simulation oder Geistesstörungen finden sie sich konzentriert, es ist aber charakteristisch, dass diese Abschnitte dann wieder nicht zu einer höheren Einheit zusammengefasst werden – Beispiel sind hier Zacchias «Quaestiones medico-legales». Charakteristisch ist auch, dass gerade etwa psychiatrische Fragen, die bei Zacchia noch in einem eigenen Titulus zusammengefasst sind, nach Zacchia wieder auf ein Jahrhundert nicht als gerichtsmedizinische Einheit empfunden, sondern auf die verschiedensten Abschnitte verteilt werden (vgl. S. 155 ff.).

Im 18. Jahrhundert, welches die Systematik ja allgemein sehr hochhielt, suchten nun auch die gerichtsmedizinischen Autoren nach einer ihrem Stoffe angemessenen Systematik. Als Modell schwebte ihnen dabei zunächst offensichtlich vor allem die juristische Systematik vor – ein Beleg mehr für die relativ geringe Durchdachtheit ihrer früheren Anordnungen. Valentini überträgt die Stuktur der Justinianschen Gesetzessammlung unmittelbar auf die Gerichtsmedizin: sein «Corpus juris medico-legale» (1722) enthält Pandekten und Novellen; wie das Justiniansche Corpus juris ist das Valentinische im wesentlichen eine Sammlung von Fällen[1]. Nach der Mitte des 18. Jahrhunderts haben Hebenstreit[2], mit ihm Ludwig[3], Baumer[4], auch Matthias Michael Sikora (1780)[5], ihre Gerichtsmedizin in einen zivilrechtlichen, einen strafrechtlichen und allenfalls einen kirchenrechtlichen Teil aufgeteilt; mag sein, dass das aufklärerische Vertrauen in die Natürlichkeit des Rechts sie mit zu dieser Anlehnung bestimmt hat. Dabei mussten sie nun auf die Frage stossen, wo denn nun die Fragen etwa der «Simulation» oder der «Lebensalter» unterzubringen wären – Abschnitte, welche in allen Rechten von Bedeutung sein konnten. Hebenstreit ordnet zum Beispiel die Kapitel «De privilegiis uteri», «De aetatum privilegiis» (Privilegien des Uterus bzw. der Lebensalter) und «De dubio animae et corporis statu» (zweifelhafte Geistes- und Körperzustände) den zivilrechtlichen Fragen zu – ähnlich später Sikora – den strafrechtlichen hingegen die Kapitel «De certitudine facti medica» (Sicherheit der medizinischen Befunde) und vor allem «De momentis defensionum medicis» (medizinische Verteidigungsgründe – das übrigens ebenfalls durch juristische Literatur angeregt zu sein scheint[6].) Den Lebensaltern ist also nach wie vor ein eigener Abschnitt gewidmet, dieser aber ist dem Zivilrechtlichen untergeordnet; im Rahmen des Strafrechts fehlt das Lebensalter als Faktor in der Strafbemessung. Wie auch die Simulation mit Verweis auf ihre Bedeutung im Strafrecht im zivilrechtlichen Teil bei den zweifelhaften Körper- und Geisteszuständen untergebracht wird[7]. Fragen der Geistesstörungen werden da und dort berührt, es kommt dabei aber zu Wiederholungen und fehlt doch eine Zusammenfassung (vgl. S. 155 ff.). Damit war zugleich die Aufmerksamkeit der gerichtlichen Medizin auf ihre Möglichkeit gelenkt, auf das Rechtsgeschehen einzuwirken, und dargetan, dass eine der juristischen angeglichene Systematik einer differenzierten Behandlung dieses essentiell medizinischen bzw. gerichtsmedizinischen Themenkreises hinderlich war. Es scheint Fodéré gewesen zu sein, der 1798/99 unter dem Titel «De la médecine-légale excusante et exceptante», den er dem ersten Teil seines Werkes gibt – nachher folgen «médecine-légale civile», «médecine-légale criminelle» und «hygiène publique» – erstmals eine zusammenhängende ärztliche Verantwortlichkeitslehre realisierte. Diese enthält die Lehre von den Lebensaltern, den Geistesstörungen, Geschlechtsdifferenzen, militärmedizinischen Beurteilungen und von der Simulation – womit mit aller wünschbaren Klarheit die Einsicht in die speziellen sozialen Funktionen dieser Lehren dokumentiert ist.

Die Lebensalter

Zu Beginn der Neuzeit hatten die Ärzte offenbar nicht selten das Alter eines Individuums zu schätzen beziehungsweise zuhanden der Behörden zu bestimmen. Dies wohl teils, weil nicht genau über alle Geburten und Identitäten Buch geführt wurde, teils, weil das «Alter», insofern es die soziale und rechtliche Stellung eines Menschen (Rechte, Pflichten, Schuld- und Straffähigkeit) bestimmte, weniger in Zeiteinheiten gemessen als nach physiologischen und sozialen Gesichtspunkten angenommen wurde[1], wie sich das in den entsprechenden Termini «Lebensalter» und dann «Kindheit», «Jugend», «Greisenalter» spiegelt. Im Terminus «Mannbarkeit», der für Pubertät oder Geschlechtsreife steht, kommt ausserdem zum Ausdruck, dass hier einmal mehr der Mann für den Menschen Modell gestanden hat. «Man nennt Mannbarkeit den Zeitraum, worinn das männliche Geschlecht zur Zeugung, das weibliche zur Empfängniss fähig wird», heisst es in diesem Sinne in Hallers «Vorlesungen»[2].

Die «Lebensalter», wie sie auf deutsch gewöhnlich heissen, sind ein immer wiederkehrendes Thema der älteren Gerichtsmedizin.

Codronchi (1597) greift, wie er dies vielfach tut, auch hier aus dem Komplex eine einzelne Frage sozusagen exemplarisch heraus: «De pubertate, ac signis pubertatis»[3]. Die Alten, so beginnt er, pflegten die meisten Fragen nach der Pubertät an Ärzte weiterzugeben, die dann die Schamgegend des betreffenden Mannes inspizierten. Justinian habe diese Praxis um der Schicklichkeit willen verworfen und dekretiert, dass Knaben genau mit 14 Jahren mannbar würden – ausser in Fragen der Verehelichung. Da nämlich die Geschlechtsreife (auf welche es im Zusammenhang mit der Verehelichung ankommt) sich nicht nach der Zahl der Jahre bestimmen lasse, erscheine in diesen Fällen eine solche Besichtigung selbst den Rechtsgelehrten notwendig – schon Galen habe gesagt, der Eintritt der Pubertät hänge auch vom Temperament und anderen Faktoren ab. Anschliessend führt Codronchi die Zeichen der männlichen Pubertät auf.

Auch Fidelis kümmert sich um das Alter der Menschen nur im Zusammenhang mit der Zeugung. Die Frage nach der Heiratsfähigkeit des Mannes steht dabei neben der titelgebenden Frage nach der Konzeptionsfähigkeit der Frau («De prima aetate ad conceptionem idonea» und «Quis ultimus sit annorum terminus ad concipiendum idoneus...») im Vordergrund, denn der Zweck der Ehe ist das Kinderkriegen (vgl. S. 175ff.). So diskutiert Fidelis vor allem die Grenzen des fruchtbaren Alters bei Mann und Frau[4].

Mit Zacchia rücken die «Lebensalter» zum allgemeineren und eigenständigen Fragenkomplex auf, Zacchias «Quaestiones» behandeln die «Aetates» an allererster Stelle[5]. In Zacchias Text klingt der Entschluss an, die Herrschaft über die Lebensalter vermehrt in ärztliche Hände zu nehmen. Es sei Sache des Mediziners, leitet Zacchia ein, über die Lebensalter zu schreiben und deren Grenzen zu bestimmen. So wie die Juristen das «Lebensalter» (aetas) definierten, schreibt er, sei es nichts als eine bestimmte Zeitspanne im Leben des Menschen, dieses Begriffsverständnis sei aber ungenügend. Vielmehr sei ein Lebensalter ein Lebensabschnitt, innerhalb dessen infolge bestimmter typischer Dispositionen bestimmte, typische körperliche und seelische Eigentümlichkeiten vorherrschten – so z.B. betrachten wir jemanden als im (Klein-)Kindesalter befindlich, wenn er nicht ordentlich sprechen kann [infans – stumm, nicht sprechend[6]] und der Vernunft nicht teilhaftig ist. In die Pubertät kommt, wer offensichtlich wächst, seine Schambehaarung bekommt (pubertas a pube dicitur) und zum Coitus fähig wird. Mannbare (puberes) aber werden diejenigen genannt, die zeugungs- und empfängnisfähig sind.

Im folgenden diskutiert Zacchia die von verschiedenen Gelehrten vorgenommenen Einteilungen des Lebens in Lebensalter. Namentlich variiert die angenommene Zahl der «Lebensalter». Viele kennen deren 2, 3, 4, andere fünf und bis zu zwölf und mehr. Die meisten Mediziner unterscheiden vier entsprechend der Zahl der Temperamente und der Säfte, sagt Zacchia, er selbst ziehe jedoch die den juristischen Bedürfnissen gemässere grössere Zahl sieben vor: 1. Das Kleinkindesalter (infantia), während dessen ein Mensch plappern, aber nicht sprechen kann, das Alter vor 7 nämlich [man vergegenwärtige sich die entsprechende soziale Stellung des unter 7jährigen], 2. das Kindesalter (pueritia), 3. die Pubertät, 4. die Jugend, 5. das Mannesalter, 6. das Greisenalter und 7. die Zeit des Zerfalls. Der Mensch ist nun – und so ist dem Arzt mit der Bestimmung des individuellen Lebensalters ein Schlüssel zur Werkstätte der Gerechtigkeit in die Hand gegeben – nicht in jedem seiner Lebensabschnitte gleich verantwortlich und verantwortungsfähig.

Das Kind zum Beispiel entbehrt der Einsicht, selbst wenn es gelegentlich angemessen sprechen und handeln kann oder zu handeln scheint und deshalb, sagt Zacchia, stellen die Gesetze es mit Recht dem Rasenden (dem furiosus) gleich. Im Unterschied zu diesem allerdings hat das Kind niemals helle Intervalle, denn die Mangelhaftigkeit des Geistes gehört zur Natur des Kindes.

Im Zusammenhang mit dem Kindes- bzw. Knabenalter (pueritia) erhebt sich für Zacchia die Frage, ob die der Pubertät nahen Knaben, nach dem 10. Lebensjahr, über einen voll entwickelten Verstand verfügten und dementsprechend vielleicht doch der Bosheit und des Verbrechens fähig seien – ausgenommen natürlich des Ehebruchs, wiewohl es Beispiele von beischlafs- und zeugungsfähigen Neun- und Zehnjährigen gebe. Dagegen, dass man Zeugungsfähige noch zu den Impuberes und Knaben rechne, wehrt sich aber Zacchia: Impuberes seien per definitionem zeugungsunfähig. Das medizinische Kriterium (der Zeugungsfähigkeit) hat in seinen Augen, wo es um die Definition des Lebensalters geht, den Vorrang vor dem juristischen (des Alters) [– damit steht und fällt ja der Einfluss des Arztes auf die Beurteilung des Einzelfalles].

Die Puberes verfügen zwar über ihren Verstand, können aber trotzdem nicht als mündig gelten. Ihr Verstandesgebrauch ist noch roh und mangelhaft und sie werden von ihren Leidenschaften zuweilen noch zu ganz unvernünftigen Handlungen hingerissen.

Die Jugend wird von den Rechtsgelehrten vom Mannesalter nicht unterschieden. Aber sie ist hitziger als dieses, und es fehlt ihr die Vorsicht der Erfahrung, die dem reiferen Alter eigen. Die Virilitas, das Mannesalter,[7] ist das perfekte Alter – die Juristen interessieren sich kaum dafür.

Das Greisenalter berechtigt, immer nach Zacchia, zu vielen Privilegien und Schonung. Es ist das Alter des Schwächer- und Kühlerwerdens. Einem Greis mutet man keine Folter zu, Greisenalter wirkt strafmildernd. Es ist daher für Rechtsgelehrte sehr wichtig, zu wissen, wer ein Greis sei. Die reine Zahl der Jahre jedenfalls (gewöhnlich spricht man von 50 Jahren an von einem Greis) kann da noch weniger als bei den anderen Lebensaltern als Kriterium gelten, viele sind bis zu 70 bei vollen Kräften. Seneca nennt das Greisenalter eine unheilbare Krankheit.

Die Decrepitas, die Altersschwäche, beginnt für die Juristen mit 60 Jahren. 65 wird den natürlichen Verhältnissen näher kommen. Sie ist dadurch charakterisiert, dass sich zur körperlichen Schwäche die geistige gesellt. Bei Frauen erfolgt der Eintritt von Greisenalter und Zerfall im allgemeinen früher als bei Männern. – Bei Zacchia wird die Feststellung des Lebensalters zum Teil zur medizinischen Diagnose und entzieht sie damit teilweise dem Urteil der Juristen. Ähnliches bewirkt ja die forensische Psychiatrie, wenn sie etwa Delinquenz unter bestimmten Umständen als Symptom einer Krankheit betrachtet und sie so gewissermassen per definitionem der eigenen wissenschaftlichen Autorität unterstellt. Während umgekehrt im Falle der Simulation ein gegebener Zustand aus dem Kompetenz- und Schutzbereich der Medizin hinaus und in den Anwendungsbereich anderer Spielregeln gewiesen wird.

In der Aufklärung hat die ärztliche Lehre von den Lebensaltern, neu belebt vielleicht auch durch das keimende Entwicklungsdenken jener Zeit, als Basis einer naturrechtlich-vernünftigen Gesetzgebung und Rechtsprechung eine gewisse Verstärkung erfahren. Michael Alberti (1725) zwar behandelt sie noch eher nebenbei als ein beinah schon veraltetes Problem[8]. Hebenstreit (vgl. S. 118) wird den «Privilegien der Alter» wieder ein eigenes Kapitel widmen[9]. In Teichmeyers Standardwerk aber erscheint die Lehre von den Lebensaltern als Kapitel 1. Darin wird begründet, wieso diese Lehre zur gerichtlichen Medizin gehöre und das «Lebensalter» definiert (nicht als eine Zeitspanne, sondern als eine Periode des Lebens, welche durch einen bestimmten Zustand des Körpers und des Geistes gekennzeichnet ist). Teichmeyer bekennt sich zur Einteilung des Lebens in 6 Abschnitte: 1. Kindheit (ähnlich wie bei Zacchia, worauf auch Bezug genommen ist), 2. Pueritia (beim Knaben bis 14, beim Mädchen bis 12), 3. Pubertas oder Adolescentia, 4. Juventus («Juventus, seu virilis aetas dicitur» – die Wortwahl verweist hier, wo von der durch höchste Lebenskraft charakterisierten Lebensperiode die Rede ist, die Frau entschieden an den Rand des Gesichtsfeldes (vgl. S. 119), 5. «Senectus» (zwischen 50 und 70 – der Mann wird um sein sechzigstes Jahr, die Frau um 50 zeugungs- beziehungsweise konzeptionsunfähig) und 6. «aetas decrepita»[10]. Entsprechend referiert der Schwiegersohn Haller, die Lehre von den Lebensaltern, wichtig in Fragen nach der Fähigkeit der Fortpflanzung, zu bürgerlichen Handlungen und Befreiung von Vormundschaft, in Fragen der Testamentsbefassung und der Zumutbarkeit der Folter (Fall S. 123), müsse «von naturkundigen Ärzten erwartet werden, weil vorzüglich sie im Stande sind, über die Veränderungen des Körpers und der Seele hinlängliche Auskunft zu geben, durch welche sich die Stufen des menschlichen Alters von einander unterscheiden»[11]. Haller kommentiert hierzu «im Vorbeygehen . . . , dass man sich nur in intrikaten Fällen hierinn an Ärzte wendet, und in minder schwierigen sich begnügt, diese Bestimmungen nach den Angaben der Kirchenbücher zu machen. In den ältesten Zeiten der Römer war es im Gebrauch, die Mannbarkeit . . . durch Besichtigung des nakten Körpers zu erforschen. Justinian schafte dieses unanständige Gesez durch ein anständigers ab»[12].

In individuellen Fällen kann die schematische Beurteilung durchbrochen werden. Haller scheint der Meinung gewesen zu sein, der Eintritt der Geschlechtsreife bzw. der «Mannbarkeit» werde durch «die Bosheit der Kinder . . . beschleunigt»[13]. Weber referiert dazu

Am 25. September 1662 begutachtete der Arzt Baldassar Timaeus von Gyldenklee die *Torturfähigkeit eines Siebzehnjährigen*. Gegen diesen lag eine Anklage wegen Mordes vor, welchen er aber hartnäckig abstritt. Darauf beschloss der Richter, ihn durch Aufziehen an Stricken (wodurch die Schulterglenke ausgerenkt werden) zu foltern unter der Bedingung, dass der Angeklagte trotz seiner Jugend über genügend Körperkraft verfüge, «so dass er ohne Verlust der Gesundheit und ohne Lebensgefahr den ersten Grad der Tortur ertragen könne». Gyldenklee inspizierte den ganzen Körper des Knaben und fand diesen von altersgemässen Grösse und Stärke sowie fähig zu allen altersentsprechenden Leistungen. Er erklärte, der Angeklagte könne eine Folterung ersten Grades ertragen.

Baldassar Timaeus von Gyldenklee (1601–1667) war Arzt, Kriegsarzt, Leibarzt und zuletzt Archiater des Kurfürsten von Brandenburg. Er hat u. a. über die Pest geschrieben, ferner sind viele von seinen Fällen, Briefen, Konsilien und eben auch Responsa medica herausgekommen. Weitere von ihm begutachtete Fälle S. 206 f. und 260. Die Begutachtung der Fähigkeit von Untersuchungsgefangenen, die Folter zu ertragen ist ein altehrwürdiger Teil der gerichtlichen Medizin und war ein wichtiger Einstieg der Ärzte in das Vertrauen der Behörden (– vgl. Abb. S. 44, S. 117, 123 f., 129 f., 169, 222 f.).

(nach Ploucquet) in seiner Edition der Hallerschen Vorlesungen, «die Bosheit ... erseze den Mangel an Jahren; und auch ein Unmündiger wird wie ein Mündiger gestraft, wenn kann bewiesen werden, dass seine Ruchlosigkeit und Verstand über seine Jahre hinausreichen. So wurde nach Dio Cassius Bericht, einem Knaben die männliche Toga angelegt, damit er, ohne die Rechte zu kränken, wie ein Mann konnte am Leben gestraft werden»[14]. Das «hohe Alter» – hier stützt sich Haller wieder auf Teichmeyer – wird in ähnlicher Weise wie die Kindheit privilegiert, es geniesst Freiheit von der Tortur und Strafmilderungen (Fall S. 124). Es gibt eine grössere Gültigkeit der Zeugnisse Alter gegenüber denen Jüngerer und einen «Vorzug bey Ertheilung von Ehrenstellen» – die Abnahme der Körperkräfte sei eben im Alter merklicher als diejenige des Geistes[15]. Entsprechende Benachteiligungen sind nicht verbucht, wenn man nicht «die Befreyung von ... onera personalia» hierher rechnen will.

1779 ist von Ploucquet die von Weber (s. oben) zitierte ausführliche Schrift «vom menschlichen Alter und den davon abhangenden Rechten» erschienen[16].

Am 6. September 1781 begutachtete der Berliner Stadtarzt J. T. Pyl die *Haftserstehungsfähigkeit des 75jährigen Juden M. T.* Inspektor und Schliesser sagten aus, der Gefangene sei beständig traurig, weine, habe keine Begierde zum Leben und klage über Schwindel und Ohrensausen. Vor 14 Tagen habe ihn der Schliesser «sprachlos und sinnlos» auf dem Bett gefunden. Der Arzt stellte stumpfes Gehör und schlechte Sehfähigkeit fest, einen wankenden Gang und einen vollen, starken Puls.

Er schreibt, alle diese Symptome seien Vorboten eines Schlagflusses, welcher beim hohen Alter des Gefangenen und dem Fehlen von sofortiger Hilfe und Pflege – der Gefangene ist allein und eingeschlossen – wahrscheinlich zum Tode führen werde. Ein längerer Arrest sei also mit Gefahr für Leib und Leben des Gefangenen verbunden. «Wenn er bei den Seinigen ein ordentliches, sorgenfreies und ruhiges Leben führen, mehr Pflege und Wartung geniessen kann, die seinem hohen Alter äusserst unentbehrlich sind», so kann der tödliche Schlaganfall aufgehalten und möglichst lange verhütet werden.

Der Gefangene hat eine Hypertonie (voller starker Puls, Schwindel, Ohrensausen, Depression), hat bereits eine «Streifung» oder «Berührung» hinter sich und steht in akuter Gefahr eines Schlagflusses. Die Diagnostik wäre heute prinzipiell nicht anders. «Schlagfluss» wird hier im Sinne der modernen «Apoplexie» verwendet (zum früheren Apoplexiebegriff vgl. S. 326).

François Emmanuel Fodéré, der ja gesetzgeberisch ausserordentlich interessiert war und mit Vorliebe Gesetze medizinisch-naturwissenschaftlich zu begründen suchte, stellte nochmals die Diskussion der sämtlichen Lebensalter an den Anfang seiner speziellen Ausführungen über die Gerichtsmedizin. Er unterwirft verschiedene diesbezügliche Gesetzgebungen seiner ärztlichen Kritik. Er unterscheidet vor allem drei Lebensalter. Indem er sein Kapitel über die Lebensalter der «médecine-légale excusante et exceptante» einordnet (vgl. S. 118f.), stellt er dessen Beziehung zu den Lehren von den Geschlechtsdifferenzen und von den Geistesstörungen her[17].

Die medizinische Lehre von den Lebensaltern sollte sich im Laufe des 19. Jahrhunderts allmählich auflösen. Zum Teil verloren sich die ihr zugrundeliegenden Fragestellungen: infolge zunehmender Lückenlosigkeit der amtlichen Buchführung einerseits, rechtsgeschichtlicher Entwicklungen andrerseits, wurde die Zuordnung einzelner Individuen zu bestimmten Altersgruppen mehr und mehr zur reinen Kalenderfrage, zu welcher der Arzt nichts beizutragen hatte. Zudem blieb rechtlich eigentlich nur die Unterscheidung von Minderjährigkeit und Volljährigkeit relevant. Wurde der Arzt für Aussagen über das Lebensalter einzelner Personen trotzdem noch beigezogen, so vorwiegend in Fällen, da die öffentliche Buchführung versagte und in Fällen, wo eine rechtlich allenfalls bedeutsame Diskrepanz zwischen chronologischem Alter und Reife bestand. In Fällen von langer Verschollenheit konnte sich zusätzlich die Frage nach der durchschnittlichen Lebensdauer stellen. So schreibt Johann Daniel Metzger in seinem «System» (Königsberg und Leipzig) schon 1793: «Das Alter eines Menschen zu bestimmen, ist in seltenen Fällen das Geschäft des gerichtlichen Arztes. Ein Taufattest aus den Kirchenbüchern, ist diesfalls ein hinlänglicher Beweis, und den Zeitpunkt der Responsabilität der Handlungen, so wie auch der Fähigkeit, eigene und Staatsgeschäfte zu verwalten, bestimmen die Gesetze für alle Einwohner des Staats auf eine gewisse Anzahl von Jahren». «Wenn indessen in einzelnen Fällen die Erlangung eines Taufattests allzu schwierig oder unmöglich seyn sollte; wenn über den zweifelhaften Tod eines lange Abwesenden die Frage entstünde; wenn von der Möglichkeit einer Schwangerschaft in einem zarten Alter die Rede wäre; wenn das Alter eines unbekannten Todten zu bestimmen wäre – in solchen und ähnlichen Vorfällen ist das Gutachten des gerichtlichen Arztes nöthig». Einzelne von diesen Fragen sollten im weiteren Laufe der Zeit aus dem «Lebensalter»-Zusammenhang herausgelöst und selbständig oder anderweitig in die gerichtsmedizinische Lehre integriert werden, so etwa die Frage der Reife oder der Zeugungsfähigkeit eines Individuums. Es ist in diesem Zusammenhang interessant, dass Metzger, der trotz seiner Reserven eine Lehre von den Lebensaltern noch gibt, 8 Lebensalter unterscheidet, wovon die ersten beiden «von der Empfängniss an bis zur Geburt» und «die ersten drey Tage nach der Geburt» sind[18]. Ein Teil der alten Lehre von den Lebensaltern sollte in der forensischen Psychiatrie weiterleben – vgl. etwa ihre Integration bei Ernst Platner (1744–1818, Sohn des Joh. Zacharias; s. S. 163)[19]: wenn das chronologische Alter eines Individuums mit seinem medizinisch definierten psycho-physischen Alter nicht übereinstimmt, wird der Arzt vielfach weiter beigezogen, diesen Kontrast festzuhalten. Seine Funktion ist dann vor allem, ein solches Individuum aus dem ihm rein altersmässig entsprechenden Normensystem herauszudiagnostizieren – wo er jemanden vormals den Kindern zugeordnet hatte, stellt er nun die Diagnose Infantilismus. Ärztliche Umteilungen, die strafverschärfend wirken (vgl. S. 122f.), kennt man nicht mehr.

Das Geschlecht

Einer der ältesten Teile dessen, was man «Gerichtsmedizin der Frau» nennen könnte – denn als solche wird für uns erst die sonst selbstverständliche Verschiedenstellung der Geschlechter vor dem Gesetz fassbar – ist die Privilegierung der Schwangeren. Diese erscheint gerechtfertigt im Hinblick auf das unschuldige Kind und den besonderen Wert der Schwangeren als Trägerin der Frucht und damit Mittlerin der Reproduktion, des Machtzuwachses, der späteren Hilfe, sogar Altersvorsorge auch des Mannes. Allgemeiner Hintergrund der Privilegierung der Schwangeren war wohl unter anderem die Hochhaltung von Schwangerschaft und Geburt in einer Zeit und Gesellschaft, da die Frau mehr Kinder zu gebären hatte als heute und dies unter bedeutend grösseren Gefahren.

So findet sich in der gerichtsmedizinischen Literatur schon früh die Sorge um die Schwangere bzw. um die Frucht – namentlich ist diese Sorge eines der wichtigen Motive der ärztlichen Schwangerschaftsdiagnostik. Denn die Schwangere wurde zurückhaltend bestraft und von der Folter im allgemeinen ausgenommen. Wo ein Mann ohne Erben verstorben sei, schreibt Codronchi, oder wo eine Frau peinlich bestraft werden solle, werde die Frage, ob eine Schwangerschaft vorliege, aktuell[1]. Fidelis nennt als Grund, über das Erkennen der Schwangerschaft zu schreiben: Die Frauen sagen in dieser Beziehung oft nicht die Wahrheit, indem sie die Schwangerschaft verbergen, um die Geburt später ableugnen zu können (Kindermord – vgl. S. 225) oder indem sie eine solche simulieren, um Folter und Strafe zu entgehen[2]. Denn Schwangere werden nicht aufs equelum[3] gebracht, schreibt Fidelis, weil sie dabei abortieren könnten[4]. [Molenträgerinnen sind daher theoretisch von Strafe und Folter nicht immun[5].] Doch die Schonung betrifft nicht ganz nur das Kind: nach Fidelis werden auch Wöchnerinnen nicht gefoltert, und dies mit der Begründung, die Geburt sei schon Folter genug, zudem eine Art von Krankheit[6]. Man kann hierin bereits einen Ansatz der späteren Ausdehnung der Schwangerenprivilegierung in Richtung einer weiterreichenden Rücksicht gegenüber der mit dem mühseligeren Teil der Fortpflanzung betrauten Frau erblicken (vgl. S. 131).

Auch bei Zacchia findet man die Schonung der Schwangeren. Eine Schwangere soll nicht gefoltert werden, eine Schwangere geniesst viele Privilegien[7]. Eine Schwangerschaft muss ärztlich bestätigt sein, schreibt 1704 Bohn, wenn sie von Folter befreien soll[8] (Fall S. 127).

Ausserhalb der legitimen Schwangerschaft wurden aus der Zugehörigkeit zum weiblichen Geschlecht vor dem 18. Jahrhundert kaum je rechtliche Vorteile abgeleitet[9]. Die weibliche Schwäche wurde allen-

Ein Arzt in Stettin erklärte am 3. September 1777 *eine Schwangere für unfähig, eine dreitägige Gefängnisstrafe anzutreten.* Am 26. August war die Frau durch einen Einbruch erschreckt worden. Der zu ihr gerufene Arzt stellte Schmerzen im Unterleib fest und befürchtete eine vorzeitige Geburt. Durch Aderlässe konnte diese Gefahr abgewendet werden, aber Schmerzen und Druck im Unterleib verschwanden nicht. Der Arzt schreibt, die Patientin sei bettlägerig, «und es steht zu befürchten, dass die geringste Gemütsbewegung bei dem ohnedem heftigen Temperament dieser Frau, eine augenscheinliche Lebensgefahr sowohl für die Mutter als auch das Kind, welches sie trägt, nach sich ziehen werde».

Der Gutachter ersucht den König von Preussen, der Patientin die Strafe zu erlassen. Er entschuldigt sich, dass er – entgegen dem im Gutachtenauftrag enthaltenen Befehl – nicht die Hebamme Wulfen zugezogen habe: er selber hat sich «von der Bewegung der Frucht bei dieser Frau als dem einzigen Kennzeichen der Schwangerschaft, welches ohne Ausnahme ist», überzeugt.

Die Gutachtertätigkeit geht von der Hebamme auf den Arzt über (vgl. S. 64 ff.). Zu den Kindsbewegungen als einzigem sicheren Schwangerschaftszeichen S. 231, 270, 273 f.

falls in individuellen Fällen ins Feld geführt, wo die Frau vor speziellen Nachteilen geschützt werden sollte (vgl. Fälle S. 132 f., 141) – häufiger aber findet man sie als Grund und Rationale für allerhand allgemeine rechtliche und soziale Benachteiligungen. Als Verteidiger der Frauen vor den Verfolgungen der Hexenjäger machte beispielshaft Johan Wier (Weyer, Wierus 1515–1588) in seinem spezifisch gegen die Hexenverfolgung gerichteten Werk «De praestigiis demonum» (Von den Blendwerken der Dämonen, 1. Aufl. Basel 1563 – wir folgen hier einer späteren deutschen Ausgabe) vom Argument der weiblichen Schwäche Gebrauch. In einem Kapitel «Was Leut der Teuffel zu Hexen macht, und wie», schreibt er: «Zu diesem betrug ... erfürdert der Sathan seine bequeme organa oder werckzeug die sich bald bewegen lassen, und seinen willen sich auss angeborener schwacher kalter naturen, oder auss alterthumb, oder auss grossen schaden, oder anderer ursach der verzweiffelung leichtlich undergeben. Und ist fürnemlich das weibliche geschlecht hierin das bequembst, oder sonst andere die eines Frewlichen gemüts seindt, so auss kalter feuchter naturen baldt glauben, wanckelmütig, böss, unbezwungen von sinnen und Affection, die sie ubel zäumen konnen, melancholisch und in sonderheit alte kranksinnige weiber seindt». Und im nächsten Kapitel «Wie die Jmagination in den Hexen bedorben werden kan ...»: «Theodorus Bizantinus ist der meinung, das starcke bestendige Männer seltmalen gespens sehen umb das sie dieselben jrer starckheit halb nicht imaginieren ... Die alte verirrete kranckgleubige weiber seindt mehr unterworffen dieser gespensterey.» Der Teufel bedient sich gerne der natürlichen Einbildungskraft, die Menschen zu begaukeln, «kan aber dieses der Teuffel viel leichter anrichten in den instrumenten so gar zu seinem betrug bequem sein, als die weiber, oder schwachsinnige, und schwachhertzige ...»[10]. Mit diesem Raisonnement pariert Wier den Hexenhammer, jenes 1486 erschienene Kompendium der Hexenverfolger, verfasst durch die Inquisitoren Jakob Sprenger (um 1436–1495) und Heinrich Institoris (1430–1505)[11], welches den Frauen ihre notorische Schwäche letztlich als Sünde anlastet, indem es deren theologische Ausformung zum Charakteristikum der Frau erhebt: «Was alles auch die Etymologie des Wortes sagt: das Wort femina nämlich kommt von fe und minus (fe=fides, Glaube, minus=weniger, also femina=die weniger Glauben hat) ... Also schlecht ist das Weib von Natur, da es schneller am Glauben zweifelt, auch schneller den Glauben ableugnet, was die Grundlage für die Hexerei ist»[12]. Nun, wenn Wier die weibliche Schwäche demgegenüber als unverschuldete Disposition zum Hereinfallen schildert, womit dessen Verfolgung nicht mehr rational erscheint, lässt er doch ihre Existenz unbestritten. Hierin zeigt sich die Selbstverständlichkeit, mit der eine weibliche Minderwertigkeit seinerzeit angenommen wurde, aber auch der Praktiker: die Geste des väterlich-ärztlich-schützenden Handerhebens über das schwache Geschlecht hatte Aussicht auf unmittelbaren Erfolg, was der Proklamation einer Gleichwertigkeit kaum beschieden gewesen wäre – von einem Teil der späteren Hysterielehre liesse sich ähnliches sagen[13].

Andere Autoren haben ihr Wissen um die weibliche Schwäche nicht so klar zugunsten oder doch gegen Be-ungünstigungen des weiblichen Geschlechtes eingesetzt. Codronchi etwa legt in seinem Traktat «De morbis veneficis ac veneficiis» (1595) mehr im Sinne des Hexenhammers dar, dass Frauen, gerade weil sie schwächer, hinfälliger, auf Verlockungen anfälliger und von minderem Verstand seien als Männer, vom Dämon eher angezogen und getäuscht und zu Hexen bzw. Vergifterinnen – und Hebammen (vgl. S. 56) – (in Codronchis «veneficium» fallen Zauberei und Vergiftungskunst weitgehend zusammen) würden[14]. In seinem «methodus testificandi» aber warnt Codronchi den Arzt vor der Dummheit der Frauen: klüger als diese soll er urteilen[15] – womit er die weibliche Schwäche standespolitisch nutzt. Fidelis macht die weibliche Schwäche für die weibliche Dämonophilie verantwortlich (vgl. S. 151) und dafür, dass weibliche Früchte später beseelt werden als männliche[16].

Räumlich und assoziativ getrennt von den Stellen, welche die grundsätzliche Schwäche des weiblichen Geschlechts belegen, findet man in der gerichtsmedizinischen Literatur aber auch immer wieder besondere Stärken anerkannt – allerdings gewöhnlich wieder zum Nachteil der Frau. Codronchi warnt: kluge Alte (callidae vetulae) verstehen es, verlorene Jungfrauschaften scheinbar wiederherzustellen (vgl. S. 56, Fall S. 215)[17] – Fidelis bezeugt die Robustheit des weiblichen Körpers, wo es um die ärztliche Bestimmung der Folterfähigkeit geht[18]. Die dem Stereotyp der grundsätzlich dummen und schwachen, in der Bosheit und im Erleiden aber überaus klugen und starken Frau inhärenten Widersprüche, die sich in der höheren Logik der Diskrimination allerdings zwanglos auflöst, scheinen in dieser Frühzeit der gerichtlichen Medizin noch weitgehend unbemerkt, was in der Verstreutheit des entsprechenden Materials seinen Ausdruck, vielleicht aber auch seine Wurzel hat.

Der gelehrte Zacchia fasst im frühen 17. Jahrhundert für uns erstmals wenigstens einige Teile der gerichtsmedizinischen Lehre von der Frau zusammen, und zwar im Rahmen seines psychiatrischen Titels über die Verstandesschwäche aus Gründen des Alters und des Geschlechts[19]. Deutlich kommt hier die Beziehung zwischen der Lehre von der Frau und derjenigen von den Lebensaltern bzw. vom Kind zum Ausdruck. Manche, so schreibt Zacchia, schalten die Frau nicht nur aus Schicklichkeitsgründen von vielem aus, sondern auch, weil sie wegen der Mangelhaftigkeit ihres Geistes zu vielem nicht taugt; weil sie zu kluger Überlegung nicht fähig ist (consilium habet invalidum). Dies folgt aus ihrem Mangel an Wärme [der Mann gilt demgegenüber traditionellerweise als warm, was auch Reife, Stärke, hohen Wert impliziert], jedenfalls gleicht die weibliche Verstandesschwäche dem Schwachsinn infolge Armut an Geist (fatuitas) – im Gegensatz zu derjenigen der Minderjährigen, die eher dem Irrsinn infolge einer Überschwemmung der Geister mit Feuchtigkeiten (amentia) gleicht. Deshalb werden Frauen in vielen Fällen als Zeugen nicht zugelassen und von Vormundschaften ausgeschlossen. Viele wollen, dass die Frau infolgedessen auch grundsätzlich milder bestraft werde [man darf diesen Ansatz zu einer logischen Integration der gerichtsmedizinischen Lehre von der Frau wohl als Folge des Versuchs der Zusammenfassung ansehen]. Man könnte indessen zweifeln, flicht Zacchia an dieser empfindlichen Stelle ein, ob das richtig und gerecht wäre, da manche Frauen einen überaus perfekten Verstand hätten und zu allen Studien, theoretisch und praktisch, überaus tauglich und auch körperlich gewandt seien. Sogar Plato selbst gestehe aber zu, dass sie infolge ihrer schwächeren Natur dem Manne eben doch niemals ebenbürtig sein könnten. Manche Herrscher hätten ja, da Frauen kaum zum Nähen und Weben taugten, sogar Gesetze gegen dieselben erlassen. Auf die Frage der strafrechtlichen Begünstigung der Frau kommt Zacchia nicht mehr zurück. Hingegen erwähnt er noch der aus der allgemeinen weiblichen Schwäche resultierenden weiblichen Untugenden – tierartige Verfallenheit an ihre Leidenschaften, Zornmütigkeit [iracundia, bis heute eine, allerdings lässliche, Sünde[20]] – der Mann wird in solchen Fällen «übermannt» (vgl. S. 153, 155) – Schwatzhaftigkeit, Geiz.

Nach Zacchia verschwindet die Gerichtsmedizin der Frau – als ein über die Schwangerschaft hinaus erweiterter zusammenhängender Problemkreis – wieder mehr oder weniger aus den gerichtsmedizinischen Lehrbüchern. Ebenso übrigens die gesamte gerichtliche Psychiatrie, welche in Zacchias Lehrbuch ja ebenfalls erstmals zusammengestellt ist (vgl. S. 153 ff.). Zunächst reduziert sich die gerichtliche Medizin der Frau gewissermassen wieder auf die Medizin der Privilegierung der Schwangeren, die aber gegen die Mitte des 18. Jahrhunderts mit der zunehmenden Abwendung von der Folter ebenfalls an Interesse verliert[21].

Dann aber kommt es im Rahmen der Aufklärung zu einer neuen, weitausholenden Besinnung auf die Stellung der Frau im Recht. Die sozialen und hygienisch-gesetzgeberischen Anliegen dieser Zeit legten es nahe, die rechtliche Situation der Frau im Lichte der Gedanken von Gleichberechtigung und Partnerschaft der Geschlechter neu zu überprüfen. Zudem passte die Idee einer speziellen Gerichtsmedizin der Frau gut in den Rahmen naturrechtlicher Fragestellungen, die ja für das 18. Jahrhundert recht typisch sind.

Entsprechend unterscheidet sich die Gerichtsmedizin der Frau im späteren 18. Jahrhundert von der unbefangenen Frauenpsychiatrie eines Zacchia – sie ist galanter und sie strebt nach einer integrierten Berücksichtigung der sozialen, physiologischen und psychologischen Eigentümlichkeiten und Traditionen des weiblichen Geschlechts.

Bei Johann Wilhelm Baumer (1719–1788) findet man (1778) die forensische Wirkung der Weiblichkeit noch im Kapitel über die Privilegien einzelner Lebensalter. Wenn das schwache Geschlecht, heisst es dort, mit hervorragenden Geistesgaben ausgestattet ist und hierzu eine gute Beschaffenheit und ordentlicher Unterricht treten, kann man ihm Mündigkeit zubilligen. Da indessen Menstruation, Schwangerschaft, Wochenbett und Laktation im weiblichen Körper manches Leiden verursachen und die Hausarbeiten manche Behinderungen mit sich bringen, und da auf die Bildung von Frauen gewöhnlich weniger Sorgfalt verwendet wird als auf diejenige von Männern, sind die Frauen in der Verwaltung der eigenen Angelegenheiten nicht immer und in der Öffentlichkeit nicht gleichberechtigt wie die Männer, gewissermassen zum Ausgleich geniessen sie dafür vor Gericht die Privilegien der Jugend[22].

Besonders eingehend befasste sich indessen Fodéré in seinen «lois éclairées par les sciences physiques» im siebten Jahr der Revolution mit der Gerichtsmedizin der Frau, indem der erste Teil seines traité («de la médecine-légale excusante et exceptante») ein Kapitel «Des égards dus au sexe féminin» enthält[23]. Der Titel entspricht der alten Tradition, vorwiegend die Sonnenseite der rechtlichen Sonderstellung der Frau zu verbalisieren, ist aber auch Ausdruck aufklärerischer Haltung. Nicht nur ritterliche Galanterie, schreibt Fodéré, sei es gewesen, was dem weiblichen Geschlecht (das er übrigens kurz «le sexe» nennt – das Geschlecht wird hier gewissermassen pars pro toto) schon immer eine besondere Rücksicht der Gesetzesanwendung eingetragen habe, noch die Dankbarkeit der Männer gegenüber den Frauen, von denen sie ihr Glück erwarteten. Es sei die Ungleichbehandlung der Geschlechter vielmehr in der Natur selbst begründet, welche den Stärkeren zur Schonung des Schwächeren inspiriere. Diese natürliche Regung entspreche dem Gesetz und sei die Basis der stillschweigenden Übereinkunft aller, die sich zu einer Gesellschaft vereinigten. Die Frauen sind in zweierlei Hinsicht schonungsbedürftig vor dem Gesetz: einerseits durch das ihnen eigentümliche Schamgefühl und die Menstruation, andrerseits durch ihre Engagiertheit im Fortpflanzungsgeschäft: Schwangerschaft, Wochenbett und Laktationsperiode. Das Schamgefühl ist in der Natur speziell des schüchternen und bescheidenen Geschlechts tief verwurzelt, die Natur selbst verhüllt die Genitalien, und seine Verletzung kann ausser zu den typischen Wirkungen auf die Gefässe zu Wahnsinn und sogar zum Tod führen. Ärzte und Juristen sollen entsprechend taktvoll und vorsichtig an eine allfällige Untersuchung der Schamgegend herangehen. Die Menstruation ist ein Zustand übermässiger Blutfülle und Blutung zugleich, er disponiert zu allen möglichen Krankheiten – geht es daher nicht wider die Menschenrechte, eine Menstruierende in ein feuchtes Gefängnis zu werfen oder dem schrecklichen Apparat der Gerechtigkeit zu übergeben? Ebenso ist das junge Mädchen, dessen Regel eintreten sollte, aber noch ausbleibt, und die menopausierende Frau (Fall. S. 132f.) mit Sorge zu umgeben – «ajoutons encore que si la maternité fait le bonheur des familles et la richesse de l'état, elle est due à cette fonction périodique de l'uterus, et que sans elle o n'a que le silence de la stérilité et de la dépopulation. Que de motifs puissants pour l'entourer de toute la protection des lois!» Fodéré empfiehlt, die Schwangere nur mit bester Luft, Sonne, Sauberkeit und Zufriedenheit

Der Berliner Stadtarzt Johann Theodor Pyl beantwortete am 27. April 1785 dem Berliner Stadtgericht die Frage, ob die Tat einer 52jährigen Frau, welche *das Kind einer Nachbarin mit Messerstichen in den Hals ermordet hatte,* durch ein «Delirium», welches «die Freiheit ihres Verbrechens ganz oder zum Teil ausschliesse», zu erklären sei.

Er schildert die Angeklagte: Sie ist mager, hat einen schwermütigen Blick, ihr Gang und ihre Sprache sind langsam und ihr Gedächtnis ist schlecht. Sie weint und klagt sich selber an und schläft fast nicht. Sie wird von Zeugen als stille, fromme, fleissige Frau geschildert, dies sogar von der Mutter des ermordeten Kindes. In letzter Zeit hat sie sich für verdammt gehalten und geglaubt, ihr Mann werde sich von ihr scheiden lassen. Auch hat sie Predigten auf sich selber bezogen. Seit Neujahr konnte sie nicht mehr beten und nicht mehr weinen.

Vor einem halben Jahr hat die Frau die monatliche Reinigung verloren. Vor dieser habe sie jeweils viel Angst, Kopf- und Leibschmerzen gehabt; nach Ausbleiben der Reinigung haben sich diese «Zufälle» (Symptome) verstärkt.

8 Tage vor der Tat hörte die Patientin eine Stimme, welche ihr zurief: «Du musst jemand ermorden». In der Osternacht legte sie ihrer eigenen jüngsten Tochter einen Strick um den Hals, löste ihn aber wieder. Am Tag der Tat litt sie unter schwerer Angst, welche durch Vorwürfe ihres Ehemannes noch verstärkt wurde. Das Nachbarkind besuchte sie, wie schon oft, als sie allein war. Der Gedanke kam ihr, es umzubringen, um es vom Elend der Welt zu erlösen. Sie nahm ein Messer aus dem Tischkasten und tötete das Kind. Dann zog sie frische Kleider an und machte sich sogleich auf den Weg, um sich anzuzeigen.

Der Gutacher hält dafür, dass die Tat in einem Anfall von melancholischem Wahnsinn geschehen sei, welche der Patientin die Freiheit genommen habe. Das Ausbleiben der Menstruation habe zu einer Schwächung des Körpers und dadurch auch der seelischen Kräfte geführt. Ferner sei auch die Mutter der Patientin schon schwermütig gewesen. Als sie mit der Angeklagten schwanger war, musste sie die Hinrichtung eines jungen Mannes aus ihrer Bekanntschaft erleben. Schliesslich spreche für Melancholie, dass die Angeklagte das Kind nach der Aussage von allen Zeugen sehr liebte und dass sie sich sogleich selber anzeigte. Der Gutachter zitiert Carpzow: Kindsmörderinnen, welche am malum hystericum leiden, töten aus schwerkranker Phantasie und aus Traurigkeit. Man soll sie verwahren und nicht strafen.

Die Angeklagte wurde mit lebenslänglichem Zuchthaus be-

straft. Der Oberappellationssenat des Königlichen Kammerge-
richts hob das Urteil auf: es könne auf keine Strafe erkannt werden. Die Frau wurde dann im Zuchthaus auf unbestimmte Zeit
verwahrt.

*Alle Symptome einer schweren Involutionsdepression sind hier
dargestellt: Abmagerung, Verlangsamung, Gedächtnisstörung,
Schlaflosigkeit, Versündigungswahn, Unfähigkeit zu weinen,
Halluzinationen. Obwohl das Opfer, welches im melancholischen Raptus vom Elend der Welt erlöst werden sollte, nicht das
eigene Kind war, rückte der Gutachter die Täterin in die Nähe
der Kindsmörderinnen. Wohl deshalb wurde die Frau relativ
milde bestraft (s. dazu S. 287ff.). Die exkulpierende Hysterie von
Carpzow (Benedikt Carpzow, 1595–1666, bedeutender Richter
und Rechtslehrer in Leipzig) ist angetönt im Hinweis auf die
nicht mehr stattfindende «Reinigung» (der Gebärmutter), welche gewisse Symptome verstärkt hat (s. Fall S. 157). Als noch
ungeborenes Kind wurde die Täterin durch ein Schreckerlebnis
der Mutter geschädigt (s. S. 142, 254ff., 278), wobei der Gutachter die dabei erworbene Disposition zur Melancholie nicht
von einer vererbten Melancholie trennt (s. dazu Fall S. 233).*

zu umgeben und alle Auseinandersetzungen und Sorgen, vollends aber
alle gerichtlichen Verfolgungen, Verurteilungen und Strafen von ihr
fernzuhalten, denn alle Noxen, die die Schwangere treffen, schädigen
auch das Kind. Auch im Wochenbett ist die Frau gefährdet. Alle In-
sulte können in dieser Zeit die schwerwiegendsten Folgen haben. Eine
Frau, die sich einen Knaben gewünscht hatte, starb, weil sie von ihrem unvorsichtigen Mann erfuhr, dass sie einem Mädchen das Leben
gegeben habe. Zudem können während der Laktationsperiode Zorn
und Schreck der Mutter durch Vermittlung der Milch das Kind schädigen. Und Fodéré schliesst: «J'ai tenté d'exposer l'ordre de justice
qui peut seul honorer des peuples éclairés, et d'émouvoir la sensibilité
envers cette partie si intéressante du genre humain qui nous fait déjà
beaucoup de bien, mais qui nous en ferait encore plus, si, outre le sen-
timent, nous dirigions encore vers elle la réflexion.»

Fodérés Zusammenstellung sollte im Rahmen der gerichtsmedizinischen Literatur eine recht vereinzelte aufklärerische Blüte bleiben
– er selbst verzichtet auf sie in der zweiten Auflage seines «Traité»
von 1813, wie er überhaupt den Haupttitel «De la médecine-légale
excusante et exceptante» nicht mehr führt. Der Anspruch auf eine ge-

wisse Logik in der Anwendung des Rechts auf die Frau war allerdings nun etabliert, die entsprechende Revision aber sollte überaus wellenförmig und langsam vorangehen. Allerdings weniger in Richtung einer pauschalen Privilegierung der Frau, die deren Unterordnung ausgeglichen und schmackhaft gemacht (und ihre Infantilisierung vollendet) hätte, als (im Zuge der Menschwerdung der Frau) in Richtung einer Gleichberechtigung der Geschlechter.

Der Gesundheitszustand der Psyche

Die neuzeitliche Psychiatrie ist im Grunde ähnlich der neuzeitlichen Chirurgie, Geburtshilfe/Gynäkologie und Pharmakologie Resultat der Übernahme eines bis dahin in nichtmedizinischen Händen gelegenen Problemkreises durch die Medizin. Vieles, was die neuzeitliche Medizin als Psychiatrie in den eigenen Kompetenzbereich eingliederte, hatte bis dahin als Dämonologie in kirchlichen Händen gelegen. Und wieder spielte die forensische Medizin bei dieser Übernahme eine wichtige Rolle.

Ganz allgemein hängt die Entstehung der gerichtlichen Medizin in der frühen Neuzeit offensichtlich mit dem Aufstieg der naturwissenschaftlichen Erklärungen vom Gedankenspiel zur beweiskräftigen Argumentation zusammen – Aufstieg, der seinerseits mit der Entwicklung der Technik und des Handels und deren Überzeugungskraft eng verknüpft ist. Noch viel mehr lässt sich dies von der gerichtlichen Psychiatrie sagen. In ihrem Rahmen konnte sich die naturwissenschaftliche Argumentation kaum auf naturkundliche Evidenz stützen (verglichen etwa mit Chirurgie, Hebammenkunst und sogar Körpermedizin). Die gerichtliche Psychiatrie bezog ihre Überzeugungskraft vielmehr von der konventionellen Anerkennung naturwissenschaftlicher Denkweisen. Ohne die Übereinkunft, dass naturwissenschaftlichen Arugmentationen ein hoher Entscheidungswert zuzugestehen sei, konnte die beste naturwissenschaftliche Beweisführung zur Frage von Schuld oder Unschuld eines Angeklagten nichts beitragen. Es gehört zu den Charakteristika des Mittelalters, dass die Frage nach der Schuld theologisch-rechtlich verstanden wurde und daher von naturkundlicher Seite letztlich kein Beitrag zu ihrer Lösung erwartet werden konnte. Wie dem neuzeitlich Denkenden die mittelalterliche Entscheidung über Schuld und Unschuld durch Wasser- und Feuerproben und durch das Los absurd erscheinen, so musste es noch im 16. Jahrhundert einem theologisch-juristisch denkenden Gelehrten naiv und grotesk vorkommen, wenn ein Wier vor einem kirchlichen Gericht mit anatomisch-physiologischen Argumenten den Dämon wegbeweisen wollte, etwa mit dem Argument, die schwarze Galle sei schuld an einer Besessenheit, oder, ein intaktes Hymen spreche gegen einen Geschlechtsverkehr mit dem Teufel[1]. Denn in mittelalterlicher Tradition galt der Zustand der Seele als primärer Grundzustand, naturwissenschaftlich fassbare Phänomene aber höchstens als dessen Begleit-, Neben- oder Folgezustände, wobei Gesetzlichkeiten des Konnexes infolge der notorisch unberechenbaren göttlichen und dämonischen Einwirkungen auf die menschliche Natur letztlich nicht erkennbar waren.

Wenn das Erstarken der Idee des naturwissenschaftlichen Kausaldeterminismus in der Neuzeit aber die allgemeine Basis für das Entstehen der gerichtsmedizinischen und gerichtspsychiatrischen Expertentätigkeit war, so kam doch hierzu noch etwas anderes: eine Vergegensätzlichung nämlich von naturwissenschaftlicher und metaphysischer Interpretation der Phänomene im Spannungsfeld kirchlicher Macht. Auch diese tritt im Laufe der Renaissance an die Oberfläche und Öffentlichkeit – die Auflehnung gegen das kirchlich-theologische Wahrheits- und Machtmonopol gehört ja durchaus mit zur Charakteristik der Renaissance. In der forensischen Psychiatrie tritt sie besonders klar hervor in Form der ärztlichen Verteidigung von Hexen gegen kirchliche Verfolgung, welche gewöhnlich verbunden ist mit der weit allgemeineren ärztlichen Revision der bis dahin der Kirche vorbehaltenen Dämonologie.

Standespolitische Interessen (hier gegenüber der Geistlichkeit) mögen sich hier wie im Kampf um chirurgische und geburtshilfliche Kompetenz dem Interesse an der forensischen Kompetenz assoziiert haben. Jedenfalls scheinen auch für die Entstehung der frühneuzeitlichen Psychiatrie entscheidende Entwicklungsanstösse aus der forensischen Situation gekommen zu sein. Und zwar vor allem aus dem Hexenprozess. Die kirchlichen Gerichte liessen traditionellerweise Ärzte in Fragen des Geisteszustandes mitreden. Hier besteht ein Unterschied zu den weltlichen Gerichten: auch die Carolina sieht zwar eine Strafmilderung vor «So leuth tödten, die ihr sinn nicht haben»[2], aber die Beurteilung des Geisteszustands der Betreffenden bleibt dem Richter allein überlassen; jedenfalls ist hier, anders als für die Fälle von Kindstötung und Wunden, vom Gesetzgeber kein ärztlicher Experte vorgesehen.

Nun ist die Beziehung von Menschen zu Dämonen an sich kein kirchenrechtlicher Straftatbestand. Es kommt darauf an, wie diese Beziehung ist. Haben Dämonen von einem Menschen gewissermassen gegen dessen Willen oder doch ohne sein aktives Zutun Besitz ergriffen, gilt dieser als besessen und wird kirchlich behandelt, d.h. exorziert, aber nicht verfolgt. Verfolgt wird nur, wer aus willentlicher, persönlicher Bosheit mit dämonischen Mächten einen Pakt eingegangen ist. Indessen können Besessene forensisch wichtig werden, weil sie Hexen als Ursachen ihres Zustands anklagen und ferner, weil sie im Einzelfall von Hexen schwer zu unterscheiden sind. Vor das weltliche Gericht können sie kommen, wenn sie infolge dämonischer Einflüsterungen straffällig werden.

Wenn nun Ärzte etwa als Experten etwas zu diesen Dingen sagen konnten, sprengten sie mit ihren Überlegungen oftmals in charakteristischer Weise den Rahmen der kirchlich vorgegebenen dämonologischen Konzepte. Sie begnügten sich dann oft nicht damit, Hexen zu diagnostizieren und von Besessenen und Kranken zu differenzieren, sondern erarbeiteten ergänzend eine ausgedehnte medizinische Dämonologie, wobei die kirchlichen Konzepte überhaupt in Frage gestellt werden konnten. Nicht ohne Absicht vielleicht verwischten sie dabei gelegentlich den kirchenrechtlich so bedeutsamen Unterschied zwischen Hexerei und Besessenheit. So konnte die im engeren Sinne forensisch brisante Hexenfrage bei den Ärzten eine gesamthafte Diskussion der Dämonologie unter medizinischen Aspekten anstossen. Dabei wurde die Besessenheit in grundsätzliche Diskussionen über die Hexerei gewöhnlich mit einbezogen – was übrigens auch durchaus dem allgemeinen Interesse der Medizin entsprach, ihren Kompetenzbereich auf Kosten der Kirche zu erweitern.

Mediziner und Dämonen:
Anfänge der neuzeitlichen Psychiatrie

So ist gerade den in der allgemeinen Psychiatriegeschichte so berühmten Pionieren der Seelenheilkunde Paracelsus und Johan Wier die Übernahme von Menschen, die bis dahin kirchlicher Autorität unterstellt gewesen waren, in ärztliche Hände und ärztlichen Schutz offensichtlich ein wichtiges Anliegen. «Das sibent buch Theophrasti Bombast von Hohenheim in der arznei» (1525?) handelt «von den krankheiten, die der vernunft berauben», gleich im ersten Abschnitt aber heisst es da[3]: «Und wiewol die götterischen verweser von solchen krankheiten bei unsern zeiten in Europa zulegen in incorporalischen geschöpfen und diabolischen geistern, des wir zu glauben und zu halten noch nicht underricht seind. denn uns die natur sovil anzeigt, das uns solches fürgeben der irdischen göttern ganz absinnig ist, als wir dan in iren capiteln melden, und nach der natur, die der solchen allen ein anfang ist, auslegen». Wiers bereits erwähntes Werk (vgl. S. 127). Von den Blendwerken der Dämonen (erstmals lateinisch 1563, 1565 und 67 deutsch, 1579 französisch) hingegen könnte im ganzen als forensisch-psychiatrisch klassifiziert werden. Der reformierte Wier, der 5 Jahre lang Stadtarzt zu Arnheim gewesen ist, bestreitet nicht, so schreibt er in seiner Vorrede, dass die Menschheit dieser Zeiten vom Satan bedroht sei und der Hilfe Gottes und des Friedmachers Jesus Christus bedürfe, diese Gefahr abzuwenden. «Nun hat es dieser Geistlicher Bluthund», fährt er indessen fort, «darbey nicht gelassen, sonder hat ein viel schrecklicher grawsamer mordtbanck erneüweret under allen unsern Mitchristen, mit den arbeitseligen alten, verjrten Weibern, die mann Altvetlische Hexen, unholdsälige Zauberin, nennet. Ich rede hie nicht von den jenigen vonn denen Moyses am zwey unnd zwentzigsten Exodi meldung thut, unnd gebeut das mann sie nicht soll leben lassen, nemlich die so mit vergifftung umbgehen . . . sonder ich rede von denen die jhrer Weiblicher schwachheit unnd alters halben, die auch von wegen ihrer Melancholischen Constitution, von dem Teuffel besessen, unnd inn ihren schwachen sinnlichheiten unnd sonderlichen imaginationibus oder phantasijs betrogen unnd verblindet, vermeinen unnd setzen ihnen für etwas böses begangen zu haben, das sich doch nimmermehr mit der warheit erfinden thut . . . Das Buch Malleus malleficarum das vor zeiten die Kätzermeister Jacobus Jnstitor und Henricus Sprenger[4] geschmidt haben, soll man in meinen Bücheren gar ungegründ unnd Gottloss zu sein befinden: das Büchlein von den Hexen . . . von einem Doctor . . . Herrn Jacobs Freyherrn von Leuchtenberg . . . ist gar unbegründt unnd unbestendig . . . doch ist er von den Authoribus Mallei Malleficarum, denen er zu viel geglaubt hat, betrogen . . .»[5]. Wier hat sich mit seinem Buch tatsächlich recht spezifisch gegen den «Hexenhammer» der beiden Dominikaner Kraemer und Sprenger (vgl. S. 128) gewendet – wobei sich eine enge Beziehung zwischen den Anfängen der Gerichtsmedizin der Frau und der forensischen Psychiatrie zeigt. Bekenntnisartig erklärt er sich im eigentlichen Vorwort, in welchem er sein Werk zusammenfasst, über die Motive seines Schreibens: «So ich dann täglichs für augen sehe und stettigs in meiner Profess als ein Leibartzt, bey den schwachen und krancken, insoderheit den schwachgleubigen, erfare das der Teuffel so gar frey hindurch fort fert, die menschen verblendet, und falsche brillen vor gute und warhaffte augen verkaufft, und das irer wenig seindt welche diss erkennen wöllen, sonder nemen gern das Sathans brillen vor recht sehende augen an, besonderlich das die Geistliche und pfarrherren jeders orths . . . diss spiel, betrug und marterbanck befürdern helffen . . . und das die weltliche Obrigkeit . . . das brandtopffer zu früe zurusten . . . derwegen ich mir auss anliegen meines gewissens, auch auss herztlichen mitleiden uber die . . . so unbarmhertziglich mit fewer und flammen gepeinigt und umbs leben bracht werden, meine einfeltige meinung und bedencken in diesem erschrecklichen handel an tag zu geben . . .» entschlossen habe[6].

Doch in Wier und Paracelsus, wie sie sich oben zeigten, ist nur die eine, gewissermassen die heroisch-humanitäre Seite des frühneuzeitlichen Aufschwungs der Psychiatrie verkörpert. Es gibt dieser gegenüber auch die menschlich-machtpolitische, die durchaus mit zum Bild gehört. Jener Aufschwung erscheint nämlich im wesentlichen als eine weitere Ausformung des ärztlichen Anspruchs, in gerichtlichen Fragen mitreden zu dürfen, hier als Anspruch auf Kompetenz in Fragen aus dem Umkreis der Dämonologie, wobei die vorliegenden Fragen zunächst akzeptiert, schuldhafter Umgang mit Dämonen daher keineswegs zum vornherein ausgeschlossen wurde[7].

Die neuzeitlichen Väter der Psychiatrie haben demnach die Dämonen, die ihrem Kind zu Pate standen, keineswegs von dessen Wiege vertrieben, sie haben sich vielmehr aufgemacht, dieselben mit ihren naturwissenschaftlich-medizinischen Mitteln zu begreifen und damit ihrem Einfluss zugänglich zu machen. Es ergaben sich dabei vom klassischen Ersetzen des Dämons durch «natürliche» Gegebenheiten (etwa durch die Melancholie (Fall S. 139), auch Hysterie) über die ärztliche Feststellung von Betrug und Bosheit (Imaginatio, Simulation, Kriminalität) bis zur ärztlich-medizinischen Bestätigung einer Dämonogenie alle Mischungen und Zwischenstufen. So hat Paracelsus nicht nur den erwähnten psychiatriehistorisch anerkannten Text über die «Krankheiten, die der Vernunft berauben» hinterlassen, sondern auch eine «Philosophia de divinis operibus et secretis naturae» (zwischen 1529 und 1532)[8], deren erste beiden Bücher er gleich der Naturgeschichte von Hexen und Besessenen widmet. Er schildert da die Merkmale der Hexen («krumb nasen ... mann fliehen, ... künstlern nachfragen ... selten kochen ...»), die Mechanismen und Chemismen der hexischen Wetter-, Krankheits-, Liebes- und Impotenzzauber, die Soziologie der Hexenbuhlschaft und der Teufelskinder, er gibt eine Analyse des Steckenfahrens, «das ist, wie die hexen auf gablen, auf rocken, oder auf ander dergleichen dingen zum rauchloch oder dergleichen ausfaren»[9]. Wier aber hat neben seinem berühmten Buch auch die «Pseudomonarchia Daemonum» geschrieben, welche offenbar eine detaillierte Beschreibung der Hölle enthält[10]. Denn Wier hat ja keineswegs den alten Dämonenglauben durch die neuzeitliche Psychiatrie, namentlich die Melancholielehre, ersetzt, wie dies die historische Legende gelegentlich haben möchte. Viel eher kann man sagen, er habe versucht, die im Rahmen des Hexenglaubens geläufige Schuldverteilung durch eine neue zu ersetzen. Er anerkennt die Existenz von Teufeln, Dämonen, Zauberei und Hexen ohne weiteres, aber er meint, es seien gewöhnlich weniger die der Hexerei Angeklagten als deren geistliche und obrigkeitliche Verfolger, welche mit dem Teufel handelten, selbst diese allerdings könnten vielfach hierfür nur beschränkt haftbar gemacht werden, weil sie ih-

1627 wurde der Medizinischen Fakultät Leipzig ein – wie sie missbilligend feststellt geöffnetes und zerrissenes – Schreiben des Konsistorialrats eines reformierten Stiftes überbracht, und zwar durch den Sohn des verstorbenen Vorstehers, den Doktor der Rechtswissenschaft Christian N. Dieser wünscht vom Konsistorium *einen Inquisitionsprozess wegen seiner körperlichen Beschwerden, die er für die Folge eines Maleficiums (Hexerei) hält.* Er bezeichnet aber keine bestimmten Personen noch hat er beständige Verdachtsgründe. Deshalb schickt ihn das Konsistorium zur genauen Untersuchung nach Leipzig mit der Bitte um einen schriftlichen Bericht auf Kosten des Patienten.

Die Fakultät stellt fest, dass des Juristen «Beschwerung nur ab affectu melancholico herrühren und keinem Maleficio». Die Beschwerden sind die typischen der Melancholie und bestehen im Sehen von Feuerflämmchen, in Schlaflosigkeit, Kopfschmerzen, Ohrensausen, Verstopfung, Magendrücken und Angst. Sie kommen von warmen und trockenen Dünsten (evaporationes) welche aus der Magengegend (ex hypochoriis) in den Kopf steigen und dort Phantasiegebilde (phantasmata) durch die Schädigung der Einbildung (Imaginatio) auslösen. Der Einwand von Dr. Christian N. gegen diese Diagnose, nämlich alle seine geistigen Fähigkeiten und das Gedächtnis seien intakt, gilt nicht. Melancholiker können im bezug auf einen einzigen Gegenstand Täuschungen unterliegen («saepius circa unum tantum objectum delirant»).

Dünste (Vapores) steigen aus dem Hypochondrium in den Kopf: hier sind die «Vapeurs» und die «Hypochondrie» späterer Jahrhunderte vorweggenommen und ersetzen in ihrer ursächlichen Funktion gewissermassen die Hexen. Melancholie wird in alter Tradition oft ein «partielles Delirium» genannt, weil sie sich auf einen einzigen Gegenstand beziehen kann («fixe Idee», z.B. in bezug auf die Gesundheit); s. dazu den Fall S. 156 f.; zum Begriff der Imaginatio s. S. 140 f.

rerseits Opfer teuflischer Verblendungen seien. Viel mehr noch gilt dies von den alten Frauen, die da so oft der Hexerei verdächtigt werden: «. . . dann der Teuffel hat diesen alten leuten jre schwache hirn und heubter durch die einbildent fantastische krafft dermassen geschwecht, und den Spiritum animalem, oder die natürliche krafft des gehirns, die des haubts werck aussricht, bewegt, getrieben und verdorben, das die gedancken, gehör, und gesicht, anders nit, dann was der

tausent Künstner in die organen und materien mit falschen hinder-
listigen betrug eintrucket, erkennen können . . .» Lüge und Verblendung sind eigentliches Wesen und Medium des Bösen – der Teufel ist
«Gottes Apffe», «ein lehrer der lügen, dieweil er dieselb erstlich erfunden» – er trägt auch den Namen «Asmodeus, ein Geist oder Gott
der verblendung» oder «Diabolus, das ist der nachreder» – «De praestigiis demonum», «Von den Blendwerken der Dämonen» ist der Titel von Wiers Werk. Selbst die echten Zauberer, die «jre vernunfft sehr
missbraucht, und dem Teuffel zu viel holt gewesen», vermögen die
Welt nicht wahrhaftig, sondern nur durch Trugbilder zu manipulie-
ren – «Derwegen dann die lügenhafftige form der Zauberischen
schlangen solichs betrugs halben, durch die warhafftige schlang Moi-
ses verschlungen, gleich wie die lügen von der warhejt vernichtig
wirdt», kommentiert Wier Exodus 7, 8–12 von den ägyptischen Zau-
berern[11].

Die Assoziation von Bösem und Lüge bildet eigentlich das Kern-
stück von Wiers «Blendwerken der Dämonen» und den Angelpunkt,
um welchen Wier den Hexenglauben so dreht, dass dieser selber als
Folge teuflischer Lügen erscheint, die Hexen aber als seine unschuldigen Opfer. Unmittelbar resultiert aus Wiers Sichtweise eine Entlastung der nach Wiers Aussage am häufigsten als Hexen verfolgten alten Frauen: teils nach dem Prinzip «haltet den Dieb!»: die hohen
Funktionäre der Gesellschaft sind es, die mit dem Teufel paktieren[12]
bzw. aus eigener Bosheit dem Volk die Lügen vom Teufel weisma-
chen; teils nach dem Prinzip der modernen Naturwissenschaften: das
Böse ist gänzlich oder zum Teil ein Scheingebilde, das letztlich auf
materielle Dinge reduzierbar bzw. als Vorspiegelung oder Einbildung
ohne Realitätswert ausweisbar ist.

Psychiatriehistorisch interessant ist bei alledem einmal die grundsätzliche Frage nach der naturkundlichen Fassbarkeit des Dämonischen, in welcher offenbar die neuzeitliche Psychiatrie wesentlich
wurzelt; im speziellen die Lehren von den Einbildungen und von der
Melancholie und wie sie einerseits untereinander, andrerseits mit der
Lehre von der Simulation, den Giften, den Dämonen verschlungen
sind. Die Einbildungen sind an sich natürliche Erscheinungen, Geschöpfe der Imaginatio, der «imaginierenden Kraft». Diese ist natürlich, wie die verdauende, die generative und andere physiologische
Kräfte. In mittelalterlicher Tradition tritt sie als in einem Gehirnven-
trikel lokalisierte psychische Grundfunktion auf. (Falls drei Ventrikel
angenommen werden, sitzt sie im vordersten, in den nachfolgenden
dann der Verstand und das Gedächtnis – diesem vordersten Ventrikel
der frühneuzeitlichen Ikonographie entspricht gewöhnlich der vorde-
re Teil des dritten Ventrikels unserer Zählung.)[13] Die Imaginatio, die
Einbildungskraft, ist nun natürlicherwiese bei der Frau aktiver als

beim Mann (vgl. Abb. S. 154), teils, weil sie da durch den Verstand weniger gehemmt ist, teils weil die Frau für ihre Einwirkungen spezifisch empfänglich ist. Ist in Aristotelischer (Aristoteles, 384–322 v.Chr.) Tradition doch das Schwangerwerden selbst Folge einer Ein-bildung, der Einverleibung nämlich des durch den männlichen Samen vermittelten Bilds vom Manne durch die als Gebär-Mutter repräsentierte

Von der Regierung der Stadt Giessen wurde die dortige Medizinische Fakultät im Jahr 1675 zu einem Gutachten über Elisabeth N. aufgefordert, welche *sich selber als Hexe und Giftmischerin bezeichnet hatte.* Die Frage lautete, ob nicht Melancholie vorliege.

Aus sorgfältiger Lektüre der Gerichtsprotokolle schliesst die Fakultät, dass die melancholische Phantasie der Angeklagten beteiligt sei. Sie hat von Jugend auf zurückgezogen gelebt und war nach Zeugenaussagen nie geschwätzig oder leichtlebig. Wegen ihrer Sorge um den Lebensunterhalt wollte sie schon mehrfach Hand an sich legen. Die Personen, welche sie angeblich vergiftet hat, sind gesund. Falsche Selbstbezichtigung findet sich oft bei Melancholikern, weil ihr Blut von schlechten Säften voll ist, so dass sie sich teils von Gott verlassen, teils von Dämonen gequält fühlen. «Diesem Elend ist das schwache Geschlecht umso leichter unterworfen (besonders, wenn noch ein elendes Schicksal dazu kommt), als die Frauen nicht nur eine grössere Mischung schlechter und verdorbener Säfte in sich enthalten (vor allem wenn die monatliche Reinigung aus Altersgründen, wie bei der Angeklagten, ausbleibt), sondern auch wegen der Dummheit ihres Denkens...»

Ob in diesem Fall Melancholie allein vorliegt oder etwas Verdächtiges beigemischt ist, kann nicht medizinisch entschieden und soll Gott überlassen werden, bis mehr und genügende Indizien vorhanden sind.

Der Verdacht auf Melancholie geht hier vom Gericht, nicht etwa vom Arzt, aus. Hexerei und Vergiftung sind eng verwandt (s. S. 353ff). Schlechte Säfte (Humores) und Dummheit prädisponieren Frauen zum Glauben, dass sie mit dem Dämon zu tun haben, sei es als (schuldige) Hexen oder als (mehr oder weniger schuldlos) Besessene (s. S. 135f., vgl. auch Fall S. 369f.). Die Frage, ob nicht dennoch Dämonisches im Spiel sei, beantwortet die medizinische Fakultät aus methodischen Gründen nicht, dennoch gibt sie sie nicht an die Theologen weiter.

Frau. Die Imaginatio der Mutter während der Schwangerschaft bleibt denn auch bis ins 18., teilweise sogar ins 19. Jahrhundert hinein ein wirksamer Faktor der Ausformung des Kindes (vgl. «Ähnlichkeit», S. 254ff.). In der Hysterielehre hat sich die Assoziation von Gebärmutter, Frau und Einbildung als ein Stück Pathologie noch länger konserviert[14]. Denn wo eine Physiologie ist, gibt es auch eine Pathologie. Wier spricht noch nicht von Hysterie, aber er weiss, dass die Schwarzgalligkeit die Einbildungskraft in klassischer Weise verstört (fixe Ideen, Wahnideen, krankhafte Einbildungen gehören zu den wichtigsten Symptomen der Melancholie), dass auch andere Humores, Gifte oder Dämonen verzerrte Phantasien hervorrufen können und dass Frauen an sich zu Entgleisungen der Imaginatio neigen, so dass alle diese Faktoren sich bei Frauen, speziell bei alten Frauen, in ungünstigster Weise kombinieren (vgl. S. 126f., Fall S. 141). So kann die Melancholie, muss aber nicht, Ursache der Störung der Imaginatio sein, an welcher die alten Hexen leiden. In jedem Fall ist sie Wier indessen ein willkommenes Modell; denn die Melancholielehre gilt als ehrwürdiges klassisches Gedankengut, und die Melancholie hat ihren alt-angestammten sicheren Krankheitswert. «Wie die Imagination in den Hexen bedorben werden kan, sihet man in den Melancholicis», überschreibt er ein Kapitel[15]. Das melancholische Geblüt ist es, das bei Melancholikern «das gehirn und seine Conducten mit dickem dampff wie ein Nebel schwechet, also das seltzame beschwärliche bilder den menschen vorscheinen, die dannoch in sich nicht seindt. Und nimbt der Sathan diss offtmals zu seinen vortheil, dergestalt, das er diese leut stettigs anfechtet ... Warumb solte nun der subtiler listiger Geist, auss Gottes verhengnuss durch unsern unglauben nit in die leib und Conducten, oder organa der sinne einstreichen, und auss den nidersten partheien des leibs solche feuchtigkeit, dampff und lufft, so ime zu seinen betrieglichen bilden dienlich, dringen und bewegen konnen: dieweil alle menschen von der Melancholischer feuchtigkeit, sonderlich in der miltz etwas bey sich haben ...» Der dämonische Befall kann also echte Komplikation der Melancholie sein, er kann aber auch reines melancholisches Symptom, reine Einbildung, sein. Melancholische glauben oft, sie seien Wölfe, etliche aber halten sich für Löwen, Vögel oder eben Teufel. «Man hilfft diesen mit aderlassung ... guter speise, gemeinen süssen badern, milch ...». Die Differenzialdiagnose zwischen Besessenheit und Melancholie ist schwierig – es werden Melancholiker «auss jren ungewönlichen fürhaben offt für Besessene menschen gehalten, wie auch die Besessene offt für Melancholische menschen angesehen werden ... Derhalben muss man ein gut J(u)dicium und urtheil haben umb diss zu underscheiden: Dann auch offt beide bey einander sein, so der Satan sich gar gern in der Melancholischen feuchtigkeit vermischet ...»[16]. So können offenbar nach Wier Frauen aus Gründen von körperlichen Leiden (Melancholie oder anderes) oder aus reiner Einbildung zu Hexen werden oder Hexen zu sein glauben.

So wenig wie Wier negiert der Basler Stadtarzt Felix Platter (1536–1614), ein anderer «Begründer der neuzeitlichen Psychiatrie»[17] und Vater der psychiatrischen Systematik (vgl. S. 152) und aussergewöhnlich humaner Praktiker, zweifellos auch in foro, die Existenz und Wirksamkeit von Dämonen. (Er beschreibt sogar den hexischen «sopor daemoniacus», der durch Gebet und Besserung, notfalls durch Feuer zum Verschwinden gebracht wird[18]). Platter hat selbst einen Mann gekannt, der sich einzig durch das Gebet vor dämonischen Versuchungen schützen konnte. Aber er hat auch eine schöne Frau gekannt, die er durch Aderlass und Abführen von den Versuchungen des Dämons befreien konnte, ihren Gatten, den sie doch ausserordentlich liebte, «bei Nacht im Schlafe zu durchbohren»[19]. Ähnlich findet man beim Freiburger Stadtphysicus Johannes Schenck von Grafenberg (1530–1598) keinerlei Unverträglichkeit von Melancholielehre und Dämonologie. Verwechslungen von natürlicher Geisteskrankheit und dämonischem Befall sind leicht möglich, in gewissem Sinne indessen nicht schwerwiegend, indem medizinische Mittel in beiden Fällen angezeigt sind. Auch die Alten, schreibt Schenck von Graffenberg, haben ihre Besessenen vor oder nach dem Exorzismus mit Medikamenten behandelt[20]. Darum sagt man, schreibt Rodrigo de Castro 1614, «melancholiam esse balneum diaboli», die Melancholie sei das Bad des Teufels; und am Rande vermerkt er, aus dem Überfluss der schwarzen Galle folge der Dämon[21].

Die medizinischen Alternativen zur kirchlichen Dämonenlehre: Melancholie, Einbildungen, Hysterie, Affekte, Simulation und medizinische Dämonologie

Die Medizin der frühen Neuzeit hat also nicht so sehr einen naturwissenschaftlichen Kreuzzug gegen die Dämonen geführt, wie man das später oft hätte wahrhaben wollen. Sie hat vielmehr einerseits medizinische Alternativen geboten zu den seinerzeit geläufigen dämonologischen Erklärungen bestimmter Zustände, und die kirchlich-theologische Dämonologie medizinisch kommentiert. Andrerseits sind die dämonogenen Zustände mittelalterlicher Tradition im Rahmen der nun entstehenden medizinisch-psychiatrischen Systematik mehr und mehr an den Rand des ärztlichen Horizonts gerückt – bis sie schliesslich kaum und nicht mehr in Betracht gezogen und vergessen wurden.

Den ärztlichen Alternativen zur kirchlichen Dämonologie sind wir zum Teil schon begegnet.

Die Melancholie scheint in der medizinischen Dämonologie des 16. und 17. Jahrhunderts, soweit diese psychiatriehistorisch bedeutsam wurde, nach Wier eine recht zentrale Stellung eingenommen zu haben[22], (vgl. Fälle S. 139 und 141) keineswegs aber war das eine Monopolstellung[23].

Die Lehre von den Einbildungen, Trugbildern, Betrügereien, die bei Wier selbst ja sogar zentraler steht als die Melancholielehre, hat ebenfalls eine wichtige Ausgangsbasis für die neuzeitliche Psychiatrie gestellt. Dies zum Teil, insofern sie als Hysterielehre fortlebte (vgl. S. 142), zum Teil als eigenständiges Konzept[24]. Die Lehre von der Imaginatio (vgl. Abb. S. 154) überlappt natürlich mit der Melancholielehre, zum Teil auch, wie wir sehen werden, mit der Lehre von der Simulation.

Es ist interessant, zu sehen, wie bei Edward Jorden (1569–1632) die Hysterie einspringt, wo die Melancholie zum Schutz von Hexen nicht mehr taugt. 1597 nämlich ist in Edinburgh eine «Daemonologie» erschienen, verfasst von keinem Geringeren als James VI. von Schottland (1566–1625), welcher entsetzt war über das, was er als Zunahme des Hexenwesens empfand und beunruhigt wegen der lautgewordenen Opposition gegen die Hexenverfolgung (namentlich seitens zweier hervorragender Gegner, «the one called Scot an Englishman . . . the other called Wierus a German Phisition . . .»). 1603 hat James als James I. auch den englischen Thron bestiegen, verschärfte Gesetze zur Hexenbekämpfung zu erlassen begonnen und sein Buch neu herausgegeben. In diesem Buch nun ist gegen die Melancholie-Idee Stellung genommen («The description of sorcerie and witchcraft . . . and the reasones refuted of all such as would call it but an imagination and melancholicque humor»). Es wird ihr entgegengehalten, die der Hexerei Überführten und Geständigen seien nicht blass, mager und einsamkeitsliebend wie die Melancholiker, sondern im allgemeinen reich, vergnügt, viele dick und dem Fleische hingegeben, gesellschaftssüchtig. Auch seien sie im Gegensatz zu den Melancholikern ohne Folter nur sehr widerstrebend geständig[25]. (Ähnlich hatte Codronchi in seinem Traktat «De morbis veneficis ac veneficiis» die Differenzialdiagnose umrissen[26]). So setzte denn der genannte Jorden, dessen Werk, auf einen Hexenprozess von 1602 hin geschrieben, innerhalb eines Monats nach Erscheinen der Schrift des Königs, 1603 publiziert wurde, nicht auf die Melancholie. Sondern er betitelt sein Pamphlet «A briefe discourse of a disease called the suffocation of the mother. Written uppon occasion which hath beene of late taken thereby, to suspect possession of an evill spirit, or some such like supernaturall power. Wherin is declared that divers strange actions and passions of the body of man, which in the common opinion, are imputed to the Divell, have their true naturall causes, and do accompanie this disease». Hunter und Macalpine bezeichnen Jordens Buch als das erste und auf lange Zeit einzige englische Werk über nervöse und Geisteskrankheiten. Er leugne nicht, schreibt Jorden einleitend, dass es Besessenheit durch den Teufel und Hexerei gebe, und dass Gebet und geistliche Hilfe dann die einzigen Heilmittel seien. «But such examples being verie rare now adayes, I would in the feare of God advise men to be very circumspect in pronouncing of a possession: both because the impostures be many, and the effects of naturall diseases be strange to such as have not looked throughly into them». Dann zeigt er auf, dass gerade die Zeichen, die gemeinhin als dämonogen gelten (Gefühllosigkeit gegenüber Nadelstichen oder Brennen, Krämpfe und Distortionen, Abneigung gegen Essen und Trinken, Auftreten der Anfälle in regelmässigen Zeitabständen, zu bestimmten Tagen oder Stunden und in Gegenwart bestimmter Personen, Heilung durch Fasten und Gebet – was eben auf sehr natürliche Weise Erleichterung bringen kann) typisch sind für die Hysterie, «in English the Mother, or the Suffocation of the Mother». Das passive weibliche Geschlecht ist seines Uterus wegen mehr und anderen Krankheiten unterworfen als die Männer (men). Denn die Gebärmutter hat eine grössere Vielfalt von Funktionen zu erfüllen als andere Körperteile und wird hierin durch andere Körperteile unterstützt. Entsprechend ist sie schwereren und mehr Krankheiten unterworfen als diese: den schweren organeigenen und denen, die von anderen Organen auf sie übertragen werden. Keines von ihren Leiden aber ist mit der Hysterie (suffocation of the mother) vergleichbar, weder im Bezug auf die Vielfalt, noch im Bezug auf die Merkwürdigkeit der Erscheinungen. Wegen des Consens zwischen dem Uterus und den Haupt-Organen Gehirn, Herz und Leber ist jede Störung der animalischen, vitalen oder natürlichen Funktionen möglich, und es können auch widersprüchliche, monströse und schreckliche Symptome auftreten (Fall S. 146). Kein Wunder, dass selbst Ärzte auf den Gedanken kamen, diese merkwürdigen Erscheinungen (worunter auch Erstickung in der Kehle, Froschgequake, Schlangengezisch, Hundegebell, Raserei, Krämpfe, Schluckauf, Lachen, Singen, Weinen) auf überirdische Kräfte zurückzuführen, wiewohl sie gänzlich natürlichen Ursprungs sind – der Autor bringt hier Beispiele aus der Literatur bei. So war es schon zu Hippokrates' Zeiten – immer schon haben Ärzte ihre Ignoranz gerne unter religiösem Mantel verborgen. Im Folgenden geht Jorden im Detail auf die Hysterie ein: auf die mit ihr verbundenen Störungen der vitalen,

145

Eva N. ist beim Gericht von Rothenburg *wegen Brandstiftung angeklagt und hat Vermischung mit dem bösen Geist gestanden.* Das Gericht hält sie für besessen und hat Gutachten von zwei Priestern und zwei Ärzten (einer davon ist Stadtarzt) erstellen lassen. Auf Befehl des Kurfürsten von Sachsen wird 1663 der Medizinischen Fakultät Leipzig die Frage gestellt, ob bei der Gefangenen eine natürliche Krankheit vorliege. Nach einer Zeit der Vernunft hat Eva N. erneut «nicht reden können, ja es hat ihr auch der Kopf aus dem Rücken gehangen und ist ihr der Leib ... ganz hoch aufgelaufen ...». Der Pfarrer eines Dorfes hat geschrieben, dass auch die Schwester der Angeklagten an solchen Anfällen gelitten hat.

Die Fakultät antwortet sehr kurz: Die Symptome kommen von einem «Consensus» der Gebärmutter und anderer Eingeweide im Kopf. Wegen der ähnlichen Anfälle der Schwester ist zu vermuten, dass jene auf eine innere Disposition zurückgehen.

« Vermischung mit dem bösen Geist» heisst Verkehr mit dem Teufel. Das ist ein Hexendelikt; Eva N. hat sich offenbar (auf der Folter?) der Hexerei bezichtigt. Das Gericht hält sie aber wegen ihrer anfallsartigen Symptome für besessen. Die medizinische Fakultät stellt dagegen die Diagnose von hysterischen Anfällen. Wir wissen nicht, ob diese Diagnose strafmildernd (s. Fall S. 132f.) oder strafverschärfend gewirkt hat. Brandstiftung wurde noch 130 Jahre später äusserst schwer bestraft (s. Fall S. 174). Wäre Eva N. als Besessene straffrei geblieben und wurde sie als am Uterus Leidende bestraft?

animalischen und natürlichen (also sämtlicher möglicher) Funktionen, auf ihre Ursachen und auf ihre Therapie. An Ursachen kennt er innere und äussere – worunter auch seelische Störungen. Denn wir sind nicht Meister unserer Gefühle. Viele sind infolge von Freude, Kummer, Liebe, Angst oder Scham schon gestorben, andere krank geworden: Frühgeburten, Epilepsie, Apoplexie, Lähmungen und Wahnsinn können auf Gemütserregungen folgen; hysterische Attacken sind aufgetreten nach Eifersucht, Zorn, Liebe; ich selber, berichtet Jorden, kenne eine Frau, die immer hysterisch wird, wenn sie einen bestimmten Mann sieht, und eine, die einen Anfall zu kriegen pflegt, wenn sie eine andere Frau im Anfall sieht[27] (Fall S. 146).

Auch die medizinische Lehre von den Affekten hat ein altes Recht auf manche Phänomene, die im Rahmen der Dämonologie als dämo-

Ein Magistrat von Berlin gab 1785 dem Arzt Dr. Böhr den Auftrag, den Gesundheitszustand der Arbeitshaus-Insassin R., *welche an epileptischen Anfällen litt,* zu untersuchen. Böhr berichtet: etwa alle vier Wochen hat die 41jährige Frau einen epileptischen Anfall, wenn sie zornig wird. Ihre Periode ist regelmässig. Ihr grösster Wunsch ist es, das Arbeitshaus zu verlassen und den Töpfer R. zu heiraten, den sie sehr liebt. «Hieraus erhellt . . . dass die sinnliche Liebe dieser R. den Kopf verwirrt habe und dass sie durch beständiges Nachdenken auf diesen Gegenstand, und da sie ihre Begierde nicht befriedigen können, von einer wahren Mannstollheit (furor uterinus) befallen worden, die wegen gespannter Nerven und deren Schwächung durch beständiges Denken darauf, wie sie ihre Lust befriedigen könne, bey einer entgegengesetzten Gemüthsbewegung, nemlich des Zorns mit epileptischen Zukkungen begleitet ist.»

Hier ist der Zusammenhang zwischen Hysterie und Epilepsie offensichtlich: die Mannstollheit (Furor uterinus) schwächt die Nerven und bereitet den Boden für epileptische Anfälle, wenn die Frau in Affekt gerät. Zur Verbindung zwischen ungestillter sinnlicher Liebe, Hysterie und Epilepsie s. S. 226 und Fall S. 187, bei welchem behauptet wird, dass der Geschlechtsverkehr epileptische Anfälle verursachen könne.

nogen galten. Innerhalb der Gerichtsmedizin macht sie dieses insbesondere geltend, wo Dinge aus dem Umkreis der Sexualität zur Diskussion stehen (vgl. Fall S. 191) – wie ja auch Jorden das Affektleben im Zusammenhang mit Hysterie und Hexen ins Feld führt. So tritt der Gedanke der eigentlichen Psychogenie in der gerichtlichen Psychiatrie besonders früh als Alternative zu Liebes-, Sterilitäts- und Impotenzzauber auf. Diese zählen zum zentralen Kreis hexischer Bosheit[28]: «denn es ist» heisst es im Hexenhammer, «. . . gezeigt worden, dass Gott mehr erlaubt betreffs der Zeugungskraft, wegen der grösseren Verderbtheit dieser, als betreffs der anderen menschlichen Handlungen»[29]. So zieht schon Paré in Betracht, dass manche «etwan durch böse Leute, als Unholten, Schwartzkünstler, Teuffels Beschwerer, Nestel Verknüpffer, etc. verder(b)t und umb ihr Mannheit gebracht werden», er will sich darüber indessen nicht weiter äussern, «sintemal derselbigen (Ursachen) Betrachtung keines Medici oder Artztes Thun und Ampt ist, noch auch durch natürliche unnd von der Kunst genommene Mittel kan vertrieben werden»[30]. Auch Codronchi, der sonst durchaus zum Hexenglauben neigt, setzt zur psychiatrischen Deutung der männlichen Impotenz (wichtig in Fragen der Auflösung der Ehe) an. Er kennt zwar, wo körperliche Befunde zur Erklärung nicht hinreichen, durchaus die Impotenz infolge von Zauber, gewöhnlich Ligaturen (Nestelknüpfen) genannt, durch welchen böse Weiber Männer zum Geschlechtsverkehr untauglich machen. Aber er kennt auch die Impotenz infolge von heftigen Gemütsbewegungen wie Scham, Furcht, Liebe, Zorn, denn solche, so präzisiert er, ziehen Blut und spiritus animales aus dem Gentialbereich zum Kopf hin ab – es ist die Zerstreuung im wörtlichen Sinne, die impotent macht (vgl. S. 191)[31].

In eigenartiger Weise gehört ferner die Lehre von der Simulation mit zur Basis der modernen Psychiatrie, womit, da die Simulation ja sehr wesentlich ein gerichtsmedizinisches Problem war (vgl. S. 167), nochmals belegt ist, dass von der forensischen Psychiatrie kräftige Impulse auf die Entwicklung der gesamten Psychiatrie ausgehen konnten. So wird in der gerichtsmedizinischen Literatur einerseits immer wieder darauf hingewiesen, wie leicht und oft Geisteskrankheiten simuliert würden und entsprechend die Lehre von den Geisteskrankheiten präzisiert – darauf soll im Simulationskapitel zurückgekommen werden – andrerseits tritt die Simulation da gewissermassen als Äquivalent einer Geisteskrankheit auf, indem, ähnlich wie bei der Hysterie (der Lügen- und Simulationskrankheit (vgl. Fall S. 170)), ein Zustand zwar vorgetäuscht, der Patient dafür aber nicht haftbar gemacht wird (vgl. S. 167f.). Während der Begriff der Simulation in neueren Zeiten lediglich den Tatbestand erfasst, dass einem dem Arzt als Krankheit präsentierten Zustand kein Krankheitswert zugestanden wird (mit der Diagnose Simulation ein Patient also gewissermassen als Betrüger aus dem Schutzbereich der Medizin ausgewiesen wird) umfasst er demnach in der früheren Neuzeit zusätzlich noch andere Formen des Arztbetrugs (den sozusagen unbewussten Betrug oder den krankheitsbedingten Betrug). Die Diagnose Simulation kann dann, wie eine andere psychiatrische Diagnose, auch als Entlastungsdiagnose für den Patienten dienen. So findet man ja schon bei Wier die Vorspiegelung zur Entlastung der Patienten eingesetzt; der Terminus Simulation fällt dabei allerdings nicht. In des Joannes Baptista Sylvaticus (Giambattista Selvatico, 1550–1621) berühmter Anweisung, wie Simulanten zu entdecken seien (1595)[32], wird Geisteskrankheit in diesem Sinne einerseits von Möchte-Gern-Patienten simuliert, die sich davon irgendwelchen Gewinn versprechen, andrerseits kann eine Geisteskrankheit selbst simulieren, indem sie der Besessenheit täuschend ähnlich sieht, wobei auch die Patienten selbst betrogen werden. Denn Melancholie und Besessenheit sind sich klinisch ausserordentlich ähnlich. Viele glaubten, schreibt Sylvaticus, es sei ein Zeichen für die Präsenz des Dämons, dass die Betroffenen, bis dahin durchaus religiös gewesen, heilige Dinge plötzlich verwürfen (andere fügen bei den Gehorsam, welchen die Exorzierten, ob sie wollen oder nicht, dem Exorzisten leisten), Palpitatio der vom bösartigen Geist angefallenen Teile, Schwellung des Schlundes, der Zunge, trocknen Husten, Verrenkungen hätten und Aufreissen des Mundes. Auch das Sprechen und Verstehen fremder Sprachen, das Fern- und In-die-Zukunft-Schauen bewiese den Dämon, und die Nutzlosigkeit natürlicher Heilmittel; die Unverträglichkeit von Rosenduft bis zur Unfähigkeit, an Rosenbüschen vorüberzugehen, die heftige Reaktion auf üble Gerüche wie Schwefel und Kot. All das beweist aber nichts, sagt Sylvaticus. Wenn Melancholiker plötzlich Mutter, Vater, Kinder, das Leben und alles Gute hassen, wieso soll sich solcher Hass nicht auch auf heilige Dinge ergiessen? Und nimm an, ein Melancholiker werde als Dämoniacus beurteilt und zum Exorzismus geführt: wenn er klar sieht, wird ihn dies schwer erzürnen, er wird dann das Kreuz wie alles Heilige ablehnen, aufheulen, wenn der Priester insistiert, mit den Zähnen knirschen und weglaufen wollen. Jeder neue Versuch des Exorzismus wird seinen Zorn neu wecken und es ist kein Wunder, dass der blosse Anblick eines Priesters ihn in Wut bringt. So verwerfen alle Besessenen das Heilige, aber nicht alle, die Heiliges verwerfen, sind von einem Dämon besessen. Ebenso können Palpitationen, Schwellungen von Schlund und Zunge, Aufsperren des Mundes, Verdrehungen auch durch die schwarze Galle hervorgerufen werden. Bei Frauen ist auf diese Zeichen noch weniger Verlass, da sie bei diesen zusätzlich noch infolge von Uterusleiden, speziell bei erwachsenen (alten) Jungfrauen und Witwen, entstehen. Das Beherrschen fremder Sprachen und das Wahrsagen sind allerdings bei Besessenheit häufig und bei der Melancholie sehr selten, kommt aber auch da vor. Dass die Nutzlosigkeit medizinischer Mittel ein sicheres Zeichen von Dämonen sein solle, ist zum Lachen. Was aber die Empfindlichkeit auf Gerüche betrifft: auch Melancholiker können auf Düfte reagieren, und jeder von uns riecht nur ungern Stinkendes. So kann bei Sylvaticus eine Melancholie eine Besessenheit simulieren, kann aber, wie die Besessenheit selbst, auch ihrerseits simuliert werden. Simulation steht hier somit primär als eine mit dem Seelenleben des Exploranden zusammenhängende Quelle von Zuständen, deren Verantwortlichkeit zweifelhaft erscheint und – und dies ist wesentlich – vom Arzt bestimmbar ist.

Fidelis behandelt sowohl die Geisteskrankheiten als auch die dämonischen Krankheiten unter dem Titel «De simulatione morborum». Der echte Wahnsinn, legt er dar, ist vom simulierten nicht gar so leicht zu unterscheiden, da seine Diagnose lediglich auf den Äusserungen der Patienten und nicht auf körperlichen Befunden beruht.

Der Arzt muss daher, schreibt Fidelis, immer vorsichtig sein, wenn er Geisteskrankheiten gerichtlich zu begutachten hat, denn es gibt da keine objektiven Symptome wie Fieber, Puls- und Urinveränderungen. Manche wollen daher, dass man in solchen Fällen einfach dem Kranken glaube, andere, dass man nie etwas sicheres auszusagen versuche. Fidelis verwirft beides. Er glaubt, dass man Simulation erkennen könne.

Ein ganzes Kapitel seiner Sektion über die Simulation widmet Fidelis nun ferner der Unterscheidung dämonischer Krankheiten von natürlichen[33]. Von seiner ärztlichen Dämonendiagnose – dies sei hier eingeschoben – lässt sich ähnliches sagen wie von Sylvaticus' Diagnose der simulierten Besessenheit. In gewissem Sinne ist sie ein Analog zur eigentlichen psychiatrischen Diagnose, denn auch der Dämon steht hier als seelennaher Ursprung von Zuständen zweifelhafter Verantwortlichkeit, die der Arzt – mindestens per exclusionem – beurteilen zu können beansprucht. Eigentliche Simulation, schreibt Fidelis, liegt bei den dämonischen Krankheiten zwar nicht vor, und doch besteht da infolge der Ähnlichkeit derselben mit anderen Leiden eine Vortäuschung. Und der Arzt muss sich auch hier auskennen. Wie oft kurieren wir lange vergeblich an derartigen Krankheiten herum und setzen taugliche Heilmittel und uns selbst damit den übelsten Verleumdungen aus! Die Dämonen können beliebige Krankheit hervorbringen, schreibt Fidelis. Aber es ist festzuhalten, dass sie dazu natürliche Wege benützen: so machen sie die Menschen melancholisch, indem sie die Abflusswege der schwarzen Galle verstopfen, so dass dieselbe sich im Körper anhäuft und auch den Geist beschleicht. Epileptisch und paralytisch machen sie, indem sie die Hirnventrikel und Nervenanfänge durch Schleime verstopfen. Es gibt zweierlei dämonische Leiden: die der Menschen, die einen Dämon beherbergen und die der lediglich Behexten. Diese letzten werden einem von bösen Menschen, die sich dämonische Hilfe eingehandelt haben, unter Gottes Zulassung, gesendet. So erreichen Verführerinnen vom Dämon, dass ihre Liebhaber nicht ausschliesslich mit ihrer eigentlichen Gattin schlafen, so quälen sie einen, wenn sie sich verachtet finden, mit Schwächen, Erbrechen, Schmerzen, Impotenz und Traurigkeit. Von dieser Art ist die machtlose Liebe gewisser Frauen, der Hass der Ehefrau und ähnliches. Die angehexten Leiden sind langwierig. Die dämonischen Krankheiten demgegenüber bunt und wunderbar (hier folgt eine Beschreibung der klassischen Besessenen mit periodischem grossem Wüten, wunderbaren epileptiformen Krämpfen bei klarem Verstand, Erbrechen von Steinen und Nadeln, Wahrsagen und Sprechen fremder Zungen und Wissenschaften, die nicht erlernt worden sind, Anschwellen des Halses, Bellen, Muhen). Angehexte Leiden dagegen lassen sich nicht leicht von anderen unterscheiden. Immerhin gibt die Vorgeschichte meist einen Anhaltspunkt: gewöhnlich beginnen diese Dinge mit irgend einer Frauengeschichte. So werden Männer vorwiegend Opfer von Behexungen, während Frauen eher den Dämonen verfallen, da sie deren Listen infolge ihrer Geistesknappheit eher erliegen. Die Therapie dämonischer Leiden besteht in Magie – von welcher der Vorsichtige sich fernhält – und im Exorzismus der heiligen Kirche[34].

Ausserordentlich detailliert versucht Codronchi in seinen 200 Blätter dicken 4 Büchern «De morbis veneficis ac veneficiis»[35] (über Vergiftungskrankheiten und Verzauberungen) die Dämonenlehre naturwissenschaftlich-medizinisch anzugehen (1595). Ihm geht es vor allem um den Schutz des Volks vor der Hexerei, von deren Existenz und Wirksamkeit er sich am Falle des eigenen Töchterchens hat überzeugen können (vgl. S. 358 ff.). So fehlt diesem Werk, was man den psychiatrischen Nestgeruch nennen könnte, weswegen es, wenn überhaupt, so vorwiegend als Produkt eines Fehltritts des ehrwürdigen Gerichtsmediziners Erwähnung findet. Trotzdem wäre es wohl eine ergiebige Quelle psychiatriehistorischen Materials, denn schon in der Einleitung nennt Codronchi als dämonische Anfechtungen zuvörderst allerlei Wirkungen auf den Geist, mündend in Leidenschaften – Liebe, Hass, verbotenen Beischlaf, Angst; Apoplexie, Epilepsie, Stupor, Krämpfe, Lähmungen, Melancholie, Delirien, Demenz, Schweigsamkeit, Taubheit, Blindheit, Zähneknirschen, körperliches Dahinsiechen und Krankheiten; dann erst folgen die dämonisch bedingte Impotenz, Sterilität, Absterben der Frucht, Behinderung des Milchflusses, Schädigung des Kindes, und nach diesen erst die dämonogenen Winde, Regen, Stürme, Blitze.

Im Unterschied zu den Lehren von Melancholie, Hysterie, sogar Imaginatio, die recht unmittelbar in die modernere Psychiatrie eingegangen sind, haben die Lehren von der Simulation und die medizinische Dämonologie in der Folge ihre nosologische Würde verloren und sind an den Rand oder sogar ausserhalb des psychiatrischen, ja medizinischen Gesichtskreises gerückt, wodurch sie natürlich auch aus dem psychiatriehistorischen Bewusstsein zu verschwinden prädestiniert waren. Beide haben den Keim zu dieser Entwicklung ja zum vornherein in sich getragen, indem sie bestimmte Erscheinungen nicht nur diagnoseartig deckten, sondern sie auch als nicht vorbehaltlos oder sogar gar nicht zur Medizin gehörig bezeichneten. Sowohl gegenüber der Simulation als auch gegenüber dem dämonisch Bösen hat sich die Psychiatrie später aber immer wieder neu abzugrenzen gehabt, und vielleicht wären die Diskussionen um «krank» oder «böse» gelegentlich umsichtiger und rationaler ausgefallen, wenn man sich der historischen Beziehungen zwischen beidem exakter erinnert hätte.

Die Umgrenzung und Peripherisierung der Dämonen durch die systematische Psychiatrie

So verschwinden die Dämonen im Laufe der Zeit aus der gerichtsmedizinischen Literatur, während die forensische Psychiatrie modernere Formen annimmt. Zunächst wurde ihre Existenz allerdings noch immer keineswegs bestritten, es wurde ihnen nur immer mehr Terrain abgegraben, während in Form einer systematischen Psychiatrie eine tragfähige medizinisch-naturwissenschaftliche Plattform zum Verständnis eines immer weiteren Bereichs von abnormen Geisteszuständen aufgeschüttet wurde. Man nannte die dämonischen Leiden selten und behandelte sie als Komplikation oder Symptom bekannter psychiatrischer Zustände[36].

Zugleich nahm allmählich die straf- und zivilrechtliche Bedeutung der medizinischen Beurteilung abweichenden Verhaltens zu. So kümmert sich der in der Geschichte der Psychiatrie berühmte Basler Stadtarzt und Professor der praktischen Medizin Felix Platter, Schöpfer einer für seine Zeit aussergewöhnlich differenzierten psychiatrischen Systematik, nur nebenbei um die dämonischen Leiden Besessenheit und Hexerei. Nicht dass er an deren Vorkommen zweifelte; er hat bei Besessenen mit eigenen Augen die typischen körperlichen Verrenkungen gesehen, die seiner Ansicht nach natürlicherweise ohne Gelenkluxation nicht denkbar sind und er kennt den vom Dämon inszenierten «sopor daemoniacus» der Hexen. Aber er widmet diesen Zuständen nur einen Bruchteil seiner 150 Spalten umfassenden Psychiatrie, die er an den Anfang seiner «Medizinischen Praxis» stellt[37] und betont, dass sie nur am Rande oder nicht zum Ressort des Mediziners gehörten. Andrerseits beschäftigt er sich relativ intensiv mit der Geistesstörung als Ursache von Verbrechen. Die Melancholie treibt die Kranken zu den grässlichsten Gewalttaten selbst gegen ihre Nächsten und Liebsten[38]. Platter berichtet über einzelne derartige Fälle, beide ihm persönlich bekannt, einer sogar nahestehend. Auch über Mordtaten aus Eifersucht («zelotypia», welche hier den Geistesstörungen subsumiert ist) gibt er Bericht[39].

Ähnlich wie Platter behandelt Zacchia, ebenfalls berühmt als früher Systematiker der Psychiatrie, die dämonischen Leiden: am Rande. Er bringt sie in seiner Quaestio «De Daemoniacis, Fanaticis, Lymphaticis, Praestigiatis, Enthusiasticis, Engastrimathis, & similibus»[40] unter und legt zur weiteren Entschärfung des Dämonenglaubens dar, welche Ähnlichkeiten die Daemoniaci mit Fanaticis, Manikern und Melancholikern hätten und, dass selbst Theologen die Behandlung dämonischer Leiden mit natürlichen Mitteln nicht ablehnten[41]. Auch bei Zacchia aber nimmt die Psychiatrie insgesamt eine bedeutende Stellung ein: der Titel «De dementia, et rationis laesione, et morbis omnibus, qui rationem laedunt» nimmt im zweiten Buch der «Quaestiones medico-legales» die erste Stelle und 50 Folioseiten ein[42].

Forensische Psychiatrie im 17. und im früheren 18. Jahrhundert

Es ist zu bekannt, beginnt Zacchia sein psychiatrisches Buch, als dass ich es des längeren ausführen müsste, dass es in Sachen der Dementia und ähnlicher Leiden vieles gibt, was die Rechtsgelehrten von den Ärzten wissen wollen, und sie geben selbst zu, dass nur die Ärzte sich in diesen Leiden auskennen. Im «Summarium» dieses einleitenden Kapitels ist zur Sicherung dieser Kompetenz von der «Demenz und ähnlichen Gehirnleiden» die Rede. Man könnte sich in guten Treuen noch darüber streiten, welcher Fakultät die Erforschung der Psyche obliege; dass aber das Gehirn als leibliches Organ zum Ressort der Medizin gehöre, war kaum bestreitbar. In seiner zweiten Quaestio gibt Zacchia verschiedene Möglichkeiten, die Geisteskrankheiten zu systematisieren. Einmal diejenige nach primärem oder sekundärem Verstandes- bzw. Hirnbefall (primär: Demenz, Insania, Furor, Manie, Melancholie, Dummheit, Lycanthropie oder Wolfswahn, Delirium, Liebe, Betrunkenheit, Tollwut, Ekstase etc. etc.; sekundär: Koma, Lethargie, Schlaganfall, Congelatio (Gefrorenheit – was immer darunter zu verstehen ist), Epilepsie, hysterische bzw. Gebärmutterleiden, Hypochondrie bzw. hypochondrische Melancholie und Geistesstörungen, die aus der Entzündung des Zwerchfells (vgl. S. 303 f.) oder Verletzungen des Schläfenmuskels[43] folgen – etc.). Ferner können die Geisteskrankheiten nach Verlauf unterteilt werden: ohne Intervalle (Tollwut, Dummheit etc.), mit Intervallen oder periodisch (Melancholie, Epilepsie etc.) und schliesslich nach Art der Störung (Verlust, Verminderung oder Zerrüttung der psychischen Funktionen). Im Folgenden geht Zacchia auf die Symptomatologie, die Störung der einzelnen psychischen Funktionen (imaginatio bzw. Einbildungskraft, memoria bzw. Gedächtnis, ratio bzw. Verstand-Abb. S. 154) und dann auf die einzelnen psychiatrischen Leiden ein, und dies mit einer Gründlichkeit, die ihm mit Recht den Namen eines Vaters der Psychiatrie eingetragen hat. Der Quaestio «De rationis diminutione ex defectu aetatis, et sexus» (vgl. S. 129 f.) folgt diejenige «De rationis laesione ex animi passionibus, et ex pravitate morum» (wobei als Leidenschaft vor allem der Zorn diskutiert wird, namentlich der unbeherrschbare, keiner Vernunft mehr gehorchende, glühende, gerechte männliche Zorn (ira), von welchem die bei eher weniger Ver-

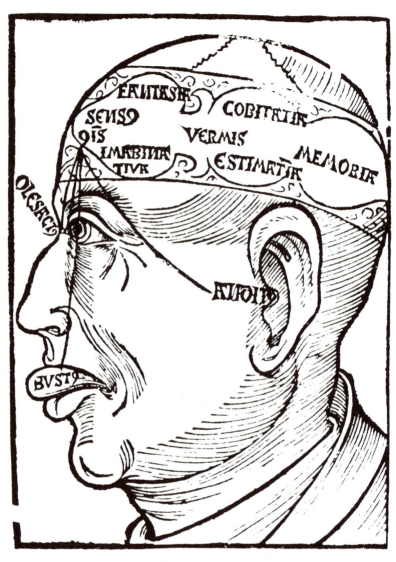

Die Hirnventrikel als Zellen dargestellt, von denen die vorderste als Sitz der Phantasie/Einbildungskraft, die mittlere als Sitz des Denkens und die hinterste als Sitz des Gedächtnisses bezeichnet ist. Diese Hirnfunktionen konnten je einzeln gestört sein. Holzschnitt nach dem Vorbild der enzyklopädischen «Margarita philosophica» des Gregor Reisch von 1503.

nünftigen, Kranken, Dummen, Tieren, Kindern und Frauen vorkommende Iracundia, die sich mehr an Kleinigkeiten hält, zu unterscheiden ist.) Der Zorn ist eine Art von Tugend. Delikte, die im Zorn begangen werden, haben nach Meinung mancher Doktores Anspruch auf milde Beurteilung. Verstandesstörungen infolge von Ungezogenheit bzw. Schlechtigkeit der Sitten können keine Strafmilderung begründen. Im weiteren folgen die Quaestiones über die Dummen, Schwachen, des Gedächtnisses Beraubten[44]; die Taubstummen[45]; die Melancholiker; die Verliebten (auch die Liebe scheint vor allem Männer unzurechnungsfähig zu machen); die Betrunkenen; die Schlafenden und Nachtwandler; die Schläfrigen, Komatösen, Lethargischen; die vom Schlag Getroffenen, Epileptiker, Mondsüchtigen (lunatici); die vom Blitz Getroffenen, Betäubten, Erfrorenen (congelati) und Kataleptischen; die Phrenetischen, Manischen, Wütenden, Ekstatischen, die sich für Wölfe oder Hunde halten und ähnliches; die Tollwütigen und infolge irgendeines Giftes von Sinnen Gekommenen; die Daemoniaci und anderen, von denen oben (S. 152) die Rede war; die, welche an Syncopen, Sinnesausfällen leiden und die Sterbenden; diejenigen, die infolge langwieriger oder schwerer Krankheiten von Sinnen gekommen sind; die Paraphrenitiker, Hypochonder und alle, die freie Intervalle haben und schliesslich die Hysterischen (ex utero). Die letzte Quaestio der Zacchiaschen Psychiatrie ist den Sätzen gewidmet, denenzufolge, wer einmal wahnsinnig (furiosus) war, immer als wahnsinnig gelte und: wer früher geisteskrank war, auch in der Gegenwart als geisteskrank gelten könne (Fälle S. 156 und 157).

Nach Zacchia verliert sich die ausführliche separate Behandlung psychiatrischer Fragen auf einige Zeit aus der gerichtsmedizinischen Literatur. Bei Bohn findet man forensische Psychiatrie nur noch in Ansätzen. Teichmeyer erwähnt die Geistesstörungen bloss noch in seinen Kapiteln über die Simulation (als häufig simulierte Leiden – vgl. S. 171) und über die Foltermedizin (als Grund für Freiheit von Folter und für Milde). Dem juristischen Vergleich des Kindes mit dem Verrückten steht er kritisch gegenüber (vgl. S. 120 und entsprechende Anm. [46]). In der Mitte des 18. Jahrhunderts baut Hebenstreit Paragraphen über Geistesschwäche, Manie, Melancholie und andere psychiatrische Bilder in ein Kapitel über zweifelhafte Körper- und Geisteszustände ein, welches um die körperlichen und geistigen Grundlagen der Minderverantwortlichkeit und deren Simulation zentriert ist (nicht nur jene natürliche Schwäche, die durch Lebensalter oder Geschlecht bedingt ist, sagt Hebenstreit, beeinflusst die Gesetze zugunsten Bedrängter, auch Krankheiten wecken das Mitleid, falls sie die Erfüllung der Bürgerpflichten nicht erlauben). In einem

Die Richter von Weissenfels schickten am 16. Juli 1677 der medizinischen Fakultät von Leipzig zwei ärztliche Gutachten über den Gattenmörder Sigismund Erfurt. Dieser hatte, wie aus einem Sektionsbericht hervorgeht, *seiner Frau, welche im dritten Monat schwanger war, mit dem Schwert die Kehle durchschnitten.* Weder bei der Tat noch nachher schien der Täter verrückt, schreiben die Richter, und die beigezogenen Ärzte haben unterschiedliche Zeugnisse für seinen Geisteszustand ausgestellt. Die Fakultät soll die Frage beantworten, ob genügend Zeichen der Verrücktheit (Mania) vorliegen (gemeint ist, um den Gefangenen zu exkulpieren).

Das erste Gutachten von einem Arzt aus Weissenfels beruht auf mehreren Gesprächen mit dem Angeklagten im Gefängnis. Der Arzt stellt die Diagnose einer *Disposition zur Manie,* denn erstens sind Vorstellungsvermögen (Imaginatio) und Denkvermögen gestört: Der Angeklagte kann auf die Frage, warum er seine Frau getötet habe, keine Antwort geben. Zweitens empfindet der Angeklagte keine Reue über seine Tat, sondern zeigt Freude und Erleichterung. Drittens schläft er schlecht, weiter ist sein Gesichtssinn durch sinnlose Bilder gestört, und seit sechs Tagen ist er verstopft. Und schliesslich wurde er schon früher in Fesseln gelegt, weil er seinen Bruder tätlich angreifen wollte.

Ein zum Teil widersprechendes Gutachten wurde, ebenfalls aufgrund eines Gesprächs mit dem Gefangenen, von zwei Ärzten aus Halle verfasst. Sie fanden den Angeklagten gefasst, er antwortete «bescheiden, vorsichtig und mit gutem Urteil». Er entschuldigte seine Tat (die Frau habe ihn dazu gezwungen) und sagte: «ich weiss genau, was ich tue». Der Angeklagte schläft gut und hat guten Appetit. Nun ist aber bekannt, dass er eine vererbte Disposition zur Melancholie hat und dass er schon früher gewalttätig war. Es wird die Diagnose einer *gewissen melancholischen Affektion* gestellt, wobei aber auch böser Wille (malitia) vorhanden sei.

Die Fakultät entscheidet nach Studium der Akten und vor allem der beiden Gutachten: Der Angeklagte leidet *nicht nur an einer tiefen Melancholie, sondern auch an einer Disposition zur Manie,* denn schon früher wurde er wegen Erregungszuständen eingesperrt. Der Gattenmord ist eher aus einem manisch-melancholischen Anfall (raptus) als aus bösem Willen (malitia) allein geschehen.

Die Sorgfalt des Gerichts fällt auf, das nach zwei sich zum Teil widersprechenden Gutachten ein Obergutachten bestellt. Die

Fakultät erkennt auf verminderte (nicht völlig aufgehobene) Zurechnungsfähigkeit, wobei sie mehr Wert auf die Vorgeschichte legt als auf die nach der Tat festgestellten Symptome, welche im zweiten Gutachten teilweise negiert werden. Manie ist hier als ein generelles Delir (deshalb der Hinweis auf die Störung des Denkens) verstanden. Sie kann sich aus der eher stillen Melancholie, die sich auf ein einzelnes Thema bezieht, entwickeln (s. Kommentar zu Fall unten und zu Fall S. 139).

Der Konsistorialrat von N. hat die Auflösung eines Eheversprechens zu behandeln. Ein Student hat sich mit einem Mädchen verlobt, aber nachher erfahren, dass dieses an einer Manie gelitten hat: Man musste sie in der Krankheit mit Ketten binden, sie entblösste sich, ihre Zehen wurden vom kalten Brand befallen und mussten amputiert werden. Der Verlobte fürchtet Rückfälle und ein «malum hereditarium»: der Vater litt ebenfalls an einer Manie und hat sich ertränkt; der Bruder ist melancholisch. Der Rat richtet folgende Frage an die Medizinische Fakultät Leipzig: «Ob nämlich dergleichen Furor sive Insania vel Mania bei dieser Jungfer wieder möchte zu befürchten sein oder nicht?»

Am 5. Januar 1655 antwortete die Fakultät: Solange der monatliche Fluss vorhanden ist, erscheint ein Rezidiv als wenig wahrscheinlich. Frauen sind aber beim Aufhören der Menstruation besonders gefährdet, ebenso bei Schwangerschaft und im Wochenbett. In diesem Fall zeigt der Brand der Zehen eine besondere Bösartigkeit der Körpersäfte. Eine Manie, welche aus bösartiger Materie entsteht, hört nicht auf, solange diese vorhanden ist. Am wichtigsten erscheint aber, dass bei diesem Mädchen die Manie erblich ist. Der Vater war ein Maniacus, und die ganze Formkraft (für die Entstehung des Kindes) liegt im väterlichen Samen. Also ist ein Rezidiv nicht ausgeschlossen.

Manie und Melancholie sind Dyskrasien, (d.h. sie beruhen auf verdorbenen Säften), und unterscheiden sich voneinander vorwiegend im Grad. Die Fakultät stellt das Vorkommen beider Krankheitsformen in derselben Familie fest (s. Fälle S. 156 und S. 132f.). Der Uterus erscheint als Reinigungsorgan (s. Fall S. 132f. und S. 367f.). Zur Theorie, dass der väterliche Same allein das Kind bestimmt s. S. 176 und 184.

strafrechtlichen Kapitel «De excusationum momentis medicis» erwähnt Hebenstreit unter anderem die entschuldigende Wirkung von Geistesstörungen als Ansatzpunkt für die Verteidigung (Fall S. 158). Schliesslich kommen periodische Manie, Melancholie und Epilepsie als Scheidungsgründe in Frage[47]. Die forensische Psychiatrie hat demnach die Eigenständigkeit, die ihr Zacchia verliehen hatte, eingebüsst, die psychiatrische Diagnose ist zum forensisch-medizinischen Gelegenheitsargument geworden – sogar bei Ludwig[48] und Baumer[49] (2. Hälfte des 18. Jahrhunderts) bleibt sie dies. Johann Zacharias Plat-

---

In Brieg musste 1788 der Arzt Glawnig den 32jährigen Musketier Johann Christoph Bickhoff begutachten. Dieser hatte, als sein Regiment aus dem Lager zurückkam, in einem Dorf *einen 7jährigen Knaben getötet.* Der Gutachter vertritt, dass Bickhoff an einem «Tief- und Wahnsinn» erkrankt sei, denn erstens: er erzählt, dass ihm die Tat vom «Geist der Geister» befohlen worden sei; zweitens: man gab ihn mit 15 Jahren zu einem Arzt in Pflege, weil man ihn für wahnsinnig hielt; drittens: seine Zimmerkameraden hörten ihn vor sich hin lachen und sprechen, und einmal zerschlug er nachts Fenster und rief: «hier ist der Mann Gottes, hier ist Gottes Hand».

Bei der Untersuchung hatte Bickhoff einen starren Blick und behauptete, dass er zwei Stimmen in sich habe und Geister sehe. Glawnig stellt die Diagnose eines fanatischen oder enthusiastischen Wahnsinns und verlangt nicht die Bestrafung, sondern die sichere Aufbewahrung des Kranken in einer Irrenanstalt. Er habe die Tat nicht aus Bosheit verübt, sondern «unfähig seinen falschen Vorstellungen zu widerstehen».

Glawnig sagt von sich selber, dass er «als Arzt eines Irrhauses» täglich mit Tief- und Wahnsinnigen umgehe und sie beobachte. Die Diagnose gründe auf eigener Erfahrung sowie auf dem Zeugnis von Hippokrates, Friedrich Hoffmann, Willis, Lorry, Teichmeyer und Fasel.

Zur Ortsangabe s. Fall S. 97. Um die Wende zum 19. Jahrhundert gab es in Preussen ärztlich geleitete «Irrhäuser». Das Leiden besteht «in falschen Vorstellungen»; die Säftelehre ist hier nicht mehr die Basis der Psychiatrie, es macht sich psychologisches Denken geltend (vgl. Fall S. 163). Zu Teichmeyers und Fasels gerichtsmedizinischen Werken s. S. 65 und Anm. 39 zu S. 28.

ners (1694–1747) Plädoyer für eine institutionalisierte forensische Psychiatrie (1740/49), auf das wir zurückkommen werden (S. 160 ff.), blieb zunächst ohne Lehrbuch-Echo.

Fragt man nach den Hintergründen dieses Territoriumsschwundes nach Zacchia, so ist zunächst zu sagen, dass nicht nur die forensische, sondern die klinische Psychiatrie überhaupt im Lauf des 17. und des früheren 18. Jahrhunderts im ganzen an Boden verloren hat. Dies zum Teil infolge des Abwanderns der in Frage kommenden Patienten in die medizin-ferneren, absolutistischen Konzepten entsprechenden «Hôpitaux généraux», «Zuchthäusern», Zucht-, Korrektions- und Arbeitshäuser, «houses of correction», «workhouses» etc.[50] – in diesem Sinne ist der forensisch-medizinische Vorstoss eines Zacchia sozusagen vom behördlichen Verwaltungsapparat zurückgeschlagen worden. Im speziellen mag die aufklärerische Dislokation der führenden Kräfte der gerichtlichen Medizin in protestantische Gebiete eine Rolle spielen, indem das Bedürfnis, Alternativen zur übernatürlichen Medizin zu finden, in protestantischen Gegenden einigermassen gering war; auch Differenzen in der Rechtsauffassung mögen mitspielen. Wissenschaftsgeschichtlich herrschte in dieser Zeit der kausaldeterministische Gedanke vor, der die klinische und forensische Psychiatrie gegenüber Konzepten wie Thomas Willis' (1621–1675) Neurophysiologie und Georg Ernst Stahls (1660–1734) Animismus (vgl. S. 261) etwas in den Hintergrund drängte. Diese Konzepte waren forensisch wenig ergiebig, weil sie wenig Handhabe zur Unterscheidung von «normal» und «pathologisch» boten (ähnlich sollte um die Wende vom 19. zum 20. Jahrhundert, unter dem Aufblühen der Psychoanalyse und anderen universellen Kausalpsychologien die forensische Psychiatrie etwas verkümmern, dies ungeachtet der Tatsache, dass jene Lehren gerade aus der Forensik entscheidende Entwicklungsimpulse empfangen hatten). Es ist charakteristisch, dass das spätere 17. und das frühere 18. Jahrhundert vor allem Frühformen der Neurosenlehre aus dem Umkreis der Hypochondrie- und Hysterielehre und eine umfassende Psychosomatik pflegte, welche sich aus dem Animismus und dem Vitalismus ergaben. Diese verhalfen der ärztlichen Psychologie zu grosser Popularität, erklärten aber gerade im Zusammenhang damit die forensisch relevanten, weniger salonfähigen Fälle von Verhaltensabweichungen nicht. «Man» war in jener Zeit zwar neurotisch, aber «man» kam deswegen noch lange weder ins Irrenhaus noch vor Gericht. Die geläufige Psychiatrie jener Zeit taugte vorwiegend zur Erklärung von Missstimmungen und zur Entschuldigung für schlechte Gedichte[51], weniger aber zur Entschuldigung von Verbrechen. Wo die Hypochondrie allerdings über das «ennui» und den Lebensüberdruss zum Selbstmord führt, hat auch sie immerhin einige forensische Bedeutung (vgl. S. 288 f.)[52].

Erneuerung der forensischen Psychiatrie im späteren 18. Jahrhundert

Im Laufe des späteren 18. Jahrhunderts sind die schwereren psychiatrischen Zustandsbilder, welche wir heute Psychosen nennen, in die Medizin re-integriert worden. Verschiedene Faktoren beförderten diese Entwicklung. Vorbedingung war (nach rund einem Jahrhundert der Verstreuung der psychiatrischen Leiden in die Kompetenz der Rechtsprechung, der Politik, der Ökonomie, der Philosophie, der Theologie bzw. einer säkularisierten sozialen Frömmigkeit) die Erneuerung der Idee einer medizinischen «Psychiatrie». Dies war einerseits mit Giovanni Battista Morgagnis pathologischer Anatomie (1761) und der Neurophysiologie nach Albrecht von Haller möglich, welche beide der medizinischen Psychologie ein organisches Substrat verschafften und der Psychiatrie damit die Daseinsberechtigung als medizinische Spezialität. Einer eigengesetzlichen medizinischen Psychologie andrerseits, der Systematisierung, Beschreibung und nosologischen Gliederung der medizinisch erfassten Verhaltensabweichungen diente im 18. Jahrhundert der empirische Gedanke, in dessen Umkreis auch der statistische Gedanke gehörte. Ferner sind vom Erwachen des hygienisch-kollektivmedizinischen Gewissens der Aufklärungs-Ärzte, das sich historisch ja vom gesetzgeberischen Gewissen des Gerichtsmediziners ableitet (vgl. S. 85 ff.), starke Impulse auf die Entwicklung der modernen Psychiatrie ausgegangen. Ohne die aufklärerische Bemühung der Ärzte um die psychiatrischen Institutionen wäre die Bemühung um eine differenzierte ärztliche Betrachtung der Geisteskrankheiten undenkbar – und damit auch um die Unterscheidung psychisch Kranker von «normalen» Objekten der Rechtsprechung.

Es ist, wenn von den Grundlagen der Erneuerung der forensischen Psychiatrie im späteren 18. Jahrhundert die Rede ist, auch einer breiter angelegten allgemeineren Bereitschaft jener Zeit zu psychologischem Verständnis von Abweichung und Verbrechen zu gedenken, wie es etwa in Friedrich Schillers feinen Analysen repräsentiert ist – man kann in diesem Zusammenhang von einer «Anatomie des Lasters» sprechen[53]. Wie weit forensische Bedürfnisse diese Entwicklung unmittelbar mit ausgelöst haben, wäre durch Archivarbeiten zu eruieren – für die Prozesse im Londoner Old Bailey hat Walker eine für eine statistische Bearbeitung hinreichende Häufigkeit der «insanity defence» ab 1740 festgestellt[54]. Jedenfalls hat die forensische Medizin selbst in ihren weniger blühenden Zeiten nach Zacchia den Keim zur späteren Entwicklung der klinischen Psychiatrie durchaus in sich getragen.

Bemerkenswert ist in diesem Zusammenhang, dass Johann Zacharias Platner (vgl. S. 158 f.) seine in der Geschichte der forensischen

Psychiatrie berühmte «Prolusio XVIII qua medicos de insanis et furiosis audiendos esse, ostendit» von 1740 (Nachweis, dass die Ärzte in Fällen von Geisteskrankheit und Wahnsinn angehört werden müssen – herausgegeben 1749) in für seine Zeit aussergewöhnlich medizin-naher Weise fundiert[55]. Platner, der in Leipzig zuerst Philosophie, dann Medizin studierte, liess sich darauf 1715 in Halle, 1720 in Leipzig nieder, wo er 1721 Professor für Anatomie und Chirurgie wurde und auch als Dekan und Rektor amtete. Er ist seinerzeit vor allem als anatomischer und chirurgischer Autor bekannt gewesen. Auch innerhalb seines eigenen Werks steht seine psychiatrische Arbeit mehr oder weniger isoliert da. Wenn Ärzte ihr Urteil abzugeben haben über Menschen, welche nach einer schrecklichen Tat beim Richter den Verdacht auf Geisteskrankheit wachrufen, ist dies oft sehr schwierig, leitet Platner ein. Denn (auch er hängt seine Psychiatrie zunächst an der Simulationsfrage auf) es gibt verruchte Menschen, welche eine Geisteskrankheit simulieren, um einer Strafe zu entgehen, und diesen stehen oft Schwätzer zur Seite, die ihre Worte gegen Geld zu verkaufen pflegen. In solchen Fällen, da es um Leben und Wohl von Menschen geht, schreibt Platner, müssen wir besorgt sein, dass nicht der Unschuldige und derjenige, der von Gesetzes wegen Entschuldigungsgründe haben könnte, hingerichtet werde, dass aber andrerseits der Verbrecher nicht mit Hilfe von List und Bosheit ungestraft hingehe. Deshalb dünkt es den verständigen Arzt wünschenswert, dass er in solchen unklaren Fällen häufig aussagen müsse. Geisteskrankheiten sollen diejenigen beurteilen, welche die menschliche Natur kennen, und das sind die Ärzte. Wohl gibt es ein vom Körper verschiedenes seelisches Prinzip, aber dieses hängt mit Körperlichem doch engstens zusammen, namentlich durch Vermittlung der Sinne, deren Funktion auf den Nerven basiert. Platner gibt eine recht ausführliche Neurophysiologie der Psyche, dann fährt er fort: Wozu das alles, wirst Du nun sagen? Nun, alle diese psychischen Funktionen können durch körperliche Krankheiten gestört sein. Namentlich können schwere und lange Leiden entstehen infolge von Erschöpfung der Nervenkraft und schlechter Zusammensetzung oder Bewegungsbehinderung des Blutes. Es können dadurch Sinnestätigkeit und psychische Vorgänge gestört sein. Was aber die Sinnen anbetrifft: Wenn etwa der nervus opticus affiziert wird, sieht man Blitze vor den Augen. Betrunkene sehen oft doppelt. Denn die Seele hängt mit ihren Wahrnehmungen von den Sinnen ab. Sie hängt aber auch von inneren Zuständen ab. Schlaf, Wein, Fieber können das Gehirn affizieren, so dass Irrereden erfolgt. Doch die erste Ursache der Geisteskrankheiten muss nicht immer im Gehirn, sie kann auch in den Eingeweiden liegen. Auch Tollwut, Tarantelbiss und Vergiftungen durch schlafbringende und andere Kräuter können irre machen. Frauen rasen nicht selten, wenn ihre Men-

161

struation, Männer, wenn ihre Hämorrhoiden nicht fliessen, Jungfrau-
en, wenn sie ihren Liebeshunger nicht stillen dürfen. Keine psychische Funktion ist jeweils mehr verändert als die Phantasie. Denen, die
den Ursprung solcher Veränderungen aber nicht im Körper, sondern
im Willen sehen wollen, ruft Platner die Wirkungen des Weines in Er-
innerung. Manche werden beim Wein redselig, die sonst stummer
sind als Fische. Manche macht ein Weintrunk mutig, während andrerseits Blutverlust und Erschöpfung Kampfeslust und Mut bricht.
So sind auch Hypochonder oft ängstlich und neigen zum Verzagen.
Wenn kein Blut zum Hirn fliesst, wie dies bei Syncope, wenn das Herz
stillsteht, und beim Schlag der Fall ist, können die Sinnen gänzlich
schwinden und nachher alle Erinnerungen fehlen. Das Gedächtnis
kann aber auch durch venerische Exzesse, hitzige Medikamente, ma-
ligne Fieber und anderes unterbrochen werden. All diese körperlichen Zustände können die Phantasie wundersam aufregen, und diese
bemächtigt sich dann oft irgendeiner Idee, vor allem, wenn diese irgendwie aktuell ist. Liebende rasen dann in Liebe, Kontemplative
und Gelehrte fangen an, zu weissagen. Zartes und gewissermassen
übermässig reizbares Hirnmark begünstigt solche Reaktionen. Niemand leugnet indessen, dass manche auch bei gesundem Körper infolge heftiger Wünsche, seelischer Verwirrungen oder übermässigen
Studiums den Verstand verlieren. Ein gesundes Hirn haben diese Leute jedoch nicht. Wie unterscheidet man nun aber Leidenschaften vom
Wahnsinn? Der Unterschied erscheint gering, doch sind Ausgang und
Verlauf verschieden: Leidenschaften gehen rasch und restlos vorüber.
Der Wahnsinn ist also, beschliesst Platner, eine körperliche Krank-
heit, welche das Gehirn des Menschen so betrifft, dass dieser die Din-
ge nicht mehr richtig beurteilt und nicht mehr Herr seines Willens ist.
Wahnsinnig nennt man den, der Unsinn spricht oder in geringem
Masse sündig handelt, rasend jenen, der heftiger wird und dabei sich
oder anderen schadet. Im Bezug auf die Ursache der beiden aber besteht kein Unterschied. Wahnsinnig ist auch, wer zwischendurch bei
Sinnen ist (intervalla habet), gäbe man dies nicht zu, müsste man die
Fiebernden geistesgesund nennen. Wenn nun aber der Wahnsinn eine
Krankheit nicht des Geistes, sondern des Körpers selbst ist, wer könnte ihn besser beurteilen und feststellen, ob er vielleicht simuliert sei,
als der Arzt? Demzufolge muss die Sache dem Urteil des Arztes überlassen werden – was, zur Befriedigung derer, denen die Autorität anderer oft mehr gilt als die Vernunft, hervorragende Juristen und auch
der scharfsinnige Christian Thomasius [1655–1728, Vertreter der Na-
turrechtslehre] fordern. Diejenigen aber, die den Ärzten dies Vertrau-
en nicht schenken wollen, sollen acht haben, dass ihnen nicht passiere, was vor nicht allzulanger Zeit den Rechtsgelehrten passierte, welche, wenn sie nur auf Ärzte wie Wier gehört hätten, nicht so viele Un-

glückliche und vor allem arme Alte als Hexen grausam hätten hinrichten lassen.

Platners Forderungen verhallten nicht ungehört und gegen Ende des Jahrhunderts mündete seine bzw. die durch ihn literarisch fassbare Saat in den systematischen Ausbau der forensischen Psychiatrie im 19. Jahrhundert und in gewissem Sinn in die Entwicklung des Spezialfachs Psychiatrie überhaupt. Im deutschen Sprachbereich haben noch im 18. Jahrhundert Ernst Platner des Johann Zacharias Sohn, Professor der Medizin zu Leipzig und Johann Daniel Metzger des alten Platner Ideen aufgenommen und ausgebaut. Ernst Platner hat sich ziemlich intensiv mit psychiatrischen, namentlich eben forensisch-psychiatrischen Fragen befasst – übrigens soll er in Geistesstörung gestorben sein. Seine «Untersuchungen über einige Hauptcapitel der gerichtlichen Arznei-Wissenschaft»[56] enthalten Arbeiten über die Melancholie, Epilepsie, Wutausbruch, Trunkenheit, Altersmelancholie, Schwachsinn und die «amentia occulta», den nachmals so berühmten «verstekten Wahnsinn», den der junge Platner 1797 erstmals beschrieben hat (Fall S. 163 f.). Die amentia occulta, «ein Drang und Bestreben des belästigten Gemüths nach einer gewaltsamen Handlung»[57], bricht typischerweise gewissermassen aus heiterem Himmel los und äussert sich mit Vorliebe in nicht voraussehbaren Verbrechen. Mit der Schaffung des Begriffs der «amentia occulta», des «versteckten Wahnsinns», dessen einziges Symptom unter Um-

Ernst Platner hat unter mehreren gerichtsmedizinischen Fällen den folgenden samt Teilen des Gutachtens der Leipziger Medizinischen Fakultät unter dem Titel *«amentia occulta»* dargestellt:

Ein gutartiger, redlicher Ziegeleiarbeiter, etwas schwach an Geist, schöpft langsam den Verdacht, einer der anderen Arbeiter wolle ihn durch Zauberei ermorden. Er weicht diesem aus, weil er glaubt, dass todbringende Einflüsse vom Körper des andern auf ihn übergehen. Darüber spricht er aber mit niemandem, so dass er gesund erscheint. Er fasst schliesslich den Plan, den Verfolger umzubringen, giesst eine Bleikugel und übt sich im Schiessen. Er tötet den Kameraden durch einen Kopfschuss. Vor Gericht ist er erleichtert, gefasst und antwortet seiner Vorstellung entsprechend, dass ihn die Zauberei des Gemordeten bedroht habe.

Platner behauptet, der Täter sei wahnsinnig. Das wird durch folgende Überlegungen bewiesen:

1. Der Täter litt seit einigen Jahren an gehindertem Hämorrhoidalfluss. Anfälle von «blinden» Hämorrhoiden haben «grosse Gewalt auf Hirn und Nerven»; Körper und Seele zugleich sind krank. Die falsche Vorstellung von der Zauberei konnte sich erst auf Grund einer solchen Schwächung des Gehirns einnisten.
2. Die Ordnung des Gedächtnisses beruht auf der Verkettung von Vorstellungen, ist von einer Störung der Vernunft unabhängig und kann trotz einer solchen vorhanden sein. Dass der Täter an einer Störung der Vernunftprinzipien litt zeigt sein Zauberglaube.
3. Auch bei gestörter Vernunft kann ein Mensch zielgerichtete Handlungen ausführen.

Die von Platner zitierte Fakultät sagt, dass Besonnenheit und Überlegung in Anschauung der Dinge und Handlungen, welche die Materie des Wahnsinns ausmachen, bei Geistesgestörten gar wohl bestehen könne. «Eine einzige Idee» habe den Täter betört, und schliesslich habe er die Zauberwirkung in seiner Einbildung wirklich verspürt. Die Einbildung habe sein Gedankensystem so zerrüttet, dass er den Kameraden aus dem Weg räumte. Für einen «stillen, verschlossenen» Wahnsinn spricht auch, dass der Täter vor der Tat nie eine Spur bösartigen Wesens gezeigt hat, und dass er sich nach der Tat erleichtert fühlte und die Todesstrafe einem Leben als Verhexter vorzog.

Zur fehlenden «Reinigung» als Ursache oder Mitursache von Geisteskrankheit s. Fälle S. 132f. und S. 156f. Die Hämorrhoidalblutung entspricht der Menstruation: Geisteskrankheit ist hier immer noch teilweise Dyskrasie. Das ungestörte Gedächtnis und die Fähigkeit zum zielgerichteten Handeln entsprechen dem heutigen Begriff der «Besonnenheit». Der Täter litt wahrscheinlich an einer chronischen paranoiden Schizophrenie. Die «einzige Idee», welche die Geisteskrankheit ausmacht, findet man im frühen 19. Jahrhundert wieder als Monomanie (die Mordmonomanie erscheint als Nachfolgerin der amentia occulta).

ständen eine Straftat war, hat Platner den Anspruch des Arztes bzw. des Psychiaters angemeldet, nicht mehr nur in Fällen von Verbrechen bei offensichtlich zweifelhaftem Geisteszustand beigezogen zu werden – «occult» ist sein spezieller Wahnsinn ja eben im Grunde nur für Laien, Richter und Juristen, nicht für den Arzt – eine über den älteren Platner wesentlich hinausgehende Expansions-Geste, ein Höhepunkt der forensischen Psychiatrie der Aufklärung und Startpunkt zur forensischen Psychiatrie des 19. Jahrhunderts.

Auch Johann Daniel Metzger aus Königsberg geht in seinem Lehrbuch von 1793 bewusst und deutlich über den älteren Platner, den er zitiert, hinaus, nicht durch Schaffung eines neuen praktisch bedeutsamen psychiatrischen Krankheitsbildes allerdings, sondern durch den Anspruch, dass auch die somatisch-medizinisch nicht fundierte Psychologie als ärztliches Fachgebiet anerkannt werde – Anspruch, den im frühen 19. Jahrhundert die romantische Medizin systematisieren wird. Vom Wahnsinn zu urteilen, schreibt Metzger, «sind die Ärzte desto mehr befugt, und es muss um desto mehr ihr Gutachten hierüber von den Gerichten eingeholt werden, da dieselbe nicht allein mehrentheils mit Gebrechen des Körpers verbunden ist, sondern auch der Arzt durch sein Studium selbst zur Psychologie geführt und zur Beurtheilung der Seelenkrankheiten geschickter wird». «Also auch», fügt er in Fussnote verstärkend bei, «wenn der Wahnsinn keine in die Sinnen fallenden körperlichen Ursachen hat, so ist die Beurtheilung desselben mehr die Sache des Arztes als die des Rechtsgelehrten, dessen Wissenschaft sich wenig mit dem Menschen selbst, mehr mit dem was ihn umgiebt, beschäftigt». Entsprechend ist ihm die «medicinische, d.i. empirische Psychologie» das erste Hilfsmittel bei der «Untersuchung des Gemüthszustandes . . . eines der wichtigsten und oft schwersten Geschäfte des gerichtlichen Arztes» und nur in zweiter Linie folgt die «Kenntniss von dem körperlichen Zustand». So kann Metzger selbst angesichts der negativen pathologisch-anatomischen Befunde bei Geistesstörungen – die körperlichen Grundlagen des Wahnsinns seien noch nicht entdeckt, schreibt er, und allfällige Gehirnveränderungen seien wohl «mehr Wirkung als Ursache der Krankheit»[58] – eine einigermassen differenzierte forensische Psychiatrie vorlegen.

So wenig wie des jüngeren Platner «amentia occulta» ging allerdings Metzgers medizinisch-psychiatrischer Imperialismus unwidersprochen hin. Noch vor Ende des Jahrhunderts hat Immanuel Kant (1724–1804) selbst die körperlich nicht herleitbare Geistesstörung dem Kompetenzbereich der Medizin offiziell entzogen und zum philosophischen Problem erklärt. Ob des Königsberger Philosophen Äusserungen als eine direkte Antwort auf seines medizinischen Kollegen Aussage aufzufassen seien, bedarf hier keiner Abklärung. Sicher ist, dass Metzger darauf empfindlich reagierte. «Das Irrereden (delirium) des Wachenden im fieberhaften Zustande ist eine körperliche Krankheit und bedarf medicinischer Vorkehrungen», schreibt Kant in seiner «Anthropologie». «Nur der Irreredende, bei welchem der Arzt keine solche krankhaften Zufälle wahrnimmt,» fährt er aber fort, «heisst verrückt . . . Wenn also Jemand vorsetzlich ein Unglück angerichtet hat, und nun, ob und welche Schuld deswegen auf ihm hafte, die Frage ist, mithin zuvor ausgemacht werden muss, ob er damals verrückt gewesen sei oder nicht: so kann das Gericht ihn nicht an die medicinische, sondern müsste (der Incompetenz des Gerichtshofes halber) ihn an die philosophische Fakultät verweisen. Denn die Frage: ob der Angeklagte bei seiner That im Besitz seines natürlichen Verstandes- und Beurtheilungsvermögens gewesen sei, ist gänzlich psychologisch und, obgleich körperliche Verschrobenheit der Seelenorgane vielleicht wohl bisweilen die Ursache einer unnatürlichen Übertretung des (jedem Menschen beiwohnenden) Pflichtgesetzes sein möchte, so sind die Ärzte und Physiologen überhaupt doch nicht so weit, um das Maschinenwesen im Menschen so tief einzusehen, dass sie die Anwandlung zu einer solchen Gräuelthat daraus erklären, oder ... vorher sehen könnten; und, eine gerichtliche Arzneikunde (medicina forensis) ist – wenn es auf die Frage ankommt; ob der Gemüthszustand des Thäters Verrückung, oder mit gesundem Verstande genommene Entschliessung gewesen sei – Einmischung in fremdes Geschäfte ...»[59]. Hierauf antwortete Metzger, und damit wies er wieder vermehrt auf die Möglichkeit einer körperlichen Bedingtheit der Geistesstörung hin: «die Frage ist also denn nicht gänzlich psychologisch, wie Kant meint; aber zugegeben, sie wäre es», fährt er fort, «von welcher heutigen Sekte müsste denn der Philosoph seyn, an den sich die Gerichte zu wenden hätten? ... ich meines Orts zweifle sehr, ob ein Gutachten a priori, und aus transzendentalen Prinzipien konstuirt dem Gerichte Genüge leisten würde. Also ein empirischer Psycholog? nun das ist ja der Arzt ...»[60]. Der kleine Königsberger Gelehrtenstreit hatte ein verhältnismässig grosses Echo, weil er, wie die Diskussion um die amentia occulta, welche auf des jüngeren Platner Publikation folgte, bedeutsame Zeitfragen berührte.

In Frankreich hat gegen Ende unserer Berichtsperiode François-Emmanuel Fodéré (1798/99) neuerdings eine detaillierte forensische Psychiatrie vorgelegt, wobei entsprechend dem dortigen revolutionären Umbruch der gesamten Gesellschaftsordnung von gesetzgeberisch-organisatorischen Gedankengängen wohl wesentlichere Impulse ausgingen als in dem mehr an der Gesetzesanwendung interessierten deutschen Sprachgebiet. Fodéré widmet 8 Kapitel seiner «médecine-légale excusante et exceptante» den «maladies du sensorium»: «Les divers genres de folies sont ... évidemment produits par les maladies du sensorium; l'essence divine, qui pénètre tous les corps, et qui les dirige suivant les lois de la raison éternelle qui est sa principale propriété, ne saurait être malade»[61] – womit somatische, psychologische und aussermedizinische Aspekte der Geisteskrankheiten in eleganter Weise verbunden sind. Das grosse und spektakuläre Aufblühen der französischen Psychiatrie aber sollte nach Fodérés Zeit, im 19. Jahrhundert, erfolgen.

Simulation

Wo medizinische Diagnosen wie in der forensischen Medizin als Instrumente zur Beeinflussung gesellschaftlicher Apparate funktionieren, liegt ihr Missbrauch nahe und damit der Gedanke an Vorkehr gegen solchen. Absicherungen sind gegen alle Seiten und Richtungen des Dreiecks Arzt-Patient-Gesellschaft zu machen – zunächst aber lag der Medizin die Absicherung gegen die betrügerische Simulation besonderer Zustände durch Leute, die sich so vor dem Zugriff des Rechtsapparats zu schützen trachteten, nahe. So kommt es, dass die gerichtsmedizinische Literatur eine reiche Quelle von Material zur Geschichte der Simulation ist. Dass diese Quelle – dies sei nebenbei bemerkt – von den Simulationshistorikern gegenüber der viel spärlicheren der Militärmedizin (Soldaten, die sich dem Militärdienst zu entziehen trachteten) und der Bettlermedizin (Simulation von Leiden zwecks Erweckung von rentablem Mitleid) stark vernachlässigt worden ist[1] ist ein sprechender Teilaspekt der Vernachlässigung der ganzen Gerichtsmedizin durch die Medizinhistorik.

Auch mag die Tatsache, dass drei Klassiker der Simulationsgeschichte nicht Gerichtsmediziner sind, die Simulationshistoriker an der Gerichtsmedizin vorbeigeführt haben – wobei allerdings, wer Klassiker ist, von den Medizinhistorikern bestimmt wird. So ist Galen als der Verfasser der ersten klassischen Schrift über die Simulation berühmt und diese Schrift enthält natürlich keinerlei Hinweis auf die Bedeutung der Simulation vor Gericht. Galen – übrigens Gladiatorenarzt – sagt nur, es werde aus vielen Gründen simuliert und erzählt die Geschichte eines Dieners, der seinem Herrn nicht auf eine Reise folgen wollte[2]. Auch der andere Klassiker der Simulationslehre, Ambroise Paré, stellt die Simulation nicht in direkten gerichtsmedizinischen Zusammenhang. Immerhin bespricht er sie in seinem Buch über Missgeburten und Monstren, Kapitel «Von dem Betrug und Arglistigkeit der Bettler» – Missgeburten waren aber, abgesehen von ihrem Kuriositätenwert, seinerzeit vor allem gerichtsmedizinisch interessant (vgl. Abb. S. 44) und Bettler ein eminent stadtärztliches Problem. Zudem hat Paré manche seiner gerichtsmedizinisch wichtigen Ausführungen, etwa zu Fragen der Toxikologie, der Virginität, der Wunden, ausserhalb seines im engeren Sinne gerichtsmedizinischen Buches plaziert. Trotzdem weisen seine Bemerkungen zur Simulation nicht unmittelbar auf die Gerichtsmedizin. Ähnliches lässt sich auch von dem dritten offiziellen Klassiker der Simulationsliteratur, Johan-

167

nes Baptista Sylvaticus (vgl. S. 148) sagen, der als Autor einer sehr breit angelegten Simulationsschrift[3], einer Pestschrift und einer Schrift über die ärztliche Ethik zwar in den Umkreis der mit den Gesetzen und der Öffentlichkeit in Kontakt stehenden Medizin, aber nicht zur gerichtlichen Medizin im engeren Sinne gehört. Doch fehlt die Simulation in kaum einem gerichtsmedizinischen Lehrwerk.

Über die komplexen Verbindungen, die sie dabei mit der forensischen Psychiatrie eingeht, wurde oben berichtet (vgl. S. 148 ff.). Die Simulationsdiagnose konnte in der frühen Neuzeit als ein Instrument der Integration dämonologischer Tatbestände in die Medizin funktionieren. Bei Sylvaticus konnte eine Melancholie eine dämonische Besessenheit simulieren, womit die Simulationsdiagnose praktisch zur Krankheitsdiagnose wurde, eine persönliche Schuld des Simulanten an seinem Zustand also ausschloss. Die frühneuzeitliche Simulationsdiagnose ist damit in diesem Falle der späteren Hysteriediagnose vergleichbar, welche ja ebenfalls, wiewohl sie ein eher disqualifizierendes Etikett ist, von der persönlichen Verantwortlichkeit von allerhand, namentlich weiblichen Tücken und Bosheiten, zu entlasten vermag.

Soweit sich die Simulation aber aus dem Faszinationskreis des Dämonisch-Seelischen entfernte und sich roheren, körperlichen Formen des Betrugs näherte, nahm sie schon ehemals die eindeutige Färbung des Schuldhaften an. So tritt sie in Parés Kapitel «Von dem Betrug und Arglistigkeit der Bettler» auf, wo sie allerdings noch nicht den Namen «Simulation» trägt – Paré berichtet über Fälle vom Typus dessen, der vor der Kirche bettelte, «hatte das Angesicht mit einem rothen Leim dermassen zugerichtet, dass es schiene, als ob es voller dicker Blässlin oder Blätterlin, unnd den Aussätzigen gleich were ... also dass ihm die Leute auss Erbärmbde sehr viel stewreten». Parés Bruder Johannes (vgl. S. 42) entdeckte den Betrug, und der Mann erhielt zur Strafe Schläge. Das Volk schrie dazu «dem Hencker schimpffsweise zu», er spüre von den Schlägen ja nichts, dieweil er aussätzig sei – «welches denn ... den Scharpffrichter dermassen anreitzet unnd triebe, dass er je länger je hefftiger darauff schluge, also dass der gute Gesell dessen in wenig Tagen hernach sterben must, und empfienge also seinen verdienten Lohn»[4]. Auch Sylvaticus pflegt, wo er nicht gerade von Dämonen und Verliebten spricht (vgl. S. 148 ff.), einen dem modernen Verständnis durchaus nahestehenden Simulationsbegriff. Der Arzt muss Simulanten entdecken können, schreibt er, das ist nützlich und ruhmreich. Galens Ausführungen genügten ihrer Kürze halber zur Bewältigung des Problems nicht. Sylvaticus unterscheidet dreierlei Arten von Simulation: Vortäuschen einer Krankheit, die nicht vorliegt, durch Worte; künstliche Erzeugung einer regelrechten Krankheit, schliesslich Verstecken einer tatsächlich vorhandenen Krankheit, und Vorgeben einer anderen. Zur ersten Gruppe gehören die Simulation von Schmerzen, Impotenz, Durst und Appetitlosigkeit, sensuum privatio, Ausfall von Stimme und Sinnen, auch von Delirien und Wahnsinn. Künstlich erzeugt werden etwa Tumoren, blutiger Husten durch Eröffnung eines Gefässes im Zahnfleisch, Schwäche durch Abbinden des Pulses am Oberarm. Die dritte Art von Simulation liegt vor, wenn etwa Verliebte Melancholie, Schwangere Krankheit vorschützen und Geschlechtskranke an einer anderen (weniger kompromittierenden) Krankheit zu leiden vorgeben. Als Motiv der Simulation nennt Sylvaticus speziell die Furcht, die Scham und die Gewinnsucht[5].

Mit Codronchi werden die «morbum simulantes» zum eigentlichen gerichtsmedizinischen Gegenstand. Codronchis Ausführungen scheinen von den zeitgenössischen Klassikern unabhängig, aus der gerichtsmedizinischen Situation heraus, entstanden zu sein, nur Galen ist zitiert. Die in Kerker Geworfenen und die vor Gericht Gerufenen, so beginnt Codronchi das erste Kapitel seiner «Methodus», simulierten gelegentlich Krankheiten, um von der Haft loszukommen oder der Tortur oder dem Urteil zu entgehen (Fall S. 170, vgl. Abb. S. 44) und so pflegten sie die zu ihrer Heilung oder Beurteilung bestellten Ärzte zu täuschen. Als Mittel zur Entdeckung der Simulation empfiehlt Codronchi vor allem die genaue körperliche Untersuchung des fraglichen Patienten durch den Arzt persönlich, ferner rät er, Anstalten zum Schneiden und Brennen zur Therapie der fraglichen Krankheit zu treffen, allenfalls des fraglichen Kranken Finger zu verdrehen oder ihn mit Nadeln ziemlich tief zu stechen[6]. Einer torturartigen, aggressiven Simulationsdiagnostik begegnet man, entsprechend der speziellen, den Arzt in Unsicherheit und damit in allerlei ungewöhnliche Zustände versetzenden Arzt-Patienten-Beziehung im Fall fraglicher Simulation, immer wieder.

Fidelis beschreibt die Simulation als Gefahr für den Arzt. Es sei über dieses Thema genau zu berichten, leitet er ein, damit diejenigen, die sich krank stellen, unser Autorität und Glaubwürdigkeit nicht zu missbrauchen und uns zu betrügen scheinen. Systematischer und ausführlicher als Codronchi unterscheidet Fidelis drei Arten von Simulation: diejenige, die nur Klagen präsentiert, die künstlich hervorgerufene echte Krankheit und die Präsentation einzelner künstlich hervorgerufener Symptome, die sonst für bestimmte Krankheiten typisch sind[7]. Man kann sich fragen, ob diese Dreiteilung einer Anregung des Sylvaticus zu verdanken sei, doch zitiert Fidelis den Sylvaticus nicht, auch macht er nicht dieselben Gruppen. Eher noch dürfte Fidelis' Kapitel über die Listen der Bettler, jenes «vilissimum . . . hominum genus»[8] von Paré inspiriert sein – doch ist auch Parés Name

Das Stadtgericht von Leipzig forderte am 30. September 1624 zwei Mitglieder der Medizinischen Fakultät zur Untersuchung der Angeklagten Sibylla N. an. *Diese hätte wegen Kindsmord gefoltert werden sollen.*

Jedesmal, wenn sie dem Scharfrichter vorgestellt wurde, «hat sie sich ... krank gemacht und einen starken Paroxysmus von der Passione hysterica zu haben vermeint», so dass die Tortur aufgeschoben werden musste. Das Gericht hat Verdacht, dass «eine malitia mit unterliefe, dadurch sie sich von der Tortur loszumachen denket».

Die beiden Ärzte berichten, dass die Krankheit in einer achttägigen Verstopfung und einer Hemmung der Lochien bestehe, welches beides «zu kleinen Ohnmachten» führe. Hysterische Symptome (Atembeschwerden, Zusammenziehen des Schlundes, Sinnesverlust und Abwesenheit aller Lebenstätigkeit) seien nie vorhanden gewesen. Wenn hysterische Paroxysmen vorliegen, ist im Anfall selber die Folter nicht anzuwenden «und dieses aus den Ursachen um welcher willen die Apoplecticae und epilepticae mulieres davon befreit sein».

Zur Hysterie als Simulationskrankheit s. auch S. 148. Zur Folter bei Verdacht des Kindsmords s. S. 277. Hysterischer Paroxysmus, Epilepsie und Apoplexie werden als Anfallsgeschehen nebeneinandergestellt (zur Beziehung Hysterie – Epilepsie s. Fall S. 147; zur Beziehung Hysterie – Apoplexie s. S. 329). Die Retention der Lochien und des Stuhls bewirken – nach dem immer wiederkehrenden Konzept der Dyskrasie – Ohnmachten wegen fehlender Reinigung.

nicht genannt. Mit seinem Kapitel, welches die dämonischen Leiden (nicht Hexerei, sondern Besessenheit und angehexte Leiden) mit simulierten vergleicht (vgl. S. 149 f.) und der Simulation damit einen gewissen Krankheitswert zuspricht, der ihr später nicht mehr eignen sollte, beschliesst Fidelis seine Ausführungen über die Simulation[9].

Bald nach Fidelis gewinnt die medizinische Simulationslehre, vor allem mit Zacchia, modernere Formen. Zacchia entmischt Dämonen- und Simulationslehre endgültig. Er erwähnt die Dämonen im Zusammenhang mit der Simulation nur noch als vorgetäuschte Krankheitsursache, womit sie nun in diesem Zusammenhang aller Realität und die dämonisch bedingten Leiden allen Krankheitswerts entkleidet sind und die Simulation nur noch bös-willentliche Vorspiegelung ist. Dafür findet man bei Zacchia eine enge Beziehung der

Simulationslehre zur Psychiatrie: es wird kaum eine Krankheit häufiger und leichter simuliert als der Wahnsinn (insania) und es gibt keine Krankheit, deren Simulation schwieriger zu entdecken wäre, als diese. Zacchia beruft sich gerne auf Sylvaticus' Simulationslehre, übernimmt auch dessen Motive der Simulation Furcht, Schüchternheit und Habgier, und dessen Idee, auch das Verstecken einer Krankheit zur «Simulation» zu rechnen, wobei er den Begriff der Dissimulation einführt und in moderner Weise umschreibt («De morbos dissimulantibus»[10]).

Im späteren 17. und im 18. Jahrhundert werden Simulation und Dissimulation zu ebenbürtigen Bestandteilen des gerichtsmedizinischen Problemkatalogs. Alberti fasst die beiden in einem einzigen Kapitel zusammen[11], Teichmeyer widmet der Simulation und der Dissimulation zwei aufeinanderfolgende Kapitel[12]. In dem bei Zacchia angedeuteten Sinne wandeln sich auch die simulierten Krankheitsbilder vom roh-körperlichen eher weg: Die Farbigkeit von Parés Bettlern weicht zunehmend dem Schillern der psychischen Grenzzustände – entsprechend unter anderem der zunehmenden Körperlichkeit der ärztlichen Untersuchung und Diagnostik. Bei Teichmeyer gibt es noch das simulierte Fieber (selten), Ulcera und entzündliche Schwellungen, Kachexien mit Verfärbungen des Gesichts samt Ikterus (doch da ist der Simulationsnachweis nicht schwierig). Vor allem aber häufig sind der simulierte Wahnsinn (vgl. S. 155), Manie, Melancholie und andere psychiatrische Bilder, Schmerz, Syncope, Apoplexie, Epilepsie, Ekstase. Hier kommt zudem nochmals die Besessenheit vor, simuliert aus Bosheit, Ungebildetheit oder wegen Krankheit, also nochmals allenfalls ohne Verschulden des Simulanten. Interessanterweise kennt Teichmeyer noch immer auch die echte Besessenheit – die aber nie ohne Geistesstörung, vor allem Manie, einhergeht[13].

Das Spektrum der dissimulierten Leiden verlagert sich im Laufe der Zeit mehr als es sich verengert. Zacchia erwähnt als häufig dissimulierte Leiden vorwiegend Epilepsie, Impotenz, Schwangerschaft, Kränklichkeit und Syphilis; Leiden, die heiratsunfähig machten[14] oder die von kirchlichen Ehren oder öffentlichen Ämtern ausschlossen[15]. Im Zuge der aufklärerischen Liberalisierung in sexuellen Sachen (vgl. S. 178ff.) traten Ehehinderungsgründe und Zeichen der verletzten Sittlichkeit als Objekte der Dissimulation etwas in den Hintergrund. Die Wahrung der sexuellen Sittlichkeit alten Stils war der aufgeklärten Gesellschaft kein vordringliches Interesse mehr. Hingegen war ihr die säkularisierte Sittlichkeit, die physische Reinheit, die Gesundheit, ein umso grösseres Anliegen. Zudem wertete die Aufklärung das gesellschaftliche Wohl, das Wohl des Volks, ausserordentlich hoch. So ahndete sie vor allem den Verstoss gegen die Gesetze der Hygiene, während sie das nicht gemeinschädliche Laster mehr oder weniger hingehen liess (dadurch allerdings, dass sie manche ehemalige Sünden, etwa die Onanie, einfach zur Gesundheitsschädigung umfunktionierte, hielt sich die daraus folgende Liberalisierung sehr in Massen). Die Dissimulation der Syphilis wurde damit zum Vergehen nicht gegen Sittlichkeit und Ehepartner, sondern gegen die öffentliche Gesundheit, und als solche vor allem interessierte sie das 18. Jahrhundert. Hier nimmt der Zusammenhang zwischen Hygiene und Gerichtsmedizin nochmals eine neue Form an: die Gerichtsmedizin wird durch ihre Entdeckung der Dissimulation zur Mittlerin einer allgemeinen Gesundheit, wie sie traditionell Mittlerin einer allgemeinen Gerechtigkeit ist. Bei Teichmeyer findet man im Kapitel über die Dissimulation nur die Frage nach der Ansteckung (Pest, Pocken, Masern, Dysenterie, Geschlechtskrankheiten etc.) und, weniger eingehend, diejenige nach der Erblichkeit von Krankheiten (und ob erbliche Leiden Ehehinderungsgründe seien). Das auf das Dissimulationskapitel folgende Kapitel über die Pest aber leitet Teichmeyer durch die Bemerkung ein, die Pest werde oft dissimuliert[16]. Die noch nach Alberti häufig dissimulierten Mängel wie Harninkontinenz, übler Atem, Hinken, Epilepsie, Geschwüre, fluor albus, Defloriertheit und Schwangerschaft[17] kommen bei Teichmeyer nicht mehr vor – Schwangerschaft und Epilepsie werden bei ihm nur noch simuliert. Eschenbach verzeichnet unter den verheimlichten Krankheiten nur noch ansteckende[18]. Diese Tendenz des Einbezugs sozialethischer Perspektiven in die Dissimulationslehre zeichnet sich auch in Johannes Jacobus Jansens Dissertation über die simulierten Krankheiten (1769, Praes.: Rudolf Augustin Vogel (1724–1774)) ab[19]. «Man kann», referiert Weber 1784 in seiner Edition der Hallerschen Vorlesungen, die verheelten Gebrechen «erstlich betrachten in so fern diese Verheelung nur den Kranken allein und solche Personen angeht, auf welche derselbe eine genauere Beziehung hat; zweitens aber auch diese Verheelung in Rücksicht auf das Wohl des ganzen gemeinen Wesens betrachten. In letzterm Falle ist die Materie weit mehr ein Gegenstand der gerichtlichen Arzneikunde, als im ersten, obschon derselbe nicht ganz davon sich entfernt. Hierdurch bestimmt sich auch das Recht und Unrecht eines solchen Betragens näher. So ist Verheelung einer Krankheit, wenn auch schon das Privatinteresse des Verheelers dadurch befördert wird, unrecht, sobald sie von einer Beschaffenheit ist, dass das Wohl des Ganzen, die Handhabung der Gerechtigkeit, oder auch andre höhere Pflichten darunter leiden müssen. Unschuldig hingegen, und ausser den Gränzen obrigkeitlicher Ahndung wenn das Gegentheil statt findet, und wenn dadurch Privatvortheil zu erzielen ist, ohne dem andern wesentlich zu schaden»[20]. Es spiegelt sich in diesem Passus ein gutes Stück typischer aufklärerischer Ethik, welche offenbar auch diejenige Webers ist. «Sehr tadelhaft aber» erscheint in dieser Perspektive auch die Dissimulation, welche dazu dient, die «Spottsucht an einem . . . Arzte zu befriedigen. Ganz anders verhält sich die Sache, wie Vogel im vierten Paragraphen ausführt, wenn der Arzt und die Umstehenden dem Kranken seine Krankheit zu verheelen suchen. Denn diese Handlung darf immer angesehen werden, als ob man das Beste des Kranken dabei zur Absicht habe . . . Die Voraussezung, Ärzte und Umstehende könnten den Kranken in solchen Puncten hintergehen, um ihm . . . nachtheilig zu werden, ist viel zu hässlich, als dass sie, ohne Unbilligkeit, sich zum Rang einer allgemeinen erheben liesse» – diese letzte Bemerkung stammt vielleicht von Weber selbst[21]. In ähnlicher Weise vermittelt dieser übrigens auch eine moralische Differenzierung der Simulation: Niemand wird es «dem König David übel deuten, dass er sich närrisch anstellte, um den Händen seiner Feinde zu entrinnen. Gleichfalls möchte es einem ehrlichen Mann, der keinen andern Weg vor sich sieht, eines bösen Weibes los zu werden, nicht so gar ungnädig zu nehmen seyn, wenn er sich für impotent ausgiebt, um die Ehescheidung zu erleichtern»[22]. Bei Teichmeyer finden sich keine derartigen Wertungen, wiewohl man in der traditionellen Durchleuchtung der Simulation auf ihre Motive hin (vgl. S. 169, 171) einen Ansatz zu solcher erblicken kann. Hingegen scheint der grosse Haller selbst in dieser Sache seinen Schwiegervater durch moralisches Engagement bereits überstrahlt zu haben: «Mir scheinen Bösewichter, die sich der Strafe durch eine nachgemachte fallende Sucht entziehen wollen, doppelter Strafe werth. Der Staat verliert gewis nicht viel an einem solchen Abschaum des Menschengeschlechtes, der während die rächende Strafgerechtigkeit Gottes ihn, seiner schon begangenen Übelthaten wegen, verfolgt, noch Bosheit genug im Herzen hat, um die Zahl der Verbrechen noch durch dieses zu häufen.» Kurz vorher übrigens: «Hauptsächlich sind es die Weiber, welche sehr gerne den Richter mit epileptischen Bewegungen täuschen» (Fall S. 174)[23].

Das spätere 18. Jahrhundert ist an Ereignissen, von denen hier zu berichten wäre, nicht mehr reich. Metzger fügt in seinem Lehrbuch zu Simulation und Dissimulation noch die Kategorie der «angeschuldigten Krankheiten» («Krankheiten werden einem Andern angeschuldigt, in der Absicht seine Ehre zu kränken, ihm Vortheile zu entziehen, oder bey nachgesuchten Ehescheidungen und ähnlichen Fällen»)[24]. Interessant ist es, zu notieren, dass er, der Autor des ausgehenden Jahrhunderts, diese drei Kategorien zusammen mit dem Wahnsinn zu den «zweifelhaften Krankheiten» rechnet und dass er «Behexungen und Teufelsbesitzungen» als simuliert beschreibt («zwar kommen Betrügereyen dieser Art in Gegenden, wo das Licht der Vernunft einigermassen den Aberglauben verdrängt hat, entweder nicht vor, oder sie werden vom Richter ohne anzufragen, verachtet . . .»[25]).

Der Berliner Stadtarzt Johann Theodor Pyl hatte 1791 die *Zu-rechnungsfähigkeit des 32jährigen Taglöhners und Brandstif-ters Martin Lehnhard* zu begutachten, welcher seit dem achten Lebensjahr ein Epileptiker gewesen war. Pyl schreibt:

Der Gefangene hat Paroxysmen, bei denen er hinfällt und von Sinnen ist, in unregelmässigen Abständen. Während der Gefangenschaft traten die Anfälle nur nach heftigem Zorn auf. Lehnhard ist überhaupt in hohem Grad boshaft und rachsüchtig und trägt die Rachsucht jahrelang mit sich herum. Der Gutachter nimmt an, dass die Epilepsie «in dem boshaften und rachsüchtigen Charakter des Inquisiten vorzüglich ihren Grund habe».

Lehnhard *simuliert* aber auch epileptische Anfälle, z.B. bei der Unterredung mit dem Prediger, wobei er aber (im Unterschied zum Zustand nach einem echten Anfall) Sinne und Sprache behalten hat und aufrecht stehen konnte. Weiter fingiert er Kopfschmerzen und Schwerbesinnlichkeit, um unangenehmen Fragen zu entgehen. Der Gutachter stellt fest, der Angeklagte sei weder blödsinnig noch wahnsinnig; trotz der Epilepsie sei er geistig und körperlich gesund. Die Tat selber zeuge ja von seiner Überlegungsfähigkeit: er legte auf raffinierte Weise Feuer an das Haus einer Bäuerin, welche ihn anderthalb Jahre früher beschimpft hatte, obwohl sie ihn später drei Monate lang mit seiner Mutter kostenlos beherbergte. Der Angeklagte ist für die Tat voll verantwortlich. (Er wurde auf der Brandstätte enthauptet und seine Leiche verbrannt.)

Ein Zusammenhang zwischen Epilepsie und Zorn wurde schon beim Fall S. 147 postuliert (man fühlt sich hier an den späteren Begriff der «Affektepilepsie» erinnert). Epilepsie wird hier zwar nicht simuliert, aber sie gilt gewissermassen als selbstverschuldetes Leiden. Ältere Psychiatrielehrbücher bezeichnen Epileptiker als ausgesprochen nachträgerisch: die Reizbarkeit und chronische Beeinträchtigungseinstellung, welche später als Folgen der Krankheit aufgefasst worden sind, werden im vorliegenden Fall als ihre Ursache gesehen. Man beachte die schwere Strafe für Brandstifter.

Fodéré schliesslich wird der Simulationslehre an sich nichts hinzufügen, hingegen wird er sie in die «médecine-légale excusante et exceptante» integrieren (vgl. S. 118 f.). Und das ist als Teil einer bedeutsamen Besinnung auf die gesellschaftliche Funktion der gerichtlichen Medizin würdiger Abschluss unserer Skizze der verantwortlichkeitsregulierenden Gerichtsmedizin.

Sexualität und Fortpflanzung

Fragen der Sexualität und der Fortpflanzung gehören in der Geschichte der Gerichtsmedizin über Jahrhunderte zu den häufigsten und wichtigsten – in ihrer Bedeutung nur den Fragen des Angriffs auf die körperliche Integrität vergleichbar. Wunden und Frauen, kann man grob sagen, sind die beiden grossen altehrwürdigen Themen der gerichtlichen Medizin, wobei sich dem Themenkreis Frauen die Söhne, auch die Töchter, und die Familie als Ganzes assoziieren, dem Themenkreis Wunden die Strangulation, die Vergiftung etc.

Bei der Betrachtung dieses ersten Themenkreises nun fällt zunächst auf, dass dieser in der früheren Neuzeit stärker auf das Subjekt des Mannes zentriert war als später. Es finden die persönlichen Rechte von Frauen und Kindern im Laufe der Neuzeit in der gerichtsmedizinischen Literatur zunehmend mehr Berücksichtigung, unter anderem im engen Zusammenhang damit, dass man sich davon staatspolitische Vorteile erhoffte (liberté, égalité, fraternité – wobei «fraternité» doch wohl auch ein wenig Schwesterlichkeit oder wenigstens Geschwisterlichkeit bedeutete). Die Ehe ist die Institution, im Rahmen derer die Beziehungen zwischen den Geschlechtern vor allem geordnet werden; insofern sie den Kern der Familie bildet, dient sie auch der Ordnung der Beziehungen zwischen Eltern und Kindern. Die Organisation dieser Institution orientiert sich an dem, was als Zweck der Ehe zu gegebener Zeit anerkannt wird.

Es soll daher zuerst eine Skizze der Geschichte des Ehezwecks entworfen werden, sowie sie sich in der gerichtsmedizinischen Literatur spiegelt.

Der Zweck von Ehe und Familie

Die Auffassungen über Sinn und Zweck von Kindern und Ehe prägen die Beurteilung aller gerichtsmedizinischen Einzelfragen, die sich im Zusammenhang mit Sexualität und Fortpflanzung stellen: Fragen der ehelichen Pflichten, der Antikonzeption, Sterilität, Fruchtbarkeit, Virginität, des Kindesmords, der Schwangerschaftsdauer etc. Man findet daher in Werken, welche sich mit diesen einzelnen Fragen befassen, nicht selten auch Ausführungen über die Ehe selbst. So wird es nützlich sein, diesen kurz nachzugehen.

Codronchi nennt – verkürzt referiert – die Ehe einen Themenkreis, in dem die Majestät der kaiserlichen Gesetze und die päpstliche Autorität sich dem Urteil der Ärzte beugten[1]. Bohn wird ihn hierin zitieren und weiter ausführen, der Magistrat solle froh sein um die Hilfe des Arzts in diesen Dingen, dank welcher zum Beispiel keine Ehescheidungen (divortia) vollzogen werden, wo nicht wirklich eine Impotenz vorliegt[2]. Fidelis äussert sich in seinem Abschnitt über die Fruchtbarkeit zur Ehe – «potentia generandi» ist die Fruchtbarkeit: die männliche Potenz ist das Modell. Es ist, wie Aristoteles sagt, natürlicherweise der grösste Wunsch eines jeden, seinesgleichen herzustellen, sagt Fidelis[3]. Viele heiraten nur, um Kinder zu bekommen, ansonsten ziehen sie das freie Bett vor. Dass Fidelis hierbei ausschliesslich vom Manne spricht, versteht sich von selbst. Heiraten nennt er daher «eine Gattin heimführen». Der Kinderwunsch aber bezieht sich offensichtlich vorzüglich auf Knaben – «liberi» sind wohl «Kinder» wie «homines» «Menschen» sind, aber das Modell liefert immer das Geschlecht des Schreibenden. Nach Fidelis' Kronzeuge Aristoteles ist ja nur der Mann überhaupt zeugungsfähig (vgl. S. 184), wobei die Zeugung den Sinn hat, ein Doppel des Zeugenden herzustellen, alles andere, selbst Knaben, die der Mutter ähnlich sehen, Mädchen vollends, sind nach Aristoteles als Abweichungen von diesem biologischen Ziel zu betrachten und gehören damit in den Umkreis der Missgeburten[4]. So befindet sich die Frau, welche einen Knaben unter dem Herzen trägt, auch wohler als diejenige, die mit einem Mädchen schwanger geht (vgl. S. 226f.)[5]. Die Wurzeln der engen Assoziation des Begriffs des Menschen mit dem des Mannes liegen verzweigt und zum Teil für die historische Forschung versteckt[6]. Ihre naturwissenschaftliche Ausformung wurzelt wohl unter anderem im ackerbäuerlichen Erleben (vgl. S. 189), das ja bis vor rund zweihundert Jahren auch in unserer Kultur recht zentral war. Macht und Einfluss des Aristotelismus haben sie zementiert. Auch Fidelis steht grundsätzlich dem Aristotelismus nahe. Das letzte Kapitel seines Abschnitts über die Fortpflanzung widmet er der Frage, ob durch geeignete medizinische Verordnungen das Entstehen von männlichen Kindern befördert werden könne? Es sei ja der natürliche Wunsch der Menschen (hominum), Kinder (liberos) zu haben, die das Andenken an uns und unseren Namen in die Zukunft weiter tragen können. Da wir ja aber in Knaben und in deren Sprösslingen unsterblicher sind und da auf diesen die Kontinuität der Familie und der Titel beruhen, wünschen sich die Sterblichen vor allem männliche Kinder, schreibt Fidelis. Sie gleichen hierin ja eigentlich nur der Natur selbst, fährt er fort, die ja ebenfalls vor allem den Mann herzustellen bestrebt ist und nur irrtümlicherweise die Frau schafft[7]. Doch es scheint hier mehr der Wissenschafter und der Philosoph zu sprechen als der Gerichtsmediziner. Jedenfalls zieht Fidelis die Mädchengeburt ebensowenig wie andere Gerichtsmediziner als Scheidungsgrund in Betracht. Nur die gänzliche Unfruchtbarkeit einer Ehe wird als Scheidungsgrund ernstlich diskutiert – als gerichtsmedizinisch relevanter Ehezweck fällt damit nur die Nachkommenschaft als solche ins Gewicht. So schreibt Rodericus a Castro recht schlicht, Sterilität mache eheuntauglich und hebe eine bereits geschlossene Ehe auf, der Arzt werde von den Richtern daher oft gefragt, wer von den Gatten an einer bestehenden Kinderlosigkeit schuld sei[8].

Zacchia liest sich anders und differenzierter; zum Teil vielleicht, weil er in späterem Zeitpunkt schreibt, zum Teil, weil er als Konsulent des obersten Gerichtshofes des Kirchenstaates mit Scheidungssachen viel zu tun hatte. Zacchia unterscheidet schon im Titel die Beischlafsunfähigkeit («impotentia coeundi») und die Zeugungsunfähigkeit («impotentia generandi») – bei Codronchi, Fidelis und de Castro sind männliche und weibliche Beischlafsunfähigkeit und Unfruchtbarkeit noch in verschiedener schwer entwirrbarer Weise als Impotenz abgehandelt worden. Zacchia schreibt, die Fähigkeit zum Beischlaf und zum Samenerguss sei Voraussetzung einer Eheschliessung und ihr Fehlen ein Ehehindernis und Grund zur Trennung. Fruchtbarkeit ist demgegenüber nach gewissen Autoritäten keine Voraussetzung der Ehe, indessen findet Zacchia einen Widerspruch zwischen dieser Auffassung und der Regel, dass etwa Eunuchen nicht heiraten dürfen. Wo die Rede speziell auf die Sterilität und Beischlafsunfähigkeit der Frau kommt, diskutiert Zacchia zusätzlich die Frage, ob das Aufhören der Fruchtbarkeit ein Grund sei, die Ehe aufzulösen. Wohl sei, führt er hier aus, das Hervorbringen von Kindern der Haupt-Zweck der Ehe, doch der einzige sei es nicht. Es sei eine Ehe deshalb aufrechtzuerhalten auch nach Aufhören der Fruchtbarkeit der Ehefrau. Die Alten hätten eine Ehe wegen Sterilität zwar geschieden, aber mit der heiligen christlichen Religion sei dies anders geworden[9]. Bei Teichmeyer wird dieser Hinweis im Kapitel über die männliche Impotenz etwas spezifiziert. Die Ehe habe nach kanonischem Recht zwei Zwecke, heisst es da – die Fortpflanzung und die gegenseitige Unterstützung (nach dem Modell der Schöpfungsgeschichte: «Und Gott der Herr sprach: Es ist nicht gut, dass der Mensch allein sei. Ich will ihm eine Hilfe schaffen, die zu ihm passt. . . . Und Gott der Herr baute ein Weib aus der Rippe, die er vom Menschen genommen hatte, und führte sie dem Menschen zu»[10]. Trotzdem bleibt erster Ehezweck die Herstellung von Kindern, daher ist, wer die eheliche Pflicht nicht erfüllt, wer also beischlafs- und ejakulationsunfähig ist, eheuntauglich[11] (Fall S. 178).

Ein Gelehrter in Thorgau schreibt am 18. März 1621 an die Medizinische Fakultät in Leipzig wegen seines Sohnes: Dieser wird von einem Rivalen verleumdet, dass er *wegen eines angeborenen Defektes zur Ehe untauglich sei.* Die Ärzte sollen ihn untersuchen.

Die Fakultät antwortet: die Untersuchung zeigt, dass der Sohn eine Phimose hat, welche ihn an der Erektion sowie an der Ejakulation hindert, «und also dieselben Leute, solange sie damit behaftet, zum Ehestand allerdings untüchtig zu achten seien». Eine einfache Operation, von einem tüchtigen Chirurgen durchgeführt, wird den Sohn heilen «wobei zuförderst ein verständiger Medicus erfordert wird, weil den Barbieren solche Sectiones nicht bekannt und leicht Schaden tun können».

Untauglichkeit zur Fortpflanzung heisst Untauglichkeit zur Ehe. Man beachte die Überordnung des Arztes über den Chirurgen (s. Fall S. 48).

Exkurs über Liberalismus und Sexualität

Im Laufe des 18. Jahrhunderts haben die Auffassungen über die Ehe sich insofern gewandelt, als sich nun eine Tendenz zur Gleichberechtigung der Geschlechter und zur sexuellen Liberalisierung bemerkbar machte. Die Aufklärung hat den Gedanken der Gleichberechtigung ja an sich gepflegt – mit Höhepunkt in der revolutionären Forderung von Gleichheit und Menschenrechten am Ende des Jahrhunderts. Innerhalb der Medizin des 18. Jahrhunderts spiegelt sich diese Idee in einem steilen Anstieg der ärztlichen Aufmerksamkeit auf bislang wenig beachtete, diskriminierte Bevölkerungsgruppen: die Berufskrankheiten der Handwerker, die Krankheiten der Soldaten und Seeleute werden untersucht; die ärztliche Betreuung der Landbevölkerung war ein Anliegen des aufgeklärten Arztes – und dann eben die Betreuung von Frauen und Kindern. Die Medizin der Aufklärung hat sich erstmals systematisch der Geburtshilfe und Gynäkologie angenommen. Wissenschaftsgeschichtlicher Ausdruck der Entwicklung der Idee der Gleichberechtigung auch der Geschlechter in der Aufklärung war unter anderem die nun aufblühende Lehre von der Geschlechtlichkeit der Pflanzen[12], ferner die Revolution der Embryologie; das Aufkommen der Idee, der weibliche Zeugungsbeitrag bestehe in dem männlichen Samen ebenbürtigen Ei[13]. Physiologisch entsprach dem die im Lauf des 18. Jahrhunderts durchdringende Auffassung, ein Beischlaf könne nur fruchtbar sein, wenn auch die Frau dabei Lust empfinde[14] (vgl. S. 220). Verschiedene Kräfte haben diese Entwicklungen des Gleichberechtigungsgedankens befördert: humanitäre Ideen, die nationalökonomische Lehre, dass der Reichtum eines Staates in der Zahl seiner gesunden und leistungsfähigen Bürger bestehe, rechtswissenschaftliche Entwicklungen, und schliesslich der Expansionsdruck der Medizin, welche nun auch dieses ehemalige Fachgebiet und Patientengut eines Konkurrenzstandes, diesmal der Hebammen, übernahm (vgl. S. 57 ff.).

Auch der Liberalismus der Aufklärung hat die Idee der Gleichberechtigung aller genährt. Und indem er auch eine Liberalisierung auf sexuellem Gebiet in sich einschloss, hat er der Gleichberechtigung der Geschlechter speziell den Weg geebnet. Der Grundgedanke des aufklärerischen Liberalismus war über weite Strecken die Umkehr traditioneller kirchlicher Lehren, denen zufolge die Welt besser funktionierte bzw. dem Himmel ähnlicher werde, je mehr jeder einzelne, den Geboten Gottes und der Liebe (die ja auch ein Gebot Gottes war) gehorchend, seine eigenen Interessen zugunsten seines Nächsten zurückstelle. Während die Aufklärung das Paradies auf Erden herzustellen hoffte dadurch, dass jeder einzelne, den Gesetzen der Natur und der Vernunft (die ja auch ein Geschenk der Natur war) gehorchend, seinen eigenen Bedürfnissen nachlebe[15]. «Wenn uns die Tugendhaftigkeit nicht glücklich macht,» sagt Abbé Galiani (Ferdinando Galiani, 1728–1787, italienischer Nationalökonom und Schriftsteller, Geistlicher) «wozu zum Teufel ist sie da?»[16] Der Anschluss dieses aufklärerischen Liberalismus an altes christliches Gedankengut war in der Idee von der Göttlichkeit der menschlichen Natur und Vernunft gegeben. Der Dienst jedes einzelnen an den eigenen Bedürfnissen liegt im Interesse der Gesamtheit, das gehört zum ethischen Entwurf der Aufklärung. In dieser glücklichen Zeit trug man zum «grössten Glück der grösstmöglichen Zahl» (Jeremy Bentham, 1748–1832) bei, wenn man sein eigenes Glück machte. Der aufklärerische Liberalismus spiegelt sich sehr rein in der Nationalökonomie der Aufklärung – die ihn ja auch nährte. «Fable of the bees: or, private vices, publick benefits» (Bienenfabel oder der einzelnen Laster, der Allgemeinheit Gewinn) heisst eine berühmte nationalökonomische Schrift des Arztes Bernard de Mandeville (1670–1733) von 1714[17]. Vielleicht ist es mehr als ein Zufall, dass Mandeville Arzt war. Nicht nur, weil der Arzt der Aufklärung sich typischerweise für die Gesellschaft als solche interessierte (vgl. S. 94), sondern, weil die Einheit ärztlichen Denkens wohl immer mit einer gewissen Selbstverständlichkeit der menschliche Organismus ist. Die Vorstellung vom gesunden Kollektiv war damit nach dem Modell des gesunden Körpers konzipiert, und der gesunde Körper hat ja gerade im Zuge des 17. und 18. Jahrhunderts, im Zug der Anatomisierung und Chirurgisierung der Medizin, Züge des aus Organen zusammengesetzten «Organismus» angenommen, der maschinenartig aus zur höheren Funktionseinheit zusammengeschlossenen einzelnen Teilen besteht[18]. Dieses Bild implizierte, dass Gesundheit nur bei wesensgemässem, unbehindertem Funktionieren des einzelnen Organs gewährleistet war, die pathologisch-anatomische Doktrin sollte sogar besagen, dass Krankheit jeweils auf Versagen, gewissermassen biologische Unzufriedenheit eines einzelnen Teils zurückzuführen sei. So wird Rudolf Virchow (1821–1902) in der Mitte des 19. Jahrhunderts schreiben: «die Medicin ist eine sociale Wissenschaft, und die Politik ist weiter nichts, als Medicin im Grossen» – wobei für ihn die Zelle zur Funktionseinheit des Körpers, das Individuum zur Zelle der Gesellschaft geworden ist[19]. Die Doktrin, «dass die grösstmögliche Bedürfnisbefriedigung aller Mitglieder einer Gesellschaft dann erreicht wird, wenn – unter den Bedingungen des vollkommenen Wettbewerbs – jedes Mitglied sein individuelles Selbstinteresse ungehindert verfolgen darf», stammt in diesem Sinne typischerweise von einem Wundarzt, später Mediziner und Leibarzt der Marquise de Pompadour und Ludwigs XV, François Quesnay (1694–1774). Da der Faktor Macht in den biologischen Beziehungen zwischen den Körperorganen nicht spielt, rechnet er auch auf gesellschaftlicher Ebene nicht damit – wie seine nach der «natürlichen», von der Zivilisation nicht angekränkelten Gesellschaft suchende Zeit gesellschaftliche Machtverhältnisse entweder als natürliches Ordnungsprinzip oder dann als krankhafte Erscheinung zur Kenntnis nimmt. Verstimmt bemerkt daher der Sozialwissenschaftler des 20. Jahrhunderts, Joseph Alois Schumpeter (1883–1950) «dass Quesnay keinen Versuch machte», die Maximumdoktrin des vollkommenen Wettbewerbs zu beweisen. «Sie schien ihm nicht des ausdrücklichen Beweises zu bedürfen. Er war offensichtlich der Meinung, dass, wenn jedes Individuum nach maximaler Bedürfnisbefriedigung strebt, schliesslich alle Individuen 'natürlicherweise' die maximale Befriedigung erlangen»[20]. 1776 publizierte Adam Smith (1723–1790), der übrigens auch über Moralphilosophie las, seine epochemachende bzw. epochegemachte «Inquiry into the nature and causes of the wealth of nations»[21]. Für Adam Smith ist das Tauschgeschäft Element und Modell eines harmonischen menschlichen Zusammenlebens: das Tauschgeschäft, bei dem jeder Partner, aus Eigennutz, dem anderen verschafft, was er braucht. «Gib mir, was ich will, und du sollst haben, was du willst. . . . Nicht von dem Wohlwollen (benevolence) des Fleischers, Brauers oder Bäckers erwarten wir unsere Mahlzeit[22], sondern von ihrer Bedachtnahme auf das eigene Interesse», schreibt Adam Smith[23]. Arbeitsteilung und Marktfreiheit vermehren die Tauschmöglichkeiten, daher ebnen sie den Weg zur glücklichen Gesellschaft. «Der Gedanke des Äquivalententausches weitet sich zum sozialethischen Prinzip» kommentiert Hofmann[24]. Ein juristisches Pendant zu diesem Entwurf ist das Naturrecht der Aufklärung – so hat etwa Christian Thomasius (vgl. S. 162), seit 1681 Professor für Naturrecht in Leipzig, ab 1694 in Halle) die Quelle des Naturrechts im Glück des Individuums gesehen.

Auch auf die Sexualität wurde das liberale Konzept vom Tauschgeschäft angewendet – der Coitus wurde zum Paradigma eines guten Handels, welcher beide Teile befriedigt[25] und überdies auch der Gesellschaft nützt indem er zur Vermehrung – Kinder sind der Inbegriff von nationalem Reichtum – führt. Auf dem Hintergrund der Medizin- und Biologie-Nähe der seinerzeitigen Nationalökonomie erscheint die Mann-Frau-Beziehung gewissermassen als Zwischenstufe zwischen dem Zusammenspiel der Körperorgane und demjenigen einzelner Glieder einer Gesellschaft. Und die Kinder gerieten besser, je angenehmer sich diese Beziehung für die Beteiligten gestaltet. So schreibt Johann Peter Frank: «Die Liebe ist das Gewürz des Ehestandes, und die Natur . . . hat sich dieses Gewürzes vorteilhaft zu bedienen gewusst, um dass nicht unschmackhafte Früchte, und lauter gähnende Kinder gebohren würden. So oft ich ein träges murrisches Temperament sehe; so fühle ich die Versuchung, zu denken, dass die

Mutter desselben, zur Unzeit – geniesst, und der Vater noch halb im Schlafe ihr gedankt habe...»[26]. So ist das Vergnügen ein zentrales Anliegen der Zeit. «Das 18. Jahrhundert», schreibt Jean Starobinski, «entdeckt alle Fragen, die das Vergnügen aufwirft, als ob es das Vergnügen selber erfunden hätte»[27]. «Der Mensch ist weder da, die Wahrheit zu erkennen, noch getäuscht zu sein,» sagt wiederum der geistreiche Abbé Galiani, «er ist da, sich zu freuen und zu leiden; geniessen wir und versuchen wir nicht zu leiden»[28]. Aber es ist nicht nur das sexuelle und nicht nur das Vergnügen des Mannes, was damit aus tiefer Verworfenheit zu hohem Wert aufsteigt, sondern das umfassendere Wohlbefinden beider Geschlechter. Entsprechend wandelt sich die Ehe und der Anspruch an dieses Institut – die Ehe wird vermehrt zum partnerschaftlichen Unternehmen, es werden von ihr vermehrt Wohlbefinden und Sicherheit beider Partner gefordert. Persönlicher Gewinn auch hier als Aufbauelement einer höheren Sittlichkeit. Wie weit der sexuelle Liberalismus der «galanten Zeit» Ursprung des liberalen Gedankens ist, wieweit des Claude Adrien Helvétius (1715–1771) Sensualismus, der alles Wollen und Wissen von sinnlicher Empfindung (sensibilité physique), namentlich Liebeslust ableitet, wörtlich zu nehmen sei, ist historisch nicht definitiv auszumachen[29].

Aufklärerische Ähnlichberechtigung von Mann und Frau

Die skizzierten aufklärerischen Grundentwicklungen spiegeln sich auch in der gerichtsmedizinischen Literatur. Nicht so radikal freilich wie sie sich in der belletristischen und philosophischen Literatur zeigen, dafür alltagspraktisch relevanter. Die Gerichtsmedizin ist ja mehr als die Welt der Dichtung und des Denkens Ort der unmittelbaren Umsetzung von Gedanken in die Praxis und unmittelbarer Spiegel praktischer Verhältnisse. So bleibt für die Gerichtsmedizin der Stammhalter für den Mann ausdrücklicher oder implizierter Hauptsinn der Ehe, aber der andere traditionelle Ehezweck, die gegenseitige Hilfeleistung der Ehepartner, tritt immer mehr in den Vordergrund, ja beinahe neben den Stammhalter. Dabei kommt es zusätzlich noch zu einem Bedeutungswandel: das Urbild der ehelichen Hilfeleistung ist ja diejenige der Eva an Adam, die wesentlich auch ihre sexuelle Dienstbereitschaft war – mit der Aufklärung wird die Sexualität vermehrt sich selber, bzw. dem freien Spiel der Kräfte, überlassen und die Pflicht zur gegenseitigen Hilfeleistung wird vermehrt zur Pflicht zu Loyalität und der späteren «Partnerschaftlichkeit»[30]. Dabei wird die Gegenseitigkeit dieser Hilfe und der Zweck der Ehe, beide Teile zu befriedigen, zunehmend betont. Hebenstreit gibt in der Mitte des 18. Jahrhunderts einen dreifachen Zweck der Ehe: erstens und vor allem den Nachwuchs, zweitens und drittens die Auslöschung bzw. Kanalisierung der Geschlechtslust (die «extinctio libidinis») und das «mutuum adjutorium», die gegenseitige Hilfe im täglichen Leben[31] – im 18. Jahrhundert ist die Familie ja noch weitgehend auch Produktionsgemeinschaft. Ludwig glaubt nicht an die extinctio libidinis; wo die Libido übermässig ist, muss mit Medizin und Moral, nicht mit Verehelichung eingeschritten werden. Er nennt als einzigen in den Bereich der medizinischen Beurteilung fallenden Ehezweck die Nachkommenschaft, und daraus leiten sich die einzigen medizinischen Scheidungsgründe ab. Ludwig anerkennt den Ehezweck der gegenseitigen Hilfe, doch er stellt diesen ausserhalb der Medizin, womit er die vordem enge Assoziation von gegenseitiger Hilfe und ehelichem Geschlechtsleben lockert[32]. So versteht auch Fodéré die «secours mutuels» deutlich kameradschaftlich – schliesst sie deshalb nicht aus der ärztlichen Betrachtung aus. Zwecke der Ehe sind für ihn erstens das Kinderhaben, dann die gemeinsame Kinderaufzucht und die gegenseitige Hilfe, die explizit über die Hilfe bei der Bewältigung der eigenen Sexualität hinausgeht. Dass eine Familienmutter, die ihr Leben tugendhaft verbracht hat, aus dem Hause vertrieben werde, weil sie ihre Anmut verloren hat, weil sie hilfsbedürftig geworden ist, ist eine unentschuldbare Grausamkeit, schreibt Fodéré, und hässlich ist es, wenn ein guter Vater und Gatte verlassen wird, nur weil er nicht mehr jung ist. Fodéré plädiert für eine Gleichberechtigung der Geschlechter auch im Bezug auf die Scheidungsmöglichkeit. Das mosaische Verstossungsrecht des Mannes («Wenn jemand ein Weib zur Ehe nimmt und sie ihm dann nicht mehr gefällt, weil er etwas Hässliches an ihr findet, und er ihr einen Scheidebrief schreibt und einhändigt und sie so aus seinem Hause verstösst...» 5. Mos. 24,1) sei schon von Jesus kritisiert worden. («Mose hat euch mit Rücksicht auf die Härte eures Herzens erlaubt, eure Frauen zu entlassen; von Anfang an aber ist es nicht so gewesen. Ich sage euch aber: Wer seine Frau entlässt, ausser wegen Unzucht, und eine andre heiratet, begeht Ehebruch.» Matth. 19, 8–9) Mit Montesquieu müsse man zwischen Verstossung und Scheidung klar unterscheiden, letztere beruhe auf gegenseitigem Einverständnis und dürfe nicht behindert werden, im Bezug auf die Verstossung müssten die Geschlechter gleichberechtigt und der nicht Trennungswillige, falls er sich nichts habe zuschulden kommen lassen, geschützt werden[33]. Diesen Forderungen entspricht die Anerkennung des Anrechts auch der Frau auf einiges Vergnügen beim Coitus und an der Ehe. Für Metzger ergibt sich dieses Anrecht zusätzlich aus der Bedeutung des Wohlbefindens der Frau für ihre Fruchtbarkeit. «Wenn die Unfruchtbarkeit nicht die Folge eines organischen Fehlers ist, so hat sie ihren Grund in zufälligen Ursachen ... oft liegt die Schuld an der allzueinfachen Art des Beyschlafs...» und «der ... brutal vollzogene Beyschlaf ist der Befruchtung ebenfalls hinderlich»[34]. Bei Fodéré macht sich das Recht der Frau auf eheliches und sexuelles Wohlbefinden von ihrer Pflicht zum Kinderkriegen unabhängig. In der zweiten Auflage seines Werks von 1813 nennt Fodéré die Ehe explizit eine Gemeinschaft mit dem Zweck, die Partner glücklich zu machen, ihnen Nachkommen zu geben und sie zur gegenseitigen Hilfe zu verpflichten beim Tragen der Lasten des Lebens[35]. In das jetzt als erster Ehezweck genannte Glück ist auch die sexuelle Befriedigung – jetzt zum beidseitigen und von Fortpflanzung und gegenseitiger Hilfe losgelösten Anspruch geworden – aufgenommen, die bis dahin innerhalb der Gerichtsmedizin als «extinctio libidinis» oder «Dämpfung der Geilheit» eher zu den minderen Ehezwecken gehört hatte[36]. Interessanterweise besteht allerdings gerade im Zusammenhang mit der Sexualität die alte Zweckbestimmung der Ehe, dem Manne und der Ordnung zu dienen, relativ ungebrochen auch bei Fodéré fort – vielleicht auf den Punkt reduziert, von dem aus die Ehe und weitere zugeordnete gesellschaftliche Strukturen ursprünglich organisiert worden sind. Der Geschlechtstrieb des Mannes ist nämlich nach Fodéré heftiger und unberechenbarer als derjenige der Frau, die Ehe aber kanalisiert diese Kräfte, macht den Mann gesellschaftsfähig und erhält ihn bei Gesundheit. Die Frau bedarf der Ehe mit dem Manne in sexueller Hinsicht nicht so dringend, doch braucht sie den Mann als Halt und als Vertrauten[37].

Schliesslich taucht aber bei Fodéré, schon in der ersten Fassung seines Werks, ein weiterer, sozusagen sozialhygienischer Ehezweck auf: die Erhaltung der guten Sitten und die Hervorbringung nicht nur von Kindern, sondern von gesunden Kindern: «la république attache un quatrième objet au mariage, celui d'avoir des enfants sains.» Wie bei Frank tritt auch bei Fodéré der eugenische Gedanke auf: Eugenik als neue, überindividuelle Sinngebung der Ehe – und als neue Handhabe übergeordneter Instanzen, in die Ehe einzugreifen. Schliesslich: was der Landwirt für die Pflanzen und zur Perfektion der Rassen seiner Tiere tut, warum sollen wir es nicht für den Menschen tun? Das Gesetz, das die Verwandtenehe verbietet, ist nicht religiöse Spekulation, es wurzelt in der Natur, der Harmonie des Universums ...[38].

Eheliche Pflichten

Wichtigste in den Bereich des gerichtsmedizinischen Urteils fallende eheliche Pflicht – wo Pflicht ist, ist auch Recht – ist der Vollzug des Beischlafs. Wenn die eheliche Pflicht zur gerichtsmedizinischen Diskussion steht, wird das Wann, Wie oft und Wie dieses Beischlafs erörtert und die Umstände, die von der ehelichen Pflicht entbinden. Bei vielen, ja den meisten gerichtsmedizinischen Autoren wird die eheliche Pflicht allerdings in aller Selbstverständlichkeit auf die Pflicht zum Coitus und allenfalls zur Fruchtbarkeit reduziert und findet sich dann in den entsprechenden Kapiteln entsprechend verkürzt enthalten (vgl. «Unfruchtbarkeit und Impotenz»).

Am ausführlichsten von den hier untersuchten Autoren kümmert sich der päpstliche Gelehrte Paolo Zacchia um die ehelichen Pflichten: Er widmet ihnen einen ganzen, vom Abschnitt über Potenz und Fruchtbarkeit unabhängigen Titulus von 31 Folioseiten. Dabei umreisst er zuerst den Umfang der ehelichen Pflicht: wann, wie oft und wie ist sie zu erfüllen? Wo beginnt die Todsünde der Verweigerung ohne legitimen Grund? Es gibt Zeiten, in denen ein Coitus äusserst schädlich ist, so halten die meisten Ärzte den Coitus während Pest- oder anderen Epidemien für sehr gesundheitswidrig. Bezüglich der Häufigkeit sind die Ansprüche der beiden Geschlechter verschieden. Da der Mann von jedem Coitus sehr geschwächt wird, die Frau aber kaum, verlangt die Frau allenfalls sogar mit dem täglichen Coitus zu viel, während der Mann ihn von seiner Frau auch zehnmal täglich fordern dürfte. Zacchia diskutiert die Frage nach Notwendigkeit und Funktion des weiblichen Samenergusses, wie er es nennt, beim Coitus – die Existenz eines weiblichen Samens steht für ihn ausser Zweifel. Er stellt sich damit bewusst gegen die aristotelische Tradition, welche der Frau keinen aktiven Zeugungsbeitrag zuspricht. Nach Aristoteles trägt ja die Frau zur Entstehung eines Kindes in Form ihres minderen, rohen Samenanalogs, des Menstrualblutes, nur das geistlose Material bei. Form und Leben aber kommen vom Mann (vgl. Abb. S. 236f., obere Reihe)[1]. Zacchia hält sich hier lieber an die galenische Tradition, die der Frau eigenen, echten Samen zuspricht, wenn auch einen dünneren und kälteren, schwächeren als dem Manne. Der weibliche Samenerguss wird nun als ein im wesentlichen durch den Partner erfassbares und mit Lust einhergehendes Ereignis dargestellt, sodass sich die Frage stellen kann, ob die eheliche Pflicht erfüllt sei, wenn der Samenerguss eines Partners ausgeblieben sei? Zacchia kommt nun zur Frage des Wie des ehelichen Geschäfts. Welche Position ist die natürliche (und daher erlaubte)? Zacchia will sich nicht auf eine bestimmte Stellung festlegen – natürlich ist der Coitus, der am ehesten zur Empfängnis führt. Zwar ist das im allgemeinen derjenige mit der Frau unten, in Rückenlage, mit gespreizten, angewinkelten Beinen; doch kann es von Fall zu Fall auch ein anderer sein. Und auch in der natürlichsten Stellung ist der Coitus sündig, wenn er nur um der Lust willen vollzogen wird. Allerdings gibt es auch Stellungen welche eine Empfängnis zum vornherein ausschliessen und daher an sich sündig, ausserdem der Gesundheit schädlich sind; am meisten behindert es eine Zeugung und schadet es der Gesundheit des Mannes, wenn er unten (succubus), die Frau aber oben (incuba) liegt. Die Quaestiones 2 und 3 widmet Zacchia den Entschuldigungsgründen von der eheli-

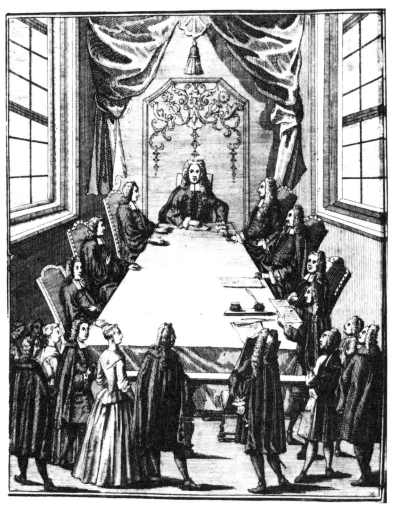

Gremium, das über eheliche Dinge zu Gericht sitzt – dem modernen Betrachter fällt eine Überproportion von Männern auf. Frontispiz zu einem Traktat über die eheliche Pflicht von 1733.

chen Pflicht. Als Entschuldigung gelten alle Umstände, unter denen ein Coitus, der vor allem vom Manne gute Kräfte verlangt, der Gesundheit schaden kann. Gewisse Krankheiten, Fieber, grosse Schmerzen, ungewohnt schwere Arbeit, periodische Kopfschmerzen, Apoplexie, Epilepsie, Schwindel, Asthma, Magen- und Bauchschmerzen, Nervenkrankheiten, auch leichtere Augenleiden, Leber- und Milzleiden, Wunden etc. etc. – all dies entbindet den Mann daher von seinen ehelichen Pflichten. Für die Frau gibt es viel weniger Entschuldigungsgründe, weil diese sich beim Coitus viel weniger anstrengt als der Mann, auf dem Rücken gewissermassen ausruht und weniger und schlechteren Samen vergiesst. Zudem genügt sie ihrer Pflicht auch ohne Samenerguss (Abb. S. 185). Gewisse Krankheiten, namentlich gewisse Krankheiten der Gebärmutter vermögen aber auch die Frau von ihren ehelichen Pflichten zu befreien. Speziell sind noch Menstruation, Schwangerschaft, Wochenbett, Stillzeit in Betracht zu ziehen. Während der Menses halten manche Canonisten den Coitus für eine Todsünde, zudem besteht Lepragefahr. Die Frage, ob eine Frau, die in besonderer Gefahr steht, infolge einer nächsten Geburt zu sterben [diese Gefahr bestand, nebenbei bemerkt, damals in erheblich grösserem Umfange als heute – gewissermassen schon normalerweise], den Beischlaf verweigern dürfe, wird diskutiert – die Canonisten beantworten sie negativ. Aber sie kann ja ihren Samen zurückhalten, ohne welchen keine Empfängnis stattfinden kann, und damit entfällt diese Schwierigkeit. Dass Stillen von ehelicher Pflicht befreie, verneinen die Canonisten, doch kann Coitus mit einer Stillenden dem Kinde schaden. Die Quaestiones vier und fünf sind den Fällen gewidmet, in denen ein Partner vom andern den Beischlaf nicht fordern kann. Muss einem Geisteskranken, einem Betrunkenen gewillfahrt werden? Muss einer seiner Frau beiwohnen, wenn diese gewohnheitsmässig abortiert oder immer Zwillinge bekommt? Muss die eheliche Pflicht einzig um der Gesundheit willen erfüllt werden? Darf sie das? Gibt es überhaupt einen heilmittelartigen Beischlaf etc. etc. (Fall S. 187)? Schliesslich werden Fragen der ehelichen Freiheit diskutiert: darf man Liebesmittel nehmen? Zacchia meint, man dürfe dies; der Mann, um seinen Pflichten zu genügen, die Frau, um damit ihre Konzeptionsfähigkeit – sie hat ja Samen – zu erhöhen. Ihrer Pflicht genügt sie auch, wenn sie dabei keine Lust empfindet. Der Freiheit aber, die Lust zu steigern, sind enge Grenzen gesetzt. Die Frau, die nach dem Coitus antikonzeptionelle Massnahmen trifft, sündigt[2].

Wo der Papst sein Recht verlor, lockerte sich die juristische Aufsicht über das Sexualleben der Bevölkerung. Die Autoren – etwa Rodrigo de Castro (vgl. S. 177) – kümmern sich dann wenig um die ehelichen Pflichten und Rechte. Ausser man war als Nichtkatholik päpstlicher als der Papst, wie etwa Michael Alberti, der Theologe, Theologensohn und Verehrer und Nachfolger des frommen Stahl in Halle, der Hochburg des Pietismus. Bei Alberti figuriert die eheliche Pflicht noch in einer Kapitelüberschrift; und zwar steht hier das Vergnügen nicht als angenehmes Nebenprodukt des fruchtbaren Beischlafs wie bei Zacchia, sondern als unliebsame Begleiterscheinung[3], die indessen als Anstoss zur Übung im christlichen Leben akzeptiert wird. Alberti liebt es, Spener (Philipp Jacob Spener, 1635–1705, evangelischer Theologe, Autor der «Pia desideria» [«fromme Wün-

Ein Arzt in Bausenberg legt der Medizinischen Fakultät Leipzig folgende Krankengeschichte vor: Ein Mädchen fiel als Kleinkind vom Nachtstuhl und erlitt einen epileptischen Anfall. Der linke Fuss und die linke Hand blieben gelähmt und verkümmerten. Mit 20 Jahren verlor dieses Mädchen die jüngere Schwester an Pocken und hat seitdem Anfälle mit Schäumen und Zittern, bei denen es sich bisweilen verletzt. Frage: «Ob wohl zu hoffen sei, *dass eine solche Jungfrau, wann sie sich an einen Medicum ... verheiraten täte* von sottaner (solcher) anfallender Krankheit und Verlähmung würde wiederum genesen»?

Die Fakultät antwortet am 11. Mai 1658: Die Epilepsie kann viele Ursachen haben. Sie kann durch die Ehe verschwinden, sofern sie beim weiblichen Geschlecht vom Zurückhalten der Menstruation und des (weiblichen) Samens herrührt. Im vorliegenden Fall ist das unwahrscheinlich, weil das Mädchen als Kleinkind erkrankt ist; die Ursache ist hier «in genus nervosum». Hier kann im Gegenteil die Ehe die Anfälle provozieren: Denn schon die alten Philosophen hielten den «concubitus» für eine «kleine Epilepsie». Trotzdem wollen die Unterzeichneten dem Arzt gratulieren, welcher die Krankheit durch Heirat heilen will. Ob er Erfolg hat, wird die Zeit lehren.

Bausenberg konnte nicht lokalisiert werden. Zum Zusammenhang von Epilepsie, Hysterie und sinnlicher Liebe vgl. Fall S. 147 und S. 226.

sche»], die zur Programmschrift des Pietismus geworden sind) zu zitieren, etwa: «Christliche Eheleute müssen auch im Werck der ehligen Beywohnunge ihr Fleisch creutzigen samt den Lüsten und Begierden, dass sie ... einander also beywohnen, dass nicht die Andacht zerstöhret, die Brunst vermehret, die Gesundheit geschwächet, der Ehegatte beschweret und also Gottes heilige Ordnung entheiliget werde.» Die Erfüllung der ehelichen Pflicht kann daher nicht gefordert werden, wo unzüchtige Stimuli vorliegen, zumal Keuschheit ansich nicht schadet, unmässige Liebe aber sehr – so kriegen Neuverheiratete oft die Lues und die Krätze, weil sie sich keine Zucht anlegen, man spricht dann von der «Braut-Krätze». Entsprechend gilt unter anderem die Nacktheit des Gelüstes eines Partners dem anderen als Grund, die eheliche Pflicht zu verweigern. Den Mann entschuldigen überdies Überlastung durch berufliche Pflichten, Krankheiten und Rekonvaleszenz, wenn er vom Coitus mancherlei Schwächen des Haupts kriegt, ebenso Weissfluss, gewisse Krankheiten und Ehebruchsverdacht bei der Gattin. Die Frau darf die eheliche Pflicht verweigern, wenn der Mann zuviel, zu Unzüchtiges, unmenschliche, verkehrte modi des Coitus verlangt, ferner, wenn der Mann an einem ansteckenden Leiden krankt, schliesslich, wenn sie selbst menstruiert und vom Coitus Uterusblutungen, Abort und dergleichen zu befürchten hat. Ob eine Schwangere ihrem Mann überhaupt zu Willen sein müsse, ist die Frage. Die Laktierende darf ablehnen, ebenso ist Ablehnung gestattet, wenn der Mann auf der Ausschüttung von weiblicher Genitalflüssigkeit allzusehr insistiert, wenn er betrunken ist oder den Verstand verloren hat, wenn die Frau weiss, dass ihm häufige Liebe schadet, wenn sie beim Coitus unvermeidlich enorme Schmerzen hat, wenn sie vom männlichen Samen krank wird (von Kolik Blutungen, Hysterie und Traurigkeit befallen wird), wenn der Mann allzu leidenschaftlich ist, wenn der Mann Kinder will, ohne hinreichend für sie zu sorgen, wenn er immer nur schwache und erblich belastete Kinder zeugte, wenn die Frau geistesgestört oder melancholisch ist[4]. Das ideologische Element tritt bei Alberti gegenüber Zacchia in den Vordergrund, ganz ähnlich wie das übrigens in der ärztlichen Ethik im Übergang vom 17. zum 18. Jahrhundert geschehen ist. Albertis Normen sind, noch mehr als die des Zacchia, eher Sollensnormen als brauchbare Präventions- und, im Streitfall, Reparationsnormen[5]. Die Tendenz zur Ausklammerung grosser Teile des Sexualrechts aus dem Rechtsbetrieb ist damit angelegt. Diese Tendenz deutet sich sogar positiv an, wo Alberti im Kapitel über die Fruchtbarkeit expressis verbis festhält: wenn beide Gatten sich zur Abstinenz verstehen und eine eheliche Impotenz mit Gleichmut tragen, ist solche kein Scheidungsgrund[6]. Mindestens die sexuelle Abstinenz ist damit also zur Privatsache erklärt – und dies deutlicher als in früheren Texten.

Im weiteren Verlauf des 18. Jahrhunderts sollte sogar der eheliche Umgang selbst mehr und mehr zur Privatsache erklärt werden. Das Rechtsgut Vergnügen – und gerade eheliches Vergnügen – ist gegen kein anderes Rechtsgut mehr abzuwägen, Normensetzungen werden damit unnötig; das liberale Vertrauen auf den Mechanismus der Genussoptimierung enthebt den Gesetzgeber der Pflicht, das eheliche Zusammensein zu reglementieren. Jedenfalls verschwindet das Thema «eheliche Pflichten» nach Alberti aus den gerichtsmedizinischen Lehrbüchern. Dagegen beginnt die Gesamtmedizin der Aufklärung sich typischerweise um die Sexualhygiene, die sozusagen medikalisierte Form der juristischen Regelung der Sexualität, zu kümmern – was vielleicht zum Teil ein Generalisierungsphänomen ist, ähnlich demjenigen, welches wir von der gesamten Hygiene und der ärztlichen Ethik her kennen, die ja beide vor dem 18. Jahrhundert zu wesentlichen Teilen im Rahmen der Gerichtsmedizin gepflegt worden waren (vgl. S. 93, 110ff.).

Unfruchtbarkeit und Impotenz

Fruchtbarkeit und Potenz gehören beide zum innersten Kern der Voraussetzungen einer Ehe. Zum Teil haben wir daher im vorhergehenden bereits berichtet, was darüber seitens der gerichtlichen Mediziner gedacht wurde. Es soll hier nun vor allem über den gedanklichen Ort gesprochen werden, den die Autoren Potenz und Fruchtbarkeit im Wandel der Zeit zuteilen, und über den Wandel der Beziehung der beiden Begriffe zueinander.

Die vielleicht wichtigste Quelle aller Unklarheiten über diese Beziehung ist wohl die ursprüngliche Unkenntnis von Ei und Spermatozoon und die auch nach deren Entdeckung bzw. Annahme bis ins 19. Jahrhundert fortbestehende Unklarheit über deren Funktion und den Zeugungsmechanismus. Diese Unklarheiten – beziehungsweise die Annahmen, welche diese überbrückten – werden bei Vaterschaftsfragen sehr ins Gewicht fallen, aber auch das Verständnis von Potenz und Fruchtbarkeit ist davon geprägt. Die Unklarheiten lassen Raum für wissenschaftliche Annahmen, die in Analogie zu anderen, bekannten Lebensbereichen gebildet sind. So liegt die Annahme nahe, die aristotelischen Vorstellungen vom Zeugungsmechanismus seien wissenschaftliche Ausformungen von Erfahrungen mit Saat und Erde (vgl. S. 176) und von praktischen Erfahrungen und Erlebnisweisen von Männern, die sich als Bewerber, Abgewiesene, Liebhaber und Gatten um Frauen bemüht haben – aristotelische Naturkunde hier also gewissermassen eine antike Form der Science Fiction. So zeichnet sich in der Literatur vielfach die Tendenz ab, vom Mann die Potenz, von der Frau die Fruchtbarkeit zu verlangen, wobei dann mit der Potenz ein aktiver, ichnaher, schöpferischer Zeugungsbeitrag assoziiert ist, mit der Fruchtbarkeit aber die im wesentlichen passive Grundlage für dessen Realisierung. Die Fruchtbarkeit des Mannes besteht dann gewissermassen in seiner Potenz, die Potenz der Frau dagegen in ihrer Fruchtbarkeit.

Hinter der Diskussion der Fragen von Potenz und Fruchtbarkeit (oder «potentia coeundi» und «potentia generandi») scheinen verschiedene Fragen zu stehen, offenbar nicht nur forensische (Ungültigkeit der Ehe usw.), sondern auch solche vom Typ der Eheberatung, Hygiene, Ehegesetzgebung. Entsprechend setzen verschiedene Autoren verschiedene Akzente, wenn sie von Impotenz und Sterilität reden.

Eine der frühesten Schriften zum Thema stammt interessanterweise von einem der Leibärzte Karls V., Luis Lovera de Avila (2. Hälfte des 16. Jh.): «tratado sobre la esterilidad de los hombres y de la mujeres» (1551), welche Morejón als gerichtsmedizinische Schrift aufführt[1] wie sich spanische Autoren überhaupt früh eingehend mit forensischer Sexologie befassen – auch Fragosos Traktat unterscheidet sich von Parés unter anderem gerade dadurch (vgl. S. 41)[2]. Paré dagegen spricht lediglich von der männlichen Impotenz. Scheidungsbegehren von Frauen stützten sich oft, schreibt er, auf eine angebliche Impotenz des Mannes. Die Männer pflegen demgegenüber in solchen Fällen zu sagen, es liege nicht an ihnen, die Gattin sei nicht eingehbar, sie lasse sie nicht ins Privatkabinett ein. Die Richter verlangten dann Untersuchung durch Ärzte, Chirurgen, Matronen, Priester, man suche dann nach Verletzungen und Abnormitäten, ferner verlange man öffentlichen Beischlaf vor allen Genannten. Bei dieser Gelegenheit kritisiert Paré, wie bereits S. 61 bemerkt, diesen Congressus – niemand werde sich als potent erweisen in Gegenwart von sovielen Leuten, die er fürchte, und mit einer Frau, die er nicht liebe. Die Genitalien gehorchten dem Willen nicht wie andere Glieder. Zum Beischlaf braucht es Sicherheit, Intimität und Freundschaft – mit ähnlichen Argumenten werden auch andere den Congressus ablehnen (vgl. S. 61) – es läge damit wesentlich an der Frau, ob ein Mann potent sei oder nicht (genauer: Potenz ginge eher auf sein, Impotenz auf ihr Konto – ähnlich pflegt der Arzt Heilungen auf sein, ungünstige Verläufe aber aufs Konto der «Krankheit» zu buchen[3]. Paré hat seine Bemerkungen offenbar zu Lebzeiten nicht publiziert (nicht gewagt?) – sie erscheinen erstmals 1598[4].

Codronchi äussert sich über Potenz und Fruchtbarkeit in seinen Kapiteln über die Pubertät, über die Impotenz und ihre Ursachen und über die Frauen, welche auch mit 50 noch empfangen können[5]. Die – männliche – Pubertät erscheint bei ihm als die medizinische Ausformung der juristischen Frage nach dem Heiratsalter, wie ja auch noch bei Fidelis die Frage der Lebensalter mit den Fragen des fruchtbaren Alters zusammenfällt (vgl. S. 119f.). Die Frage, ob Frauen jenseits ihres fünfzigsten Jahrs noch empfangen können, tritt im Zusammenhang mit der Frage nach der Legitimität von Kindern auf. Normalerweise ist die Frau zwischen 12 und 49 fruchtbar, beziehungsweise so lange, als sie menstruiert (denn aus Menstrualblut bildet und nährt sich ja die Frucht) d.h. gewöhnlich bis etwa 40, manchmal aber bis 50 oder gar 60. Zudem sind Ausnahmen möglich: manche Frauen gebären noch nach 60, die Erzmutter Sara gebar noch mit 90, ein Autor berichtet über eine virile Frau, die niemals menstruierte und ansonsten unfruchtbar war, im Alter aber plötzlich einmal trotzdem schwanger wurde. So selten, wie die Rechtskundigen glauben, ist es also nicht, dass Frauen noch nach 50 fruchtbar sind. Die männliche Beischlafsunfähigkeit schliesslich ist im Zusammenhang mit Eheunfähigkeit und Scheidung von Bedeutung[6]. Zum die Ehe ausmachenden fruchtbaren Beischlaf brauche es dreierlei, schreibt Codronchi:

die Kräfte, die Instrumente und den Samen. Beischlafsunfähigkeit kann entsprechend dreierlei Ursachen haben. Schwäche kann in irgendwelcher heftigerer Gleichgewichtsstörung (intemperies) oder in Krankheiten wurzeln, ausserdem in Gemütsbewegungen (vgl. S. 146), Scham, Furcht, Liebe, Zorn; schliesslich in übermässigen Säfte-Evakuationen, übermässiger körperlicher Anstrengung, langem Fasten oder Wachen. Zweitens können Krankheiten und Missbildungen von Hoden und Penis – Lähmungen, Formfehler, Erektionsunfähigkeit – eine Beischlafsunfähigkeit begründen. Und schliesslich qualitative oder quantitative Mängel des Samens, der als ein Gemisch von Blut (aus der Leber) und geistigen Spiritus (aus dem Herzen) verstanden wird, sodass solche Mängel Folgen von Leber- und Herzkrankheiten sein können (womit diese Organe einmal mehr als Lebenszentren und Organe der Leibesmitte auftreten – vgl. S. 301, 303). Die Fettleibigen sind oft unfruchtbar, weil das Blut, das zur Samenbildung bestimmt wäre, bei ihnen zu Fett wird. Codronchi kennt aber neben diesen inneren auch äussere Ursachen der Impotenz, namentlich die Vergiftung und Verzauberung durch böse Weiber (Fall S. 191), die man oft

---

Auf Verlangen des Konsistoriums in Giessen untersuchten am 27. April 1664 der Dekan der dortigen Medizinischen Fakultät und zwei Chirurgen den 27jährigen Soldaten Peter Hahn, *welcher von der Ehefrau wegen Impotenz verklagt worden war.* Bei der Untersuchung erschien der Mann effektiv als behindert und gab an, er sei es immer gewesen.

Die Untersucher fragen: Kommen diese Kälte und Trägheit von einem natürlichen Fehler? Ist Hexerei beteiligt, die bewirkt, dass die Ehegatten voneinander abgestossen werden und alle Liebe und Eintracht abhanden gekommen ist? Die Unterscheidung überlassen die Ärzte den Richtern.

Die Einwände gegen die Potenzprobe des Congressus, welche im 16. und 17. Jahrhundert gemacht worden sind gelten auch für die Untersuchung des Mannes durch Arzt und Chirurg. In diesem Fall lag die Scheidung offenbar im Interesse der Ehefrau, und oft ist die Hilflosigkeit des Mannes bei derartigen Proben betont worden (s. S. 61f., Fall S. 199). Als mögliche Ursache der Impotenz konkurriert Hexerei hier mit einem natürlichen Fehler. Die allenfalls vorliegende Hexerei erzeugt durch Abstossung zwischen den Ehegatten eine Art psychogene Impotenz: Das psychologische Moment differenziert sich vom Zauber (s. S. 146f. und 371ff. und Fall S. 194 und S. 204).

«Nestelknüpfen» (Ligaturen)[7] nennt, was zur Impotenz bald gegenüber allen Frauen, bald nur gegenüber einer einzigen, führt, ferner die zu kalte oder die zu heisse Luft und die übermässige körperliche und seelische Bewegung infolge von Scham, Angst, Liebe, ebenso Bäder, Fasten, kältende und austrocknende Speisen (hier wiederholt sich der Autor: oben sind diese Faktoren als innere aufgetreten). Die impotent machende Vergiftung und Verzauberung durch böse Weiber ist wohl, nebenbei gesagt, eine typische Ausformung eines Zuschreibungskonzepts, welchem schon Adam und Eva huldigten. Im Rahmen dieses aus unserer Geschichte nicht wegzudenkenden Adam-und-Eva-Konzepts erscheinen Frauen über weite Strecken als für Sündenfälle und Versagen ihrer Männer verantwortlich. Innerhalb der Gerichtsmedizin der Impotenz konnte dieses Konzept Grundlage einer Scheidung im Falle einer gegenseitigen Unverträglichkeit werden, welche ja sonst als solche kein Scheidungsgrund war. Im übrigen wird er vor allem im Dienste einer beträchtlichen bedürfnisangepassten Erweiterung der Scheidungsmöglichkeiten des Mannes gestanden haben[8].

Fidelis kennt als Ursache der männlichen Unfruchtbarkeit Krankheiten und Gebrechen wie Codronchi. Wie schwer Potenz und Fruchtbarkeit dabei zu trennen sind, zeigt sich unter anderem daran, dass Fidelis Männer mit krummem Penis oder ungewöhnlichem Ostium urethrae externum für nicht fruchtbar hält, weil der Samen bei diesen nicht gradlinig ejakuliert wird. Der Frigidität beziehungsweise Erektionsunfähigkeit als solcher widmet Fidelis ein eigenes Kapitel (De frigidis atque ignavis genitalibus). Es folgt die Unfruchtbarkeit der dicken Männer, der Effeminierten, Varikösen und Syphilitischen – letztere haben schadhaften, entarteten («vitiatum») Samen, ähnlich den Betrunkenen[9]. Es werden hier also Zustände, die den Coitus für die Frau unerfreulich machen können, den Zuständen der männlichen Unfruchtbarkeit zugeordnet, was die Frau von ihren ehelichen Pflichten etwas entlastet haben dürfte, auch eugenische Gedanken könnten da zum Zuge gekommen sein (vgl. S. 183). Kapitel fünf widmet Fidelis der Sterilität infolge eines Leidens der Gebärmutter, Fettheit und Virilität der Frauen. Die Diagnose der Sterilität kann dadurch gestellt werden, dass man genital aromatische Substanzen hinbringt und dann feststellt, ob die Explorandin oben etwas davon riecht und ausatmet und ob in die Augen gebrachte Farben in den Speichel fliessen, wenn das alles ausbleibt, sind die Öffnungen des Leibes, durch welche die Schadstoffe abzugehen pflegen, verstopft. Der Sitz der Augen aber steht mit dem Samen in engster Beziehung (vgl. S. 226), was sich darin zeigt, dass sich diese beim Coitus deutlich verändern. Unter den langwierigen Uterusleiden geht vor allem der Weissfluss mit Sterilität einher. Bei den Fetten wird ein grosser Teil des Bluts zu Fett umgewandelt, die Viragines aber sind steril, weil ihnen wenig Menstrualblut genügt [gemeint ist wohl, dass es ihnen zur Reinigung der Säfte genügt, da sie männerartig konstituiert sind], zur Herstellung von Kindern reicht dieses Menstrualblut dann aber nicht hin. Kapitel sechs widmet Fidelis den empfängnisverhindernden Fehlern der weiblichen Fortpflanzungsorgane, namentlich Verschlüssen und Verengungen. Kapitel sieben ist dem Zusammenpassen der Gatten als Voraussetzung der Fruchtbarkeit gewidmet: der kühle Samen wird im kühlen Uterus sowenig fruchtbar sein wie der trockene im trockenen. Es folgen zwei Kapitel über Beginn und Ende der fruchtbaren Periode bei Mann und Frau. [Diese dienen in der Gesetzesanwendung als Grundlage der Beurteilung von Vaterschaftsfragen, fraglichem Kindesmord, Kindsunterschiebungen und der ungefähren Altersbestimmung, den Gesetzgeber interessieren sie im Bezug auf die Ehegesetzgebung.] Mit seinem Kapitel über die Technik der Knabenerzeugung (vgl. S. 176) beschliesst Fidelis seine Ausführungen über die Fruchtbarkeit[10].

Zacchia widmet der «Impotentia Coeundi, & Generandi» einen eigenen Titulus[11]. Hier wird nun erstmals klar zwischen Potenz und Fruchtbarkeit unterschieden. Beide Geschlechter können sowohl impotent als auch unfruchtbar sein. Aber während es mannigfaltige Ursachen der männlichen Impotenz gibt, gibt er eigentlich nur eines, was die Frau impotent macht, nämlich genitale Enge und Verschluss. Entsprechend gibt es für die Frau wenig Hinderungsgründe für den Coitus, während es für den Mann deren viele gibt, darunter heftige Gemütsbewegungen. Oft ist auch die Frau schuld an der männlichen Impotenz: wenn sie deformiert ist zum Beispiel – nach der Meinung vieler Herren (DD.) ist es eine grössere Sünde, mit einer Deformierten zu schlafen als mit einer Wohlgestalteten, denn die Schönheit ist ein Anreiz zur Liebe. Die Frau kann auch Schuld an der männlichen Impotenz tragen, wenn sie übel riecht, (Fälle S. 194f.) wenn sie sich nicht pflegt und bildet, wenn sich der Gatte von ihr verachtet und nicht geliebt fühlt.

Die Unfruchtbarkeit aber hat bei Mann und Frau zahlreiche innere und äussere Ursachen – unter anderem physisches und psychisches Nicht-Zusammenpassen der Ehegatten, zu häufiges oder zu seltenes Zusammensein, ungewöhnliche Positionen und übermässige Bewegtheit der Frau beim Coitus. Die folgenden Quaestionen befassen sich mit Unfruchtbarkeit und Impotenz infolge zu grosser Jugend oder zu hohen Alters, angeborener Leiden (wobei diskutiert wird, was heilbar sei und was nicht), Krankheiten, Frigidität und Hexerei. Frigide nennt man diejenigen, die im besten Alter impotent sind, von Natur aus oder infolge irgendwelcher Leiden. Die Maleficiati sind durch üble Arzneien, durch Künste oder Dämonen unterstützt, impotent gemacht worden. Des Girolamo Cardano (Hieronymus Cardanus,

Ein herzogliches Konsistorium wendet sich wegen eines *Scheidungsbegehrens* um Rat an die Medizinische Fakultät Leipzig: Drei Monate nach der Hochzeit begann ein Mann seine schöne und wohlhabene junge Frau zu hassen und begehrte aus folgenden Gründen die Scheidung: Sie habe einen *Körper- und Mundgeruch,* der ihm den Verkehr unmöglich mache und ein Zeichen der Lues venerea sei. Die Frau wurde von ehrbaren Matronen untersucht, welche an ihr keinen Fehler (macula) fanden. Das Konsistorium fragt, ob übler Geruch ein genügender Grund für eine Scheidung sei.

Am 28. März 1639 antwortete die Fakultät: Übler Mund- und Körpergeruch lässt sich, wenn nicht radikal, so wenigstens palliativ behandeln. Beides ist kein Zeichen für Lues, ausser wenn ein leichenähnlicher Geruch von venerischen Beulen in der Achselhöhle stammt. Die Frau ist aber untersucht worden und ist nicht krank.

Körper- und Mundgeruch sind kein Scheidungsgrund; der Ehemann führt Zacchia zu Unrecht an. Dieser meint den Geruch eines bösartigen Geschwürs der Nase, wie Ozaena oder Polypen; auch spricht er nicht von der Ehe, sondern von der Verlobung, welche wegen schlechten Geruchs allenfalls aufgelöst werden kann.

Ein Beispiel dafür, dass «ehrbaren Matronen» gelegentlich sehr verantwortungsreiche Beurteilungen überlassen wurden (vgl. S. 55) – in diesem Falle offenbar zugunsten der betroffenen Frau. Die Frauen finden keine «macula» an dieser, was sowohl Fehler überhaupt als auch luetische Ausschläge heissen könnte. Ob der Geruch feststellbar sei oder nicht, bleibt offen. Die angesprochene Stelle aus Zacchia (lib. 9, tit. 10, Qu. 5 De dissolutione sponsalium) findet sich in der Lyoner Ausgabe von 1726, S. 771. Tatsächlich tritt hier eine erhebliche Abscheulichkeit (foeditas notabilis – Gestank der Achselhöhlen, der Füsse, der Schamgegend, Hautkrankheiten, Deformitäten) als Grund zur Auflösung einer Verlobung auf.

1501–1576) und anderer Idee, Frigide könnten mit gar keiner, die Maleficiati hingegen nur mit einer nicht schlafen[12], stimmt nicht überall, auch andere sichere Unterscheidungsmerkmale gibt es nicht. Am ehesten kann man auf Hexerei schliessen, wenn weder Frigidität noch eine andere Ursache der Impotenz in Frage kommt – hier zitiert Zacchia Codronchis Werk über Gift und Zauber, Frauen können nicht in

Der Berliner Physikus J.T. Pyl und der Chirurg J.F. Bock berichten am 2. Juni 1784 dem Kammergericht über die Untersuchung einer Kaufmannsfrau. Die 46jährige ist seit 1 ¾ Jahren in dritter Ehe verheiratet. Der Mann wirft ihr seit einiger Zeit vor, dass ihm der Verkehr mit ihr Schmerzen und eine Narbe, welche sie unterhalb des linken Ohres hat, und aus der manchmal eine weisse, nicht übelriechende Flüssigkeit tritt, *unüberwindlichen Ekel* bereite.

Weil die Ärzte die Frau vollkommen gesund und die Narbe geruchlos fanden, schliessen sie, dass die Ursache für die Impotenz des Mannes «in einem grossen Hass und Widerwillen gegen sie» liege, «welcher denn freilich alle Neigung zum Beischlaf und wollüstige Empfindung unterdrückt».

Im vorhergehenden Fall (S. 194) macht der Mann als Scheidungsgrund schlechten Geruch und Luesverdacht geltend. Im vorliegenden, spätern Fall ist es unüberwindlicher Ekel: das Argument ist psychologisch geworden (vielleicht zu Unrecht, falls es sich um eine tuberkulöse Erkrankung gehandelt hat). Die Antwort der Gutachter nennt ohne Umschweife psychogene Gründe für die Impotenz (s. dagegen Fall S. 191, wo psychogene Gründe noch auf Hexerei zurückgehen können).

demselben Sinne wie die Männer frigide sein, und wenn sie insofern fridige sind, als sie beim Coitus nicht die üblichen Zeichen der Lust entwickeln, ist das doch in keiner Weise coitus- oder gar ehebehindernd. Zacchia definiert also zwei weibliche Analoga der männlichen Impotenz, die Enge und die Lustunfähigkeit – wobei allerdings rechtlich offenbar nur die eine analoge Bedeutung hat. Die Hexerei aber betrifft sozusagen ausschliesslich nur Männer. Die Frauen neigen demgegenüber vorwiegend zu Besessenheit. Der Mann bietet den Dämonen ja soviele natürliche Angriffspunkte, die Frau nur immer die Enge und den Verschluss. Wiederum ist hier die weibliche Impotenz mit der Enge identifiziert. Es gibt zweierlei Maleficia – das durch Medikamente, auf natürliche Weise vermittelte (das eigentliche «veneficium») und das durch Dämonen vermittelte. Darüber orientiere man sich bei den Juristen und den Canonisten, im Hexenhammer etc., unter den Medizinern in Codronchis Buch «De morbis veneficis...» und Huchers (Johannes Hucher, Mitte 16. Jahrhundert – 1603) «De sterilitate»[13]. Zacchia will sich darüber nicht verbreiten – Beschwörungen, Sigilla, böser Blick allein vermögen jedenfalls nichts. Die dämonogene Impotenz kann keiner heilen, ausser, wer sich in der Dämonologie auskennt, auch mit Hilfe kirchlicher Zeremonien und Exorzismen kann sie überwunden werden. Aber es halten sich manche fälschlicherweise für behext, die doch nur infolge irgendeiner Leidenschaft impotent sind, infolge zu grosser Liebe, Scham oder Hass (etwa gegen die Ehefrau). Diese Zustände vergehen mit der Zeit. Schliesslich gibt es die respektive Impotenz und Sterilität, die sich nur auf den Ehepartner bezieht; Verzauberung kann hier im Spiele sein oder schlechtes Zusammenpassen. Es folgt die Quaestio über die Sterilität der Frauen und es ist interessant, dass hier, und nicht bei der Diskussion der weiblichen Impotenz, einige Überlegungen zur weiblichen Sexualphysiologie zu finden sind. Quaestio acht ist dem Konzeptions- bzw. Zeugungsmechanismus gewidmet. Hier tauchen viele der Fälle merkwürdiger Empfängnisweisen auf, die die Literatur anekdotenhaft durchgeistern – Zacchia behandelt sie zurückhaltend. Bei der Diskussion des Coitus mit Succubis und Incubis, Dämonen in Frauengestalt, welche unten und Dämonen in Männergestalt, die oben liegen, lässt Zacchia Vorsicht walten, die Möglichkeit solchen Beischlafs ist anerkannt, und viele katholische Autoren und Laien schreiben darüber. Die Hermaphroditen, Spadonen (denen gewöhnlich ein Hoden fehlt – Zacchia weist die Definition des Spado als eines Mannes mit dysformem Penis und deplaziertem Ostium urethrae externum andernorts ausdrücklich zurück – vgl. S. 200[14] und Eunuchen beschliessen den Reigen der fraglich Impotenten und Sterilen; Hermaphroditen können beidgeschlechtlich taugen oder gar nicht, die gewöhnlichen Spadonen sind fruchtbar und potent, Eunuchen weder das eine noch das andere.

Alberti setzt neben das Kapitel von der ehelichen Pflicht lediglich ein Kapitel über die «Fähigkeit und Unfähigkeit, Nachwuchs zu zeugen» – die Potenz ist hier Bestandteil der Fruchtbarkeit, die «impotentia virilis» ist das Analog zur «sterilitas foeminarum»[15]. Eheliche Impotenz des Mannes kann ihre Ursachen im Mann, in der Frau oder im schlechten Zusammenpassen der beiden haben. Alter, Temperament, Zustand von Körper und Seele etc. spielen da ihre Rolle; ebenso gewisse Medikamente, die oft vorsätzlich verabreicht werden. Ferner das berühmte Nestelknüpfen (hier «Nessel-Knüpffen» genannt – vgl. S. 192), das viele durch magische Künste und Experimente zu lösen wagen; schliesslich die innige Aversion gegen fleischliche Kopulation, die Abstinenz und die Kastration. Heilbare und vorbestehende Dinge aber scheiden die Ehe nicht. Alberti kennt auch spezielle, beim Manne liegende Gründe der Impotenz. Beim würdigeren Geschlecht kann es an Rute, Skrotum oder Hoden liegen (vgl. Fall S. 178). Der Penis kann verdoppelt sein oder fehlen, bis zur Unsichtbarkeit zurückgezogen, krank, zu klein oder zu gross sein. Doch dies letzte ist eine Frage der Proportionen zwischen den Partnern. Alberti verwirft die

Lehre, kleine Männer hätten grosse Glieder, ebenso den (Analogie-) Schluss von der Nase auf den Penis und denjenigen von den Lippen auf die weibliche Scham. Eine bleibend ungünstige Relation zwischen den Genitalien der Ehegatten kann ein Scheidungsgrund sein, heisst es nun hier[16]. Doch ist es unsicher, ob die Kürze eines Penis in jedem Falle Ursache von Unfruchtbarkeit sei, weil es unsicher ist, ob für eine Konzeption der männliche Samen wirklich in den Uterus hineingelangen müsse; oder ob er mehr virtualiter denn substantialiter befruchte, mehr wie ein Kontagium oder eine geistige Aura wirke? [Man muss sich bewusst bleiben, dass niemand seinerzeit mit autonom wandernden Spermatozoen rechnen konnte.] Alberti neigt zur von der Materie unabhängigen Version und fügt daher gleich die Frage an, ob es denn in diesem Falle eine Sünde sein könne, wenn der Mann aus Gesundheitsgründen oder zur Dämpfung seiner Libido seinen Samen ohne Frau verschütte. Ob Masturbation und Onanie sündig seien? Dabei fällt auf, dass unter der Masturbation oder Mastupration offenbar der homosexuelle Verkehr des Mannes verstanden, die Onanie aber nach dem biblischen Onan benannt ist, welcher den Coitus interuptus praktiziert zu haben scheint, denn er «liess . . . es, wenn er zum Weibe . . . ging, auf die Erde fallen und so verderben . . .»[17]. Um aber den modernen Leser vollends zu verwirren, merkt Alberti an, gewisse Autoren rechneten die Mastupration zum Verbrechen der Sodomie – die Sodomiter waren aber nach Genesis 19,5 homosexuell («Wo sind die Männer die heute abend zu dir gekommen sind? Bringe sie zu uns heraus, dass wir ihnen beiwohnen», sprachen sie zu Lot). Auch Zacchia versteht unter Sodomie im wesentlichen die Homosexualität – und zwar die männliche sowohl als die weibliche[18]. Es ist charakteristisch, dass gerade in diesem Kernbereich der Sünde eine besonders babylonische Sprachverwirrung herrschte – charakteristisch vielleicht auch, dass sich diese dann im Laufe des 18. Jahrhunderts im modernen Sinne geklärt hat: «Sittenlosigkeit und verabsäumte Cultur des menschlichen Verstandes», schreibt Metzger 1793, «haben zwey unnatürliche Gattungen des Beyschlafs nach sich gezogen. Nemlich die Päderastie oder Knabenschändung und die Sodomie oder Umgang mit Vieh. Nur in seltenen Fällen werden sie zur Veranlassung gerichtlich-medicinischer Untersuchungen». «Es ist bekannt», merkt er indessen an, «dass vor Zeiten der Beyschlaf einer Christin mit einem Juden der Sodomie gleich geschäzt wurde»[19]. Doch zurück zu Albertis Ausführungen über die Fruchtbarkeit. Es folgen weitere Defekte des Penis in ihrer Bedeutung für eine allfällige eheliche Unfruchtbarkeit. Alberti benützt die Gelegenheit, kurz auf das Thema Beschneidung zu kommen, speziell auf die Frage, ob die Vorhaut operativ wiederhergestellt werden könne, sodass Juden nicht mehr als solche erscheinen. Es folgt die Infibulation der Knaben und die analoge künstliche Verschliessung der Mädchen. Fehlen der Hoden charakterisiert die Eunuchen, verschiedene Anomalien der Hoden machen deren Träger zu Hypospadiaei, Thlibii, Thlasii[20], Testicondi (mit Kryptorchismus), Monorchi, Anorchi. Es scheint, dass zur Zeit Albertis alle diese Anomalien den ganzen Mann charakterisierten und sozial disqualifizierten – man sprach vom «Monorchus», wie man noch heute vom «Homosexuellen» spricht (und wie übrigens das Geschlecht bis heute mit bislang kaum reflektierter Selbstverständlichkeit den ganzen Menschen zum «Mann» bzw. zur «Frau» macht), während man die ehemaligen Monorchi, Testicondi, Hypospadiaei doch heute als Menschen mit Monorchismus, Kryptorchismus oder Hypospadie registriert. Mit der Besprechung von Samendefekten, Hernien, Impotenz infolge von Kopfverletzungen etc. beschliesst Alberti die Besprechung der männlichen Unfruchtbarkeit. Die Frauen sind aus den für beide Geschlechter angeführten Gründen steril, ausserdem infolge von Traurigkeit und Zornmut, aus Schwäche, Mensesanomalien und, wenn sie wiederholt abortierten, Blutungen, Fluor albus, an Enge des Uterus [der offenbar die Scheide mit umfasst] oder Uterusvorfall leiden, nach heftigen Erschütterungen der Lenden und Genitalien, infolge genitaler Missbildungen, übergrosser, coitusbehindernder Clitoris, verschlossener Eileiter, genitalen Verschlusses (atrisia), Uterusmangel oder Uterusanomalie, möglicherweise Fehlen des in seiner Notwendigkeit umstrittenen weiblichen Samens, Fehlen oder Verhärtung der Ovarien. [Die Ovarien sind mit dem späteren 17. Jahrhundert ins allgemeine Bewusstsein getreten – zu Zacchias Zeiten hatte man die Existenz der «weiblichen Hoden» (testes muliebres) zwar registriert, aber nicht sehr ernst genommen.] Das Aufkommen von Ovar und Ei bezeichnet eine neue Periode in der Beurteilung des weiblichen Zeugungsbeitrags und den Anfang einer vordem nicht möglichen wissenschaftlichen Gleichberechtigung der Geschlechter. Die letzten Paragraphen seines Frucht- und Unfruchtbarkeitskapitels widmet Alberti den Hermaphroditen. Er löst diese aus der Gruppe der Monstren heraus, differenziert sie nach Nähe zum einen oder anderen Geschlecht [wobei natürlich äussere Kriterien massgebend sind] und fragt nach ihrer Fruchtbarkeit und damit Ehefähigkeit – die Alberti nicht ausschliessen will, doch ist dann darauf zu achten, dass der Hermaphrodit sich auf das bei ihm vorwiegende Geschlecht festlegt und dem anderen abschwört bzw. dass er vom Arzt, der das besser beurteilen kann, auf ein Geschlecht festgelegt werde, denn auch der Hermaphrodit wird nicht frei sein in der Wahl seines Geschlechts. Geschlechtswechsel sollen nicht leichtlich zugelassen werden, sodass etwa, wer ursprünglich als Frau galt, ohne weiteres das männliche Geschlecht annehme, es sei denn mit der Zustimmung des Arztes und des Richters. Mit den Fragen, ob man Hermaphroditen taufen solle (was er bejaht, man taufe ja die menschliche Seele und nicht das Geschlecht, und Monstren seien die Hermaphroditen ja nicht) und ob sie zu kirchlichen und öffentlichen Ämtern zuzulassen und als Zeugen[21] zu gebrauchen seien etc. beschliesst Alberti sein Kapitel über die Fruchtbarkeit.

Bei Teichmeyer sind die Hermaphroditen aus dem unmittelbaren Zusammenhang mit Fragen der Fruchtbarkeit herausgelöst und als eigenständiger Problemkreis behandelt. Doch bleiben Fragen der Fruchtbarkeit zentral. Den perfekten Hermaphroditen, der ohne Partner Kinder hervorbringen kann, gibt es nach Teichmeyer nicht. Hingegen können Hermaphroditen in einem der Geschlechter fruchtbar und daher ehefähig sein. Doch muss darauf geachtet werden, dass dann nicht Gleichgeschlechtige miteinander verheiratet werden. Die ärztliche Inspektion – nicht diejenige durch Hebammen – kann da entscheiden. In Zweifelsfällen wollen manche Rechtsgelehrte den Hermaphroditen selbst entscheiden lassen. Doch geht das nicht ohne Skandal und wird daher besser abgelehnt. An sich ist es ratsam, den zweigeschlechtigen Hermaphroditen die Ehe überhaupt zu verbieten (Fall S. 199). Wenn aber ein Hermaphrodit doch sich verheiratet, muss er seinen andersgeschlechtigen Potenzen abschwören[22]. Die folgenden Kapitel widmet Teichmeyer der männlichen Impotenz und der weiblichen Beischlafsunfähigkeit und Sterilität – die Zuteilung der Impotenz zum Mann, der Unfruchtbarkeit zur Frau fand sich ja auch bei Alberti, dem Teichmeyer über weite Strecken zu folgen scheint, sie wird sich auch bei Faselius (Johann Friedrich Fasel, 1721–1767)[23],

---

Das Konsistorium von Meissen schreibt einem Pfarrer (Juristen? Arzt?) wegen eines *als Frau aufgewachsenen Hermaphroditen,* der sich mit einer Frau verlobt hat: Nachdem beobachtet worden ist, dass der Hermaphrodit wegen des Baus seines Körpers zur Ehe nicht zugelassen werden kann, muss er auf eine Eheschliessung verzichten, ebenso wie seine Verlobte. «Wir verlangen, dass Ihr die beiden beobachtet und Acht gebt, dass sie keinen Verkehr haben und dass der Hermaphrodit mit keiner Person vom schwachen Geschlecht redet, damit er nicht weiterhin Anstoss erregt.»

Wie wurde wohl die Segregation vom weiblichen Geschlecht praktisch durchgeführt und wie wirksam ist sie gewesen? Grundlage für den Entscheid des Konsistoriums muss eine durch einen Arzt oder (und) eine Hebamme durchgeführte Untersuchung gewesen sein (s. Fall S. 206f.).

Baumer[24] und Plenk[25] finden. Die männliche Impotenz infolge von Bezauberung werde von vielen für ein Hirngespinst erachtet, schreibt Teichmeyer, doch beweise die Erfahrung ihre Existenz – der Wirkungsmechanismus des Zaubers ist prinzipiell übernatürlich und daher verborgen, doch scheinen teils die Lebensgeister geschwächt, teils die Nerven [die der Autor offenbar als Röhrchen dachte], verstopft zu werden, oder es werden durch solche Zauber die Samenwege, Hoden, Nebenhoden, Samenbläschen verengt. Die Fehler des Penis beschäftigen Teichmeyer über die Massen – er hat sich da offenbar bei dem vielgeschmähten Kompilator Martin Schurig (1656–1733) inspiriert[26] – neben dem gänzlichen Fehlen und dem völligen Schrumpfen bis zum Rückzug in die Bauchhöhle infolge von Spasmen oder Zauber finden sich bei ihm unter vielem anderen auch die Ektopien – der Penis am Hinterkopf, an der Brustwarze, im Gesicht anstelle der Nase. Die Hypospadie [im modernen Verständnis] wird als Ursache einer Unfruchtbarkeit diskutiert, weil sie den graden Weg des Samens zum Uterus bricht. Der zu lange Penis kann das orificium uteri kontusionieren und so eine Zeugung verhindern[27] – Hintergrund dieser Vorstellung ist wahrscheinlich die Idee, dass der innere Muttermund das Analog der männlichen Eichel und also hochempfindlich sei. Diese Idee ergibt sich aus zwei Galenschen Ideen: einerseits aus der Galenschen Analogie Ovar=Testes; Uterus=noch unausgestülptes Scrotum, Labien=Präputium; Cervix und Vagina (nicht differenziert)=Penis; der innere Muttermund wird nicht selten der Eichel gleichgesetzt[28]. Andrerseits weiss Galen, dass der Uterus bei der Begattung sich abwärts bewegt, um den begehrten Samen zu empfangen, wobei er sich seines Halses bzw. seines Mundes wie einer Hand bedient, um sich diesen einzuverleiben[29] (übrigens ähnlich wie der Magen in Galens Vorstellung der Nahrung entgegengeht[30]). Auf Grund dieser Vorstellung plädiert Fidelis übrigens für die Tauglichkeit auch eines kleinen Penis und distanziert sich von Oribasius (325–403), welcher für die Fruchtbarkeit eine der Vagina ebenbürtige Penislänge verlangt[31]. Auch diese Vorstellungen vom Zeugungs- bzw. Konzeptionsmechanismus beziehen ursprünglich natürlich viel Nahrung aus dem Fehlen der Vorstellung von einer Samenwanderung (vgl. S. 197). So besehen gewinnen auch die Fragen nach der richtigen Grösse des Penis an sachlich-wissenschaftlichem Charakter, ebenso die steinernen oder hölzernen Penismodelle, die sich offenbar seinerzeit in manchen dänischen Konsistorien finden[32]. Es folgt bei Teichmeyer die von Mythen weniger reich umflorte Unfruchtbarkeit infolge von Mängeln der Testes, wobei auf präzises Verständnis der Begriffe der Kastraten, Eunuchen, Spadones, Ectomiae («vel Thlibiae, Thlasiaeque» (vgl. S. 198 und entsprechende Anmerkung) geachtet wird. Was unter einem Spado zu verstehen sei, darüber diskutieren die Autoren

– manche leiten das Wort von der persischen Stadt Spada ab, wo die Sitte der Kastration zuerst eingeführt und Mode geworden ist; manche aber vom griechischen spao=vom Platze reissen, einreissen; manche definieren den Spado als einen Mann mit nur einem Hoden[33], manche Neueren zählen ihn zu den Frigiden (vgl. auch S. 196). Die Monorchiden, Triorchiden, Tetrorchiden, Pent- und Kryptorchiden betrachtet er als gewöhnlich zeugungs- und daher ehefähig[34]. Die Ovarien befinden sich nun nicht mehr unter den weiblichen Hindernissen, auch nicht die Möglichkeit ihres Ausfalles; es wiegen mehr äusserliche Defekte vor. Entsprechend erscheint hier die weibliche Sterilität wieder weitgehend als die einfache Beischlafsunfähigkeit. Solche folgt aus allgemeiner Krankheit, Prolaps, Fehlen des Uterus, Weissfluss und anderen Flüssen und aus Geschwüren der Genitalien, welche den sexuellen Appetit dämpfen und den Coitus für die Frau allenfalls schmerzhaft machen, dem Mann aber schädlich werden können und ihn abstossen – nicht ohne guten Grund betrachten viele Canonisten den Coitus mit solch einer Unreinen als Sünde. Auch hermaphroditische Konformationen gehören hierher, übermässig grosse Clitoris, schliesslich zu grosse Weite oder Enge. Manche von diesen Leiden sind chirurgisch heilbar. Wenn nicht, sind sie Scheidungsgründe. Teichmeyer wirft die Frage auf, ob die Frau um ihres Mannes willen zu solch einer Operation verpflichtet sei. Thomas Sánchez (1550–1610) und andere[35] bejahten diese, da die Frau durch die Heirat ja das Recht über ihren Körper dem Manne übertragen habe («ius sui corporis transtulit in virum»)[36].

Hebenstreits Ehe- und Scheidungskapitel ist kurz und nicht sehr erleuchtet, indessen von einer recht aufgeklärt-humanen Grundhaltung (vgl. S. 181 f.) durchdrungen. Potenz und Fruchtbarkeit sind nur differenziert, so weit sie verschiedenen Ehezwecken dienen, Hypospadie und Phimose gelten als Ursachen von Sterilität. Die weibliche Eheunfähigkeit ist weitgehend auf Beischlafsunfähigkeit reduziert, die Ovarien werden nicht erwähnt. Im Laufe der Ehe und im Zusammenhang mit dieser erworbene Frauenkrankheiten scheiden die Ehe nicht, Hermaphroditen sind nicht ehefähig, gewisse chronische Krankheiten gelten als Scheidungsgründe (vgl. S. 158). Interessant und einigermassen neu ist die Bemerkung, wer ein Mädchen unter Heiratshoffnungen und Treueversprechen schwängere, werde zur Heirat gezwungen; wenn der Geburtstermin mit dem Zeitpunkt seines Beischlafs korrespondiere, gelte er als Schwängerer, selbst wenn er schwöre, er habe nicht ejakuliert (Zwang zu Liebe durch Liebestränke, Philtra, lehnt Hebenstreit als frivole Ausrede ab)[37].

Ludwig argumentiert hier konkreter: Diese im Geheimen vollzogene Sache sei mit Hilfe anderer als medizinischer Zeugnisse aufzudecken, immerhin seien im konkreten Fall Fragen der möglichen

Schwangerschaft zu behandeln. Auch im Bezug auf die Ehefähigkeit der Frau stellt Ludwig eine Unklarheit als solche fest: die inneren Ursachen der weiblichen Sterilität sind kaum zu eruieren, sagt er, daher wird für ehefähig erklärt, wer einen Mann zu sich lassen kann[38].

In der Hallerschen Vorlesungsnachschrift findet sich gleich einleitend der Beleg für die nur unklare Differenzierung von Sterilität und Impotenz: «Unfähigkeit zum Beischlafe findet bei allen Mannspersonen statt, die keine Hoden haben; Zeugungsunfähigkeit aber sezt noch ausserdem Fehler voraus, wodurch die männliche Ruthe unbrauchbar wird.» Wenig später heisst es: «Überhaupt gehört zum Beischlafe nur eine männliche Ruthe, die untadelhaft ist, aber zur Zeugung, oder zum fruchtbaren Beischlafe noch etwas mehr»[39]. Unter «Impotenz» sind dann Impotenz und Sterilität subsumiert, und als Ursachen der Impotenz figurieren neben Jugend und Alter Fehler der Hoden, der Samengänge. Monorchismus wird nicht als Ursache von Impotenz betrachtet – «die Hälfte der ganzen Helvetischen Nation ist nur mit einem Geilen versehen, und doch ist dies Volk wegen seiner Verdienste um das andre Geschlecht nicht unberühmt» (Fall S. 203) – während das Pariser Parlament 1607 eine Ehe wegen eines Monorchismus getrennt habe. Es folgen die Fehler des «männlichen Ehrenzeichens» – die Phimose steht auch hier als Sterilitätsursache[40]. Kapitel 16 der Hallerschen Vorlesungen ist der Unfruchtbarkeit gewidmet. «Unter dem Worte: Unfruchtbarkeit, begreift man, aus Liebe zum Wohlstande, alles, was sowohl ein Hindernis der Fortpflanzung als auch Beiwohnung von Seiten des weiblichen Geschlechtes abgiebt». Es gibt moralische Ursachen der Unfruchtbarkeit – diese wurden schon bei der Impotenz aufgeführt – aber diese «sind eigentlich kein Gegenstand der gerichtlichen Arzneikunde». Körperliche Ursachen gibt es viele – «Theils ist in denselben der Beischlaf aus medicinischen Gründen unzulässig, theils ... wird ... dadurch das Weib zu einem Gegenstande des Eckels, und Eckel verträgt sich bekanntlich nicht mit der Beiwohnung ...» Als solche körperliche Ursachen werden genannt: Brüche, Krebs, Vorfälle (s. auch Fälle S. 194 f.). «Inzwischen scheint es doch unbillig», ist da angemerkt, «einer Frau, die um dieser Gebrechen willen auf die Ehescheidung klagt, die Scheidung zu bewilligen», falls der Mann ihr Enthaltung vom Beischlaf anbietet oder sich «bei der ehlichen Pflichtleistung mit ... Behutsamkeit und Schonung zu betragen verspricht ...» «Gänzlicher Mangel des Uterus» scheint als Scheidungsgrund zu gelten – «denn ein Weib ohne Uterus hört auf, ein Weib zu seyn.» Im Falle von Atresien – und dazu gehört auch die «Verwachsung der Mutterscheide und des Mastdarmes, nach dem in der Geburt zerrissenen und übel geheilten Mittelfleische» – schwankt der Dozent. «Der Fall davon ist mehrmals vorgekommen, und sehr ungleich entschieden worden. Ist das Un-

202

Im Zusammenhang mit einer Vaterschaftsklage machte der 47jährige Berliner Kutscher N. geltend, *er habe nur einen Hoden und sei deshalb «zum Zeugungsgeschäfte gänzlich untüchtig».* Stadtarzt Pyl untersuchte N. am 24. März 1792. Er fand den einen Hoden fehlend und den rechten Nebenhoden verhärtet, aber nicht druckschmerzhaft. Eine Erektion und Ejakulation konnte «aus leicht zu erklärenden Ursachen, Scham und Alteration, nicht bewirkt werden». N. verschwor sich «wiederholentlich aufs schrecklichste», dass er mit der Klägerin keinen Verkehr gehabt habe.

Der Gutachter argumentiert wie folgt: Aus der Literatur ist bekannt, dass auch Männer mit nur einem Hoden sowohl zum Beischlaf wie zum Kinderzeugen tüchtig sein können. Er zitiert zum Beweis die Sätze «des berühmten von Haller» über die Helvetische Nation. Voraussetzung ist aber die Intaktheit des verbliebenen Hodens. Nun liegt aber das Zeugnis eines Chirurgen vor, dass der Patient vor 16 Jahren den linken Hoden anlässlich einer äusserst schweren eitrigen Entzündung beider Hoden verloren hat. Der Nebenhoden ist verhärtet, was zur Folge hat, dass der Samen durch dessen Kanäle nicht mehr durchtreten kann. «... wenn aber kein Überfluss von gutem, fruchtbaren Samen vorhanden ist, so lässt sich auch kein sonderlicher Reiz zum Beischlaf noch starke Erektion, am wenigsten aber die Erzeugung eines Kindes denken». (Fehlende Erektion und Ejakulation bei der Besichtigung lassen hingegen keine sichern Schlüsse zu). Auch ist N. mit seiner Frau seit 15 Jahren kinderlos verheiratet, was den Verdacht auf Unfähigkeit zum Beischlaf und Unfähigkeit zur Zeugung bestärkt. Der Gutachter rät, man solle die Ehefrau des Angeklagten unter Eid befragen, ob er nie mit ihr verkehrt habe und ob sie nie Erektionen an ihm wahrgenommen habe. Der Fall bleibe aber auch dann noch unklar, wenn auch die Anschuldigung ziemlich sicher falsch ist.

Impotenz und Sterilität werden klar unterschieden. Die Argumentation ist modern und verwendet pathologisch-anatomische Einsichten; sie wirkt auch modern in der Fähigkeit auf letzte Sicherheit zu verzichten und Wahrscheinliches anzuführen. Zur ärztlichen Prüfung von Erektion und Ejakulation, welche hier wegen ihrer psychologischen Unzumutbarkeit relativiert werden, s. den Fall S. 191.

glück während der Ehe geschehen, so ist die Scheidung doch immer unbillig, und ein Mann sollte der Stimme des Gewissens Gehör geben...»[41].

Metzger widmet den siebenten und letzten Abschnitt seines «Systems» dem «Zweifel über Zeugungsvermögen». «Es ist nicht allein für eine im Staat gültige und demselben nützliche Ehe nöthig, dass beyde in die Ehe einwilligende Personen gleiches Vermögen und gleiche Neigung zur Zeugung haben; sondern es wird auch anderer Seits dieses Zeugungsvermögen oft gemissbraucht, oder der Besitz desselben ist aus einer oder der andern Ursache irgend einem Zweifel unterworfen. Der Vorwurf der Nichtfähigkeit, oder der übermässigen Neigung zum Zeugungsgeschäft, wird also entweder unter uneinigen Eheleuten, oder nach unehelichen Umarmungen, um deren Folgen abzulehnen, oder sie diesem oder jenem aufzubürden, bald angeschuldigt, bald verläugnet. Es ist daher dieses einer von denjenigen Gegenständen, die den gerichtlichen Arzt mit unter am meisten beschäftigen.» Metzger unterscheidet bei beiden Geschlechtern das «Unvermögen zum Beyschlaf» und das «Unvermögen zur Zeugung» und beiden gesteht er sowohl physische als auch moralische Ursachen des Unvermögens zu: unter letzteren dem Manne «Hass zwischen Eheleuten, Übermass von Zuneigung, vielleicht auch Einbildung» (dieser subsumiert er die Verhexung), analog bei der Frau «Hass und Abneigung gegen den Beyschlaf... Nicht selten war ein weibliches Subjekt für einen Mann unvermögend; für einen andern aber zum Beyschlaf geschickt»[42] (Fall S. 205).

Fodéré behandelt Impotenz und Sterilität in seinem Kapitel «Des raisons légitimes de séparation»[43]. Er rät, zwischen beidem gut zu unterscheiden – man kann sehr wohl potent und doch steril sein. Die männliche Impotenz kann generell sein, früher sprach man in diesen Fällen von kalten und verhexten Temperamenten. Das sind diese blassen, wenig behaarten Individuen, mit heller, scharfer Stimme, feige, langsam und faul, auch eifersüchtig und grausam. Die partielle Impotenz hängt von einer Untauglichkeit des Penis zum Coitus ab. Sie kann dauerhaft oder vorübergehend sein, letzteres speziell infolge von Onanie, von schweren Krankheiten (wie etwa grossen Blutungen), wegen langer Abstinenz, vegetabilischer, saftloser Nahrung, Kummer, der «étude opiniâtre des sciences abstraites» und gewisser Pharmaka und Gase. Manche Verformungen des Penis verursachen der Frau Schmerzen und Dégout – übermässige Länge verletzt das Schnäuzchen der Gebärmutter[44] – übermässige Kürze kann zu Befruchtung führen, falls das Glied genügend dick ist. Tatsächlich scheint ja das orificium uteri einer gesunden und lebhaften Frau der Ejakulation entgegenzukommen. Aber wenn das Glied kurz und dünn ist, hat die Frau das Recht, sich damit nicht zufrieden zu geben,

Eine Berliner Dienstmagd erhob 1781 Vaterschaftsklage gegen einen 42jährigen im gleichen Hause angestellten Mann. Dieser wandte ein dass er, seitdem ihm vor anderthalb Jahren beim Verkehr einmal unter starken Schmerzen Blut aus der Harnröhre getreten sei, *an Impotenz leide.* Seine Ehefrau bestätigte diese Angaben und erzählte zugleich, wie sehr ihr deswegen die Ehe zur Last falle.

Der vom Königlichen Kammergericht bestellte medizinische Gutachter findet keine äusserlichen Auffälligkeiten. Nach dem Blutabgang, schreibt er, «kann die Furcht einem ähnlichen Zufall wieder ausgesetzt zu werden, verursachen, dass (dem Angeklagten) jedesmal, wenn er auch Anfangs Neigung dazu bekömmt, doch sobald ihn diese Furcht willkürlich oder unwillkürlich befällt, alle Lust vergeht . . .» Trotzdem ist es möglich, dass in Anwesenheit einer jüngeren und freundlicheren Weibsperson als es seine Frau ist, die Potenz wieder hergestellt wird. Die Frage, ob dieser Mann mit der Klägerin Verkehr haben konnte, lässt sich auf Grund der Untersuchung nicht entscheiden.

Hier wird lange vor deren Einführung in die Psychologie die Impotenz als bedingte Reaktion dargestellt.

denn abgesehen davon, dass sie keinerlei Vergnügen hat, wird es unter diesen Umständen auch kaum zu einer Befruchtung kommen, wiewohl Lazzaro Spallanzani (1729–1799) eine Hündin mit einer einzigen Injektion befruchtet haben will. Fodéré basiert demnach noch weitgehend auf den Galenischen Vorstellungen vom Uterus (vgl. S. 200). Die Verhexung lehnt der Aufklärer natürlich ab. Was man früher Nestelknüpfen («nouer l'aiguillette») genannt habe, sei durch störende Emotionen bedingt – übermässige Liebe, Furcht, nicht potent zu sein, grosser Respekt vor der geliebten Person. Den Fall des einfachen Gatinnenhasses sieht auch er nicht vor. Trotzdem ist damit nun die Frau von der Verantwortlichkeit für die Impotenz des Mannes in diesen Fällen praktisch ganz entlastet – Metzger hat als reale Basis der Einbildung, verhext zu sein, doch noch die Xanthippe in Betracht gezogen[45] – und der Hemmungsmechanismus ist, indem er psychologisiert worden ist, in den Mann hinein verlegt (vgl. S. 191f.). Auch Zwist, Verachtetwerden durch den Partner, Unsauberkeit, schlechter Geruch stören den Liebesakt, schreibt Fodéré, und wiewohl er dies im Zusammenhang mit der männlichen Impotenz und Impotenzklagen bemerkt, spricht er doch ausdrücklich von beiden

Gatten. Dies passt zu Fodérés Überzeugung, dass nur der von der Frau mit Lust erlebte Coitus fruchtbar sei. Deshalb gibt es auch keine Schwängerung im Schlaf[46]. Von einer Unmöglichkeit der gewaltsamen Schwängerung sagt er hier, wohl im hellen Bewusstsein der praktischen Funktionen der gerichtsmedizinischen Theorie, nichts – was zum allgemeinen Eindruck passt, Fodéré sei ein ausserordentlich humaner Praktiker gewesen. Deshalb auch, argumentiert er schliesslich, bekommen öffentliche Mädchen nur von ihren Geliebten Kinder (vgl. S. 182, 220). Die männliche Sterilität kann auf Fehlen oder Fehlern der Hoden beruhen oder auf Fehlen oder Fehlern der Ejakulation – die Schiefheit oder Tortuosität der Samenexpulsion kann auch bei Fodéré noch Ursache einer Sterilität sein (vgl. S. 192). Immerhin merkt Fodéré, Zacchia zitierend, kritisch an, der Uterushals liege ja auch nicht immer in grader Fortsetzung der Vagina. Bei der Frau unterscheidet Fodéré ebenfalls die Impotenz – die er als Beischlafsunfähigkeit infolge von Enge oder Verformung definiert – von der Sterilität. Die übermässig grosse Clitoris streicht er aus dem Katalog der Beischlafshindernisse aus[47]. Die vergrösserte Clitoris hatte vordem eigentlich durchwegs ganz selbstverständlich als Empfängnishindernis gegolten[48]. Dies wohl teils, weil sie das traditionelle Selbstverständnis des Mannes störte[49] (bei Carlo Musitano, 1635–1714, findet man für die vergrösserte Clitoris den Ausdruck «der Männer Hohn»[50]), teils wohl auch auf Grund der Beobachtung der Sterilität mancher geschlechtlicher Zwischenstufen. Die vergrösserte Clitoris wird oftmals mit dem Hermaphroditismus assoziiert (wobei allerdings auch dieser im allgemeinen weniger als ein unfruchtbarer denn als ein widernatürlicher und kosmetisch unbefriedigender Zustand charakterisiert wird) – Kosmetik auch hier oberflächlicher Ausdruck tiefer angesiedelter Leit-Bilder – galt er doch ursprünglich meist als Monstrosität[51] (vgl. S. 198) und später gewöhnlich als abstossende und deshalb dann fraglich ehefähig oder einfach unfruchtbar machende Verformtheit[52]. Teils aber dürfte das absolut empfängnisverhindernde vergrösserte Glied der Frau nach modernem Verständnis in einem Uterusprolaps bestanden haben (Fall S. 206). Die sexologische Sprachverwirrung un-

Joachim Meves hatte seine Frau Anna Timmermann vor dem zuständigen Konsistorium wegen *Hermaphroditismus* (sexus ambiguus) und Unfähigkeit zum Verkehr angeklagt. Das Konsistorium liess die Angeklagte von Dr. Baldassar Timäus von Gyldenklee in Kolberg begutachten. Gyldenklee schreibt am 13. Januar 1659: Anna Timmermann hat nichts mit dem männlichen Geschlecht gemein und noch viel weniger mit beiden Geschlechtern: sie ist kein Hermaphrodit. Der Augenschein zeigt, dass sie weiblichen Geschlechtes ist. «Nach meinem Urteil ist der Irrtum aus dem Vorfall der Gebärmutter entstanden, unter welchem die Angeklagte leidet und den der Kläger für einen männlichen Geschlechtsteil gehalten hat, was bei einem einfachen und ungebildeten Mann leicht geschehen kann. Bis zu einem gewissen Grad gleicht der Gebärmutterhals der Gestalt des Gliedes und der Körper dem Scrotum, so dass die Alten glaubten, die weiblichen Geschlechtsteile seien nur nach ihrer Lage von den männlichen unterschieden; sie seien wegen der schwächeren Natur und dem kälteren Temperament im Körper versteckt.» Die Aussage der Angeklagten, dass das Leiden durch das Heben einer schweren Last entstanden sei, verdient Glauben, denn durch einen solchen Vorgang können die Bänder der Gebärmutter gedehnt werden und reissen. Bei jungen Frauen kann das Leiden geheilt werden; die Aussichten sind aber für die schon ältere und schwächliche Patientin schlecht, denn auch wenn die Gebärmutter reponiert wird, so prolabiert sie aus geringfügigem Anlass erneut.

Als Therapie schlägt Gyldenklee vor, Erwärmung und Salben anzuwenden, die Gebärmutter dann zu reponieren und mit einem Pessar festzuhalten. Es gebe in seiner Nachbarschaft verschiedene Pessarträgerinnen, welche Verkehr haben und zum Teil sogar gebären konnten. Der Gerichtsfall soll 2–3 Monate aufgeschoben werden, und eine erfahrene Hebamme soll die Reposition der Gebärmutter versuchen. Dann kann ein Pessar eingelegt und abgewartet werden, ob die Gebärmutter in der Bauchhöhle bleibt.

Mit Souveränität wird von Gyldenklee (s. Fälle S. 123 und S. 260) die antike Tradition, insbesondere die galenische, zurückgewiesen und der Uterusvorfall erkannt. Die pathologisch-anatomische Erklärung und die Therapie sind völlig modern (mit Ausnahme der körperlichen Anstrengung als Ursache). Der schon älteren, schwächlichen Frau ist durch die richtige Diagnose und angemessene Therapie die Scheidung vielleicht erspart geblieben. Zum Uterus als weiblichem «Glied» s. Fall S. 240.

serer Väter und die Scheu, die Schamgegend genau zu untersuchen, dürften den dazu notwendigen begrifflichen Unschärfebereich geschaffen, die Galensche Analogie von Penis und Cervix/Vagina (vgl. S. 200) das Rationale geliefert haben: ein Vorfall der Gebärmutter konnte damit als Durchbrechen des Penis nach aussen (analog den

Zähnen des Jungtiers, um wiederum mit Galen zu reden[53]) verstanden werden. Die Interpretation des Uterusprolapses als Auswachsen des Penis dürfte übrigens auch einen Hintergrund mancher Berichte «Von der Veränderung der Geschlecht» bilden, die, wie es bei Paré und Zacchia heisst, gewöhnlich oder sogar ausschliesslich (Paré) im Sinne der Ausreifung von der Frau zum vollkommeneren Mann und kaum oder nie im umgekehrten Sinne der Degeneration laufen[54]. Um aber ins 18. Jahrhundert zurückzukehren: Fodéré betrachtet also, wie vor ihm Ploucquet[55], die vergrösserte Clitoris nicht mehr als beischlafsverhindernden, empfängnisverhütenden und daher ehe-unfähigmachenden Mangel. Zugleich unterscheidet er nun klar zwischen vergrösserter Clitoris und Vorfall. Eine übergrosse Clitoris behindert den Coitus in gewissen Positionen, schreibt er, in anderen aber nicht. Vorfall, Inversio, Polypen, Ulcera (karzinomatös oder andere) des Uterus sind gewöhnlich unüberwindbare Hindernisse, wobei Anstekkungsgefahr dazukommt, fährt er fort. Eine indirekte weibliche Impotenz besteht in Gestank aus Nase oder Mund, in fauligen Schweissen, ekelerregenden Hautleiden, Skorbut, Geschlechtskrankheiten, weissen und anderen Flüssen, die den glühendsten Mann von der Liebe abzuhalten vermögen. Die Sterilität der Frau ist an der Lebenden schwer zu diagnostizieren. Deshalb sind die meisten Sterilitätszeichen der Alten allmählich in Misskredit gekommen, man hat sie den alten Frauen überlassen und seine Aufmerksamkeit den anatomischen Beobachtungen eines Vesal, eines Gabriele Falloppio (1523–1564), Morgagni, Alexis Littre (1658–1725 oder 26) und Haller zugewendet. Man ist damit zu neuen Kriterien der weiblichen Sterilität gekommen – und hier folgt eine einigermassen systematische Aufzählung der Sterilitätsursachen der Frau, beginnend mit Missbildungen der inneren Genitalien, des Uterus, der Tuben, dann folgt eine Klinik der Sterilität, Aussagewert der kleinen Brüste, der Amenorrhoe und der Hypermenorrhoe. Den weissen Fluss beurteilt Fodéré als Hinweis auf eine Sterilität, falls er übel riecht, weil er sich dann oft von einem grösseren Leiden ableitet. Die simple Leukorrhoe ist harmloser, aber sie kann die Fruchtbarkeit beeinträchtigen, weil sie die Genitalien zu sehr befeuchtet – das habe schon Hippokrates gesagt. Obesitas ist ebenfalls ungünstig. Viragines sind oft steril, man erkennt sie an ihrer Kraft, dunklen Haaren, behaarten Lippen, kurzen Fingern und Beinen, laugigen Ausdünstungen; sie sind oft geil und hysterisch.

Bei Fodéré ist das Gebiet der Impotenz und Sterilität also erstmals in einem gerichtsmedizinischen Text anatomisiert, «morgagnisiert», könnte man sagen. Es ist auffällig, dass der pathologisch-anatomische Gedanke in diesen Teil der Gerichtsmedizin mithin eher spät eindringt, gewissermassen übernommen aus der grossen Medizin, wo dieser Gedanke doch ursprünglich aus der Gerichtsmedizin, der

Wundenlehre nämlich, in die grössere Medizin übergegangen ist (vgl. S. 298 f.). Man fragt sich, was der direkten Diffusion der Unterscheidung von Läsion und Symptom von der gerichtsmedizinischen Wundenlehre zur gerichtsmedizinischen Lehre von Impotenz und Sterilität entgegengestanden und den Umweg über die Gesamtmedizin nötig gemacht haben könnte. Zum Teil vielleicht der Umstand, dass exakte Kenntnisse im Bezug auf diese Materien nur beschränkt und mittelbar zur Klärung des Einzelfalls beitragen konnten, da sie der Erhebung des Tatbestandes selten unmittelbar dienten. Tod und Verletzung können durch die Beobachtungswissenschaften klar festgestellt und beschrieben werden – Sterilität und Impotenz seltener, besonders nachdem ein intaktes Hymen der Frau und der Congressus (vgl. «Virginität», S. 210ff.) an Beweiswert im Bezug auf die Impotenz des Mannes verloren hatten. «Es ist endlich zu bemerken», schreibt auch Metzger am Ende seiner Ausführungen über die männliche Impotenz, «dass es bisweilen Ursachen ... der Impotenz giebt, die dem Arzt verborgen bleiben ... wenn sie z.b. durch die Besichtigung nicht erkannt werden können, wenn es Geheimnisse des Ehebettes sind usw. Das äusserliche Ansehen ist auch nicht allezeit ein Beweis von einer simulirten, oder der Gegenbeweis einer angeschuldigten Impotenz» – die Prüfung der Potenz durch Handgriffe aber verwirft er glattweg: «Der seiner Würde sich bewusste gerichtliche Arzt wird sich nie zu Unanständigkeiten herablassen». Von den Ursachen der weiblichen Impotenz und Unfruchtbarkeit aber bemerkt er explizit, «dass diese am lebendigen Körper selten sinnlich erkannt, sondern nach der aus der pathologischen Anatomie zu schöpfenden Analogie vermuthet werden können ...»

Über die Funktion der Spermatozoen aber, welche den Mikroskopikern des 18. Jahrhunderts an sich gut bekannt waren, war man sich seinerzeit offenbar allzu unklar, als dass die Gerichtsmediziner ihre Untersuchung zur Fruchtbarkeitsdiagnostik herangezogen hätten. Metzger glaubt, dass eine Zeugung auch durch hypospadiaei möglich sei, er kennt auch die Schwängerung trotz geringer oder fehlender Immissio penis. Wenn aber eine Unfruchtbarkeit im männlichen Samen seine Ursache hat, so nimmt Metzger an, es sei dessen «Crasis [= gehörige qualitative Beschaffenheit und Mischung der Säfte] verdorben», und er sei «an sich zu wässerig, ungeistig, unkräftig, mithin zur Zeugung ganz untauglich; besonders, wenn die Masse der Säfte zu dürftig ist»[56]. Fodéré aber scheint männliche Unfruchtbarkeit, die im Samen ihre Ursache hat, gar nicht zu kennen, wiewohl er Spallanzani zitiert (vgl. S. 205).

Virginität

Die vorhandene oder fehlende Virginität ist ursprünglich ein durch ärztliche Experten feststellbarer Tatbestand gewesen: die mittelalterliche Hebamme hatte auf Grund einer vorhandenen Jungfernhaut bei einer verheirateten Frau auf die Impotenz des Gatten geschlossen und damit die gerichtsärztliche Rechtfertigung der Scheidung (bzw. Ungültigkeitserklärung) einer Ehe gegeben. Auch üble Nachrede wurde gelegentlich durch eine solche Untersuchung stillgelegt oder bestätigt – so wurde Jeanne d'Arc in ihrer Gefangenschaft offenbar von Frauen («plusieurs Matrones») auf ihre Jungfernschaft hin untersucht[1]. Schliesslich konnte sich in Notzuchtsfällen die Frage nach der Virginität stellen.

Jungfernschaftszeichen

Codronchi schliesst sein Kapitel XI über die Unberührtheit der Jungfrau an sein Kapitel X über die beischlafsunfähigen Männer an[2]. Im kanonischen Recht steht geschrieben, beginnt er, dass eine Frau sich als von ihrem Manne unberührt ausgab, der Mann aber das Gegenteil behauptete. Man übergab die Sache sieben Frauen, welche die Klägerin untersuchten und unberührt fanden (vgl. S. 22). Man sollte diese Dinge aber nicht den Hebammen überlassen, die da nach einem Hymen suchen (vgl. S. 56), sondern besser den Ärzten, die sicherer über die Virginität aussagen können: zuerst ist der Urin zu inspizieren der zufolge einem hochgelehrten Manne bei Jungfrauen dünner und klarer ist als bei Frauen. Ferner kann man der zu Untersuchenden genitale Räucherungen applizieren, während man sie oben gut einpackt – wenn sie unberührt ist, wird sie davon nichts riechen oder schmekken.

Exkurs über die Überresten eines alten Kanalsystems im weiblichen Körper

Auf dieselbe Weise wird Fidelis auf Schwangerschaft untersuchen, allerdings wird dann Undurchgängigkeit Schwangerschaft bedeuten (vgl. S. 224f.). In diesen Proben hat man vermutlich die Überreste eines uralten Kanalsystems vor sich, welches vorzeiten im menschlichen Organismus Oben und Unten verbunden hat und welches, historisch gesprochen, im weiblichen Körper länger erhalten geblieben ist als im männlichen. Ein anderes Relikt dieses Kanalsystems, dessen Geschichte noch zu schreiben wäre, dürfte in der lange gepflegten Praxis gegeben sein, Gebärenden einen Keil zwischen die Zähne zu schieben, damit das Kind nicht ersticke. Auch im männlichen Körper hat es ja vorzeiten derartige Kanäle gegeben: etwa den Gang, der nach der vorsokratischen, nach Lesky wahrscheinlich in orientalischem Gedankengut wurzelnden encephalo-myelogenen Samenlehre des Alkmaion von Kroton (Wende 6./5. Jahrhundert v.Chr.) den Samen vom Gehirn zum Genitale brachte, und der offenbar mit einem alten Gefässsystem in Beziehung steht, welches vom Kopf über die Wirbelsäule zu den Genitalien und unteren Extremitäten verläuft[3]. Diese Kanäle sind aber, auf anatomische Nachprüfung sehr empfindlich, im Laufe der Zeit aus dem menschlichen Körper verschwunden. Vor allem aus dem männlichen, wenn man von gewissen Lehren von Rückenmark und Onanie absieht; im weiblichen Organismus scheinen derartige Strukturen, nicht explizit anatomisch-kritisch, aber sozusagen selbstverständlich-praktisch noch lange angenommen worden zu sein. Als ob alteingesessene Phantasien im Zusammenhang mit der Frau gegenüber der Ratio besonders resistent wären[4].

Doch zurück zu Codronchis Virginitätsproben. Wenn mit Melanthium (= Schwarzkümmel) geräuchert wird, wird die des Mannes erfahrene Frau Harn lassen, bei flores lapati (= Blumen der Sauerampfer; lapathium = Sauerampfer) wird die Jungfrau erbleichen. Wenn eine Frau aber Wasser mit Stückchen von Glanzkohle (gagatis frustula) trinkt, wird sie, wenn sie berührt (eigentlich: «verdorben» – «vitiata») worden ist, ununterbrochen urinieren müssen. Medikamentös herbeigeführte Enge aber kann man entdecken, indem man die Genitalien mit erweiternden und wärmenden Substanzen behandelt.

Auch Paré, der Chirurg, entwindet den Hebammen die Virginitäts- bzw. die Impotenzdiagnostik – den Hymen und den Congressus – wie wir bereits oben sahen (vgl. S. 55f., 61, 190). Interessant ist, wie Paré auf dem Virginitätsgebiet dieselbe Geste vollführt wie in Sachen der männlichen Impotenz: er entwirft die Möglichkeit, dass der Vollzug des Coitus nicht an der Impotenz der Männer, sondern an der Inperforierbarkeit der Frau scheitere, indem er also den Hymen der Hebammen in einen Verschluss umfunktioniert, womit das allfällige Fortbestehen dieser Formation während der Ehe nicht mehr zulasten der Ehemänner geht, sondern vielmehr die Ehefrau als eine Missgeburt ausweist. Der Hymen ist für Paré «selten . . . unnd auch wider die Natur»[5]. Auch für Horatius Augenius (vgl. S. 57) ist die Jungfernhaut etwas widernatürliches: er vergleicht sie einer Geschwulst; sie kann entstehen, wie ein Monstrum entsteht, und wie die Würmer im Leibe. Augenius ist überhaupt ein Gegner des Hymens. Zwar gibt es Gründe dafür, schreibt dieser Logiker, namentlich die Meinung des Volks, die Bibel, die Kirchenväter, viele Juristen, einige ärztliche Autoritäten (Avicenna zum Beispiel) und die Hebammen. Aber weder die Erfahrung (belegt durch zahlreiche Autoritäten, darunter natürlich Paré – und auf die Hebammen muss man nicht hören) noch die Vernunft sprechen dafür. Und auch wenn die Jungfernhaut Teil der Jungfrau wäre, wäre sie doch höchstens ein akzidenteller Teil, wie ein Blasenstein, ein sechster Finger oder eine Geschwulst[6]. So kommen sich der als hoher Wert geltende Zustand der jungfräulichen Unberührtheit und der pathologische Zustand der Untauglichkeit zur Ehe unheimlich ähnlich, kann der Unterschied zwischen beiden haarfein werden.

Fidelis nennt als «scribendi occasio», Anlass, seinen Abschnitt über die Virginität zu schreiben (vgl. Abb. S. 44), zuerst die Männer, welche schwer an ihrem Verdachte tragen, ihre Frauen, die sie intakt geheiratet zu haben glaubten, seien bereits entjungfert gewesen[7]. Auch gebe es Mädchen, fährt er fort, die sich für vergewaltigt erklären, in der Hoffnung auf Heirat vielleicht oder mit einem anderen listigen Hintergedanken [gelegentlich auch aus Hass oder Eifersucht, fügt de Castro bei[8]]. Manchmal aber wünschen die Richter selbst eine Abklärung (auf Virginität), wenn es nämlich ausser der Defloration keine Zeugen für gewisse Verbrechen gebe [damit ist wohl die Vergewaltigung gemeint]. Im Folgenden beschränkt sich Fidelis darauf, den Aussagewert der verschiedenen Virginitätszeichen zu diskutieren. Es gibt sicherere und weniger sichere Virginitätszeichen; Fidelis steht sämtlichen skeptisch gegenüber. Die Zeichen von der Verdickung des Halses, der Verfärbung der Mamillen, dem Tieferwerden der Stimme, der Verbreiterung der Nasenspitze können nicht als Deflorationszeichen gewertet werden; zum Teil sind sie einfach Zeichen der Reifung. Auch die Codronchischen Zeichen (vgl. oben, S. 210 f.) können nichts aussagen. Wenn Demokrit (um 460–370 v. Chr.) ein Mädchen des einen Tags als Fräulein, anderntags als Frau begrüssen konnte, kann er sich dabei, wenn es überhaupt stimmt, nicht auf ein natürliches Zeichen gestützt haben. Eher noch als diese volkstümlichen Zeichen können Deflorationsblutung und sogenannter Hymen etwas aussagen. Dass Deflorationsblutungen beobachtet werden, ist nicht zu leugnen, es hat auch seine anatomischen Gründe, trotzdem bleibt diese Blutung ein unsicheres und durch eingelegte Fisch- oder Gallenblasen voller Bluts und anders leicht simulierbares Zeichen. Bezüglich des Hymens aber sind die Meinungen geteilt, manche halten ihn für eine seltene oder widernatürliche Erscheinung – Fidelis zitiert Paré, Vesal und andere, ohne Quellenangabe offenbar auch Horatius Augenius (bzw. dessen obenzitierte Epistel an einen Geistlichen betreffend die Nichtexistenz des Hymens), dem er überhaupt in Argumentationen und Ansichten zu folgen scheint. Ein Starrkopf wäre, so schliesst Fidelis, wer entgegen so vielen berühmten Autoren behaupten wollte, es gebe regelmässig bei allen Jungfrauen eine Jungfernhaut und wer daraus ein sicheres Virginitätszeichen ableiten wollte[9]. Rodericus a Castro ist ebenfalls der Ansicht, die Hebammenzeichen – Hymen und Enge – hätten nichts zu sagen. Dass Milch in den Brüsten und Amenorrhoe eine verlorene Jungfernschaft nicht beweisen, wie viele meinen, hält er separat fest[10] (vgl. Fall S. 233). Auch Codronchis Zeichen vom dickeren Urin und den Effekten genitaler Räucherungen steht de Castro skeptisch gegenüber. Aber auf das Dickerwerden des Halses mit dem ersten Beischlaf gibt er etwas. Denn Aristoteles sage ja, die Stimme werde tief bei den Männern, die des Beischlafs zu pflegen begännen, deshalb entsagten die, welche ihre Stimme bewahren wollten, der Venus. Denn die Stimmwerkzeuge innerhalb des Halses würden durch den ersten Coitus erweitert, weil der Samen vom ganzen Körper und vom Kopf durch die Halsgefässe abwärts stürze und diese erweitere (wieder ein Blick auf ein uraltes, hier noch im Manne erhalten gebliebenes Kanalsystem) oder vielmehr – was de Castro eher glaubt – weil der Körper im Coitus stark bewegt werde, wodurch speziell der Hals voller Säfte und Geister (spiritus) werde und so ein Zeichen der Berührtheit abgebe, welches sicherer sei als die anderen[11].

Zacchia stellt die Frage nach der Jungfernschaft in engsten Zusammenhang mit derjenigen nach der Vergewaltigung: «De virginitate, & stupro» heisst der Titel 2 seines 4. Buchs[12]. Bei Zacchia taucht auch als neues wichtiges Virginitätszeichen ein myrtenförmiges Gebilde auf, welches sich im jungfräulichen Introitus befinde. Dieses Gebilde, aus 4 Carunceln, die durch 4 Membranen miteinander verbunden sind, ist von Severinus Pinaeus (Mitte 16.Jh.–1619), übrigens einem Paré-Schüler, auf welchen sich auch Zacchia bezieht, schon 1589 beschrieben worden (Abb. S. 214). Pinaeus wollte seine Entdeckung ausdrücklich vom bisher bekannten Hymen unterschieden haben. Es gebe keine transversal stehende, perforierte Jungfernhaut, schreibt er. Hingegen existiere bei Jungfrauen wirklich dies schrägstehende, blumenartige Gebilde, und die Defloration bestehe in dessen Zerreissung[13]. Dieses Pineausche Jungfernschaftszeichen also hat Zacchia als solches anerkannt. Es ist nicht auszumachen, was Pineau und seine Nachfolger gesehen haben, ob den Hymen, den schon die Hebammen gesehen hatten, oder dessen Überreste nach Defloration. Im Verlauf der weiteren Geschichte ist beides angenommen worden. Das Pineausche Jungfernschaftszeichen hat sich später zum Hymen entwickelt (wobei die alte, von Soranus von Ephesus – wirkte im frühen 2. Jahrhundert in Rom – zugelassene jungfräuliche «Enge» ebenfalls im Begriff des Hymens aufgegangen ist[14]). Die Bezeichnung «carunculae myrtiformes» allerdings hat sich im Lauf dieser Entwicklung vom Jungfernschaftszeichen losgelöst und ist zur Bezeichnung eines Entjungferungszeichens geworden (vgl. unten S. 217). Zunächst aber scheint der Hymen nur unter einem neuen Namen akzeptabel bzw. re-akzeptabel gewesen zu sein. Melchior Sebitz (1578–1674), Anatomieprofessor und Stadtarzt in Strassburg, Sohn eines Stadtarztes gleichen Namens, hat schon 1630 in seiner später als Klassiker der Ge-

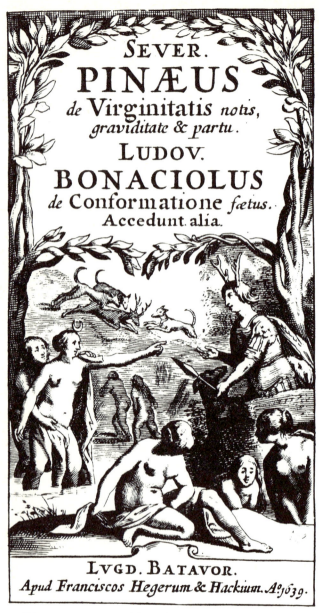

SEVER.
PINÆUS
de Virginitatis notis,
graviditate & partu.
LUDOV.
BONACIOLUS
de Conformatione fœtus.
Accedunt. alia.

LVGD. BATAVOR.
Apud Franciscos Hegerum & Hackium. A° 1639.

*Das Titelblatt zu Pineaus Abhandlung zeigt die jungfräuliche Jagd-
göttin Artemis im Bade, zornig darüber, dass der Jäger Aktaion sie
daselbst unerlaubterweise belauscht und gesehen hat. Bereits spriesst
ihm zur Strafe ein Gehörn. Im Hintergrund schickt sich Aktaions eigene Meute an, ihren nunmehr vollends in einen Hirsch verwandelten
Herrn zu zerreissen.*

214

richtsmedizin berühmt gewordenen Disputation über die Jungfernschaftszeichen den Hymen unverblümt als mondförmige transversale
Membran und wahrscheinliches Virginitätzeichen beschrieben,
doch ist er damit seinerzeit offenbar kaum beachtet worden[15], wiewohl auch er keineswegs antönte, dass er das alte Virginitätzeichen
der Hebammen rehabilitieren wolle – er zitierte als Vorläufer seiner
Idee nur Anatomen. Nur unter neuen, anderen Namen scheint der
Hymen zunächst wieder akzeptiert worden zu sein. So hat also Zacchia mit seiner Anerkennung der Pineauschen Karunkeln das offizielle Comeback der Jungfernhaut in die Gerichtsmedizin eingeleitet
(Fall S. 215). Nach Zacchia wird die vollständige Ablehnung sämtlicher Jungfernschaftszeichen seltener, sie findet sich noch, im engsten
Zusammenhang mit der Ablehnung der Gutachtertätigkeit der Hebammen, bei Johannes Bohn[16]. Zacchia diskutiert des längeren auch
die übrigen überlieferten Zeichen der vorhandenen oder verlorenen
Jungfrauschaft, nämlich die Farbe der Carunculae, die Konsistenz
und Spannung der kleinen Schamlippen, die Kräuselung der Scham-
haare, die Beschaffenheit des Urins, weiter Brüste, Stimme, Hals,

---

1681 klagte der Pfarrer von Hohenleinen einen Einwohner von
Lehelitz namens Elias N. an, dass dieser mit seiner 12jährigen
Stieftochter *Inzest* begangen habe. Das Mädchen wurde ins Gefängnis gesetzt, der Mann vorerst gegen Kaution auf freiem Fuss
belassen. Der lokale Richter schickte die Akten an das kurfürst-
liche Schöffengericht von Leipzig. Darin war die Aussage eines
Zeugen festgehalten, welcher die Schreie des Mädchens gehört
haben wollte. Das Schöffengericht ordnete deshalb die Verhaftung und peinliche Befragung des Angeklagten durch den Hen-
ker an. Darauf widerrief die Stieftochter ihre Beschuldigung und
sagte, sie sei von Drittpersonen dazu angestiftet worden. Elias N.
wurde nun gegen Kaution aus dem Gefängnis entlassen und
wandte sich an die Medizinische Fakultät Leipzig mit der Frage,
ob es unfehlbare oder mindestens sehr wahrscheinliche *Indizien
dafür gebe, ob er mit seiner Stieftochter Verkehr gehabt habe
oder nicht.*

Die Fakultät antwortete am 2. April 1683: «Es werden von
den Ärzten mehrere Zeichen der verletzten oder erhaltenen
Jungfräulichkeit angeführt, jedoch sind diese bei Erwachsenen
sehr zweifelhaft und unsicher.» Man kann nichts Sicheres aussagen, der Angeklagte soll aber einen klugen Arzt und eine ver-
eidigte Hebamme zur Inspektion und Berichterstattung zuziehen.

Der beamtete Arzt Johann Caspar Westphal in Delitz untersuchte in Anwesenheit einer Hebamme und der Frau eines Stadtchirurgen das unterdessen 14 Jahre alt gewordene Mädchen und beschreibt in seinem Gutachten eine «tenuis membrana», welche keine Zeichen von Verletzung habe. Eine intakte Membran werde von mehreren berühmten Anatomen als Indiz der Jungfräulichkeit aufgefasst. Wenn sie einmal verletzt sei, könne sie durch kein Mittel geheilt werden, während durch Bäder mit Kräuteraufgüssen und durch Räucherung weite Geschlechtsteile sich verengen lassen, sodass der Eindruck einer Virginität entsteht. Bei der Sektion einer einmal Deflorierten oder Verheirateten sei noch nie eine unverletzte Membran gefunden worden.

Der Angeklagte Elias N. legte diesen Bericht der Medizinischen Fakultät Leipzig vor mit der Frage, ob daraus die unverletzte Jungfräulichkeit der Stieftochter, wenn nicht unfehlbar so doch wahrscheinlich, hervorgehe. Die Fakultät antwortete, falls sich alles so verhalte, wie durch den begutachtenden Arzt beschrieben, so genügten die Zeichen, um eine Jungfräulichkeit wahrscheinlich zu machen.

Elias N. konnte darauf einen Reinigungseid ablegen und wurde zum Tragen der Verteidigungskosten verurteilt. Was mit der Stieftochter geschehen ist, bleibt unbekannt.

Hohenleinen und Lehelitz konnten nicht lokalisiert werden. Delitz liegt bei Halle. Die Fakultät verneint sichere Zeichen der Jungfräulichkeit, schlägt dann aber doch die Inspektion durch einen beamteten Arzt vor. Die Hebamme ist nur noch aus Gründen der Schicklichkeit anwesend (vgl. S. 59ff.). Die ursprünglich als Virginitätszeichen akzeptierte genitale «Enge» (die von der Jungfernhaut nicht genau unterschieden wurde) wird hier wegen ihrer medikamentösen Beeinflussbarkeit (Simulation!) nicht mehr als Jungfräulichkeitszeichen anerkannt. Was weiter mit dem Mädchen geschehen ist, wissen wir nicht; es fällt aber auf, dass die Klägerin sogleich ins Gefängnis gesetzt wurde, während der Beklagte noch einige Zeit auf freiem Fuss blieb.

Räuchertests und schliesslich das Plutarchsche Bienenzeichen (Plutarch, griechischer Philosoph, um 50–um 125): Bienen lieben es, frische Ehebrecher zu stechen, speziell diejenigen weiblichen Geschlechts, weil deren Uterus immer überflüssige Säfte und grosse Mengen von Ausscheidungen enthält, weswegen er nach Erhitzung durch Geschlechtsgenuss einen Duft auszuströmen pflegt, welcher die Bienen beleidigt. Zacchia interessiert sich für die Virginität vor allem wegen der Vergewaltigung; es sollen aber, schreibt er, bei Vergewaltigungsverdacht womöglich auch die Genitalien des betreffenden Mannes besichtigt werden. Mit der Anerkennung der Möglichkeit einer Virginitätsdiagnose und deren Übernahme in männliche Hände ist hier also deren Einsatz zum Schutz der Frau vor illegaler Besitznahme verbunden. Die letzte Quaestio seines Virginitätsabschnittes widmet Zacchia der Diagnostik des Geschlechtsverkehrs von Männern mit Knaben: Risse, Schürfungen, Entzündungen und Juckreiz am After, ferner die fleischigen Wärzchen (carunculae) und eine gewisse Glätte des Gewebes[17]. Von Zacchia bis Teichmeyer scheint sich in der Lehre von der Virginität wenig grundsätzlich geändert zu haben. Bohn kümmert sich kaum um sie, weil er keine Virginitätszeichen anerkennt. Er diskutiert die Virginitätsfragen nur kurz als Beispiel für eine unlösbare Frage, die sich im Zusammenhang mit Vergewaltigungen, übler Nachrede, Inzest und Scheidungswunsch von Frauen wegen Unberührtheit stelle[18]. Noch Alberti behandelt den Hymen als kontrovers und in der Casuistik nicht entscheidend[19]. Erst mit Teichmeyer etabliert sich dieser wieder als gerichtsärztliches Jungfernschaftszeichen ersten Ranges[20]. Teichmeyer beruft sich dabei natürlich auf verschiedene Autoritäten – an Autoritäten fehlt es nie, wenn man sich nur auf welche berufen will – die wichtigste ist Giovanni Battista Morgagni, der schon 1706 verkündet hat, der Hymen könne bei Jungfrauen regelmässig gefunden werden. Wer die carunculae myrtiformes als die Jungfernhaut ansehe, fügt er noch bei, und auch damit wird er Geschichte machen, habe entweder keine Jungfrauen seziert oder nicht genau beobachtet. Er selbst habe diese Karunkeln nur bei bestandenen Frauen gefunden, weshalb schon andere Gelehrte diese lediglich als Überreste des Hymens betrachtet hätten[21]. Es scheint, dass der Hymen im Lauf des 18. Jahrhunderts, angefangen mit Teichmeyer, unter anderem dank der wachsenden Autorität des Morgagni zunehmend als Jungfernschaftszeichen anerkannt worden ist. Der Absturz der carunculae myrtiformes zum blossen Überrest ist jedenfalls diesem Gelehrten zu verdanken. Die Schwierigkeit, dass damit eigentlich ja die alten Hebammen nachträglich noch Recht bekamen, wurde kaum bemerkt (vgl. S. 67).

Virginität im Jahrhundert der Aufklärung

Das Thema Virginität hat sich später nicht durchwegs als abgegrenzter gerichtsmedizinischer Themenkreis gehalten. Dies hängt mit den Versuchen des 18. Jahrhunderts zusammen, die gerichtsmedizinische

Materie nach juristischen Gesichtspunkten zu strukturieren (S. 118). Zudem hat die Virginitätsfrage an Brisanz verloren.

So begann Unklarheit zu herrschen bezüglich der Einordnung des Themas Virginität in das gerichtsmedizinische Universum und bezüglich dessen Gewichtung. Die ursprünglich als Einheit behandelte gerichtsmedizinische Frage nach der Virginität zerfiel damit in ihre Bestandteile, die Fragen nach stattgehabter Vergewaltigung, nach dem Scheidungsgrund der Unberührtheit und nach der Berechtigung beleidigender Äusserungen über Damen, zudem verlor sie etwas ihren frühneuzeitlichen Ernst. Mit und nach Hebenstreit findet man die Virginität daher wenig intensiv und weit verstreut abgehandelt. Bei Hebenstreit selbst figuriert die Jungfrau im Index nur als mögliche Milchträgerin: Brustmilch spricht nicht notwendig gegen Jungfrauschaft. Im kirchenrechtlichen Kapitel über die Scheidungsgründe (de divortiorum argumentis) kommen Beischlafsunfähigkeit und männliche Impotenz, nicht aber die Virginität vor (vgl. S. 201)[22]. Baumer wird ihr – es werde in Notzuchtsfällen und wegen des guten Rufs nach ihr gefragt – knapp drei Seiten von insgesamt 350 widmen; den Hymen anerkennt er als mögliches Virginitätszeichen[23]. Plenk verteilt die Frage nach der Virginität auf die Paragraphen «Zeichen einer verletzten Jungfrauschaft» und «Zeichen einer Nothzüchtigung»[24].

Mehr als früher wird die Frage nach der Virginität nun auf ihre soziale Bedeutung und forensische Funktion hin hinterfragt und auf diese Weise relativiert. «Die Materie von der Jungferschaft», sagte Haller in seiner Vorlesung 1751, werde nur dann «ein Gegenstand der richterlichen Aufmerksamkeit, wenn sich Weiber auf ihre Jungferschaft berufen, um z.E. von einem unvermögenden Mann geschieden zu werden»[25]. Auch Plenk nennt das Scheidungsbegehren der Frau als erste Situation; in welcher sich die Frage der Virginität für den Gerichtsarzt stelle, lässt dann aber drei weitere Situationen folgen: «wenn ein Bräutigam vermuthet, dass die Jungfrauschaft seiner Braut schon vor der Trauung verletzt worden sey, und aus diesem Grunde sich weigert, die versprochene Heyrath zu vollziehen;» drittens und viertens, wenn eine «reine Jungfrau» oder ein «geschwächtes Mägdchen» sich gegen Ehrverletzung zur Wehr setzt bzw. für rein gehalten zu werden verlangt[26]. Bei Fodéré erscheint die Frage der Virginität vor allem als ein Instrument zur Durchsetzung weiblicher Interessen – der erwünschten Scheidung, der Erzwingung von Geld oder Heirat, der Klage auf Vergewaltigung (Fall S. 218). Der Zustand des Hymens gewinnt bei alledem an Beweiskraft – wenn auch auf die Möglichkeit des Versagens dieses Zeichens immer wieder hingewiesen wird – verliert aber an Bedeutung, wie überhaupt der Topos der Jungfräulichkeit im 18. Jahrhundert. Fodéré, von den tausendfachen Möglichkeiten eine Virginität vorzutäuschen sprechend, nennt diese «l'idole favorite des

Das Stadtgericht Berlin hatte am 29. Mai 1783 die Anklage eines 20jährigen Dienstmädchens gegen ihren Arbeitgeber zu behandeln. Angeblich hatte dieser das Mädchen Ende November 1782 *vergewaltigt, defloriert und venerisch infiziert.* Stadtarzt Pyl begutachtete Klägerin und Beklagten.

Die Untersuchung der Klägerin ergab einen Ausschlag am ganzen Leib, geschwollene Leistendrüsen, Status nach Defloration und die lokalen Zeichen einer Lues. Der 58jährige Beklagte erschien als schwacher, früh gealterter Mann. Er hat einen bei jeder Bewegung auftretenden, reponiblen Leistenbruch. Zeichen einer Lues fand der Gutachter bei ihm nicht.

Pyl zieht den Schluss, dass eine Vergewaltigung nicht stattgefunden habe. Erstens kann ein einzelner Mann eine erwachsene Frau kaum vergewaltigen. Bei einer Jungfrau ist eine vollständige Vergewaltigung (stuprum consummatum) vollends praktisch unmöglich. Zweitens ist der Beklagte alt, kümmerlich und mit einem Bruch behaftet, die Klägerin aber jung und gesund. Drittens soll die Tat am hellen Tag in einem belebten Haus geschehen sein. Viertens ist der Mann gar nicht, die Frau aber sehr stark luetisch infiziert: wahrscheinlich hat sie sich also schon früher angesteckt und wurde also auch schon früher defloriert. Eine Vergewaltigung ist «nach sehr erheblichen Gründen höchst unwahrscheinlich».

Zur Doktrin, es könne ein Mann eine Jungfrau gar nicht vergewaltigen s. S. 220.

hommes»; aus dem Heiligtum ist eine schwärmerische Vorliebe geworden[27].

Im Rahmen der Abklärung auf Notzucht ist der Hymen insofern von besonderer Bedeutung, als an noch unverheirateten Frauen offenbar nur im Fall von Jungfräulichkeit überhaupt Notzucht verübt werden konnte. Denn nur bei anständigen Frauen kann der Tatbestand der Notzüchtigung gegeben sein – so spielt auch in des Amtsphysicus J. A. Gerstlacher Monographie über das Stuprum (1772) die Virginität und ihre Feststellung eine grössere Rolle[28]. «Eine gewaltsame Überwältigung zur Begattung einer nicht einstimmenden Jungfrau, einer vereheligten Weibsperson, oder einer Wittwe, nennt man eine Nothzüchtigung», heisst es bei Plenk 1782[29]. Selbst diese aber wird nicht allzuschwer genommen. Die sexuelle Selbstbestimmung der Frau scheint in der Aufklärung akzeptiert, aber kaum geschützt worden zu sein. Die Schändung wird zum Kavaliersdelikt. Eingeleitet durch ein Gutachten der medizinischen Fakultät zu Leipzig von ca. 1670[30] setzt sich im Lauf der Aufklärung die Ansicht durch, ein Mann könne eine Frau nicht zum Beischlaf zwingen, wenn diese nicht wolle. Selbst wenn eine Frau eine verletzte Jungfrauschaft nachweisen konnte, kam sie mit einer Klage auf Vergewaltigung vor Gericht offenbar nicht leicht durch. Es bedurfte dazu unter Umständen nicht nur eines frisch zerrissenen Hymens, sondern eines besonders starken oder mehrere Vergewaltiger, dazu passende Begleitumstände, offensichtliche Spuren der Gewalt, und es gibt Autoren, die keine Schwängerung ohne Wollust der Frau anerkennen (vgl. S. 178, 206) – wobei wiederum eine Frau per definitionem nicht beim ersten Beischlaf (und nur dieser kam als Notzucht in Frage) und nicht wider ihren Willen geschwängert werden konnte[31] (Fall S. 221). Auch Fodéré behandelt den Tatbestand der Vergewaltigung in diesem Sinne aufgeklärt und aufklärerisch. Er lobt den modernen französischen Gesetzgeber, der dieses Delikt nicht mehr mit Todesstrafe bedroht, sondern nur noch mit jahrelangen Freiheitsstrafen. Je mehr ich über dieses Verbrechen nachdenke, sagt er, desto mehr kommt es mir als von allen anderen verschieden vor, indem es sozusagen naturgemäss ist. Es ist in vielen Fällen nicht willensabhängig, Effekt eines vitalen Bedürfnisses; der Zustand, in dem es begangen wird, ist oftmals ein wildes Delirium, gegen welches der Verstand nichts ausrichtet. Zudem erscheint die Vergewaltigung ein Ding der Unmöglichkeit, wo nicht ein erhebliches Missverhältnis zwischen Täter und Opfer besteht, indem der Täter viel stärker, das Opfer ein Kind, eine Imbezille, oder betäubt ist. Andrerseits ist es leicht für ein Mädchen, einen Mann zu verführen und nachher ein Geschrei wegen Vergewaltigung zu machen. Der Nachweis der Vergewaltigung, wenn solcher überhaupt in Frage kommt, ist, wenn Virginität vorausging, oft leicht, oft aber auch so kaum zu erbringen. Vergewaltigungseffekte sind überdies für die Frau leicht zu simulieren. Wenn die Zeichen der Vergewaltigung aber so unsicher sind bei der Jungfrau, wieviel unsicherer sind sie erst bei den Frauen. Unkeusche können zur Klage auf Vergewaltigung gar nicht zugelassen werden[32].

Auch im Rahmen von Scheidungsangelegenheiten verliert die Virginität der die Scheidung begehrenden Frau an Gewicht – in demselben Masse vielleicht, wie sie an Nachweisbarkeit gewonnen hat. Ähnlich wie vordem der Congressus wird sie aber in ihrer Beweiskraft für die eheliche Untauglichkeit eines Mannes relativiert und recht aufmerksam auf die hinter ihr stehenden weiblichen Interessen durchleuchtet, wie dies etwa bei Haller oder Fodéré (s. oben, S. 219) durchscheint. Die Virginität verliert an Bedeutung als weibliches Machtmittel – auch wenn sie nun eine männliche Impotenz beweisen könn-

1791 stellte das königliche Justizamt dem Frankfurter Physikus K.A.W. Berends Fragen zur Klage einer 22jährigen Frau. Diese hatte den im gleichen Haus wohnenden S. *der vollendeten Notzucht* (stuprum violentum consummatum) bezichtigt.

Berends erwähnt die von Metzger (Johann Daniel) aufgestellten drei Bedingungen unter welchen Notzucht möglich ist: die Frau muss jung und schwach oder durch ein Mittel betäubt oder sie muss von mehreren Personen überwältigt worden sein. Nun ist die Klägerin aber «ein starkes Frauenzimmer», sie war nicht betäubt und S. war allein. Also «ist es auch physisch ganz unmöglich, dass ihr wirkliche Gewalt und Nothzüchtigung habe geschehen können».

Dazu kommt, dass G. geltend macht, sie sei bis dahin eine Jungfrau gewesen. Bei einer solchen ist aber Notzucht «umso weniger und ganz unmöglich».

Die eingetretene Schwangerschaft der G. macht ihre ganze Geschichte «noch um vieles unglaublicher». Zwar sind einige Gerichtsärzte, so auch Metzger, der Meinung, dass ein Frauenzimmer auch durch den ersten, mit Schwierigkeiten und Schmerzen bei der Entjungferung verbundenen Beischlaf geschwängert werden könne. Wenn aber der Liebestrieb nicht vorhanden ist, sondern vielmehr, wie das bei der Notzucht der Fall sein muss, «Angst, Scham, Ekel und Abscheu», dann können in der Gebärmutter und den dazugehörenden Teilen die Veränderungen nicht geschehen, «welche mit der Empfängnis schlechterdings und nothwendig verbunden sind». Mit von Haller meint der Gutachter, dass beim ersten Beischlaf keine Schwängerung möglich sei, weil eine solche ohne «wollüstige Empfindung» nicht eintreten könne – also ist eine Schwängerung umso weniger bei Notzucht möglich; die Klägerin müsste sich denn während der Tat eines andern besinnen, die Violenz vergessen und dadurch die sogenannte «Nothzüchtigung in einen würklichen gegenseitig liebevollen Beischlaf umwandeln». Auf Grund all dieser Argumente schliesst Berends, dass vollendete Notzucht nicht stattgefunden hat.

Hier kann der Klägerin sehr wohl schweres Unrecht geschehen sein. Auf eine Untersuchung der Frau wurde offenbar bis auf die Feststellung ihrer Kräftigkeit und «ziemlich gleicher körperlicher Stärke» verzichtet. Zu den Theorien über die Bedingung einer Zeugung vgl. S. 182f., 225f., 227f., 230.

te, wäre damit nicht mehr so viel erreicht wie in der früheren Neuzeit. Der Kreis der ehelichen Pflichten des Mannes hat sich ja über die Potenz hinaus erweitert. Der Anspruch der Frau andrerseits auf Respektierung ihres allfälligen Wunschs nach sexueller Abstinenz bleibt nicht auf die Dauer ihrer Jungfräulichkeit und Ledigkeit beschränkt.

Insgesamt hat die Virginitätsfrage sich entschärft und an Bedeutung eingebüsst im Zusammenhang damit, dass das Gesetz sich aus gewissen Bereichen der Sexualität zurückgezogen hat, dass das Band der ehelichen Kommunikation sich vor dem Gesetz – und wohl entsprechend auch in der Praxis – verbreitert hat und dass die gegenseitigen Ansprüche der Ehegatten sich etwas humanisiert haben. Die Medizin steuerte zu der Entwicklung die hygienischen und eugenischen Motive zu einer liberaleren Haltung gegenüber der Sexualität bei, auch war sie an den Anfängen der systematischeren Antikonzeption im 18. Jahrhundert mitbeteiligt. Gerade da allerdings zeigt sich die Insuffizienz der medizinischen Grundlagen für soziologische und ideologische Veränderungen der Beziehungen zwischen den Geschlechtern: die rudimentäre Antikonzeption des 18. Jahrhunderts reichte nicht aus, der Dissoziation des Begriffes «Frau» von dem des Fortpflanzungsmediums konkreten Halt zu geben. Die Frauen des 18. Jahrhunderts durften sich offiziell auf sexuellem Gebiet ungleich mehr erlauben als ihre Mütter, sie waren eingeladen, tragfestere, flexiblere, persönlicher gestaltbare Grundlagen ihrer Würde zu suchen als es die Virginität gewesen war. Aber ihre Freiheit blieb mit dem Risiko von Konzeption, Schwangerschaft, Geburt und damit des Todes oder des lebenslangen Daseins für die Frucht ihrer Emanzipation verbunden. Diese Einsicht steht unter anderem wohl hinter der im Lauf der Aufklärung zunehmenden Betonung der Mitverantwortlichkeit des Schwängerers für die Geschwängerte und ihr Kind[33] – doch das Konzeptionsrisiko der Frau konnte sie um nichts verringern. So behielt die Virginität nicht als idealer Wert, wohl aber als einzig sicherer Schutz vor Schwängerung noch für lange Zeit einiges von ihrer alten Bedeutung.

Konzeption und Schwangerschaft

Die Frage, ob Konzeption stattgefunden habe und ob Schwangerschaft vorliege, erscheint in der gerichtsmedizinischen Literatur hauptsächlich in der Form der Frage nach der Schwangerschaftsdiagnose. Sie stellt sich im Zusammenhang mit der Folter und Körperstrafe (an Schwangeren werden, vorwiegend zur Schonung des Kindes, Folter und Körperstrafe nicht vollzogen)[1], aber auch mit Erbschafts- und Legitimitätsangelegenheiten. Schliesslich befreit Schwangerschaft von der ehelichen Pflicht. Schwangerschaft wird daher oft simuliert, von ledigen Müttern aber, unter anderem im Hinblick auf geplante Fruchtabtreibung, Kindermord oder Kindesunterschiebung, oft dissimuliert.

Die Phase der unsicheren Schwangerschaftsdiagnostik

Codronchi widmet den Schwangerschaftszeichen sein Kapitel 12 [2]. Es gibt Fälle, beginnt er dieses, in welchen eine Schwangerschaft in Zweifel gezogen werden müsse. So, wenn kinderlose Frauen nach dem Tod ihres Mannes ans Erbe herankommen wollten – Zacchia wird hier präzisieren: Wenn ein Mann stirbt, ohne ein Testament gemacht zu haben und eine Gattin hinterlässt, die schwanger zu sein behauptet, erheben die Verwandten Anspruch auf sein Erbe; wenn die Frau aber wirklich schwanger ist, gehört dieses ihrem Uterus [3]. Schwangerschaft, fährt Codronchi fort, werde auch simuliert, wenn eine Frau gefoltert werden solle. Die Zeichen der Schwangerschaft sind trügerisch, es sind dieselben wie die der ausbleibenden Menses (Fall S. 224). Auf die Berichte der Frauen selbst kann man sich noch weniger verlassen, denn diese erzählen oder verheimlichen vieles, um ihre Bosheit zu verbergen. Der Arzt muss deshalb in diesen Dingen geschickt und vorsichtig sein, er könnte sonst zum Nachteil anderer, zur eigenen Schande und Gefährdung des Heils [4] betrogen werden. Die Zeichen der Schwangerschaft zerfallen in unspezifische und spezifische. Die unspezifischen sind einfach die Zeichen der ausbleibenden Menses (vgl. Fall S. 70): Amenorrhoe, Appetitlosigkeit, Erbrechen, Makeln (Flecken), Milch in den Brüsten. (Hintergrund dieses Konzepts ist die Auffassung der Menstruation als «monatliche Reinigung», als Aderlass der Natur, ohne welchen die Frau, die im Rahmen der Säftelehre antiker Tradition ein feuchtes, ja überfeuchtes Wesen ist und an ihrem Übermass an Säften zugrundegehen müsste, denn diese Säfte tragen den Keim zu Fäulnis und Zersetzung in sich. Die Beobachtung tödlicher von Amenorrhoe begleiteter Leiden hat diese Theorie wohl bestärkt. Wenn bei der Schwangeren deren Säfteüberschuss zum Aufbau des Kindes verwendet wird und bei der Laktierenden zur Herstellung von Milch – die alte Gynäkologie kannte spezielle Uterus-Brust-Gänge, welche schon während der Schwangerschaft sich bläulich über den Bauch hin ziehen – ist die Situation für die Schwangere dennoch nicht ungefährlich. Denn die schädlichen Bestandteile des weiblichen Bluts gefährden noch immer die Schwangere, da sie weder vom Kind aufgenommen werden, noch durch die Menses abgehen können. So kann Codronchi Schwangerschaftssymptome aus der Amenorrhoe ableiten, und so können für ihn leicht Verwechslungen von Schwanger-

Anna N. in Thalwitz, wurde 1661 beschuldigt, *unehelich schwanger* zu sein und deshalb von vereidigten Hebammen inspiziert. Deren Befunde hat ein Johann N. (zuständiger Richter? Konsistorialmitglied?) der Leipziger Medizinischen Fakultät vorgelegt mit der Frage, ob die Indizien zur Feststellung einer Schwangerschaft genügten. Die Fakultät antwortet: ein dicker harter Leib, Flecken im Gesicht, Wasser in den Brüsten, Ekel, Ohnmachten und Verhaltung der monatlichen Zeit können «ziemliche Mutmassung der geschehenen Schwängerung machen». Die gleichen Anzeichen macht aber auch der Mangel der monatlichen Reinigung allein. Erst das Spüren der Bewegungen der Frucht ist ein sicheres Zeichen. Anna N. sei aber «ziemlich verdächtig» und soll «eine zeitlang gebührendermassen in Acht genommen und vor bösem Beginnen bewahrt werden».

Thalwitz liegt nordöstlich von Leipzig. Das «böse Beginnen» ist Abtreibung oder Kindsmord, welche offenbar so oft auf eine verheimlichte Schwangerschaft folgten, dass, wie aus Fall S. 287 hervorgeht, allein schon das Verheimlichen einer Schwangerschaft als Vorbereitungshandlung galt. Die Hebamme wirkt hier noch als Expertin (vgl. S. 55). Zur Ähnlichkeit zwischen Frühschwangerschaft und ausbleibender Reinigung vgl. auch Fall S. 70.

schaft und eine Amenorrhoe anderer Genese vorkommen.) Doch Codronchi kennt auch spezifische Schwangerschaftszeichen: das weiche, verschlossene os uteri, das die Sonde nicht einlässt, und welches so nach innen zurückgezogen ist, dass man es mit dem Finger kaum noch erreicht (vgl. S. 225). Der Blick der Schwangeren erscheint zerstreut, die Augen hohl, oft bläulich, der ganze Aspekt ist schlaff und ausgesprochen feminin. Wenn der Foetus grösser wird, wächst der Bauch und wenn man diesen mit warmer Hand berührt, kann man die zarten Bewegungen des Kindes spüren. Ferner gibt es noch viele andere Schwangerschaftszeichen, diese festzustellen, bedarf es aber der Mitarbeit erfahrener und wahrheitsliebender Frauen, deshalb geht der Autor nicht auf sie ein, ebensowenig wie auf gewisse gefährliche und irreführende Schwangerschaftsproben.

Was das für Proben sind, findet man bei Fidelis[5]. Sie erinnern an die Virginitätsdiagnostik, die man bei Codronchi fand (vgl. S. 210f.). Blasser Urin mit Trübungen drin, überhaupt gewisse Urinbefunde sprechen für Schwangerschaft, ferner gewisse Proben: Man gibt der Frau einen bestimmten Trank und achtet, ob er Bauchweh verursache; man appliziert ihr genitale Räucherungen, und wenn der Duft (fumus) aus Mund und Nase wieder herauskommt, ist sie nicht schwanger. Fidelis lehnt die Räucherproben keineswegs ab, aber er hält sie für gefährlich, und zwar gefährlich für Mutter und Kind, indem sie geradezu einen Abort provozieren können[6] (wobei es durchaus denkbar ist, dass diese Art der Schwangerschaftsdiagnostik allenfalls tatsächlich als legales Abtreibungsmittel eingesetzt worden ist). Die «scribendi occasio» (Anlass, zu schreiben), so leitet Fidelis seinen Abschnitt über die Schwangerschaftsdiagnose ein, ist, dass Frauen ihre Schwangerschaft oft verbergen, weil sie das Kind einer anderen Frau unterschieben wollen, sei dies aus Erbschaftsgründen oder sonst. Aber sie simulieren sie auch, um etwa der Folter oder verdienter Strafe zu entgehen (vgl. S. 126).

Fidelis schreibt, er wisse, wie schwierig es sei, die Diagnose der Schwangerschaft sicher zu stellen, besonders, wenn die Wahrheit gegen den Willen der Frauen herausgebracht werden muss. Denn alle Zeichen der Schwangerschaft können auch andere Ursachen haben als eine Gravidität: die Amenorrhoe, der dicke Bauch, die Schwellungen der Brüste, sogar die Bewegungen im Uterus. Fidelis kennt drei Quellen, aus denen eine Schwangerschaftsdiagnose abgeleitet werden kann. Die erste ist das Wissen darum, dass, wenn die Frau empfängt, ihr Uterus kolossal gierig ist nach männlichem Samen und dass er die angeborene Fähigkeit hat, diesen mit grosser Lust in sich aufzunehmen, sodass er im Falle der Empfängnis den Samen eng in seinem Inneren verschliesst und ihn wärmt und nährt (während er im Fall der Nichtbefriedigung Hysterie verursacht). Wenn die Frau aufpasst, merkt sie, ob der männliche Same aus ihr wieder ausfliesst – wenn er zurückgehalten wird, ist dies ein unfehlbares Zeichen der Empfängnis. Dies hätten schon Hippokrates[7], Galen[8] und Aristoteles[9] beschrieben. Auch die Tatsache, dass man nicht einmal mit einer Sonde mehr durch das festverschlossene os uteri hindurchkommt, wenn Schwangerschaft vorliegt, leitet sich aus der Samengier des Uterus ab. Schliesslich spürt die Frau, wenn sie konzipiert, einen «horror per corpus» und wie sich ihr Uterus zusammenzieht. Hippokrates beschreibt es so[10] – immer nach Fidelis: wenn die Frau empfängt, schauert sie zusammen, es folgen ein Zähneklappern und Konvulsion, dann ein Erschlaffungszustand. Der Mann merkt in diesem Falle, dass sein Glied nach innen angezogen wird wie von einem Schröpfkopf[11].

Wir sind der Vorstellung vom Uterus als einem tierartig selbständigen Wesen mit eigener Gier nach Samen, mit einem der männlichen Eichel analogen «Mund» – «fast beseelt» und ein «Wesen im Wesen» oder «Tier im Tier» nennt es Aretaeus von Kappadocien (um die Mitte des 1. Jh. n. Chr.)[12] – schon im Zusammenhang mit der Frage nach der fruchtbaren Länge des Penis (S. 200) begegnet. Zusätzlich sei

hier nur auf das eigenartige Verständnis der weiblichen Lust hingewiesen, welche diese Vorstellung mit sich bringen kann: die Frau
merkt unter Umständen von allem, ausser vielleicht einem horror per
corpus – der einen Orgasmus (der in alter Tradition oft als «kleiner
epileptischer Anfall» betrachtet wird – vgl. Fall S. 187) meinen kann,
aber nicht muss – nichts. Sie ist dann lediglich die keusche Wirtin eines geilen Tiers. Der Wunsch nach dem Mann ist damit – gewissermassen unbewusst – bei ihr immer vorauszusetzen, auch wenn sie ihn
weder äussert noch überhaupt empfindet; der Rückschluss von stattgehabter Empfängnis auf sexuelle Befriedigung ist damit korrekt. Dieses Konzept steht wohl auch hinter der Selbstverständlichkeit, mit
welcher männliche Potenz und weibliche Fruchtbarkeit bis ins
18. Jahrhundert als Analoga behandelt werden.

Die zweite Basis einer wissenschaftlichen Schwangerschaftsdiagnostik ist nach Fidelis ähnlich wie nach Codronchi die Tatsache, dass
der Foetus durch Menstrualblut genährt, dieses also bei Schwangerschaft zurückgehalten wird: daher die Amenorrhoe, die Blässe der
Schwangeren und die typischen Makeln, Hautablagerungen des
schlechten Teiles dieses Safts. Übrigens verändern sich die Augen, es
gibt ja einen «consensus» zwischen Augen und Uterus (vgl. S. 192)[13]
– nochmals eine physiologische Ausformung übrigens der alten Kanäle
im weiblichen Körper (vgl. S. 210f.). Auch die Zeichen der Kakochy-
mie, besonders am Anfang der Schwangerschaft, kommt von der Verhaltung der monatlichen Reinigung, namentlich die Appetitstörun-
gen der frühen Schwangerschaft.

Die dritte Wurzel vieler Schwangerschaftszeichen besteht in der
Tatsache, dass die Brüste anschwellen und sich verändern, gespeist
aus dem Rückfluss von Blut vom Uterus zu ihnen hin. Die sichersten
Zeichen der stattgehabten Empfängnis sind Nichtausfliessen des Samens und Verschluss des Muttermundes, ferner der sensus horroris,
wie man ihn gelegentlich nach dem Wasserlassen verspürt, nach dem
Coitus. Wo die Frauen aber alles leugnen und nichts sagen wollen,
bleibt nur die Untersuchung mit dem Finger und die Betastung unter
dem Nabel, das Fehlen von anderen Leiden und allenfalls die Anwesenheit von Verfärbungen und Makeln im Gesicht[14].

Bei der Frage, ob eine Frau mit einem Knaben oder mit einem
Mädchen schwanger sei, lehrt Fidelis schliesslich, musst Du immer
vor Augen haben, dass der Mann heisser und beweglicher ist als die
Frau und weniger von Abfallstoffen überströmt. Deshalb hat die Kna-
benträgerin eine bessere Farbe als die Mädchenträgerin, wenn die
Schmerzen, die eine Schwangerschaft gewöhnlich begleiten, milde
und langdauernd sind, lässt das auf ein Mädchen schliessen, bei Knaben sind sie heftiger. Im ganzen ist die Knabenmutter beweglicher,
leichter und von Störungen weniger heimgesucht als die Mädchen-

mutter. Viele Symptome zeigen sich an der Knabenmutter vorwiegend auf der rechten, heisseren, lebensvolleren, männlichen Seite, an
der Mädchenmutter vorwiegend links [auch diese Relikte einer vorsokratischen Theorie[15] zirkulieren bis heute]. Schliesslich bewegt sich
der Knabe nach 3, das Mädchen erst nach 4 Monaten (vgl. Fall
S. 249)[16].

Im Ganzen ist Fidelis' Schwangerschaftsdiagnostik dort sicher, wo
sie fest auf Spekulation gegründet ist: Knaben- und Mädchen-
Schwangerschaft zu unterscheiden bereitet ihm wenig Schwierigkeiten, die Mole schon mehr (vgl. S. 232 f.), die echte Schwangerschaft
aber wird an den Zeichen der Samenaufnahme durch den Uterus am
sichersten festgestellt. Die tastende Untersuchung hat nur die Bedeutung einer letzten Möglichkeit, wenn die Frau verstockt ist. Alle
Schwangerschaftszeichen können ja, wie Fidelis eingangs betont hat,
auch andere Ursachen haben als eine Schwangerschaft.

Dieses Grundkonzept durchzieht die Schwangerschaftsdiagnostik
bis um die Mitte des 18. Jahrhunderts. Auch in der fortgeschritteneren Schwangerschaft gibt es keine sicheren Schwangerschaftszeichen.
De Castro[17] und Zacchia assoziieren die Schwangerschaftsdiagnostik
recht eng mit der Konzeptionsdiagnostik, stellen daher die Befragung
der Frauen und die Erhebung der Anamnese in deren Vordergrund.
Effektive Untersuchungsbefunde, namentlich genitale, überlässt de
Castro der Hebamme, welcher er indessen doch nicht traut; Zacchia
spricht davon recht diskret. Zuerst rät er, Alter und Temperament der
Frau zu beurteilen, dann, die Anamnese zu erheben: hat die Befragte
auch schon geboren, war es damals ähnlich, wie alt wäre die Frucht
ihrer Meinung nach, wie ist die Menstruation, liegen allenfalls Krankheiten vor? Empfand sie Lust beim Beischlaf, ist ihr der männliche
Samen nachher wieder verlorengegangen, erfolgte sofort oder später
ein Schauer wie von Fieber spürte sie, wie ihr Uterus sich zusammen-
zog, verspürte sie einen leichten Schmerz zwischen Nabel und Schamgegend oder Beischlafsunlust, Missstimmung und Hass – denn, wie man
es bei Tieren sieht, bedarf die Natur der Mittel nicht mehr, wo der
Zweck erreicht ist. Erst später kommt Zacchia kurz und im eigentlichen Sinn des Wortes eher oberflächlich auf lokale Befunde zu sprechen: der Bauch ist dick, wärmer als gewöhnlich, weder hart, noch
schlaff, es gibt einen leichten Schmerz zwischen Scham und Nabel,
eventuell spürt man bei fortgeschrittener Schwangerschaft eine zarte
Bewegung, die Venen springen vor. Das os uteri ist zuerst weich, später schwer zu erreichen. Dann folgen Schwangerschaftszeichen wie
Blässe, Schwere und Trägheit des Körpers, geschwollene Beine,
grundlose Trauer oder Heiterkeit, der kalte Rücken und der heisse
Nacken, den schon Codronchi beschrieb[18] usw., ferner verschiedene

Schwangerschaftstests bzw. Urin- und Blutproben, welchen Zacchia indessen kritisch gegenübersteht[19].

100 Jahre nach Zacchia findet man bei Alberti (1725) noch ähnliche Diskretion in Sachen der Schwangerschaftsdiagnostik. Alberti behandelt die Schwangerschaft zusammen mit der Konzeption in demselben Kapitel wie die eheliche Pflicht[20]. Die Zeichen der Konzeption sind die alten (vgl. S. 225), ergänzt durch ein ausgesprochenes Wollustgefühl der Frau, wobei die Frage, ob ohne ein solches empfangen werden könne, folgerichtigerweise gestellt wird, die Beziehung dieser Idee zum Konzept vom der Frau unbewussten Lustgefühl des Uterus aber nicht näher betrachtet wird. Es folgen die Zeichen der Schwangerschaft; alle sind unsicher, unspezifisch und zudem sehr variabel. Alberti gibt einen Katalog von Schwangerschaftsbeschwerden bis hin zum ungewohnten Zahnweh, als Nr. 7 kommt die Bauchgeschwulst – doch die vermögen die Frauen oft unter ihren Kleidern, namentlich «unter den Reiff-Röcken» zu verbergen, zudem muss sie von pathologischen Bauchgeschwülsten differenziert werden. Sogar die Frauen selbst täuschen sich da oft, weshalb manche Doktoren dieses Zeichen seines Doppelsinnes wegen verwerfen. Spezielle Kennzeichen des schwangeren Leibes sind: sukzessives Wachstum von unten nach oben, Fehlen krankhafter Ursachen, Ebenmässigkeit, natürliche Farbe und Konsistenz. Wichtiges Zeichen der Schwangerschaft sind die Kindsbewegungen, schreibt Alberti, doch ist auch dieses trügerisch, denn diese Bewegungen können mit inneren Winden, Spasmen, hysterischen Bewegungen, Begleiterscheinungen von Molen verwechselt werden.

Die hinter solcher Vorsicht stehende Zurückhaltung beim Erheben palpatorischer Befunde, die die Schwangerschaftsdiagnose, besonders in fortgeschritteneren Stadien, doch meist unzweifelhaft erhärten können, findet sich auch noch im weiteren Verlauf des 18. Jahrhunderts. Sie steht in einem merkwürdigen Gegensatz zur handwerklichen Vernunft der Chirurgie jener Zeit. Während jene sozusagen mit der Chirurgie in die akademische Medizin aufgenommen wurde, scheint die Geburtshilfe sie mit der Akademisierung gleichsam abgestreift zu haben. Es gibt wohl Zeichen der Schwangerschaft, schreibt Baumer 1778, über welche der Geübte sich nicht täuschen kann. Aber solche Geübte sind selten, und es ist daher richtig, dass der Richter, bevor er über Vorliegen oder Nichtvorliegen einer Schwangerschaft urteilt, 40 Wochen vergehen lässt[21]. Diese Vorsicht und Kürze steht in grellem Gegensatz zur Differenziertheit der chirurgischen Diagnostik bei demselben Autor. Während die Chirurgie den pathologisch-anatomischen Gedanken in die Medizin einbrachte, tendierte dieser in der ursprünglich doch mit der Chirurgie recht eng verwandten Geburtshilfe mit der Medikalisierung eher zum Verblassen.

Die Wende zur sichereren Schwangerschaftsdiagnose

Der Göttinger Geburtshelfer Roederer und dessen Nachfolger Osiander (vgl. S. 65f.) haben in dieser Beziehung indessen in der zweiten Hälfte des 18. Jahrhunderts eine Wende eingeleitet. Roederer wurde in Göttingen zu einem der berühmtesten Geburtshelfer seiner Zeit. Er repräsentiert den Beginn der wissenschaftlichen Geburtshilfe in Deutschland. In seinen «Elementa artis obstetricae» (Grundzüge der Geburtshilfe) klagt er, dass der Untersuchungstechnik in der Geburtshilfe bisher so wenig Aufmerksamkeit geschenkt worden sei – «es ist zu bewundern, dass . . . die meisten Schriftsteller diese Lehre fast ganz vernachlässigt haben». Er selbst gibt demgegenüber eine recht detaillierte Anweisung zur geburtshilflichen Untersuchung. Entsprechend gibt er eine differenzierte Schwangerschaftsdiagnostik (Fall S. 229). Vor dem 3. Monat «hat man nicht leicht ein gewisses Zeichen der Schwangerschaft. Doch sind wahrscheinliche Merkmale: das Herabsinken des Muttermunds, Plattwerden des Unterleibs, unterdrückte monatliche Reinigung, Aufschwellen der Brüste, und andere Zufälle, die in der Verstopfung des Monatlichen, oder in dem neuen Reize ihren Grund haben». «Vom dritten bis zum fünften Monate ist am besten die Untersuchung des Unterleibs anzustellen». Finden sich nun gewisse Zeichen, «so können wir von der Schwangerschaft sicher

Die sechzehnjährige Arrestantin St., welche wegen Diebstahls im Arbeitshaus gewesen ist, erklärt vor dem Berliner Kriminalgericht (offenbar anlässlich einer neuen Verhaftung), *dass sie schwanger sei.* Stadtarzt Pyl untersucht sie am 28. September 1783 und findet einen etwas vergrösserten Unterleib (aber keine abgrenzbare Schwellung und keine Kindsbewegungen) sowie einen braunen Hof um die Brustwarzen. Der Muttermund steht hoch, die Cervix ist verdickt und derb, und im Uterus fühlt man etwas Schweres. Er meint, die Arrestantin sei wahrscheinlich im 3.–4. Monat schwanger; der feste Körper in der Gebärmutter könne aber auch eine Mole oder geronnenes Blut sein.

Katamnestisch fügt der Begutachter bei: «Es zeigte sich nachher, dass diese Person nicht schwanger gewesen, sondern wahrscheinlich die Schwangerschaft nur erdichtet hat um desto gelinder behandelt zu werden».

Zur Simulierung von Schwangerschaft zwecks Haftmilderung s. S. 222; zur Mole als Ursache für eine scheinbare Schwangerschaft s. S. 232 und Fall S. 233.

überzeugt seyn.» («Täuscht doch auch», merkt der Jenaer Professor der Medizin und Geburtshelfer Johann Christian Starck, 1753–1811, an.) «Nach dem 5. Monat haben wir an dem Zustande des Muttermundes ein Kennzeichen, welches unter allen am wenigsten trüglich ist». Im 7. Monat «bekommt man mehrentheils den Kopf zu fühlen»[22].

So hat Roederer dem anatomischen Gedanken in der Schwangerschaftsdiagnostik seinen seither nicht mehr verlorenen Platz zugewiesen. Schon vor ihm haben sich manche Geburtshelfer um die anatomische Begründung und Rationalisierung der Hilfe bei der Geburt bemüht – die Zange bezeugt dies. Roederer aber hat als erster die Diagnostik der Schwangerschaft auf anatomische Fundamente gestellt – «er übte als Erster zielbewusst die äussere geburtshülfliche Exploration»[23].

In einem gewissen Sinne hat er aber überhaupt die rationale Schwangerschaftsdiagnostik begründet. Auch in die Konzeptionsmythologie hat er Licht zu bringen versucht. Es ist «sehr schwer zu erkennen», schreibt er, «ob eine Frau empfangen habe . . . (Man hat hiervon verschiedene Zeichen angegeben.)» Der alte, zwischen Frösteln und Orgasmus schillernde «horror» ist bei ihm gewissermassen in seine Elemente zerlegt. Da ist erstens ein besonderes Wollustgefühl, welches beide Partner empfinden, «bei dem weiblichen Geschlechte aber stärker ist . . . und wovon manche Weiber wirklich ohnmächtig zu werden pflegen . . . Doch kann uns dieses Zeichen betrügen, weil oft Eheleute sehr unwissend sind, manche Weiber überhaupt ein stumpfes Gefühl haben, und andere, den nemlichen Grad von Wollust geniessen, ohne dass eine Empfängnis darauf erfolgt.» Von dieser Ausformung des alten horror per corpus unterscheidet Roederer die andere[24], ebenfalls unsichere, weil nur gelegentlich auftretende, den «Schauer und leichten, über den ganzen Körper verbreiteten Frost» nach dem Coitus, welchem oft Wahrnehmungen einer Bewegung, leichte Krämpfe, Sensationen um den Nabel, ein Gefühl von Winden in der Gebärmutter und «bei einigen ein Murren im Leibe» koordiniert sind. Zum Conzeptionszeichen des gleichzeitigen Samenergusses beider Partner sagt Roederer: «Das können wir aber nicht wissen», denn als weiblicher Samenerguss, merkt Stark an, kommt nur «die Ergiessung des weiblichen [Samens] aus den Eierstöcken (in dem ein Saamenbläschen zersprengt, oder der ganze Eierstock gepresst wird)» in Frage. Zu den Zeichen, die sich aus dem Zurückbleiben des Samens in der Gebärmutter ableiten, sagt er, auch die Scheide könne den Samen aufnehmen. «Der verschlossene Muttermund» schliesslich «kann uns kein Merkmal abgeben dass eine Befruchtung geschehen sey»[25] (vgl. S. 224 und 225).

230

Der gerichtsmedizinisch sehr interessierte Roederer (vgl. Seite 65 f.) hat seine Schwangerschaftsdiagnostik durchaus in gerichtsmedizinischen Zusammenhang gestellt. Neben jenen, die ein Kind haben möchten, schreibt er, solchen mit Unterleibskrankheiten und Eltern oder Vormündern, die sich um die Keuschheit ihrer Schutzbefohlenen sorgen sind es vor allem Richter, die ein fachkundiges Urteil über bestehende oder nichtbestehende Schwangerschaft haben möchten[26].

Bei dem gerichtsmedizinisch ebenfalls interessierten Nachfolger Roederers, Osiander (vgl. S. 66), findet sich eine ebenso körpernahe Diagnostik der Schwangerschaft. Als sichere Schwangerschaftszeichen gelten ihm: «1.) Das deutliche Bewegen der Frucht bey Anlegung der Hand auf den schwangern Bauch. Dieses Bewegen kann ... von einer geübten Hand nie mit demjenigen ... verwechselt werden, welches von einem Gewächs am Netz u. d.gl. ... oder von Luft in den Gedärmen, oder auch von krampfhaften Bewegungen herrührt. Hiegegen beweist der Mangel ... nichts gegen das Daseyn einer Frucht ... 2) Das deutliche Gefühl eines vorliegenden Kindestheiles ... Kopf oder ... andern Kindestheil», dabei besteht aber die Gefahr der Verwechselung mit einem Polyp. Als 3) fügt Osiander an «Die fühlbaren Häute des Eyes» durch den Muttermund[27].

Gerade bei Osiander kann man jedoch lesen, dass die Untersuchung der Frauen durch innere und äussere Palpation trotz allem nicht das erste, sondern eher das letzte war, was man zur Abklärung auf Schwangerschaft unternahm. Die Ratschläge, welche Osiander den Hebammen in seinem Kapitel über gerichtliche Fälle erteilt (wobei er die Diagnose der Schwangerschaft als ersten Hauptgegenstand aufführt), scheinen mehr für Sherlock Holmes geschrieben zu sein als für Hebammen. Man gehe harmlos und freundlich an die Verdächtige heran, man achte, wie sie ihre Antworten gibt, ob sie Ausreden und Antworten allzu bereit hält, wenn man etwa nach den Menses frägt, ob sie in auffälliger Weise Arzneien zur Wiederherstellung des Monatlichen fordert, ob sie Bauch und Brüste zu verbergen suche, ob sie den Bauch einziehe oder vorstrecke, wenn sie vor einen hintrete, man beachte den Atem usw. Wenn der Verdacht gross ist, kann man ein Geständnis allenfalls durch Zusicherung guter Behandlung hervorlocken, und dann, schreibt Osiander, ist oft nicht einmal eine Untersuchung nötig[28]. Wie die Untersuchung aber vor sich geht, findet man in desselben Autors «Grundriss der Entbindungskunst» von 1802. «Weder bey dem äusserlichen noch innerlichen Untersuchen darf der Frauenleib entblösst werden (vgl. Abb. S. 214); ja der Wohlstand erfordert es, dass beym Untersuchen im Stehen die Kleider nicht einmal bis an die Kniee in die Höhe gehoben werden». – «Wenn irgend ein wichtiger Umstand neben dem ... Befühlen das Besichtigen des Leibes nothwendig machet, so müssen die zu besichtigenden Theile gerade nur so weit und so lange entblösst werden, als es die Noth erfordert...»[29]. Solche Verfahrensregeln bedeuten natürlich eine Hemmung der rationalen Diagnostik. So ist es verständlich, dass ein Osianderschüler 1798 einen speziellen Traktat über die Ungewissheit der Schwangerschaft verfasst. Adam Elias von Siebold (1775–1828) anerkennt, dass Roederer sich mit der geburtshilflichen Zeichenlehre speziell befasst habe. Trotzdem geschehen bei der Diagnostik der Schwangerschaft oft noch schwere Irrtümer. Es gibt kein einziges sicheres Schwangerschaftszeichen, beschliesst er nach 76 Seiten im letzten Paragraphen, Geburtshelfer und Gerichtsmediziner sollen mit dem Urteil über diese Dinge vorsichtig sein, und wer nichts Sicheres sagen kann, soll nicht urteilen oder seinem Zweifel Ausdruck geben – das wird der sichere Weg und seinem Rufe dienlich sein[30].

In Frankreich, dem Land der grossen Hebammen, war man handwerklicher und weniger verschämt – die Sexualität ist in Frankreich, ähnlich wie die Nahrungsaufnahme, traditionellerweise weit mehr durchkultiviert als im deutschen Sprachbereich und die sachlichkeitsbehindernde und angstgeladene Spannung zwischen Hemmung und rohem Durchbrennen sexueller Impulse entsprechend sehr gemildert.

Fodéré gibt eine sehr klare Anweisung zur bimanuellen Palpation – die aber erst vom 4. Monat an entscheidend Auskunft geben könne – und brauchbare Kriterien einer Schwangerschaft. Auch er muss aber zugestehen, dass die Ärzte gerade in dieser Sache sich mit Fehldiagnosen oft lächerlich machen. Es ist klüger, sagt auch er, sein Urteil im Zweifelsfalle etwas aufzuschieben[31].

Die Mole

Die Auseinandersetzung mit der Mole, auch Muttergewächs, Mondkind, Monatkind oder Mondkalb[32] (wird oft von lateinisch mola = der Mühlstein abgeleitet) begleitet schattenartig die Geschichte der Schwangerschaftsdiagnostik. Die Mole ist der Schwangerschaftsbetrug der Natur, welcher die Gerichtsmediziner sehr beschäftigen musste. Kann es zu Molenschwangerschaften kommen ohne die Mithilfe eines Mannes – wie steht es mit der Keuschheit der Molenträgerin (Fall S. 233)? Ist die Molenträgerin von Folter und Körperstrafe zu befreien?[33] Wie ist die wahre Schwangerschaft von der Molenschwangerschaft zu unterscheiden? Diese letzte Frage behandelt etwa Fidelis. Die Mole wird oft von den hervorragendsten Ärzten als legitime Schwangerschaft verkannt, sagt Fidelis. Man erkennt sie indessen am Fehlen von Kindsbewegungen und an ihrer besonderen Härte. Das ist jedoch nicht alles. Im Fall einer Mole haben alle Schwanger-

Ein Gutachten der Jenenser medizinischen Fakultät aus dem Jahr 1696 betrifft ein Mädchen, das auf verdächtige Weise Umgang mit einem im Haus ihrer Eltern einquartierten Soldaten hatte. Sie wurde bald darauf dicker und legte sich zu Bett. *Weil ein Blutklumpen abging und Milch in beiden Brüsten auftrat,* verdächtigten Hebamme und Arzt sie der heimlichen Geburt und klagten sie wegen Kindsmords an. Die Hebamme bezeugte aber, dass die Blutmasse keine Nachgeburt sei, und der Arzt fand darin weder Blutgefässe noch Ligamente.

Die Fakultät schreibt: sehr erfahrene Ärzte meinen, dass eine Mole selten einmal ohne Geschlechtsverkehr entstehen könne. Eine andere Autorität ist dagegen wegen der Milch in den Brüsten der Meinung, dass bei Jungfrauen eine Mole immer ein Zeichen für die «Verletzung der Schamhaftigkeit» sei. Diese Überlegung ist im vorliegenden Fall aber unrichtig, denn das Mädchen stammt von einer Mutter, welche mit 48 Jahren noch Milch in den Brüsten hatte. Der Verdacht auf Kindsmord fällt wegen Mangel an Indizien weg. Hingegen besteht wegen des Umgangs mit dem Soldaten, der übrigen Lebensführung und der Molengeburt auch weiterhin der Verdacht auf unehelichen Geschlechtsverkehr, von dem sich das Mädchen durch einen Eid reinigen soll.

Milch in den Brüsten ist nach der Carolina das wahrscheinliche Zeichen einer stattgehabten Geburt und konnte die Befragung unter Tortur nach sich ziehen. Bindend war aber dies Zeichen auch schon nach der Carolina nicht (S. 25f.). Zur exkulpierenden Wirkung der «Vererbung» s. auch Fall S. 132f.

schaftszeichen etwas Krankhaftes an sich[34]. Die Frage nach der Entstehung einer Mole stellt Fidelis in einem eigenen Abschnitt; diese Frage hat als eine Ausformung der Frage nach dem Entstehen des Lebens schon die Alten interessiert. Viele, berichtet Fidelis, glauben mit Aristoteles, es gebe keine Mole ohne männlichen Samen[35]. Avicenna dagegen meint, eine Mole komme zustande, wenn die Frau von einem Coitus träume und der Muttermund sich entsprechend schliesse[36]. Auch der gelehrteste unter den modernen Autoren, Fernel (Jean Fernel, 1497–1558)[37], sagt, weder der Mann noch die Frau könne ein perfektes Geschöpf aus sich alleine schaffen, es entstehe so höchstens eine rohe Mole. Auch Fidelis selbst glaubt, es brauche keinen männlichen Samen zur Hervorbringung einer Mole. Denn die Frau verfügt ja über Hoden und Samen (erst im Lauf des 17. Jahrhunderts sollten die «Ovarien» die «testes muliebres» ersetzen[38]), und wenn dieser Samen auch unperfekt, kälter und minderwertiger ist als der des Mannes, reicht er doch zur Herstellung einer Mole aus[39]. Die Diskussion um die Keuschheit einer Molenträgerin zieht sich durch die Literatur. Zacchia gibt einen Überblick über die Stellungnahmen, er selbst neigt zur Ansicht, die Frau könne Molen aus sich allein hervorbringen, genau wie das Huhn auch ohne Hahn Eier produzieren könne[40] (vgl. in diesem Zusammenhang den Ausdruck «Windei» für die Mole). Im 18. Jahrhundert hält Teichmeyer den Entwicklungsanstoss durch männlichen Samen für eine häufige, aber nicht notwendige Ursache der Mole[41]. Alberti gibt eine Differentialdiagnose von Mole und Schwangerschaft in 32 Punkten (das heisst: die Diagnose bleibt unsicher). Er nennt die Mole ein carnoso-glanduloso-fungoso-vasculöses Gewächs, welches eine echte Schwangerschaft imitiere, vorspiegele und konkurrenziere. Alberti meint, es brauche zur Mole weder männlichen noch weiblichen Samen[42]. Im Lauf der Aufklärung verliert die Frage etwas an Interesse: die Keuschheit wird unwichtiger, (vgl. S. 220ff.), Folter und Körperstrafe werden seltener. So kann schon Haller Teichmeyers Frage nach den Privilegien der Mondkalbträgerinnen[43] kommentieren: «überhaupt glaube ich nicht, dass man jemals im Ernste einen Arzt hierüber um Rath gefragt hat»[44] Auch für Hebenstreit ist die Mole kein grosses Problem[45]. Wissenschaftlich allerdings erfährt die Mole einige Erhellung und Differenzierung. Zur älteren phänomenologischen Systematik (Wasser-, Blasen-, Fleisch-, Misch-Fleischmolen und «molae figuratae», geformte Molen)[46] tritt eine mehr embryologisch-entwicklungsgeschichtlich orientierte, welche diese als falsche Molen von den «wahren» unterscheidet, welche ohne Befruchtung nicht zustande kommt und auch die «falschen» in einigem Detail auf spezifische Fehlentwicklungen zurückzuführen sucht[47]. Am Ende des Jahrhunderts unterscheidet Plenk die «befruchtete (embryonata) Mola», die eine «kleine Leibesfrucht enthält», und die nichtbefruchtete, die nach Schwängerung aber allenfalls auch «aus einer geilen Einbildung, ohne Begattung ...» entstehen kann. Schliesslich gibt es die Blutmole (mola sanguinea), die aus zurückgehaltenem Menstrualblut besteht und auch von keuschen «Jungfrauen und Wittwen» geboren werden kann[48]. Fodéré löst die Keuschheitsfragen kurz und bündig, indem er alles, was ohne Zutun eines Mannes entsteht, nicht Mole, sondern falsche Schwangerschaft nennt[49]. Ebenso Metzger, der aber gleich davon abrät, die Sache allzu genau zu untersuchen, «um des weiblichen guten Rufs willen ...»[50]. Als Differentialdiagnose zur Schwangerschaft verliert die Mole an Bedeutung nicht nur, weil die Simulation der Schwangerschaft (als wichtiger rechtlicher Anlass, eine sichere Schwangerschaftsdiagnostik zu entwickeln) an Bedeutung verliert, sondern auch, weil die Schwangerschaftsdiagnostik präziser wird. Fodéré behandelt die Mole in seinem Kapitel über die falsche Schwangerschaft – spätestens Ende des 4./Anfang des 5. Monats ist die Mole von der echten Schwangerschaft unterscheidbar[51].

Einige Bedeutung behält die Mole noch im Zusammenhang mit Abort und Kindesmord[52] – doch dies gehört bereits nicht mehr zum Kapitel Schwangerschaft (s. S. 290).

Die Schwangerschaftsdauer

Die Frage, wie lange eine normale Schwangerschaft daure und um wieviel sie im Zweifelsfalle verkürzt oder verlängert sein könne, stellte sich in unserem Zusammenhang vorwiegend, wenn die Legitimität einer Frucht zur Diskussion stand (Fall S. 235, vgl. auch Abb. S. 44).

Ein Jurist stellt der medizinischen Fakultät Leipzig 1631 folgene Frage: N. ist am 29. August 1610 gestorben, seine Ehefrau hat am 2. Juli 1611 einen Sohn geboren. Ist dieses *Elfmonatskind* legitim? Die Fakultät zitiert Hippokrates: ein legitimes Kind wird nach sieben, neun oder zehn Monaten geboren. (Ein Achtmonatskind ist nicht lebensfähig.) Eine Geburt ist bis und mit dem 280. Tag legitim; die hier zitierte geschah aber am 309. Tag und ist illegitim.

Das Fehlen von Wahrscheinlichkeitsüberlegungen ist hier durch das Setzen einer relativ willkürlich gesetzten starren Grenze, welche auch nicht um einen Tag überschritten werden kann, besonders deutlich. Diese Grenze verliert allerdings im Interesse der Legitimität des Kindes durch die Annahme übernatürlicher Vorgänge manchmal plötzlich ihre Gültigkeit (vgl. Fall S. 240).

Die grundsätzliche Unsicherheit der menschlichen Schwangerschaftsdauer in der frühen Neuzeit. Die Lehre von den Acht-Monats-Kindern

Die Tatsache, dass die Zeichen der Schwangerschaft lange als ungewiss galten, ist eine der Grundlagen der lange anhaltenden Ungewissheit über die Dauer der Schwangerschaft. Präzisierend muss allerdings gesagt werden: dass die normale Schwangerschaft beim Menschen rund 9 Monate daure, ist natürlich alt- und unabhängig von al-

235

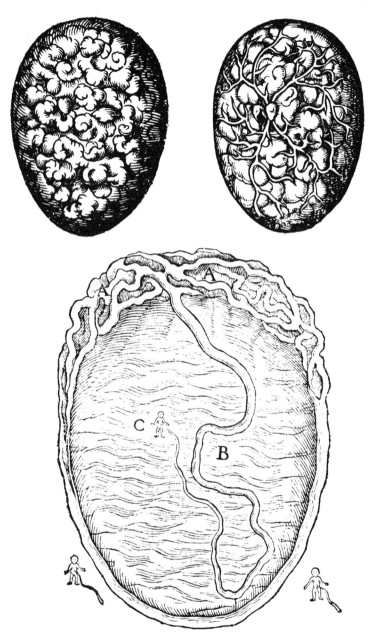

Zwei Typen von Vorstellungen über den Ablauf der Fruchtentwicklung, beide von der unseren weit verschieden. Der Entwicklungsgedanke, wie er für uns selbstverständlich ist, fehlt in der früheren Neuzeit noch. In beiden Abbildungsreihen ist der Uterus eiförmig dargestellt, ein Wachsen des Uterus mit dem Kinde wird kaum angedeutet.
Die wolkige Materie, die das Gebärmutter-Ei der oberen Reihe an-

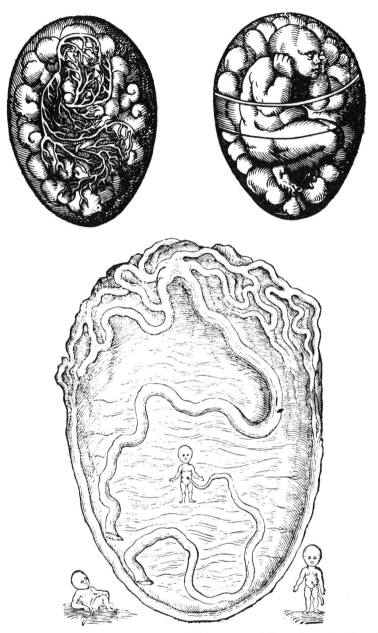

fangs ausfüllt, ist das Menstrualblut, aus welchem dann infolge des Hinzukommens von männlichem Samen ein Kind geformt wird. Die untere Reihe zeigt eine Frucht von 12 und eine von 25 Tagen, letztere von der Blutversorgung abgeschnitten, weil die Nabelgefässe durchtrennt sind. Die Entwicklung des Kindes besteht hier in einer reinen Grössenzunahme.

237

ler Wissenschaft bekannt. Was unbekannt war und sehr lange kontrovers blieb, ist die Variationsbreite dieser Normaldauer: ist eine Schwangerschaft von 7, 6, 4, 10, 12, 20 Monaten noch normal oder überhaupt möglich? Und auf diese Streuung kam es vor Gericht natürlich vor allem an. Dabei fehlte allerdings die Idee der Streuung selbst der Wissenschaft lange, mindestens blieb sie in Form grob-empirischer Vorstellungen von Häufigkeiten ziemlich rudimentär. Die Statistik ist erst im 19. Jahrhundert zum gebräuchlichen Arbeitsinstrument der ärztlichen Wissenschaft im engeren Sinne geworden.

Weiter trugen zur Unklarheit im Bezug auf die Schwangerschaftsdauer die Unklarheiten im Bezug auf die Konzeption bei. Selbst wenn es möglich war, den Konzeptionstermin zu ermitteln – was in Streitfällen noch schwieriger gewesen sein dürfte als es ohnehin schon war – ging man von der klassisch-hippokratischen wissenschaftlichen Annahme aus, das Konzeptionsoptimum falle mit der Zeit um die Menstruation zusammen (vgl. S. 244), bestehen[1]. Diese Idee, gespeist durch viehzüchterische Erfahrung, ist ein altes Dogma. Sie passte zur artistotelischen Analogie zwischen männlichem Samen und weiblichem Menstrualblut und zur Idee von der monatlichen Reinigung. Ihr zugeordnet war die Annahme, der Muttermund stehe während der Menstruation etwas offen, während er sonst verschlossen sei. Paré empfiehlt als Konzeptionsoptimum das Ende der Menstruation, weil «zur selbigen Zeit ... die Gebärmutter von allem Unrath am allermeisten rein und noch offen» ist[2]. Diese Annahme erschwerte zusätzlich die Berechnung der Schwangerschaftsdauer.

Eine weitere Quelle von Ungewissheiten im Bezug auf die Schwangerschaftsdauer ist die Lehre, dass die normale Schwangerschaftsdauer in Abhängigkeit von verschiedensten Faktoren wie Wärme, Grösse des Uterus, Nahrung, Geschlecht des Kindes variiere[3]. Dabei ist unter «Wärme» von der konkreten Sommerhitze zur abstrakten Samenqualität alles zu verstehen. Diese Lehre fixierte natürlich die Ungewissheit der Schwangerschaftsdauer, indem sie die Möglichkeit einer bestimmten Normaldauer ausschloss. Nicht selten zementieren Theorien und Lehren in solcher Weise die Situation, in der sie entstanden sind – man ist versucht, hier eine Regel zu vermuten. Frappant für den modernen Betrachter ist, dass an eine statistische Verifikation der genannten Lehre offenbar nicht gedacht wurde. Es wäre ja durchaus nachprüfbar gewesen, ob Südländer und Knabenmütter im Durchschnitt kürzere Schwangerschaften haben als andere, man hätte dabei ja eine beliebige Anzahl von Müttern unter weitgehend entlasteten Verhältnissen befragen können. Aber die statistische Denkweise lag dem Wissenschafter jener Zeit, der sich primär um den Einzelfall kümmerte, tatsächlich fern.

238

Ferner wurzelt die Unklarheit über die Grenzen der normalen und der möglichen Schwangerschaftsdauer in der frühen Neuzeit in gewissen Eigentümlichkeiten der damaligen embryologischen Vorstellungen. Vor allem war der Entwicklungsgedanke kaum entwickelt. Dies verdeutlicht sich sehr anschaulich in zeitgenössischen Illustrationen vom Werden des Kinds: es ist entweder vor allem ein Wachsen, eine Zunahme an Grösse, oder ein allmähliches Hervortreten des perfekten Kinds aus der rohen Materie, wobei die einzelnen Entwicklungsstadien wie die Stadien eines Werkstücks, ohne Formwandel, irgendwo zwischen Rohmaterial und Endprodukt gesetzt werden (Abb. S. 236 f.). Damit liegen Begriffe wie die der Reifung, der Unreife und der Reifezeichen nicht nahe, für eine Korrelation zwischen Reife des Kinds und der Schwangerschaftsdauer besteht wenig Interesse und so entfällt ein weiterer Anstoss, die Schwangerschaftsdauer präziser zu ergründen und ein weiteres Instrument, sie genauer festzulegen.

Ein letzter, nicht so sehr wissenschafts- als vielleicht eher sozialgeschichtlicher Hintergrund der langedauernden Unklarheit über die Grenzen der normalen und der möglichen Schwangerschaftsdauer scheint die Tendenz der Obrigkeiten gewesen zu sein, so viele Kinder als möglich für legitim zu erklären. «Die Jurisprudenz nimmt nämlich als Grundsatz an, dass dem Kinde ein möglichst sicherer Civilstand und Unterhalt gesichert werden müsse, und dieser Beweggrund überwiegt denn sehr oft den Ausspruch der Ärzte», schreibt Metzger[4]. Dieser Beweggrund hat wohl auch den Ausspruch der Ärzte oftmals beeinflusst. Auch der Lehre von der Imaginatio hat er zweifellos Vorschub geleistet (vgl. «Ähnlichkeit», S. 254 ff.). Alle Illegitimität bringt Unordnung in die Familie, Elend für das Kind, Komplikationen der Verantwortungsfragen, letztlich die Möglichkeit sozialer Unruhen (die Familie ist einer der wichtigen Garanten sozialer Ruhe), Ärger für die Behörden und ihre Hilfsorgane, in deren Interesse es daher lag, eine grosse Variation der Schwangerschaftsdauer anzunehmen. So bemerkt schon Paulus Ammann zur Anerkennung einer 12-Monats-Geburt durch die medizinische Fakultät von Leipzig von 1638 (Fall S. 240): Diese Entscheidung ist wohl im Interesse der Ehe getroffen worden («Forsan haec Responsio data est in favorem Matrimonii»)[5]. Das gleiche Motiv dürfte auch den Ausbau der Lehre von der Superfoetatio begünstigt haben. Diese konnte lange Tragzeiten auch zur Zeit der beschränkteren Einzel-Schwangerschaftsdauer noch erklären. Davon wird später kurz die Rede sein (S. 252 ff.).

Keine Frage werde den Ärzten von den Rechtsgelehrten häufiger gestellt, schreibt Rodericus a Castro, als diejenige nach dem natürlichen Geburtstermin, dies im Zusammenhang mit Legitimitäts-, Erbschafts- und Leumundssachen[6].

Martha Plattin in Kalbe schreibt am 28. November 1638 an die Medizinische Fakultät Leipzig: Ihr Ehemann, mit welchem sie 7 Kinder gehabt hat, ist an Michaelis 1637 plötzlich aus voller Gesundheit gestorben. *Ein Jahr und 13 Tage nach diesem Todesfall hat die Schreibende ein gesundes Töchterchen geboren.* Sie hat die Geburt um Johannis erwartet und die Hebamme bestellt; dann litt sie aber 11 Wochen unter Wehen und ständigem Blutverlust und war bettlägerig. «... ich weiss mich ganz unschuldig und wird auch kein einziger böser Verdacht oder Anzeigung wider mich aufgebracht werden können». Kann es natürlicherweise zugehen, dass ein Weib ein Jahr und 13 Tage die Geburt trägt?

Die Fakultät antwortet: diese Geburt ist übernatürlich. Entstehung und Geburt des Menschen geben am häufigsten Anlass für übernatürliche Dinge. Es gibt viele Beispiele von glaubwürdigen Ärzten, dass eine Geburt erst im 13., 14., 15. Monat, ja im 2. Jahr eingetreten ist. Dafür können natürliche Ursachen angeführt werden: Der Same und das weibliche Glied sind zu kalt, wie bei alten Leuten, so dass sich das Kind langsam bildet; die Mutter ist vollblütig und das weibliche Glied gross, so dass sich das Kind zu lange in ihm aufhalten kann. Aber gleichwohl sind solche Geburten übernatürlich weil sie die Intention der Natur nicht recht erfüllen. Die kürzeste natürliche Schwangerschaftsdauer ist sieben Monate, die längste zehn.

Kalbe liegt nördlich von Gardelegen bei Magdeburg. Vgl. zum Vorliegenden den von derselben Fakultät sechs Jahre früher behandelten Fall S. 235: Übernatürliches sprengt die Grenze. Statistisches Denken ist noch weit entfernt. Zu Kälte, Wärme und andern Eigenschaften der Mutter und des Kindes s. S. 238; zur galenischen Auffassung der weiblichen Geschlechtsteile als des im Körperinnern verbliebenen männlichen Gliedes vgl. Fall S. 206f. Der Skeptiker Ammann schreibt zu diesem Fall: «Ich glaube, dass der Gerichtspräsident oder sonst ein guter Mann es mit dieser Frau gehalten hat.»

Tatsächlich hat diese Frage zur Niederschrift des wohl frühesten kleinen Traktats zur Gerichtsmedizin (ca. 1330) Anlass gegeben – ursprünglich ein Brief des Gentile da Foligno (vgl. S. 24). In diesem Brief an den Rechtsgelehrten und Dichter Cino da Pistoia (um 1270–1336 oder 37, unter anderem in Bologna tätig gewesen) legt Gentile die Basis der späteren Diskussionen um die menschliche

Schwangerschaftsdauer mit einer Klarheit dar, die man später oft vermisst: gesondert behandelt er die Annahme der grundsätzlichen Nicht-Festgelegtheit der menschlichen Schwangerschaftsdauer, das Wissen um einen natürlichen Geburtstermin (tempora naturalia partus hominis) einschliesslich der Lehre von den Acht-monatskindern (vgl. S. 243) und drittens die Idee von einer gewissen Variationsbreite dieses normalen Termins[7]. Weit weniger differenziert wird Codronchi vorgehen in seinem Kapitel über die Frage, ob eine Frau noch nach dem 10. Monat gebären könne und ob eine solche Geburt legitim sei. Doch scheint auch er der Sache besondere Aufmerksamkeit zuzuwenden; das besagte Kapitel ist das längste unter den speziellen Kapiteln in Codronchis «methodus»[8]. Die Juristen seien sich uneinig, heisst es da, ob ein Kind, 10 Monate nach dem Tod eines Mannes von dessen Gattin geboren, dessen legitimes Kind sein könne und zu dessen Erbe Zugang haben solle. Sie wälzten diese Frage daher auf die Mediziner ab. Auch bei den Medizinern gebe es verschiedene Meinungen; manche glauben, dass sich eine Schwangerschaft bis in den 12. Monat hinausziehen könne. Denn es gebe beim Menschen keinen gewissen Geburtstermin, schon Aristoteles habe hierin einen Unterschied zwischen Mensch und Tier gesehen[9]. Plinius (Cajus Plinius der Ältere, 23 oder 24–79, römischer Autor einer «Naturgeschichte» in 37 Büchern) habe zudem festgehalten, dass der Mensch rund ums Jahr gebären könne, während die Tiere an eine bestimmte Saison gebunden sind[10]. Die Variabilität der Schwangerschaftsdauer bestätige die Autorität des Hippokrates, dieser sage auch, man könne den Frauen in Fragen des Konzeptionstermins nicht einfach das Vertrauen entziehen[11]. Elfmonatige Schwangerschaftsdauern gebe es vor allem, wenn die Frau nach Vollmond empfange (Vollendung des Mondumlaufs). Codronchi zitiert viele Autoritäten, die eine grosse Variabilität der Schwangerschaftsdauer anerkennen. Aber auch Vernunftgründe zieht er herbei, und hier folgt die Nennung der Faktoren, von denen der Verlauf der Schwangerschaft prinzipiell abhängig ist. Erstens variiert die Kraft der Facultas formatrix und des Samens; die Materie ist nicht immer dieselbe, und je nachdem ist das Kind schneller oder langsamer vollendet. Zweitens variiert die Tragzeit mit dem Geschlecht des Kindes; Aristoteles sagte, die Knaben kämen gehäuft im 9., Mädchen im 10. Monat zur Welt. Drittens hängt die Tragzeit von der Beschaffenheit des Uterus ab: wenn dieser gut dehnbar ist und die Nahrungszufuhr unbehindert ist, kann sich die Schwangerschaft leicht bis in den 12. Monat hineinziehen. Dass der Mensch einen sehr variablen Geburtstermin hat, ist auch darum nicht verwunderlich, weil (teste Galeno) kein Tier sich bei der Konzeption und während der Schwangerschaft nachlässiger gebärdet als der Mensch. Dieser begeht Unregelmässigkeiten, welche die Verhältnisse für Uterus und

Foetus verändern können. So hat man Vernunftsgründe und viele Autoritäten, die bestätigen, dass eine Schwangerschaft 11 Monate dauern könne, auch hat man Frauen von unbezweifelter Redlichkeit und Schamhaftigkeit gefunden, die 11 Monate und länger schwanger waren. Die Ärzte können mithin die 11-Monats-Geburt gegebenenfalls ruhigen Gewissens anerkennen. Indessen gebe es, fährt Codronchi fort, auch Gegenstimmen. Er referiert entsprechende Stellen und Begründungen aus des Hippokrates Buch über das Kind[12] (wo es heisst, die natürliche Schwangerschaft könne nicht über den 10. Monat hinausgehen) und vielen anderen. Wie ist der Widerspruch zu verstehen? Ein vornehmer und gelehrter Autor erklärt, Hippokrates habe das eine mal mit Sonnen-, das andere mal mit Mondmonaten gerechnet. Codronchi selbst scheint den Widerspruch mehr dahin aufzulösen, dass einmal die normale Streuungsbreite, das anderemal die mögliche Streuungsbreite ins Auge gefasst sei.

Mit jenem vornehmen und gelehrten Autor meinte Codronchi wohl seinen etwa 20 Jahre älteren Zeitgenossen Horatius Augenius. Wir sind Augenius schon als einem Negierer des Hymens und Hebammenfeind begegnet (vgl. S. 57, 212). Augenius, Professor für Logik, dann für theoretische Medizin in Rom und später, nach über 10 Jahren Praxis, wieder Professor, scheint sein Vergnügen daran gefunden zu haben, nachzuweisen, dass man über Frauen nichts Sicheres aussagen könne. Vielleicht hat ihn auch seine stark literarische Forschungsmethode zu diesen Schlüssen gezwungen, denn in der Literatur findet man vieles, was einem in Natur nicht so leicht begegnet. Augenius hat 1579 zwei Bücher «De hominis partu» (Von der Geburt des Menschen) veröffentlicht, welche in der Gesamtausgabe von Frankfurt (1597) unter dem Titel «Quod homini certum non sit nascendi tempus» (dass der Mensch keinen festen Geburtstermin, mithin keine fixe Schwangerschaftsdauer habe), erschienen. Diese Bücher enthalten in vielen Kapiteln Betrachtungen über verschiedene Zeiteinteilungen, Monatsbegriffe, die Zählarten mit Mond- und Sonnenmonaten etc., auf welche Codronchi vermutlich anspielt, und anschliessend über die Ursachen der grossen Variationen der Schwangerschaftsdauer, wie man sie bei Codronchi auch findet. Augenius hält schon 6-Monats-Kinder für lebensfähig und anerkennt 11-monatige, ja einjährige Tragzeiten; ob es 13- und 14-monatige Schwangerschaften gebe überlässt er dem Entscheid des Lesers. Er beschliesst sein Werk mit einem Epilog: Aristoteles hat also recht, dann folgt die Erzählung von Columba Chatry, die mit etwa 40 schwanger wurde aber nie gebar, und in deren Innerem man, als sie mit 68 starb, ein versteinertes Kind fand[13]. «Einer von den vornehmsten Trugschlüssen zur Vertheidigung der späten Geburten», wird später gesagt werden, «gründet sich auf die aufgezeichneten Erfahrungen, von todten Kindern, die mehrere Monate, ja sogar Jahre im Leibe der Mütter verborgen geblieben . . .»[14]. Die fortschrittsgeschichtlich orientierte Medizingeschichte hat Augenius' Anstrengungen, der Schwangerschaftsdauer ein breitmöglichstes Spektrum einzuräumen, natürlich nicht honoriert. Dadurch aber, dass Augenius im Zuge seiner Negierung eines bestimmten Geburtstermins die alte Lehre von der Lebensunfähigkeit der 8-Monatsgeburt ablehnte[15], ist er bei ihr berühmt geworden[16].

Das im achten Schwangerschaftsmonat geborene Kind ist nach hippokratischer Lehre niemals lebensfähig (vgl. Fall S. 235), das jüngere noch eher[17]. Dies unter anderem, weil die Kräfte des Foetus im achten Monat infolge von dessen grosser Lageänderung im siebenten Monat (dem «Stürzen», der später sogenannten «Culbute») darniederliegen[18]. Bis dahin entwickelt er sich mit dem Kopf nach oben, im 7. Monat aber «stürzt» der Kopf ins Becken – daher ist das Kind im 8. Monat den Anstrengungen einer Geburt nicht gewachsen. Auch astrologische (der achte Monat steht unter dem ungünstigen Stern Saturn)[19] und arithmetische Dogmen (8 ist eine unperfekte Zahl) werden zur Stützung dieser Auffassung herbeigezogen[20]. Diese Lehre also, die ja mit der Doktrin von der weitgehenden Unberechenbarkeit der menschlichen Schwangerschaftsdauer tatsächlich sehr schwer vereinbar ist, schüttet Augenius konsequenterweise gewissermassen mit dem Bade aus – er widmet je ein Kapitel den Ansichten der Astrologen, denjenigen der Mathematiker und der hippokratischen Lehre vom Achtmonatskind, je ein Kapitel deren Widerlegung[21].

Rodericus a Castro nimmt mit aller Klarheit eine strenge Position ein. Er betrachtet Geburten im 7. bis 10. Monat als legitim und wundert sich über die Kühnheit der Ärzte und Theologen, welche, aus Geldgier oder aus Dummheit, viermonatige Wundergeburten annehmen[22].

Fidelis geht mit Augenius und Codronchi nur teilweise einig. Er widmet der Frage des Geburtstermins einen ganzen Abschnitt (sectio) seines Buches 3[23]. Die Kontroverse um den Geburtstermin sei alt und schwer und daure bis heute an, beginnt er, und umreisst kurz deren forensische Bedeutung. Fidelis stellt die Frage nach dem normalen Geburtstermin und die Frage nach der Variation gesondert. Wie seine Vorgänger lässt er eine breite Variation von mindestens 7 bis 12 Monaten zu; an der Lebensfähigkeit von Unter-7-Monatigen zweifelt er, für 13- und mehr-Monatige zeugen ihm die Autoritäten des Plinius[24] und Schenck[25]. Nichtsdestoweniger rechnet er mit einem normalen Geburtstermin. Und dieser liegt bei 7 mal 40 Tagen – das sind etwa 9 Monate – und passt zur hippokratischen Krisenlehre, derzufolge die Zahl 7 bei akuten, die Zahl 40 bei chronischen Krankheiten [mit denen die Schwangerschaft mithin verglichen wird] eine besondere Rolle spielt, indem die Wahrscheinlichkeit einer Verlaufswende immer nach dieser Anzahl von Tagen besonders gross ist. Die perfekte Schwangerschaftsdauer aber beträgt 275 ½ Tage, denn so lange wollte Christus, der Erlöser, im Uterus der Heiligen Jungfrau bleiben. Fidelis erfasst die Bedeutung der Frage nach dem Konzeptionstermin für die Frage nach der Schwangerschaftsdauer – und die Schwierigkeiten, welche der Bemühung, die Schwangerschaftsdauer zu erforschen, entgegenstehen. Er diskutiert die Meinungen der Autoritäten über das Konzeptionsoptimum, welches von allen um die Zeit der Menses angesiedelt wird, und hält sich schliesslich an Hippokrates, demzufolge dieses am Ende der Menstruation liege (vgl. S. 238). Dementsprechend rät er, den Konzeptionstermin, falls sein genauer Zeitpunkt nicht bekannt sei, am Ende der letzten Reinigung anzunehmen. Mit alledem leistet Fidelis einen beachtlichen Beitrag zur Klärung der Frage nach der Schwangerschaftsdauer.

In einem eigenen Kapitel widmet Fidelis auch der Frage der Achtmonats-Geburt (vgl. S. 243) seine kritische Aufmerksamkeit. Er glaubt nicht so recht an die 8-Monats-Lehre, denn erstens gibt es Autoritäten, die ihr nicht beipflichten (Aristoteles selbst weiss, dass in Ägypten viele leben und heranwachsen, die im 8. Monat geboren wurden[26]). Wenn ferner Geburten, die vor dem 9. Monat kommen, gefährdet sind, so deshalb, weil sie noch unreif und unvollkommen sind; aber dasselbe gilt auch für Siebenmonatsgeburten. Wenn auch viele 8-Monats-Geburten nicht lebensfähig sind, so sterben doch nicht alle. Im ganzen muss man sagen, dass jene Zeiten, aus welchen die 8-Monats-Lehre stammt, sich mehr an Zahlen als an der Natur orientiert haben, schreibt Fidelis. Was Celsus (Aulus Cornelius Celsus, ca. 25 v.Chr.–ca. 50 n.Chr.) über die Lehre von den kritischen Tagen sagte[27], sage ich daher, schreibt Fidelis über jene antike Lehre von den Geburtsterminen: Jene berühmten Alten sind von der pythagoreischen Zahlenlehre geblendet gewesen.

Die Schwangerschaftsdauer wird bestimmbarer. Der Entwicklungsgedanke

Fidelis hat der Kritik an der Lehre von der Ungewissheit des menschlichen Geburtstermins den Weg bereitet, als eigentlicher Kritiker tritt dann Zacchia auf. Punkt für Punkt widerlegt Zacchia unter dem Titel über die legitime Geburt[28] die Argumente für die Ungewissheit der Geburtstermine. Tiere haben ebenso verschiedene Temperamente wie Menschen und überhaupt: warum wäre, wenn es auf die Temperamente ankäme, die Tragzeit der heissen Pferde nicht kürzer als die des kalten Esels? Man muss, ruft er einmal aus, sehen, was häufig ist, denn das sind die Regeln der Natur, und nicht, was selten ist. Zacchia hält die Zeit von 9 bis 10 Monaten für die natürliche Tragzeit des Menschen, alles andere ist die Ausnahme. Genau wie die Tiere hat auch der Mensch seine ideale Tragzeit. Nach Tragzeiten von unter 7 Monaten ist keine lebensfähige Geburt möglich, Tragzeiten von mehr als 10 Monaten und vielleicht einigen wenigen Tagen gibt es natürlicherweise nicht. Die Natur tut nichts umsonst; wie sollte sie längere Tragzeiten zulassen, wenn auch 4, 5 oder 6 Monate genügten? Zudem muss es für alles, was die Natur tut, ein Perfektes als Ziel geben. Neben solchen eher scholastisch anmutenden Argumenten, welche in Zacchias Situation gewiss unerlässlich waren, findet man Überlegungen, die an statistisches Denken erinnern, zum Beispiel: wenn 9 Monate nicht die ideale und natürliche Tragzeit wären, sollten kürzer und länger getragene Kinder im Durchschnitt ebenso gesund und lebensfähig sein wie Neunmonatskinder. Das sind sie aber nicht. Die Lehre von der Schwäche der Achtmonatskinder widerlegt Zacchia scharfsinnig, aber nur, um sie neu zu begründen. Siebenmonats-Kinder sind an sich weniger lebensfähig als Achtmonats-Kinder, sagt er, denn sie sind vom idealen Geburtstermin weiter entfernt. Nichtsdestoweniger sterben sie, wie jedermann bezeugt, seltener als diese, weil sie wegen ihrer Schwäche schon aus geringerfügigem Anlass und wegen ihrer Kleinheit leichter zur Welt kommen als die robusteren Achtmonats-Kinder.

Nach Zacchia wird die Achtmonatslehre von den massgebenden Autoren nicht mehr akzeptiert. Johannes Bohn, als ob er nur die Hälfte von Zacchias Lehre aufgenommen hätte, nennt das Achtmonatskind schlicht robuster als das 7-Monatskind[29], Haller bestätigt: «Allerdings ist es keinem Zweifel unterworfen, dass ein achtmonatliches Kind vom Siebenmonatlichen sich kenntlich unterscheide, und der Stuffe seiner Vollkommenheit ungleich näher sei»[30].

Aus der einigermassen neuen Auffassung des Zacchia (neu kann sie allerdings nur in der gerichtsmedizinischen Literatur gewesen sein, im Volk und auch in der Praxis gehört die Annahme, die menschliche Tragzeit betrage normalerweise 9 Monate, zweifellos zum allerältesten geburtshilflich-embryologischen Gedankengut[31]) entstand eine neue Aufmerksamkeit: diejenige auf die Entsprechung von Schwangerschaftsstadium und Zustand der Frucht, wie sie dem obigen Haller-Zitat bereits selbstverständlich zugrundeliegt. Wo die Schwangerschaftsdauer unsicher ist, besteht kein Anlass, eine solche Entsprechung zu suchen. Umgekehrt ist nicht auszuschliessen, dass die Idee, eine solche zu suchen, die Frage nach dem Wie des Werdens im Beginn des Jahrhunderts der Embryologie, Voraussetzung für die Festlegung einer bestimmten Schwangerschaftsdauer gewesen ist. Aber der Entwicklungsgedanke ist zunächst noch rudimentär. Zacchia betitelt seinen Abschnitt über das legitime Kind «de partu legitimo» zusätzlich «. . . et vitali» (und lebensfähig)[32]. Vorhandene oder fehlende Lebensfähigkeit der Kinder ist die Achse seiner Fragestellungen, denn die Entwicklung der Frucht besteht bei ihm erst in Form einer Wandlung von der Nichtvitalität zur Vitalität. Oft sei es nicht klar, im wievielten Monat ein Foetus geboren worden sei, ob er also lebensfähig (vitalis) sei oder nicht, leitet Zacchia die spezielle Quaestio über die Vitalität ein. [«Lebensfähig» steht hier für mehr als das, was es dem Wortsinne nach bedeutet und manche Verständnisschwierigkeiten um diesen Begriff hängen mit seiner semantischen Überlastung zusammen. «Lebensfähigkeit» bedeutet hier nicht nur die Fähigkeit, zu leben, sondern auch einen bestimmten Entwicklungszustand, sodass das sogenannte «nicht-lebensfähige» Kind allenfalls durchaus überleben kann. Ähnliche Verwirrungen hat es im Rahmen der Lehre von den Wunden um den Begriff der «Tödlichkeit» gegeben – vgl. S. 317 ff.]. Man gewinne Anhaltspunkte aus der Berücksichtigung des Zustands des Kindes. Es gibt Zeichen von Nichtlebensfähigkeit infolge von vorzeitiger Geburt bzw. Unreife, die anders sind als die von Nichtlebensfähigkeit aus anderen Gründen. Dazu gehört die Unvollkommenheit der Glieder, zu weite oder noch verschlossene Öffnungen, Finger und Zehen, die nicht voneinander getrennt sind, Fehlen der Nägel (dieses Zeichen findet sich schon in der hippokratischen Schrift über die Superfoetatio als Zeichen der Nicht-Lebensfähigkeit[33]). Auch wenn das Kind bei der Niederkunft nicht schreit, ist das ein Zeichen, dass es nicht zur richtigen Zeit gekommen ist. Es folgen prognostische Erwägungen, Richtlinien zum Beantworten der Frage, ob ein Neugeborenes überleben werde oder nicht [«vitalis» hier im Sinn der effektiven Lebensfähigkeit]. Dass die Frage nach der embryonalen Entwicklung in dieser Weise auf die Frage nach der Lebensfähigkeit eingeengt ist, mag zum Teil an der Unentwickeltheit des evolutionistischen Gedankens, zum Teil an juristischen Hintergründen liegen – etwa dem, dass «nicht-lebensfähige» Kinder, und damit deren Verwandte, nicht erbschaftsberechtigt sind oder dem, dass in Kindsmordssachen die Frage gestellt wird, ob das Kind an sich überhaupt eine Lebenschance gehabt hätte (vgl. Fall S. 283). Auch der Gedanke, es liege eine Übertragung der Fragestellungsweisen von Wundensachen auf Geburtssachen vor, drängt sich auf: auch in der gerichtsmedizinischen Lehre von den Wunden stehen, wie wir sehen werden – S. 293 ff. – das Entweder-Oder von Tödlichkeit und Nichttödlichkeit einer Verletzung und die Frage der Prognose anfangs sehr im Vordergrund]. Zacchia schliesst an seine Ausführungen über Schwangerschaftsdauer und Vitalität solche über den Beseelungstermin der Kinder und den Abort an. Tatsächlich gehören diese Fragen zu denen nach der Schwangerschaftsdauer, sobald diese von entwicklungstheoretischen Überlegungen her aufgerollt werden. In der vorliegenden Arbeit sollen sie trotzdem erst später, im Zusammenhang mit dem Abort, behandelt werden (S. 267 ff.).

Obwohl Zacchia, der bis weit ins 18. Jahrhundert hinein eine unbestrittene Autorität blieb, sich deutlich genug zur Frage der Schwangerschaftsdauer geäussert hat, und obwohl die Embryologie im 17. Jahrhundert intensiv bearbeitet wurde, haben sich seine Ansichten eher langsam durchgesetzt. Eher noch wurde dabei die Norm der 9 Monate akzeptiert als die strenge Begrenzung der möglichen Abweichungen auf 7 und 11 Monate. Johannes Bohn berichtet noch 1704 von der berühmten Kontroverse um die Frage, ob der Mensch eine bestimmte Schwangerschaftsdauer habe oder nicht. Er bemerkt, dass es angesichts der vielen Autoritäten, die hinter der Unsicherheitsthese stünden, kein Wunder sei, dass dieses «dubium antiquitatis dogma» bis heute überlebe. Indessen entbehre diese Lehre der Wahrheit; der Geburtstermin sei bestimmt; Fidelis, Zacchia und Harvey (William Harvey, 1578–1657, de partu)[34] hätten dies mit vorzüglicher Klarheit dargetan[35]. Alberti folgt Zacchia; der Mensch hat seinen bestimmten Geburtstermin, das sagen alle, die sich nicht von den Vorurteilen der Alten verführen lassen. Aber Alberti lässt eine grössere Variation zu als Zacchia. Er referiert Fälle, wo Früchte von 5 und 6 Monaten als legitim anerkannt wurden. Wenn auch ein 5-Monatskind seltener legitim ist, kommentiert er, so sind diese einzelnen Fälle doch möglich. Auch den 11. Monat lässt er, allerdings sehr zurückhaltend, zu; selbst den 12. Monat schliesst er nicht absolut aus. Der Mensch hat zwar seinen bestimmten Geburtstermin – trotzdem kennt Alberti Faktoren, welche die Schwangerschaft verkürzen: Abortneigung, grosse Jugend, Rekonvaleszenz, Leidenschaften, Beischlafs- und Fortpflanzungsunlust, Traumata, Säftestörungen, individuelle Faktoren, Medikamente, Hunger, Schwangerschaftskomplikationen, unmässigen Coitus gegen Ende der Schwangerschaft etc.[36]. Auch Teichmeyer erscheint nicht ganz konsequent. Er konzediert zwar, dass die normale Schwangerschaft 280 Tage daure und dass auch unser Erlöser bei seiner Menschwerdung diesen Termin beachtet habe. Trotzdem nimmt er die Frage, ob der Mensch eine bestimmte Schwangerschaftsdauer habe wie die übrigen Tiere, als eine Quaestio wieder in sein Lehrbuch auf. Die einen glauben es, berichtet er, die anderen nicht. Und im einzelnen zitiert er wieder Fälle von als legitim anerkannten sechs-, fünf-, drei-, auch elf- und zwölf-monatigen Geburten. Tote Kinder können sogar noch länger im Mutterleibe verweilen. Ein Verwandter Teichmeyers beobachtete bei einer Frau eine 20-monatige Tubengeschwulst, die ins Hypochondrion vorragte, öffnete diese und zog einen kleinen verwesten Foetus heraus. Wie Augenius (vgl.

S. 242) erzählt Teichmeyer dies im Zusammenhang mit der Schwangerschaftsdauer. Teichmeyer widmet sich auch der Frage der Reife und Perfektheit des Neugeborenen und gibt einige Unreifezeichen; Korrelationen von Reifezustand und Alter interessieren ihn indessen natürlich wenig, denn es kann ihm aufgrund seiner Auffassungen über die mögliche Schwangerschaftsdauer nicht so sehr um die Bestimmung des Fruchtalters gehen als vor allem um die Beurteilung der Lebenschance einer Frucht[37].

Um die Mitte des 18. Jahrhunderts dringt das Bewusstsein von der Regelmässigkeit der Fruchtentwicklung vermehrt durch, und damit zugleich eine vermehrte Beschränkung der Schwangerschaftsdauer und eine detailliertere Lehre von der Entsprechung zwischen Entwicklungsstadium und Alter einer Frucht. Hebenstreit (1753)[38] nimmt an, dass der Mensch wie die Kuh, der Hirsch, der Bär, der Tiger, der Hase und die Maus eine bestimmte Schwangerschaftsdauer habe, nämlich 39–40 Wochen, 9 bis 9 ½ Monate. Als Abweichungen lässt er Schwangerschaftsdauern bis zu 10 Monaten, sogar längere zu, wiewohl er diesen skeptisch gegenübersteht. 6-Monatsgeburten hält er für ausnahmsweise lebensfähig, jüngere nicht. Eine strenge Korrelation zwischen Fruchtalter und Reife nimmt er nicht an, immerhin kennt er Reifezeichen und bringt das Problem zur Sprache. Immer wieder stellt er Beziehungen her zwischen der wissenschaftlichen Lehre (Anerkennung oder Nichtanerkennung von Abweichungen) und deren sozialen Folgen und Hintergründen (Schutz der Ehe, Eifersucht des Gatten und Lebenswandel der Frau) (Fall S. 249). Schon Haller ist aber bedeutend strenger und expliziter: «Zehn Monate sind vielleicht alles, was der gefälligste Facultist ... einräumen kann»[39]. Es besteht natürlich auch eine Beziehung zwischen diesem Wandel und der um dieselbe Zeit in Hallers Nähe stattfindenden Durchsetzung der Schwangerschaftsdiagnostik mit Anatomie und Vernunft (vgl. S. 229ff.). Daher erstaunt es nicht, dass gerade J.G. Roederer bzw. dessen Dissertant Jo. Friedrich Wilhelm Dietz, es unternommen hat, eine Statistik über 135 von ihm beobachtete Geburtstermine aufzustellen (1757), um so die durchschnittliche Zeit des Auftretens von Kindsbewegungen, die durchschnittlichen Masse bei Geburt und die durchschnittliche Schwangerschaftsdauer bestimmen zu können: 39–40 Wochen ist die häufigste Tragzeit bei reifen Geburten[40]. Auf diese Roedererschen Ergebnisse stützt sich Ploucquet in seiner klassischen Monographie «Über die physische Erfordernisse der Erbfähigkeit der Kinder» (Tübingen 1779) wesentlich ab[41]. Ploucquet bringt indessen eine entscheidende Neuerung: Er lehnt es ab, hier einfach mit Zeitspannen zu rechnen. Man ist damit ja so abhängig von den unverlässlichen Aussagen der Frauen. «Es entsteht also die Frage, ob man nicht anderswoher Licht in diese Finsternisse bringen, und

Ein Arzt und ein Chirurg begaben sich gegen Ende des 18. Jahrhunderts (das genaue Datum wird nicht angegeben) in das Haus der jungverheirateten Bauernfamilie N. Die Frau hatte 7 Tage vorher einen Knaben geboren, welchen der Ehemann nicht anerkennen wollte, *weil er viel zu früh zur Welt gekommen sei.* Auf Wunsch des Grossvaters mütterlicherseits, sollten sich Arzt und Chirurg zur Legitimität des Knaben äussern.

Das Kind war 3 Pfund 20 Lot schwer und sehr klein, es konnte weder saugen noch schreien und musste durch Einträufeln der Milch ernährt werden. Die Mutter erzählte, dass sie zwölf Tage vor der Geburt beim Holzfällen im Wald fast von einem Baum getroffen worden und sehr erschrocken sei und seitdem Leib- und Kreuzschmerzen gehabt habe. Bald nach dem Besuch der Gutachter starb das Kind.

Deren Bericht lautet: Möglicherweise, aber nicht sicher, liegt hier eine Schwangerschaftsdauer von weniger als 7 Monaten vor. Das Kind ist legitim, denn der Schrecken erklärt die vorzeitige Geburt. Gegen den Einwand, dass es vollkommene Nägel an Fingern und Zehen und eine nicht besonders weit offene Fontanelle hatte (was auf eine längere Schwangerschaftsdauer und damit auf Illegitimität schliessen lassen könnte) ist zu sagen, dass schon Foeten im 3. und 4. Monat Nägel haben und dass sich Knaben im Mutterleib rascher entwickeln als Mädchen. «Wir glauben also mit Grund, das Kind mehr für eine unzeitige als zeitige Geburt erklären zu können».

Der Gutachter greift hier – vielleicht im Interesse der Legitimerklärung eines Kindes – auf alte Theorien zurück, (zum Argument der raschen Entwicklung von Knaben s. S. 226f., 238, 241), spricht nur von «Nägeln» statt von «vollkommenen Nägeln» und schweigt sich über das Heiratsdatum aus (zur Fingernägelfrage vgl. auch Fall S. 275).

am Kind selbst Zeichen finden könne, woraus der Zeitpunct seiner Erzeugung geschlossen werden müsse? Allerdings wird diss der sicherste Leitfaden seyn, und die Frage von der Dauer der Schwangerschaft verwandelt sich in die; Wie lange eine Frucht im Mutterleib verweilen müsse, um als ein vollkommenes zeitiges Kind gebohren zu werden?» Und damit kommt nun der Gedanke der Reife des Kindes ins Spiel, und die Embryologie bzw. die Lehre von der Entwicklung des Kindes wird mit zur Grundlage von Entscheidungen über die Schwangerschaftsdauer – ein Beispiel für die «Verzeitlichung» eines

Wissensbereichs unter Erfahrungsdruck und Empirisierungszwang, wie sie Wolf Lepenies als für das spätere 18. Jahrhundert typisch herausgearbeitet hat[42]. So fährt Ploucquet mit einer detaillierten Beschreibung der foetalen Entwicklung («Geschichte der Frucht») fort. Er schreibt, Kinder, die vor oder nach Ablauf der normalen Schwangerschaftsdauer von 39–40 Wochen zur Welt kämen, seien erfahrungsgemäss entsprechend unreifer oder reifer als die Normalgeburt. Dass ein Kind in längerer oder «in kürzerer Zeit, als gewöhnlich, vervollkommnet werden könne», lehnt er ausdrücklich ab[43].

Damit stand man nun aber vor einem Interessekonflikt: die naturwissenschaftliche Integrität forderte dem Gerichtsmediziner eine nie dagewesene Strenge im Bezug auf angebliche Variationen des normalen Schwangerschaftsverlaufes ab, das öffentliche Interesse forderte nach wie vor möglichst viele legitime Geburten. Nun, die Kasuistik hat sich ohnehin zu keinem Zeitpunkt innerhalb unserer Berichtsperiode pedantisch an die wissenschaftlichen Bedenken gegen grössere Abweichungen vom Normalen gehalten. Hebenstreits Lösung, verlängerte Tragzeiten einfach als Freundlichkeit der rechtsprechenden Instanzen zu deklarieren, war elegant, aber nicht dauerhaft. Fodéré arbeitet mit der Idee von der Regel mit Ausnahmen. Er widmet der Materie zwei ganze Kapitel[44]. Als gewöhnliche Schwangerschaftsdauer betrachtet er 280 Tage, erstes Drittel des 10. Sonnenmonats, gerechnet von der Konzeption an. Aber er fügt gleich bei, diese Dauer sei individuell variabel. Ich selbst, sagt er, war Arzt einer Familienmutter, die fast immer schwanger war und immer nach 7 Monaten niederkam. Er beschreibt dann die juristische Unterteilung der Schwangerschaft in Perioden und die an die Geburt in jeder dieser Perioden geknüpften Legitimitätserwägungen. In den Fällen, da Legitimität möglich, aber nicht sicher ist, beseitigt das Gesetz die Zweifel: die Möglichkeit, dass ein Kind dem Gatten gehöre, genügt gesetzlich für die Legitimation. Diese Auffassungen der Juristen gründen sich auf die Medizin, welche sie ihrerseits aus der Beobachtung der Natur geschöpft hat; Mediziner sollen daher die verschiedenen Perioden unterscheiden und bestimmen, wo Ausnahmen vorliegen. Und für die Medizin gilt die Regel, dass es vor dem Ende des 7. Monats keine lebensfähige Geburt gebe; alles andere ist die Ausnahme und muss doch eher als Produkt des Betrugs oder der Unkenntnis der Frauen bezüglich der wahren Verhältnisse ihrer Schwangerschaft angesehen werden. Das reife legitime Kind kommt nach 9 Monaten kräftig, fett, mit Haar und Nägeln zur Welt, weint, trinkt und bewegt sich frei. Es misst 18–20 Daumen und wiegt nach Roederers Tafeln 6–7 ½ Pfund. Es gibt aber Kinder, die am Termin so schwach und unreif sind, dass man sie für Aborte halten könnte. Meist geht dies auf eine Schwäche des Vaters oder der Mutter zurück. Meine eigene Frau, schreibt Fodéré, hat letzthin im 10. Monat ein Mädchen geboren, dem jegliche Zeichen von Reife abgingen. So etwas ist mir schon bei einem anderen eigenen Kind passiert, fährt er fort, und ich kann es mir nur mit der Schwäche meiner Konstitution und meinem schlechten Gesundheitszustand erklären. Andere Kinder sind schon mit 8 Monaten reif. Übertragungen bis zum 11. und 12. Monat sind nach Valentini von den Fakultäten in Leipzig und Giessen zugelassen worden, Thomas Bartholin (1616–1680) sah eine 16-Monatsgeburt, referiert Fodéré weiter. Auch Lorenz Heister (1683–1758) berichte in seinem Anatomiebuch, dass die Witwe eines Buchhändlers in Wolfenbüttel 13 Monate nach dessen Tod noch ein Kind gebar[45]. An ihrer Keuschheit bestand kein Zweifel. Ein junger Angestellter von guten Sitten hatte sie während der ganzen Zeit nicht aus den Augen gelassen und fand sie so ehrbar, dass er sie nachher heiratete. Er selbst erzählte Heister, dass diese Frau auch ihre beiden gemeinsamen Kinder je erst nach 13 Monaten geboren habe[45]. Sehr im Detail geht Fodéré auf die Argumente des Antoine Louis (vgl. S. 51) ein, mit denen dieser, sekundiert von 10 Kollegen, 1764 das Kind einer Witwe für illegitim erklärt, welches 10 Monate und 17 Tage nach dem Tod von deren Gatten – Tod infolge einer etwa einen Monat dauernden schweren Krankheit, während derer die Frau nicht im Zimmer des Mannes schlafen konnte – zur Welt gekommen war. Diese Argumente lauten etwa wie folgt: Einmal gibt es unveränderliche Regeln in der Natur, der Geburtstermin des Menschen gehört dazu wie der der Tiere. Der Einfluss der Mutter auf das Kind ist beschränkt, der Foetus ist in seiner Autonomie innerhalb des mütterlichen Körpers dem Hühnchen im Ei vergleichbar. Von der Mutter her kann also die Entwicklung kaum gebremst oder beschleunigt werden. Der Geburtsmechanismus wird ganz von der Gebärmutter getragen, Kraft oder Schwäche des Kindes machen da nichts aus. Die bekannten Fälle von juristisch akzeptierten Spätgeburten zeigen, dass da die Richter die Entscheidung vor allem um des Kindes willen getroffen haben (welchem damit der Vater zugesprochen wurde, der dies von Rechts wegen hätte sein sollen), ferner um der Ehrbarkeit des ehelichen Bundes willen und um den während einer Ehe geborenen Bürger ordentlich in die Gesellschaft einzugliedern. Was schliesslich die Tugend der Frauen betrifft, bemerkt Louis, so ist diese ein schwaches Ideal gegenüber dem verführerischen Wunsch, sein Vermögen zu behalten und zu vermehren und der Furcht, in einen niederen Stand zurückzufallen[46]. Fodéré ist nicht des citoyen Louis Ansicht. Er hält ihm Hippokrates und die Beobachtung entgegen – und wiederum die eigene Gattin: es ist unmöglich, dass ich getäuscht worden wäre. Dass die Natur sich innerhalb fester Regeln bewegt, für Mensch und Tier, kann man unter dreierlei Gesichtspunkten bestreiten. Erstens variiert der Geburtstermin auch bei Tieren ein wenig. Zweitens kann vom Tier nicht auf den Menschen geschlossen werden. Drittens kann man das Wort «Natur» sehr verschieden verstehen. Wenn der Geburtstermin beim Menschen noch stärker variiert als beim Tier, so wegen der Krankheitsähnlichkeit der menschlichen Schwangerschaft und Geburt (bei Tieren geht das komplikationsloser und schmerzloser), wegen der besonderen nervösen Eigentümlichkeiten des Menschen (grosses Gehirn, grosse Empfindungs- und Störungsfähigkeit, erhöhte Sensibilität und Motilität), wegen der zivilisationsbedingten Mängel des Uterus besonders der Städterinnen etc. Fodéré diskutiert auch die Autonomie des Foetus und den Geburtsmechanismus und kommt auch hier zu Resultaten, die von denen Louis' abweichen. Das Bestreben, die Moral aufrechtzuerhalten, mag gewisse Entscheidungen bedingt haben, aber eben diese Moral verlangt auch die Entdeckung der Wahrheit. Was die Tugendhaftigkeit der Frauen betrifft, so ist sie für manche kein leeres Phantom. So beschliesst Fodéré sein Kapitel «devenu trop long». Es folgt das Kapitel über das Gesetz «Derjenige ist der Vater, der durch die Verheiratung als solcher bezeichnet ist»[47].

Metzger ist strenger. Er setzt 280 Tage als längste mögliche Schwangerschaftsdauer. Dass man «zu Gunsten der Ehe» mit der alten Ungewissheit des Geburtstermins und mit den Ausnahmen argumentiere, lehnt er ab, einigermassen ungern es «der Rechtspflege ... überlassend, ob um der weiblichen Schwachheit willen ein späteres Ziel für die Rechtmässigkeit eines Kindes anzunehmen ist». «Ich weiss eigentlich nicht», merkt er an, «was die Worte in favorem matrimonii heissen sollen; es müsste dann seyn, dass die Herren den Ehemann für einen Packesel halten, dem man auf den Rücken legen kann, was man will. Ich glaube hingegen, dass für die Reinigkeit und Einigkeit in Ehen besser gesorgt wäre, wenn man wegen der Rechtmässigkeit der Posthumen genau auf den neunten Monat bestünde. Sollte nicht manchem die Lust zum Heyrathen eher vergehen als beykommen, wenn er sieht, dass es seiner Frau frey steht, nach seinem Tode einem H***kinde seinen Namen und seine Erbschaft zuzuwenden?»[48].

Die Superfoetatio

Es bleibt etwas weniges über die Superfoetatio, die Überschwängerung, zu sagen. Die Lehre von der Überschwängerung diente lange Zeit in gewissen Fällen der Erklärung aussergewöhnlich langer bzw. scheinbar aussergewöhnlich langer Tragzeiten. Ihr zufolge konnte nämlich Wochen und Monate nach eingetretener Schwangerschaft eine weitere Konzeption erfolgen[49]. Entsprechend erfolgten die Geburten dann zu verschiedenen Terminen, und wenn die erste Frucht abstarb, konnte die andere bis zu ihrer Geburt scheinbar sehr lange übertragen worden sein. Wenn aber beide gleichzeitig geboren wurden, hatten sie naturgemäss sehr verschiedene Entwicklungszeiten hinter sich. Die Keimzelle der Lehre von der Superfoetatio ist hippokratisch[50], doch es scheint, dass dieselbe in der Gerichtsmedizin wie in der Medizin überhaupt lange keine sehr grosse Rolle gespielt hat. Paré beschreibt die Überschwängerung in seinem Buch «von dess Menschen Geburt», sie umfasst bei ihm auch die zwei-eiigen Zwillinge – eine «manichfaltige Empfängnüss» liegt für Paré dann vor, wenn jedes Kind mit eigenen Eihäuten und mit eigener Nachgeburt ausgestattet ist[51]. Codronchi und Fidelis erwähnen die Superfoetatio nicht. Zacchia diskutiert sie zusammen mit Schwangerschaft und Mole («De Praegnantia, Superfoetatione, & Mola»). Viele negieren, schreibt er da, die Möglichkeit der Superfoetatio, mit der hauptsächlichen Begründung, dass sich der Uterus, nachdem er den Samen empfangen hat, über diesem so eng verschliesse, dass in seiner Höhle keinerlei Platz mehr bleibe und der Muttermund absolut verschlossen sei. Andere, angefangen mit dem hippokratischen Autor des Buchs über die Überschwängerung, anerkennen die Möglichkeit der Superfoetatio. Dafür sprechen auch verschiedene glaubwürdige Geschichten. Die Möglichkeit der Superfoetaio ist beim Menschen gegenüber dem Tier dadurch gegeben, dass die Frau auch nach der Konzeption den Mann noch zulässt, weil es beim Menschen neben dem mehr tierischen sexuellen Appetit auch einen höheren, von der Natur unabhängigen gibt, in welchen Bewusstsein und Phantasie mit hereinspielen[52]. Alberti glaubt an die Möglichkeit der Superfoetatio, da die Befruchtung ja nicht notwendig ein materielles Eindringen des Samens in die Uterushöhle voraussetze (vgl. S. 197). Superfoetatio liegt am ehesten dann vor, wenn verschiedene Geburten zu verschiedenen Zeiten – zum Beispiel im Abstand von einer Woche – erfolgen[53].

Die Superfoetatio hat bis zum Ende unserer Berichtsperiode als Erklärung für Schwangerschaften von sehr langer Dauer gedient. Sie wurde umso wichtiger in dieser Funktion, je schmaler die Streuungskurve der normalen Schwangerschaftsdauer erschien. Teichmeyer glaubt an die Superfoetatio, denn das Argument von der völligen Schliessung des Muttermundes nach erfolgter Konzeption scheint ihm nicht gewichtig genug. Aber er glaubt nicht recht an die zweizeitige Geburt; die zweitempfangene Frucht geht ihm zufolge meist als Abort ab. Auch kennt er keine sicheren Zeichen der Superfoetatio[54]. Hebenstreit misstraut der Superfoetationslehre. Wie die Lehre von der langen Schwangerschaftsdauer (vgl. S. 248) betrachtet er sie als fragwürdiges wissenschaftliches Äquivalent ihrer sozialen Funktion.

«Die Wittwen, sagt er[55], wünschen sich nach des Mannes Tod Kinder, um erben zu können, und in dieser Absicht erdichten sie bald eine Schwangerschaft, bald gebähren sie untergeschobene Kinder, bald, im Fall ein Kind vom Verstorbenen zur Zeit der Geburt mit Tod abgegangen ist, geben sie vor, es sei noch eins im Mutterleibe zurückgeblieben, sie hätten zweimal nach einander empfangen ... Diss nennt man eine Überschwängerung. Ihre Unmöglichkeit ist aber ... ganz klar ...». Aber Hebenstreit war auch hier allzu streng: man brauchte die Lehre von der Superfoetatio vorläufig noch, und zudem war sie tatsächlich grundsätzlich keineswegs widerlegt. Für Haller untersteht es «keinem Zweifel», dass es die Überschwängerung gebe, und zwar kommt sie für Haller auch da in Frage, wo nur ein lebendiges Kind zur Welt kommt, und wenn das dann die Frucht einer zweiten Schwängerung ist, können Schwangerschaftszustände sehr lange dauern. Er lässt ein Intervall bis zu 6 Monaten zu. Es seien Beispiele bekannt: gäbe es keine Superfoetatio, müssten gewisse Frauen ja 14-monatige und noch ältere Kinder geboren haben. Dies ist aber ein Ding der Unmöglichkeit[56]. Hier dient also das Konto der Superfoetatio der Begleichung von Rechnungen über die Schwangerschaftsdauer, die anders nicht stimmen. Auch Fodéré ist von der Möglichkeit der Superfoetatio überzeugt[57]. Er argumentiert ebenfalls kasuistisch, zudem ist ja mittlerweile die Auffassung von der absoluten und sofortigen Verschliessung des Muttermundes nach der Konzeption verlassen worden (vgl. S. 230). Metzger aber schweigt über das Thema Überfruchtung.

Ähnlichkeit

Die Frage nach der Bedeutung von Ähnlichkeiten und Unähnlichkeiten zwischen fraglichen Vätern und Kindern war eine andere gerichtsmedizinische Ausformung der Frage nach der Legitimität. Auch hier war die Praxis grundsätzlich familienfreundlich und an der Aufdeckung weiblicher Seitensprünge nicht allzu interessiert. Dieser Tendenz kam wissenschaftlicherseits lange Zeit die Lehre von der Imaginatio entgegen. Die Imaginatio ist der Mechanismus, durch welchen mütterliche Vorstellungen prägend auf die Gestalt des Kindes einwirken. Sie konnte zum Beispiel dafür verantwortlich sein, dass eine weisse Prinzessin, Gattin eines weissen Mannes, welche mit dem Bild eines Negers vor der Seele empfing oder schwanger ging, ein schwarzes Kind zur Welt brachte (Abb. S. 255, vgl. S. 257)[1]. Grundsätzlich muss vorausgeschickt werden, dass der Gedanke der Imaginatio vor der Entdeckung des Spermatozoons und des Eies an sich dem Gedanken der Schwängerung nahe stand[2]. Diese Tatsache steht schon hinter

254

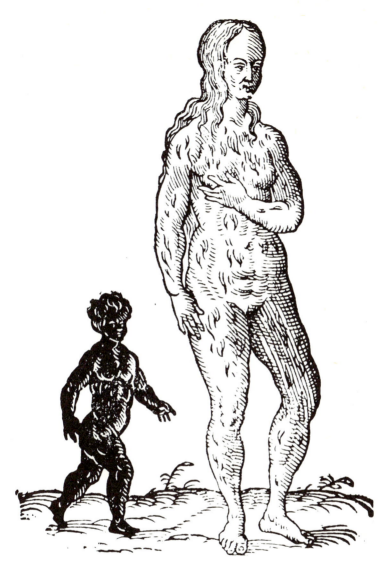

«Figur einer Jungfrawen, so da gantz harich, und eines Kinds, wel-ches so schwartz, wie ein Mohr, auss der Eltern Imagination und Ein-bildung worden sind» – die Mutter des einen hat im Augenblick der Empfängnis ein Bild Johannes des Täufers (im Fellkleid) gesehen, derjenigen des anderen kam es im entscheidenden Augenblick vor, es stehe ein Mohr bei ihrem Bette. Aus einer Ausgabe von Ambroise Pa-rés Werken von 1635.

255

der Idee, dass unzüchtige Gedanken Vater einer Mole werden können (vgl. S. 232 ff.). Man begegnet ihr auch in der alten Lehre von der «Hysterie», die ja klassischerweise von der Gebärmutter ausgeht (ὑστέρα = die Gebärmutter) und die durch Einbildungen entstehen kann, welche sich im Uterus festsetzen. Die eingebildete Schwangerschaft ist nur ein Paradefall dieses Vorgangs. Andrerseits wurde der Akt der Zeugung bis zu einem gewissen Grade als Ein-Bildung verstanden – von des Aristoteles Verständnis der Zeugung als Übertragung des dynamisch-immateriell-männlichen Bildungsprinzips auf die von der Frau beigesteuerte Materie (vgl. S. 176 und 184) bis zu Albertis Konsequenzen (vgl. S. 196 f., 253). Die «Einbildung» im eigentlichen Sinn des Worts ist erst im Laufe des 18. Jahrhunderts, des Jahrhunderts der Aufklärung und der Vernunft, ihres Realitätscharakters so sehr entkleidet worden, dass man etwa eine eingebildete Krankheit als eine Bagatelle und eine Einbildung als etwas Wirklichkeitsfernes auffassen konnte. Vordem wurde die Kraft der Einbildung, Einbildungskraft, Imaginatio in ihrer Wirkung auf den Körper und die Welt über weite Strecken ernst genommen und war Teil eines naturwissenschaftlichen Weltbildes, mit dem man als mit einer unbestrittenen Realität lebte[3] (vgl. auch S. 138 ff. und Abb. S. 154).

Die Lehre von der Imaginatio war ursprünglich besonders dienlich zur Erklärung komplizierterer Ähnlichkeitsverhältnisse. Die Herleitung von Ähnlichkeiten und Unähnlichkeiten zwischen Eltern und Kindern ist ja schon den Vorsokratikern als schwieriges Problem bekannt gewesen[4]. Auch Codronchi referiert dazu verschiedene Meinungen und ihre Widersprüche. Des Hippokrates Herleitung der Ähnlichkeit eines Kindes mit einem Elternteil aus dessen besonders grossem Zeugungsbeitrag zu diesem besonderen Kind[5] erklärt keine gekreuztgeschlechtige Ähnlichkeiten, denn auch das Geschlecht des Kindes bestimmt sich nach diesem Kampfprinzip wonach, falls z. B. die Mutter «gewinnt», das Kind nicht nur der Mutter ähnlich sehen, sondern auch weiblichen Geschlechts sein müsste)[6]. Des Aristoteles Idee, nur der Mann habe Samen, lässt theoretisch keine Ähnlichkeiten mit der Mutter zu. Keine einzige geläufige Lehre vom Entstehen des Menschen aber gestattet, dass ein Kind seinen Grosseltern stärker als den Eltern gleiche oder überhaupt niemandem aus der Verwandtschaft. An diesem Punkt nun führt Codronchi die Imaginatio ein, die schon Aristoteles für die grössere Variabilität der Menschenkinder gegenüber den Tierkindern verantwortlich gemacht hat[7]. Die Phantasiefähigkeit der Eltern beim Zeugungsakt und der Mutter während der Schwangerschaft sei schon von vielen gelehrten Männern zur Erklärung von Unähnlichkeiten zwischen Eltern und Kindern herangezogen worden. Codronchi zitiert hier Fälle, die auch später immer wieder vorkommen: die Geschichte von der weissen Frau mit dem schwarzen Kind, die der Heilige Hieronymus (um 347–419 oder 420) bestätigt (vgl. S. 254, zugehörige Anm. 1 und Abb. S. 255), die von Hippokrates, der eine Frau von Ehebruchsverdacht befreien konnte durch Nachweis eines für die Vaterunähnlichkeit ihres Kinds verantwortlichen Bildnisses im Schlafzimmer (die Geschichte ist übrigens in den hippokratischen Schriften nirgends zu finden). Und schliesslich den biblischen Fall Jakobs. (Nachdem Jakob mit seinem Schwiegervater Laban ausgehandelt hatte, dass ihm als Hirtenlohn alle gestreiften, gesprenkelten und gefleckten Stücke von dessen Herde gehören sollten, züchtete er vorwiegend solche, und zwar, indem er dafür sorgte, dass die guten Zuchttiere sich im Anblick hell-dunkel gestreifter Gegenstände – geschnitzte Ruten – begatteten – vgl. 1. Mos. 30, 37–42)[8]. Damit ist die Kraft des Gedankens bzw. der Imaginatio offenkundig, schliesst Codronchi, und es sind daher die Mütter elternunähnlicher Kinder von der Nachrede der Unzüchtigkeit zu befreien[9].

Die Frage nach der Entstehung von Ähnlichkeiten und Unähnlichkeiten und die Imaginatio-Lehre, soweit sie zur Klärung dieser Frage herangezogen wurde, sind demnach frühe Ausformungen der Frage nach den Gesetzen der Entwicklung und der Vererbung. Damit rükken sie in die Nähe der Fragen um Missbildung und Missgeburt (welche ihrerseits, gerade in ihrer Verquickung mit der Lehre von der Imaginatio, in der Nähe der Wunder oder Dämonenwerke angesiedelt sind – das Teufelskind gehört, so besehen, tatsächlich ins Vorfeld des psychiatrischen Symptoms – vgl. S. 140ff.). Dabei gelten als Missgeburten auch Erscheinungen, die man retrospektiv eher auf menschliche Eingriffe denn auf Naturgesetze zurückzuführen geneigt ist (vgl. S. 278). Und wenn die gerichtsmedizinischen Lehren von den Ähnlichkeiten und von der Imaginatio im 18. Jahrhundert allmählich durch die Lehren von den Gesetzen der Entwicklung und der Vererbung ersetzt werden, so spielt in diesem Prozess die Erforschung der Missgeburtsentstehung eine zentrale Rolle.

In der früheren Neuzeit aber ist «Ähnlichkeit» noch immer ein abgegrenzter Problemkreis von einiger Bedeutung und die Imaginatiolehre ein wichtiger Bestandteil desselben. So hat Marcellus Donatus (1538–1602), Autor der berühmten «De medicina historia mirabili libri VI» («Wundermedizin») von 1586, welche unter anderem ein langes Kapitel über die Imaginatio enthält[10], auch eine Monographie über die Ursachen der Ähnlichkeiten und Unähnlichkeiten zwischen Kindern und Eltern herausgegeben – die übrigens offenbar, wie auch die «Wundermedizin», von Gregor Horst kommentiert worden ist[11]. Gregor Horst, «der deutsche Äskulap», hat zweimal eine Professur aufgegeben, um sich als Stadtarzt zu engagieren, erst in Salzwedel, dann bis zu seinem Tod in Ulm, und die Annahme scheint erlaubt, sein Interesse für die Imaginatio stehe mit seinem gerichtsmedizinischen Interesse in Zusammenhang. Horst hat sich über die Imaginatio auch im Zusammenhang mit der Lehre von der Cruentatio (vgl. S. 309) geäussert[12] und darüber mit einem anderen Stadtarzt, Fabrizius Hildanus (1560–1634) korrespondiert (vgl. S. 278).

Zacchia widmet der Ähnlichkeit und Unähnlichkeit von Kindern und Eltern einen ganzen Titulus[13]. Er hält drei Lehrmeinungen zur Ähnlichkeitslehre für wichtig: erstens die von Hippokrates (vgl. S. 256), zweitens die von Galen, derzufolge die Gestalt des Kindes sowohl im Samen beider Geschlechter als auch im Menstrualblut, ihre Ursache hat[14]; drittens die verbreitetste Lehrmeinung, welche die Ähnlichkeit auf die Imaginatio zurückführt. (Dabei stellen sich, schreibt Zacchia, verschiedene Autoren die Wirkung der Imaginatio im einzelnen verschieden vor. Nach den einen hänge die Ähnlichkeit nur von der Imaginatio der Frau während des Coitus ab, nach den anderen wirke die Imaginatio während der ganzen Schwangerschaft, nach anderen schliesslich wirke nicht nur die mütterliche Einbildungskraft, sondern auch die des Mannes beim Beischlaf.) Alle diese Lehrmeinungen hätten aber, fährt der Autor fort, ihren Haken. Nach Hippokrates sei keine gekreuztgeschlechtige Ähnlichkeit möglich und überhaupt sollten nach hippokratischer Lehre nur Knaben geboren werden, da der männliche Samen ja dem weiblichen zum vornherein überlegen sei; schliesslich wäre dieser Autorität zufolge keine Ähnlichkeit mit anderen Leuten als den Eltern denkbar. Nach Galen aber müssten die Kinder ja eigentlich ganz der Mutter ähnlich sehen, da ihre äussere Gestalt ja aus dem mütterlichen Blut gebildet, diesem aber bildende Kraft zugebilligt ist, und auch hier wären keine Ähnlichkeiten mit weiteren Verwandten und anderen Leuten möglich. Aber auch die verbreitetste und von grossen Männern vertretene Lehre von der Imaginatio birgt ihre Schwierigkeiten. Wie ist das Verhältnis zwischen Imaginatio und virtus assimilandi (Angleichungskraft) einerseits, Imaginatio und virtus formatrix (Bildungskraft) andrerseits? Es wäre absurd, wenn diese beiden der Einbildungskraft zugeordnet wären, denn es würde ja dann von dieser abhängen, ob ein Kind männlich oder weiblich werde, ja sogar, ob es menschliche Gestalt habe oder die eines Pferds, Kamels oder Esels. Man könnte dann erzeugen, was man wollte, und nicht, was die Natur will. Die Lehre von der Imaginatio ist auch nicht vereinbar mit der Tatsache, dass alles Zeugende sich Ähnliches erzeugt, denn die Imaginatio enthält ja von Augenblick zu Augenblick tausend Phantasmata. Zudem gleichen Kinder manchmal Ahnen, die die Mutter nie gekannt hat. Schliesslich sehen auch die Kinder niedriger Tiere und Pflanzen, die doch nicht denken, ihren Eltern ähnlich. Zacchia hütet sich vor einer einfachen Erklärung für Ähnlichkeiten und Unähnlichkeiten. Er differenziert verschiedene Ähnlichkeiten; nicht nur die alten Ähnlichkeiten bezüglich der Art, des Geschlechts und des Aussehens, sondern auch innere und äussere Ähnlichkeit, Ähnlichkeit des Temperaments, des Gemüts, der Krankheitsneigungen, und alle diese wieder nach Graden. Die Wurzeln der Ähnlichkeit liegen im elterlichen Samen, deshalb sehen Geschwister einander oft ähnlicher als den Eltern, weil sie ja derselben Mischung entstammen. Aber auch den Umwelteinflüssen und sogar der Imaginatio lässt Zacchia etwas Raum. Forensisch können Ähnlichkeiten und Unähnlichkeiten als Anhaltspunkte, aber nicht als Beweise dienen. Es ist denkbar, dass des Zacchias Distanznahme von der Imaginatiolehre zum Teil dadurch möglich war, dass die Rota Romana dazu tendierte, Kinder unabhängig von naturwissenschaftlichen Befunden, aus juristischen Gründen, legitim zu erklären. Die Imaginatiolehre hätte so, von ihrer forensischen Funktion entlastet, ohne grosse praktische Konsequenzen einer kritischen Betrachtung unterzogen werden können (vgl. S. 264 ff.). In seinem Buch über die Missgeburten wird Zacchia nochmals, und wiederum skeptisch, auf die Imaginatiolehre zu sprechen kommen: wir wären alle fleckiger als Panther, wenn jedes Schwangerschaftsgelüste einen Flecken machte[15].

Trotzdem ist die Lehre von der Imaginatio auch nach Zacchia im Kurs geblieben. Im selben Jahr wie Zacchias Text über die Monstren (1635) ist des Thomas Fienus (auch Feyens, 1567–1631) Buch «De viribus imaginationis» erschienen, das die Imaginatio wiederum als grundlegende Kraft darstellt, die aus der Lehre vom Menschen nicht wegzudenken ist. Ähnlich wie Donatus macht Fienus die Imaginatio für ein überaus breites Spektrum von Phänomenen verantwortlich, wozu wiederum alle möglichen Befunde am Neugeborenen gehören. In diesen letzten Fällen wirkt die Imaginatio durch Vermittlung der potentia conformatrix[16]. Fienus ist bis ins 18. Jahrhundert hinein dort als Autorität zitiert worden, wo man die Lehre von der Imaginatio vertreten hat.

Im 18. Jahrhundert hat diese im Rahmen der Ähnlichkeits- und Unähnlichkeitslehre sogar wieder eine zentrale Stellung. Das hängt unter anderem wohl damit zusammen, dass die Gerichtsmedizin an den Komplex von Fragen, die sich an Ähnlichkeitsphänomene knüpfen, gewöhnlich anlässlich missäugig festgestellter Unähnlichkeiten herankam, und da wirkte die Imaginatiolehre versöhnlich und vereinfachend (Fall S. 260). Alberti misst der Imaginatio grosse Bedeutung für die Entstehung von Ähnlichkeiten und Unähnlichkeiten zu[17] – allerdings sollen Ärzte und Zivilrichter achten, dass sie nicht von betrügerischen Frauen und korrupten Verteidigern hinters Licht geführt werden, dass Ungerechtigkeit und Bosheit nicht unter dem Deckmantel der Imaginatio hingehe, wenn etwa Frauen per imaginationem

Eine Frau gebar ein Kind, welches dem Mann vollständig *un-ähnlich*, einem Jüngling, den sie oft sah, aber völlig *ähnlich* war. Dr. Baldassar Timäus von Gyldenklee (1601–57) schreibt zur Frage, ob die Frau deshalb des Ehebruchs beschuldigt werden könne: nein, denn «die Ähnlichkeit kommt nicht immer aus dem Samen, sondern manchmal auch aus der starken Imaginatio der Frau, nicht nur zur Zeit der Empfängnis, sondern auch aus der täglichen und wiederholten Betrachtung der Bilder, welche ihr vor den Augen schweben». Die Phantasie der Mutter wirkt allerdings am stärksten zur Zeit der Konzeption und in den ersten Tagen der Schwangerschaft. Nach Zacchias können Ehebrecherinnen, welche beim Verkehr mit ihrem Liebhaber das Überraschtwerden durch den Gatten fürchten, ein Kind gebären, welches gerade nicht dem Freund, sondern dem Gatten gleicht. Das ist ein weiteres Argument dafür, dass man aus der Ähnlichkeit keine Annahmen über die Legitimität ableiten darf.

Imaginatio und Ähnlichkeit erscheinen im Zusammenhang mit der Legitimität eines Kindes. Goethe hat dieses Thema in den «Wahlverwandtschaften» behandelt: das von einem Ehepaar erzeugte Kind gleicht Personen, welche den Eltern näher stehen als der legitime Partner. Die Imaginatio der Mutter kann auch psychische Folgen für das Kind haben (vgl. Fall S. 132f.). Andere Responsa des Timaeus von Gyldenklee s. Fälle S.123 und S. 206.

empfangen haben wollen. Auch Teichmeyer anerkennt die Wirksamkeit der Imaginatio mit neuer Überzeugung und sogar einiger Wärme. Posthume Kinder gleichen dem Erzeuger jeweils mehr als andere Kinder, schreibt er, weil das Bild des Verblichenen der Mutter unablässig vor Augen schwebt[18].

Mag sein, dass es unter anderem die Bedürfnisse der forensischen Medizin waren, welche die Imaginatiolehre am Leben erhalten haben. Zudem ist aber diese Lehre gegen Ende des 17. Jahrhunderts theoretisch neu begründet worden[19]. René Descartes (1596–1650) hat dadurch, dass er ein rein naturwissenschaftlich-deterministisches Modell vom lebenden Organismus vorlegte, einer Verwissenschaftlichung des Seelenbegriffs den Weg bereitet, namentlich, indem er dem Menschen im selben Zuge ein seelisches Prinzip zugestand, welches auf den von Naturgesetzen regierten Organismus Einfluss zu nehmen fähig sei und über welches Tiere nicht verfügten. Damit trat gerade da, wo die naturwissenschaftliche Sicht vom menschlichen Organismus am konsequentesten durchgeführt wurde, die Seele wieder auf den

Plan; zwar als naturwissenschaftlich nicht erfassbare, autonome, gott-gegebene Einheit von rätselhafter Wirkungsweise auf die Natur, welche aber als solche von der Naturwissenschaft doch zur Kenntnis genommen werden musste. Damit hatte die Imaginatiolehre wieder eine tragfähige theoretische Basis, und es war ein Cartesianer, Père Nicolas Malebranche (1638–1715), der im Versuch, den cartesianischen Leib-Seele-Dualismus zu überwinden[20] der Imaginatio im weitesten Sinne, aber auch als Ursache von Ähnlichkeiten und Monstren, zu neuer Aktualität verhalf. Unmittelbarer als Descartes und Malebranche nahm aber Georg Ernst Stahl auf die medizinische Neubelebung des Seelenbegriffes Einfluss. Stahls «Animismus» zufolge ist eine naturwissenschaftlich nicht erfassbare «anima» für Leben und Sterben der menschlichen Maschine weitgehend verantwortlich. Chemie und Physik genügen nicht zum Verständnis des Lebens. Der Chemiker Stahl bringt damit auch eine allgemeine Enttäuschung von den Ergebnissen der Grundlagenwissenschaften des 17. Jahrhunderts zum Ausdruck, welche für die Neubelebung des Seelenbegriffes in der Medizin zweifellos mit verantwortlich gewesen ist. Stahls Animismus lieferte einer umfassenden Psychosomatik und damit der Lehre von der Imaginatio eine neue theoretische Begründung.

Trotzdem musste natürlich die Imaginatiolehre im Lauf des 18. Jahrhunderts in Frage gestellt werden. Und dies geschah auch, und zwar zunächst ausgehend von der Lehre der Entstehung von Monstren und Missbildungen (vgl. Abb. S. 44, 261 ff.) per imaginationem. Die Diskussion begann eigentlich auf die Publikation Daniel Turners (1667–um 1741) über die Krankheiten der Haut (1714) hin, welche ein besonders langes Kapitel über die Phänomene enthält, welche mütterliche Einbildungen auf der Haut der Leibesfrucht hinterlassen[21]. Damit waren die «Muttermäler» im modernen Sinn als Effekte der Imaginatio besonders in den Vordergrund gerückt, wobei Turners Muttermäler auch eigentliche grobe Missbildungen mit umfassen[22]. In dieser überaus konkreten Erscheinungsform nun provozierte die Imaginatiolehre die Kritik der Naturkundigen der Zeit. 1727 schon erschien die berühmtgewordene Schrift des Jacob August Blondel (1665–1734), welche Malebranches und, im Supplement, Turners Auffassung namentlich der Muttermale und Deformitäten als Imaginationseffekt einen «vulgar error» nannte. Bis vor 150 Jahren, schreibt Blondel, machte man die Imaginatio für gewisse Ähnlichkeiten zwischen Kindern und Eltern verantwortlich. «Heut zu Tag aber verhält sich die Sache ganz anders. Die Einbildung schämt sich eine geringe Trödlerin zu seyn . . . Sie hat die ganze Handlung der Ungestalten an sich gezogen . . . sie kan ihre Kaufleute in einem Augenblick mit Missgeburten aller Arten versehen . . .». Sein Verständnis für die Imaginationslehre ist ein soziologisches (worin gleich eine

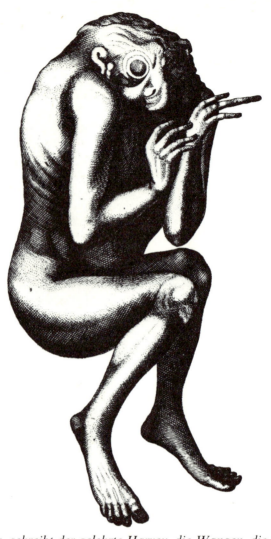

« 'Die Lippen, schreibt der gelehrte Harvey, die Wangen, die Ohren, die Augenlieder, und die Nase der menschlichen Frucht, werden von Anfang nicht gesehen, und die Linie, welche die obere Lippe unter sich vereiniget, wächst am allerletzten zusammen. Dieses ist die Ursache, warum viele Kinder eine Hasenscharte mit auf die Welt bringen, weil in der Bildung der Frucht die obere Lippe sehr späth aneinander wächst.' Wann einige Kinder auf die Welt kommen, die einem Affen, einem Frosch, oder noch etwas ärgers ähnlich sind, muss dieses der nemlichen Ursache zugeschrieben werden; ich will sagen, weil die Lippen und Wangen nicht zu ihrer Vollkommenheit gelanget ...»,
schreibt Blondel 1727, ein Jahr nachdem eine Mary Toft noch hatte

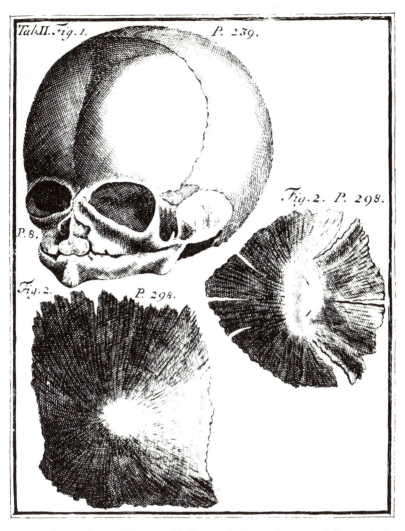

Tab.II. Fig.1. P. 239.

Fig.2. P. 298.

P. 8.

Fig.2. P. 298.

Kaninchen gebären können. Hebenstreit fügt seinem gerichtsmedizinischen Lehrbuch in der Mitte des Jahrhunderts vier Tafeln bei, welche sämtlich Missgeburten aus des Autors eigener Sammlung zeigen. Die zweite davon illustriert die Entwicklungsgeschichte der Hasenscharte. Tafel drei illustriert kirchenrechtlich-medizinische Fragen, welche sich im Zusammenhang mit der heiligen Taufe ergeben. Sie zeigt eine menschliche Frucht, deren Kopf so tierähnlich ist, dass die Unsterblichkeit ihrer Seele in alter Tradition bezweifelt wurde. Der Autor stellt demgegenüber fest, es sei alles vom Menschen Geborene ein Mensch und daher zu taufen.

Kritik begriffen ist): die Imaginationslehre habe seinerzeit der Entlastung der Eltern von Missgeburten gedient, welche ohne sie womöglich geglaubt hätten, in der Form ihrer Frucht die wohlverdiente Strafe Gottes für supponierte Sünden empfangen zu haben. Blondels Kritik an der Imaginationslehre ist in wichtigen Teilen embryologisch. Die Kenntnisse von den Verbindungen zwischen Mutter und Kind und das Wissen von Ei und Samen passen schlecht zur Imaginationslehre. Andererseits gibt es viele andere Erklärungsmöglichkeiten von Malen und Verwachsungen, namentlich Störungen der intrauterinen Entwicklung, ferner Traumen und Vererbung[23]. Ähnlich kritisieren um die Mitte des 18. Jahrhunderts Haller und Roederer (als Antwort auf eine entsprechende Preisfrage der Akademie der Wissenschaften zu Petersburg von 1756) die Imaginationslehre[24]. Die entwicklungsgeschichtliche Herleitung der Hasenscharte wurde im Zuge dieser Neuorientierung gelegentlich zum Schulbeispiel für die Verdrängung der Imaginatio durch die Embryologie (Abb. S. 262 f.). So wird die Anomalie, die Zwischenform, das Monstrum zur Entwicklungsstufe «temporalisiert»[25] (vgl. S. 249 f.).

Die Ablösung der Imaginationslehre durch die Lehre von der Vererbung, welche die Imaginatio auch als Erklärung von Ähnlich- und Unähnlichkeiten unnötig machen konnte, erfolgte eher langsamer und später. Als Ergänzung zu einer Vererbungslehre, welche zum Verständnis von Ähnlichkeitsphänomenen nicht hinreichte, war die Imaginationslehre noch lange schwer entbehrlich, ganz abgesehen von ihrer sozialen Unentbehrlichkeit. So konnte ja selbst Zacchia der Imaginationslehre zur Erklärung von Ähnlichkeiten nicht ganz entraten. Solange eben die Gesetzlichkeiten und Substrate der Vererbung nicht genauer bekannt waren, solange es vorstellbar blieb, dass aus Stroh und alten Hemden Mäuse, aus Schmutz Läuse entstehen könnten, blieb der Imaginatio ein breiter Spielraum erhalten. Wenn Blondel argumentiert, im Samentierchen sei das ganze Kind vorgebildet und es könne die mütterliche Phantasie die diesem innewohnenden Entwicklungspläne nicht beliebig verändern, ist damit wohl ein erbbiologischer Ansatz zur Kritik der Imaginatiolehre gegeben, doch genügt dieser offensichtlich wiederum zur Erklärung zahlreicher Phänomene nicht.

Doch der Lauf des 18. Jahrhunderts brachte verschiedene Entdeckungen, welche Macht und Grenzen der Heredität mit neuer Präzision umrissen und die Imaginatio damit teils unnötig machten, teils ins Reich der Phantasie verwiesen. Lazzaro Spallanzani erschütterte das Dogma von der Urzeugung (1765) und wies 1785 nach, dass Eier durch Samenkörper befruchtet werden[26]. Mit alledem war einfach nicht mehr Beliebiges möglich, weder an Missgeburten noch an Ähnlichkeiten. 1726 konnte Mary Toft in England durch Gebären von

Kaninchen noch königliche Leibärzte beeindrucken[27] – derartigem
waren nunmehr die Verständnisgrundlagen entzogen. 1775 dissertierte Johann Friedrich Blumenbach (1752–1840) in Göttingen über die
menschlichen Rassen[28], und damit konnten nun auch keine weissen
Eltern mehr schwarze Kinder bekommen. Blumenbachs Autorität
wirkte rasch in die Ausgabe der Hallerschen «Vorlesungen» von 1782
hinein, wo es heisst, die «Einwirkung der Einbildungskraft» sei «eine
schlechte Ausrede» für Europäerinnen und Gattinnen von Europäern, deren Kind «die Spuren eines mit einem Asiaten, Africaner
u.d.gl. begangenen Ehebruchs an sich trägt»[29] (Fall S. 266).

Doch war solche Kritik natürlich nicht nur die Folge der neuen wissenschaftlichen Grundlagen der Lehre vom Entstehen des Menschen,
sie war auch deren Basis. Die aufklärerische Denkweise begünstigte
an sich schon eine Betrachtungsweise der menschlichen Natur, welche nicht damit rechnete, dass den Phänomenen anderes zugrunde-
liege als entweder ein Naturgesetz oder etwas Menschlich-Allzu-
menschliches. Die Einbildung wurde für sie daher entweder ein nervöser Vorgang – als solcher aber ganz bestimmten Gesetzen unterworfen und an bestimmte Bahnen gebunden – oder ein Hirngespinst. Die
Aufklärung hat ja insgesamt viele Ideen magisch-theologischer Tradition, die das 17. Jahrhundert noch in sein naturwissenschaftliches
Universum zu integrieren versuchte, an den Rand oder sogar ausserhalb der Wissenschaft verwiesen, wo sie dann als Lehre von der Seele,
vom langen Leben, von der Gesellschaft und anderem mehr fortexi-
stierten (vgl. etwa die Lehre von der Cruentatio, S. 311 oder der Hexerei, S. 205). So ist es auch der Imaginationslehre ergangen.

Interessant ist, dass die Ähnlichkeits- und Unähnlichkeitsbefunde
an Kindern damit vorläufig forensisch-medizinisch verhältnismässig
uninteressant geworden sind. Allfällige Unähnlichkeiten von Kindern wurden nun nicht mehr mit der Einbildung der Mutter legiti-
miert, sondern als für die Frage der Legitimität und damit als gerichtsmedizinisch belanglos betrachtet, sofern ein Kind nicht gerade aus der
Rasse schlug. «Die vermeyntlich erforderliche Ähnlichkeit», schreibt
Ploucquet («über die physische Erfordernisse der Erbfähigkeit»),
«kan hier nichts entscheiden, da ein neugebohren Kind keine bestimmte Physiognomie hat, und Meynung oder Einbildung hier Ähnlichkeit und Unähnlichkeit nach belieben schaffen oder vertilgen
kan»[30] – man beachte die Umfunktioniertheit des Begriffs der «Einbildung»[31] – auch Blumenbach wird hierfür bemüht: «...da uns die
Geseze der Natur, nach welchen sie die ... Gesichtszüge ... überträgt, ... gar nicht bekannt sind, ... wird die Ähnlichkeit oder Unähnlichkeit niemals eine Filiation oder ein Unterschieben beweisen
können»[32]. Fodéré legt dar, die Frage nach der Bedeutung der Ähnlichkeit für die Legitimität eines Kindes sei nur in Konkubinatssa-

Am 15. April 1790 erstatteten der Dekan und die Räte des Königlich-preussischen ärztlichen Oberkollegiums in Berlin ein Gutachten in einem am Kammergericht laufenden Prozess. Die (weisse) Witwe eines Negers namens Hannibal will zu Lebzeiten ihres Mannes mit einem hiesigen Bäckermeister ein weisses Kind erzeugt haben, für das dieser nun sorgen soll. Der Bäckermeister bestreitet und macht geltend, *das Kind entstamme der Ehe mit dem Neger.*

Die Gutachter schreiben: die Frage lässt sich «lediglich nach solchen Gründen, welche bloss aus der Erfahrung hergenommen sind und von der Erfahrung bestätigt werden», beantworten.

1. Die Erzeugung des Menschen ist völlig unklar. Hingegen berichten Reisende aus fernen Ländern übereinstimmend, dass aus dem Verkehr zwischen Weissen und Schwarzen Mulatten entstehen.

2. Ein Augenschein beim Kind, einem siebenjährigen Knaben, zeigt, dass er ganz weiss ist und lange blonde Haare hat; Nase und Lippen sind weder aufgeworfen noch eingedrückt. Eine Tochter dagegen, welche anerkanntermassen vom Neger und der Klägerin abstammt, ist ganz schwarz und hat schwarze krause Haare, aber ihre Gesichtszüge sind europäisch. Der Vergleich der Kinder weckt Zweifel an der Theorie, dass das Kind im mütterlichen Ovulum präformiert sei und durch den Samen nur zur Entwicklung gebracht werde. Jedenfalls ist auszuschliessen, dass der durch den Prozess betroffene Knabe einen schwarzen Vater hat.

Hier wird am Vorgehen das Aufkommen naturwissenschaftlichen Denkens deutlich. Theorien werden an der – noch anekdotischen, nicht systematisch gesammelten – Erfahrung geprüft und verworfen. Mit der Lehre von der Imaginatio hätte der Bäckermeister bessere Aussichten gehabt (vgl. S. 257 und Fall S. 260). Zur erwähnten Lehre von der Präformierung des Kindes im mütterlichen Ovulum vgl. S. 272.

chen von Belang, da die Gerichte den Verdacht des Ehebruchs während der Ehe zum vornherein ausschlössen und da in den Augen des Gesetzes derjenige der Vater eines Kindes sei, den die Heirat als solchen bezeichne. Auch die Rota Romana habe, wie uns durch Zacchia übermittelt sei, verschiedentlich so entschieden[33]. Ganz ähnlich redet

Fodéré ja auch im Zusammenhang mit der Schwangerschaftsdauer (vgl. S. 251 f.). Als ob Ähnlichkeitsbefunden gerichtsmedizinische Relevanz nur solange zuerkannt worden wäre, als sie sich so interpretieren liessen, wie es im Interesse der Erhaltung der Familien lag.

Abort

Die Frage nach der Strafbarkeit des Aborts stellt sich dem Arzt in verschiedenen Formen. Der Wundarzt Paré zieht nur den Fall in Betracht, dass «ein schwangere Fraw etwan von einem geschlagen, verwundet, erschreckt, oder sonst in Unfall gebracht wird, und also umb ihre Geburt und Frucht kommt» und um die Frage, «ob die Geburt an allen ihren Gliedmassen vollkommen, perfect, und einem Kind gleich sey (vgl. Fall S. 269): Sintemal der jenige einer viel grössern Straffe wehrt ist, welcher eine solche Geburt, welche an allen ihren Gliedmassen vollkommen ist, das ist, welche nunmehr eine Seel und Leben in ihr gehabt, ertödtet, denn der, so allein zu eines Embryonis oder Versammlung der beyderley Samen, welche sich allein in etliche Blässlin erhoben, und also weder lebendig noch mit seinen Gliedmassen versehen ist, Untergang, und Verderbung Ursach gibt: Denn jenen pflegte Moyses an dem Leben, diesen aber mit Gelt zu straffen»[1]. Der Mediziner Codronchi spricht nur vom durch die Frauen selbst provozierten Abort. Wenn eine Schwangere ein Medikament zur Abtreibung ihrer Frucht bekommen oder genommen habe, schreibt Codronchi, so pflegten die Rechtsgelehrten und Richter den Arzt zu fragen, ob dieses Medikament oder eine gegebene Massnahme geeignet sei, einen Abort hervorzurufen. Darauf könne der Arzt antworten, falls die Frauen etwas sagen oder falls sie wissen, welches Medikament eingenommen wurde. Codronchi gibt verschiedene klassische Textstellen an, an welchen nachzulesen ist, welche Medikamente Aborte verursachen. Die Frage aber, ob eine Frau abortiert habe oder nicht, lehnt er ab. Der Arzt werde das kaum in Erfahrung bringen können, schreibt er, denn es gebe, wie schon die Alten gesagt hätten, keine objektiven Zeichen des stattgehabten Aborts, die Antwort hänge mithin diesbezüglich gänzlich von den Aussagen der betreffenden Frauen ab. Diese aber pflegten hartnäckig zu leugnen, um nicht bestraft zu werden und um nicht der Schande anheimzufallen. Die Beurteilung der Frucht kommt bei Codronchi nicht vor[2].

Mit Paré und Codronchi ist der gerichtsmedizinische Problemkreis um den Abort abgesteckt: die Fragen der Kausalität, des Nachweises an der Verdächtigten und der Abgrenzung des Aborts gegenüber geringfügigeren Delikten (gegenüber dem Abtreiben einer nur beschränkt oder gar nicht menschenartigen Frucht). Die Differenzierung des spontanen Aborts von der Frühgeburt kann im Zusammenhang mit dem Erbrecht vom Arzt verlangt werden – dieser gerichtsmedizinische Aspekt des Aborts findet sich aber oft eher unter den Themen Schwangerschaftsdauer und Geburtstermin abgehandelt. Dagegen wird die Frage, wie weit der Abort durch den Arzt verschrieben oder provoziert werden dürfe, im Zusammenhang mit der ärztlichen Ethik betrachtet. So fanden wir sie bei Codronchi (vgl. S. 103), so behandelt sie Fidelis, der alle ärztliche Abortprovokation für schwer sündig hält, weil sie sowohl das Kind als auch die Mutter schädige[3] (vgl. auch S. 224f., Codronchis und Fidelis' Ablehnung gewisser Schwangerschaftsproben). Zacchia ist praxisnaher und differenzierter, er widmet dem Thema eine längere Diskussion, er selbst scheint der Auffassung zuzuneigen, eine Therapie dürfe den Abort höchstens riskieren, niemals aber direkt anstreben[4]. Alberti tritt in Zacchias Fussstapfen[5]. Im Lauf des 18. Jahrhunderts tritt diese Frage, wie die Ethik insgesamt, im engeren gerichtsmedizinischen Gesichtsfeld etwas zurück, wobei ein limitierter Bereich von Zulässigkeit des ärztlich indizierten Aborts offenbar diskussionslos anerkannt wird[6].

Die Lehre von der «Beseelung» der Frucht

Doch zurück zum kriminellen Abort, der den Kern der gerichtsmedizinischen Fragen um den Abort ausmacht, der auch unter dem Titel «Abort» hauptsächlich behandelt wird. Paré und Codronchi haben den diesbezüglichen Fragenbereich umrissen. Fidelis, der hier wie in Vielem bestrebt ist, die Grundlagen sowohl für die Rechtsprechung als auch für die Gesetzgebung prinzipieller zu erarbeiten als diese Vorgänger, setzt den Abort unter den Titel «De animatione, et formatione foetus»[7]. Der Arzt muss wissen, schreibt Fidelis, wann der Foetus mit einer anima rationalis ausgestattet und so zum Menschen wird. Denn das hat seinen Einfluss auf das Strafmass beim Abort, und der Arzt ist es, der da die Grenzen setzen muss. Es ist aber auch nützlich für den Staat, schön und dankbar für die philosophischen Geister, sich mit diesen Fragen zu beschäftigen. Fidelis diskutiert nun die verschiedenen traditionellen Ansichten zur Beseelungsfrage. Die Idee, der (männliche) Same sei zum vornherein beseelt, gefällt ihm nicht, mit vielen Philosophen und Ärzten hält er es für unwürdig, Formlosem eine Seele zuzuschreiben. Er glaubt vielmehr, dass die menschliche Seele, die anima rationalis, dem Foetus dann eingeflösst werde, wenn seine Glieder voll ausgebildet sind[8]. Bezüglich des Zeitpunkts der Beseelung schwanken die Angaben verschiedener Autoren zwischen dem 30. Tag und dem 4. Monat, für den Knaben liegen sie meist erheblich tiefer als für das Mädchen[9]. Fidelis selbst meint, es gebe da Variationen, wie eben die Natur in manchen Dingen Variationen hervorbringe. Darin, dass Knaben früher ausgebildet und durchgeformt seien als Mädchen, seien sich freilich alle einig; es hängt dies mit der schwächeren und feuchteren Beschaffenheit des weiblichen Geschlechts zusammen[10]. Was nun aber, wenn der Arzt darüber zu befinden hat, ob ein abgetriebener Foetus beseelt gewesen sei oder nicht? So schwierig die Frage theoretisch ist, antwortet Fidelis, so einfach ist sie praktisch. Man hat nämlich nur das abgegangene Körperchen anzusehen (vgl. Abb. S. 44): sind seine Glieder ausgebildet, so war es zweifellos beseelt, sonst war es schlechterdings noch kein Mensch. Fehlt der Foetus, so muss vom Konzeptionstermin an gezählt werden. Und dann urteilt man je nach Situation: nach der mildesten Lehrmeinung (4 Monate), wenn vor Gericht ausgesagt werden muss, nach der strengsten (30 Tage), wenn es um das Gewissen geht. Denn das Gericht entscheidet in dubio pro reo, vor Gott aber sühnt man besser etwas zu viel als etwas zu wenig (Fall S. 269).

Zacchia behandelt den kriminellen Abort im Rahmen des Titulus über die legitime und lebensfähige Geburt. Deshalb finden sich bei ihm auch Fragen, die sich an den Spontanabort knüpfen: hat eine

---

Die Medizinische Fakultät von Kopenhagen erhielt ein Urteil des Provinzrichters von Schonen vom 21. Juni 1648, eine Frau namens Christine Benedicta betreffend. Von dieser wird berichtet: sie sei 13 Wochen schwanger gewesen und habe am Karfreitag «geboren, was sie getragen hatte», nachdem sie einen grossen schweren Sack gehoben und dann noch Wäsche gehalten hatte. Die Frage an die Fakultät lautet, ob ein Foetus von so wenigen Wochen *für «vollkommen» gehalten werden könne.*

Die Fakultät antwortet, dass sie trotz gewissenhafter Beschäftigung mit Akten und Zeugen nicht habe feststellen können, «dass die Frau schwanger gewesen sei, und wenn sie auch schwanger gewesen wäre, so konnte der Foetus in dieser kurzen Zeit nicht so gedeihen, dass er für vollkommen gehalten würde».

Es geht hier um die Frage, ob die Angeklagte den Abort eines beseelten Kindes provoziert hat. «Perfekt», «vollkommen» heisst hier beseelt. Eine Frucht ist erst dann beseelt, wenn sie menschenähnlich ist (vgl. S. 267). Die Fakultät hat den Zeitpunkt der Beseelung offenbar entsprechend Fidelis' mildem Vorschlag auf 120 Tage angesetzt. Die vorsichtige Formulierung, dass die Frau gebar «was sie getragen hatte», weist darauf hin, dass das Resultat der Geburt nicht mehr vorlag.

Frau, welche abortiert hat, geboren? ist ein Abort rechtlich als eine Geburt zu behandeln, wirkt er auf das Testament, bringt er die Mutter in den Genuss irgendwelcher Privilegien des Wochenbetts? Bis zu welchem Monat ist ein Kind, wenn es vorzeitig abgeht, ein Abort? Im Zusammenhang mit dem kriminellen Abort fügt er dem Fidelis wenig bei; auch er ist von der Frage des Beseelungstermins fasziniert[11].

Im Lauf des 17. Jahrhunderts und dessen wissenschaftlicher und denkerischer Auseinandersetzung mit dem Werden wurde die Beseelungsfrage dann in Frage gestellt. Ähnlich wie die Lehre von der Imaginatio hatte die Beseelungslehre auch ganz allgemein vor den Bemühungen der Wissenschaft des 17. Jahrhunderts zu weichen, die Natur naturwissenschaftlich zu verstehen. Anstelle des Begriffs der Seele tritt der Begriff des Lebens, welcher naturwissenschaftliche Erfassbarkeit mehr impliziert als jener.

Johannes Bohn bespricht die Beseelungslehre als Musterbeispiel einer zweifelhaften Hypothese, vor welcher man sich zu hüten habe. Auf Grund dieser Lehre beurteilten die Gesetze den frühen Abort milder als den späten; strittig sei dann nur noch der Zeitpunkt der Beseelung. Tatsächlich gibt es indessen, sagt Bohn, keine nicht lebende [d. h. zugleich keine nicht beseelte] menschliche Frucht. Aber auch so ist die Sache noch unklar: wird die Seele dann (gewissermassen von aussen) zugeführt oder entsteht sie mit der Frucht? Ich kann mich nicht genug wundern, schreibt Bohn, über die Kühnheit der Mediziner, die solche Fragen beantworten, verstehe auch nicht, wieso unsere Gesetzesinterpreten und -verwalter nie an den Grundlagen und daher der Billigkeit ihrer Gesetze zweifeln. Hingegen verstehe ich – und hier zeigt sich nun wieder Bohns Methodenbewusstsein – dass gewisse Rechtsgelehrte, da sie vor der Mitte der Schwangerschaft mangels Kindsbewegungen nicht sicher sind, dass das Kind lebt, einen Abort in dieser Zeit milder bestrafen als später. Dass Gesetze und Rechtsgelehrte bei zweifelhaften Befunden milder urteilen, finde ich richtig, nicht aber, dass Mediziner solche Milde dadurch herbeiführen, dass sie Sicheres zu Zweifelhaftem machen. Nicht die Gesetze kritisiere ich, beschliesst Bohn, aber deren medizinische Begründung[12].

Die Lehre von der Identität von Leben und Seele im Keim

Diese Verweigerung einer naturwissenschaftlichen Antwort auf eine Frage, die aus juristischen Bedürfnissen heraus gestellt wird, ist ein grundsätzliches Ereignis. Bohn ist sich dessen bewusst. Er geht im Kapitel 6 (de renunciationum difficultate) seines forensischen Teils nochmals grundsätzlich auf diese Sache ein: Oft können wir den Juristen nicht die verlangten Antworten geben, und zwar nicht, weil wir, wie die Chirurgen und die Hebammen, nichts können, sondern, weil die gestellten Fragen unlösbar sind[13]. Mit diesem Grundsatz war Bohn zu früh, um Geschichte machen zu können; eine derartige generelle Besinnung auf Möglichkeiten und Grenzen der Medizin im Rechtsbetrieb und auf die Eigengesetzlichkeiten beider ist erst um die Wende zum 19. Jahrhundert allgemeiner geworden, und da bezog man sich nicht mehr auf Bohn.

In der Frage der Beseelung aber war er einflussreicher. Die Beseelungsfrage wurde nach ihm nicht mehr in der alten Form aufgenommen, jedenfalls nicht von der Prominenz. Das Leben der Frucht wurde nun als mit der Konzeption gegeben angenommen; eine naturwissenschaftliche Begründung für die mildere Beurteilung des frühen Aborts gegenüber dem späteren wurde damit verweigert. Bohns Schärfe des Bewusstseins allerdings, dass hier eventuell aus juristischen Gründen dennoch Normen gesetzt werden müssen, wurde nicht rezipiert.

Alberti überschreibt sein Kapitel über den Abort wiederum mit «de animatione foetus, et abortu» (über die Beseelung des Foetus und den Abort)[14]. Er nennt die Beseelungsfrage einen gordischen Knoten – womit er deren Lösung durch eine neue Form der Fragestellung impliziert. Er diskutiert die Meinungen der Autoritäten und die juristische Norm der Schwangerschaftsmitte (vgl. oben S. 269ff.). Für ihn ist jedoch weder die medizinische noch die juristische Begründung der Milde gegenüber frühen Interruptionen tragbar. Vielmehr argumentiert hier der Hallenser, wie im Fall der ehelichen Pflicht (vgl. S. 186ff.), pietistisch: Es gibt keine Konzeption ohne Anima, das ist Seele, schreibt er, man vergleiche Speners «Lebens-Pflichten», wo es heisst: «Kinder abtreiben, weil im ersten Augenblick der Empfängniss die Seele vorhanden ist, ist nichts anders vor GOtt, als ein grausamer Todtschlag»[15]. [Alberti hat zusätzlich eine Monographie «De Termino animationis foetus humani» (Halle 1726) publiziert, wo er offenbar dasselbe vertritt[16].] Im obigen Abortkapitel behandelt er weiter die verschiedenen Fragen, die im Zusammenhang mit dem Abort an den Arzt gehen können: Finden sich Zeichen des stattgehabten Aborts an der Mutter? Je nach Fruchtalter gibt es deren verschiedene. Zeichen des Abganges einer sehr jungen Frucht zu suchen, heisst es allerdings in Fussnote, sei nach Zacchia müssig. Ferner die Frage, wodurch ein Abort verursacht werden könne, ob nur durch Medikamente, ob auch durch Schnürung, Schläge, Erschütterung, unmässiges Liebesleben? was Alberti alles bejaht. Das absichtliche Hervorrufen eines Aborts ist auch für die Mutter gefährlich. Der Arzt darf es allenfalls trotzdem wagen, falls die Mutter sonst in noch grössere Gefahr kommt. In der Not kommt für Alberti auch die ärztlich-geburtshilfliche Kindestötung und Extraktion des toten Kindes in Frage.

Ähnlich wie Zacchia behandelt Alberti auch den spontanen Abort. Wie ist dessen prognostische Bedeutung im Bezug auf die Fruchtbarkeit der Mutter? Wie steht es mit der Erbberechtigung? – Womit trotz Bohn wieder eine juristische Frage vom Gerichtsmediziner zu beantworten ist.

Teichmeyer setzt Alberti fort, macht aus Albertis einem Kapitel allerdings zwei: «De tempore animationis foetus» und «De abortu»[17]. Beseelt nennen die Juristen einen Foetus dann, wenn man seine Bewegungen im Uterus spürt, also etwa in der Mitte der Schwangerschaft. Die Abtreibung eines nichtbeseelten Foetus bestrafen sie dann milder als die eines beseelten. Aber medizinisch und naturwissenschaftlich ist diese Unterscheidung nicht mehr haltbar. Denn die Seele wohnt dem Samen inne, daher begeht man einen Mord, ob man einen Embryo oder einen Foetus, der bereits menschenähnliche Gestalt hat, abtreibe. Doch die Rechtsgelehrten finden es nicht nötig, beides gleich zu bestrafen. Jene Unterscheidung von beseeltem und unbeseeltem Foetus wurzelt in der Unwissenheit von Ärzten und Naturwissenschaftern und in der Ungewissheit im Bezug auf das Entstehen des Menschen, namentlich den Zusammenhang von Körper und Seele, fährt Teichmeyer fort. Die Juristen haben sie, von den Ärzten und Naturwissenschaften verführt, übernommen und bis heute beibehalten. Teichmeyer diskutiert die Ansichten der älteren Naturwissenschafter über Natur und Sitz der Seele und ihre Beziehung zum Körper und verwirft sie mit dem Argument, die Seele sei dem Menschen mit dem Körper gleichzeitig beigegeben, also von Anfang an, und die «Form» sei in der Materie schon zu Beginn vorhanden. Was aber die Entstehung des Menschen betrifft, so vollzieht sich diese keineswegs vom unvollkommenen Teil zum vollkommenen Ganzen. Die Ärzte sehen durchs Mikroskop ja schon im Pflanzensamen die ganze Pflanze, im Ei der Insekten die ganze vollkommene Maschine des Insekts vorgebildet[18]. Trotzdem müssen wir den Juristen ihre ihnen liebgewordene Unterscheidung von beseeltem und unbeseeltem Foetus einstweilen lassen; vielleicht gibt es später welche, die, besser unterrichtet, selbst an ihr zweifeln und die dann unsere Arbeit nicht fruchtlos finden. So beschliesst Teichmeyer dieses Kapitel[19]. «Als Arzt von der Sache zu urtheilen», doppelt Haller mündlich nach, «darf man annehmen, die Rechtsgelehrten hätten die Eintheilung . . . erfunden, um dem Verbrechen des Kindermords . . . vor Gericht damit durchzuhelfen». Ihm scheine nämlich «ein Weib, das ein noch nicht gliedmässiges Kind abtreibt, grausamer und strafbarer, als die welche ein gliedmässiges durch abtreibende Mittel tödet: denn leztere scheint bei sich selbst Anstand genommen . . . zu haben»[20]. Schriftlich hätte Haller einen dem Rechtdenken so fernen Gedanken an dieser Stelle wohl nicht niedergelegt.

Im weiteren Laufe des 18. Jahrhunderts kommen neue medizinische Gesichtspunkte zur Abortfrage hinzu, die das Gespräch mit den Juristen wieder möglich machen. Hebenstreit behandelt den Abort im Rahmen seines Kapitels über tödliche Verletzungen unter dem Titel Kindermord. Das Infanticidium umfasst bei ihm die Tötung von lebensfähigen Früchten und Neugeborenen. Es ist gerichtsmedizinisch von anderen Tötungen gesondert zu behandeln, weil sich an dieses Delikt spezielle gerichtsmedizinische Fragen – Zeichen der Geburt an der Mutter, Fragen der Lebensfähigkeit des Kindes, dessen Leben oder Tod vor und bei der Geburt – knüpfen und weil es bei dieser Form des Menschenmords eine Art von Wunden gibt, die nur beim Geborenwerden vorkommen: die nicht abgebundene Nabelschnur (vgl. S. 284 f.). Ein vollumfänglicher Menschenmord liegt beim Abort dann vor, wenn das ausgestossene Kind lebensfähig gewesen wäre. Lebensfähigkeit wird vom 7. Monat an angenommen. Die Bedingung der Carolina, derzufolge ein Foetus beseelt gewesen sein muss, um als Opfer eines Menschenmords zu gelten, ist überlebt, denn die Frucht lebt von Anfang an, ist demnach von Anfang an beseelt und ist zu keiner Zeit etwas anderes als ein Mensch. Hebenstreit bespricht dann die verschiedenen Abortiva, darunter die, welche den Uterus konstringieren oder schlaff machen, die Aderlässe, die fiebererregenden, die Brechmittel, wobei er genau zu fragen empfiehlt, in welcher Menge und wann welche Mittel angewendet worden seien, denn kein Mittel nützt oder schadet absolut; ferner die mechanische Gewalt. Hippokrates wird dafür getadelt, dass er, entgegen dem hippokratischen Eid, einer Frau Beihilfe zum Abort leistete, indem er sie heftige Sprünge machen hiess. Alle Abortiva aber schädigen die Mutter mit[21]. Auch Ploucquet diskutiert in seiner Abhandlung «vom geflissentlichen Missgebähren» sehr eingehend die abortverursachenden Mittel (2/3 der ganzen Abhandlung). Damit entspricht er dem Bedürfnis der forensischen Praxis (auch in Ammans und Valentinis Fallsammlungen ist es im Zusammenhang mit dem Abort vorwiegend die Frage nach der Kausalität, welche an den Arzt gestellt wird) und nebenbei wohl auch mancher unerwünscht Schwangeren. Auch Ploucquet lehnt die Beseelungsfrage ab. Das Leben beginnt «im Augenblicke der Empfängniss» «leben» und «beseelt sein» werden als identisch behandelt. Auch Ploucquet akzeptiert dennoch eine mildere Beurteilung des frühen Aborts gegenüber dem späteren. Aber er begründet diese anders als Hebenstreit – er begründet sie wie Bohn (S. 270). Einzig sicheres äusseres Zeichen des Lebens der Frucht, sagt er, seien deren Bewegungen. Diese würden aber erst in der 16. bis 20. Woche mit Gewissheit spürbar. «Nach diesen Gründen», sagt er, «nicht aber darum, weil eine Frucht von 3–4 Monaten nicht lebe, oder keine Seele habe, ist das Gesez und dessen Einschränckung gerecht, vermöge dessen eine Person, welche sich dieses Verbrechens schuldig gemacht, wann die ausgetriebene Frucht unter 20 Wochen alt war, welches aus der Besichtigung beurtheilt werden muss, mit der Todesstrafe nicht belegt werden kan . . .»[22].

«Welches aus der Besichtigung beurtheilt werden muss», schreibt Ploucquet und verweist auf § 131 der vorhergehenden «Abhandlung über die gewaltsame Todesarten» nämlich (von welcher die Schrift «von dem geflissentlichen Missgebähren» nur ein Anhang ist), wo sich eine detaillierte, auf Harveys Embryologie gestützte, Beschreibung der einzelnen Entwicklungsstadien des Foetus findet[23]. Mit der Korrelation von Fruchtalter und Entwicklungsstadium der Frucht hat Ploucquet ein neues Instrument in der Hand, das Alter der Frucht zu bestimmen, und er kann dieses Instrument hier wie in der Frage der Schwangerschaftsdauer entscheidend einsetzen. Dieses Instrument ist neu, das muss sich der moderne Leser, dem evolutionistisches Denken nicht nur geläufig, sondern selbstverständlich ist, vor Augen halten[24].

Damit wird nun die genaue Untersuchung der Frucht – nachdem eine gesetzliche Differenzierung von frühem und spätem Abort gegeben ist – zu einem zentralen Stück der Befunderhebung in Abortfragen. Die medizinische Untersuchung der verdächtigen Mutter hingegen gehört bei Ploucquet noch nicht unbedingt dazu. Fodéré wird als Vorbedingung eines Abortverdachts den Beweis fordern, dass 1. die Verdächtige schwanger war, 2. dass sie geboren hat und 3. dass die abgegangene Frucht von ihr stammte. Wo einer von diesen drei Punkten unerfüllt ist, kann auch der Nachweis von Gewaltanwendung, welche Abort verursachen könnte, nichts beweisen. Alle drei sind aber frühestens vom vierten Schwangerschaftsmonat an festzustellen[25]. Doch zurück zu Ploucquet. Ist der Abort, also der Abgang der Frucht vor der kritischen Zeit von 16 bis 20 Wochen, einmal festgestellt, ergehen die spezielleren Fragen an den Arzt. War das Abgegangene wirklich eine menschliche Frucht? War sie überhaupt lebendig in dem Zeitpunkt, da etwas gegen sie unternommen wurde? Ist ihr Abgang die notwendige Folge gewisser Handlungen? War böse Absicht hinter diesen Handlungen oder eventuell nur Nachlässigkeit oder Zufall? Diese letzte Frage sei im allgemeinen den Rechtsgelehrten zur Beantwortung überlassen, schreibt Ploucquet. Ob sichere Kausalität zwischen angewendeten Mitteln und Abort bestehe, sei die schwierigste Frage. Milde gegenüber dem frühen Abort ergibt sich auch aus seinen Überlegungen, nur dass er solche Milde, wie gesagt nicht mit der Nicht-Beseeltheit der jungen Frucht begründet, sondern, wie schon Bohn damit, dass Kindesbewegungen in der ersten Schwangerschafts-

Auf Verlangen des königlichen Kriminalrichters untersuchten ein Berliner Arzt und ein Chirurg am 10. September 1791 einen im Nachteimer eines Hauses gefundenen, verstümmelten und verfaulten Foetus. Wegen der Körpermasse, der Weichheit der Kopfknochen und des Fehlens von Fingernägeln schlossen die Gutachter auf eine *Schwangerschaftsdauer von drei Monaten.* Sie meinen, dass so unreife Kinder nie lebendig geboren würden; auch ist die Fäulnis weiter fortgeschritten als aus der Situation erklärlich ist. Deshalb vertreten die Untersucher die Meinung, der Foetus sei bereits im Mutterleib abgestorben.

Der Abort wurde von einer jungen, unverheirateten Hausbewohnerin zugegeben, welche geltend machte, sie habe nicht gewusst, dass sie schwanger sei. Sie datierte ihre letzte Menstruation auf Mitte Juni und den Abort auf den 30. August. Die Gutachter stellen fest, dass diese Angaben mit dem von ihnen angenommenen Alter des Foetus übereinstimmen. In den ersten drei Monaten gibt es keine sichern Zeichen der Schwangerschaft, weil Kindsbewegungen fehlen und der Leib noch nicht stark wächst. Dazu abortierte die Angeklagte so leicht, dass ihre Eltern nichts merkten und sie am nächsten Morgen ihrer gewohnten Tätigkeit nachging. Die Angeklagte kann also wirklich schwanger gewesen sein und abortiert haben, ohne es zu wissen.

Zu den Schwangerschaftszeichen s. S. 229f. Die Überlegungen der Gutachter bedeuten Straffreiheit für das Mädchen, dem so weder Verheimlichung einer Schwangerschaft (vgl. Fall S. 287) noch Unterbrechung derselben zur Last gelegt werden. Zur unterschiedlichen Beurteilung der Nägel als Reifezeichen vgl. Fall S. 249. Man beachte die damalige Sammlung des Abwassers in grossen Eimern und ihre Entfernung in beträchtlichen Zeitabständen, wenn ein Abort vom 30. August am 10. September gefunden wurde.

hälfte nicht wahrnehmbar seien[26] (Fall S. 275). (Ein interessantes Beispiel für die Zunahme der Kritikfestigkeit einer Stellungnahme dank der Erweiterung der zugrundeliegenden Objektivierung von der blossen Befunderhebung auf deren subjektive Voraussetzungen.) Metzger (1793) scheint Ploucquet absichtlich misszuverstehen, wenn er schreibt, die Kindsbewegungen könnten der alten, nichtigen und verwerflichen Unterscheidung von beseeltem und unbeseeltem Kind nicht zugrundeliegen, denn das Spürbarwerden der Kindsbewegungen sei nicht das Zeichen des «jetzt erst anfangenden Lebens», sondern der Grösse des Kinds. Aber auch Metzger ist bestrebt, einen Unterschied zu machen zwischen früher und später Fruchtabtreibung. Für ihn ist die Lebensfähigkeit ausserhalb des Uterus das Kriterium; er unterscheidet «frühreife, lebensfähige Geburt» und «unreife, nicht lebensfähige Geburt (Abortus)» [«Geburt» im Sinne der «Frucht»]. Als Argument, weshalb die Abtreibung der zweiten milder zu bestrafen sei als die der ersten, findet er wieder etwas anderes als Hebenstreit und Ploucquet – man sieht, wie sich die Ärzte um eine neue Rechtfertigung der Praxis bemühten, welcher der Zusammenbruch der Beseelungslehre den Boden entzogen hatte. «Ob nun schon der durch einen Abortus im dritten oder im sechsten Monat verursachte Schade für den Staat gleich gross, und der Unterschied zwischen der belebten und unbelebten Frucht nicht ist, so ist doch noch zu bemerken, dass der zufällige Abortus sich in den ersten Monaten leichter als in den folgenden ereigne; folglich der vorsätzliche Abortus im sechsten Monat eine gewissere Hofnung zur völligen Reife des Foetus zerstöre, als im dritten». Auch Metzger diskutiert verschiedene Abtreibungsmittel. «Dahin gehören Reize am Muttermund und Ertödtung der zarten Frucht durch eigene Werkzeuge» – doch die sind bei den «teutschen Schönen» «zum Glück ... wenig bekannt» – «Aderlässe am Fuss, Schnüren des Unterleibes, heftige Leibesbewegung und harte Arbeit, Brech- und Niesmittel, Gifte, drastische Purgiermittel, wurmtreibende, die Reinigung oder den Urin treibende Arzeneien u.a.m.». «Vorzüglich aber setzen die Dirnen ihr Zutrauen auf gewisse ... Arzneimittel», die einstmals als spezifische Abortiva galten, so wie der Sevenbaum (Sabina), der Lorbeerbaum, der Safran, der rote Beifuss (Artemisia) etc. Die sind aber keineswegs zuverlässig. Metzger beschliesst sein Kapitel über die unreifen Geburten mit zwei Paragraphen über die Mole (vgl. S. 234)[27].

Fodéré nimmt die Grundlage der Milde gegenüber dem frühen Abort auf medizinischen Boden zurück – Metzger hat diesen ja verlassen. Prinzipiell verwirft er Milde gegenüber dem kriminellen Abort. Er bedauert die übermässige Philanthropie in der Beurteilung dieses «crime atroce» und prangert die officiers de santé an, die sich nicht schämen, ihm Vorschub zu leisten[28]. Ihnen gilt sein grosser Zorn. Die Frauen selbst kommen recht gut weg, weil Fodéré allen Abortiva nur geringe Wirksamkeit zuerkennt – eine merkwürdige Kombination von hygienisch-sozialpolitischer Strenge und sittlichem Liberalismus im Einzelfall. Die Disposition oder Indisposition zum Abort spielt eine viel grössere Rolle als das Abortivum. Am ehesten noch wirken regelrecht Gift, heftige Leidenschaften und schwere Traumata abortiv, die heftigen Leidenschaften – Schreck, grosse Freude, Wutanfall – am häufigsten, also gerade solche Zustände, für die die Frau wohl meist nur teilweise verantwortlich ist. Am allergefährlichsten ist für eine

Schwangere die Überraschung. Die Manipulation dieser Schufte (der «officiers de santé», welche die Heilkunst entehren, führen also nicht einmal regelmässig zum Erfolg, schliesst Fodéré. Dann verlangt er, wiederum im Interesse der Frau, die obenerwähnten Beweise des Aborts an der Verdächtigten. Schliesslich streift er kurz die Frage, ob man bei einer ärztlichen Behandlung der Mutter den Abort riskieren dürfe – besonders für Katholiken sei das wichtig[29].

Kindermord

Die Tötung oder Ermordung Neugeborener – praktisch immer unehelicher Kinder durch ihre Mütter (vgl. Abb. S. 27) – wurde erst gegen Ende des 17. Jahrhunderts zum gerichtsmedizinischen Thema.

Phase der fraglichen Zugehörigkeit des Kindermords zur Gerichtsmedizin

Angesichts der Tatsache, dass die Carolina gerade in Fragen des Kindsmordes die Untersuchung der fraglichen Mutter durch ärztliche Experten (Hebammen) anordnete (vgl. S. 25), fällt es auf, dass die frühen Gerichtsmediziner sich über Kindermord und Zeichen der stattgehabten Geburt weitgehend ausschweigen. Zacchia spricht über diese Zeichen – die zehn Tage lang gut zu sehen seien, nach 40 Tagen aber verschwunden oder doch mit anderem verwechselbar sein können – nur in seinem Abschnitt über die Simulation, im Zusammenhang mit dem Ausschluss der simulierten Geburt[1]. Seine Quaestiones enthalten den Kindesmord ebensowenig wie die Werke Codronchis, De Castros und Fidelis'. Bohn betrachtet die Diagnose der stattgehabten Geburt als in den ersten 10 Tagen leicht, später aber schwierig, oft unmöglich[2]. So blieb in Sachen des Kindsmordes die Folter das hauptsächliche Instrument der Wahrheitsfindung[3]. In Parés «Rapports» allerdings findet sich die berühmte Stelle, wo die Erstickung eines Kindes durch die Befunde an der Kindesleiche erhärtet wird, (vgl. S. 56), wobei offenbar mindestens teilweise seziert wurde. Wenn es dem Kind bis dahin gut ging, schreibt Paré, und es dann plötzlich tot gefunden wird, «so frage zuförderst, ob an dem Kindt zuvor durchauss kein Mangel sey gespüret worden . . . , und sihe nachmals, ob es jetzund, nach dem es gestorben, einen Schaum vor dem Mund und Nasslöchern ligen habe . . . und die Lung, nach dem man ihm den Leib oder Brust eröffnet, von einem blästigen Schaum gleichsam bartze, der andern jnnerlichen Glieder aber keines jrgend einen Mangel habe, wo dieses alles zugegen, so ists gewiss, dass das Kind durch eine un-

277

gestümme und eusserliche Gewalt ersteckt sey»[4]. Paré kümmert sich also ärztlich nur um das tote Kind und nicht um die mutmassliche Mutter, die doch in den meisten Fällen die Verdächtige war, aber selbst dieser Ansatz, durch ärztliche Untersuchung zur Aufklärung des Kindsmords beizutragen, fand keine weitere Nachfolge.

In einer gewissermassen larvierten Form allerdings scheint sich die Gerichtsmedizin dennoch schon im 16. und frühen 17. Jahrhundert des Kindermords beziehungsweise eigentlich der Kindsmörderin angenommen zu haben. Im Rahmen der Imaginationslehre nämlich hat es lange die Möglichkeit gegeben, dass Kinder im Mutterleibe per imaginationem und damit ohne Schuld der Mutter oder jemandes sonst bis zur Lebensgefahr geschädigt wurden. So referiert schon Donatus in seiner «Wundermedizin» (vgl. S. 257) eine Geschichte von einem Kind, welches mit gespaltenem Schädel zur Welt kam und bald verblutete, weil seine Mutter während der Schwangerschaft von ihrem Mann entsprechend bedroht worden war[5]. Und Gregor Horst, der des Donatus Buch herausgegeben und kommentiert hat, erzählt seinem stadtärztlichen Kollegen Fabrizius Hildanus 1610 in einem Brief von einem Neugeborenen, dessen Eingeweide aus dem Nabel heraushingen, und welches nur einige Stunden lang lebte – «Die Mutter sagte, sie habe drey Monate vor der Geburt ein Kalb, das geschlachtet werden sollte, mit halten helfen, und sey einigermassen erschrocken, als der Bauch desselben geöfnet worden, und die Eingeweide hervorgefallen wären»[6]. Fabrizius hat diesen Brief in seinen «Observationes» publiziert, ebenso einen späteren von einem Arzt aus Frankfurt mit zwei neuen Beispielen: «Eine schwangere Frau erschrack über einen Flintenschuss, und kam darauf mit einem Kinde nieder, das eine Stelle auf dem Rücken hatte, die so aussahe, als wenn es mit einer Kugel geschossen wäre». Eine andere kam mit einem weiteren Kind mit heraushängenden Eingeweiden zur Welt, nachdem sie Zeugin einer Schweineschlachtung gewesen war[7]. Noch nach Turner (vgl. S. 261) vermag die Imaginatio «grosse und blutige Wunden auf dem Körper der Leibesfrucht zu machen, die die Mutter ... sich vorgestellt hatte»[8]. Auch Ploucquet wird die Imaginatio als Alternative zum Kindsmord noch diskutieren: «Ferner ist es in dieser Materie eine wichtige Frage, ob ein Kind nicht zerbrochene Glieder, Knochen usw. mit auf die Welt bringen könne, ohne dass solches von irgend einer zugefügten Gewalt sondern von einem fehlerhaften Bau herrühre, die würckende Ursache im Mutterleibe seye nun Einbildungskraft der Mutter oder irgend etwas anders»[9]. Doch es ist mit diesen Lehren kein Beitrag zur rationalen Aufklärung und Beurteilung des Kindsmords geleistet, es ist damit eigentlich nur der Verteidigung der Kindsmörder ein Weg geöffnet (Fall S. 279).

278

Die medizinische Fakultät von Giessen äussert sich am 6. März 1676 gegenüber dem Landgrafen Ludwig von Hessen zum Prozess des Andreas Stahlin. Dieser hatte am 26. August 1675 die schwangere Ehefrau des Georg Pfannenmüller blutig geschlagen: zuerst mit der Faust auf den Kopf, dann mit einem Stück Holz auf die rechte Seite, dann auf die Nierengegend und den linken Arm. Am 10. November des gleichen Jahres brachte die Frau ein totes Kind zur Welt. Dessen Schädel war bis zur Stirne blau und blutunterlaufen, ebenso die rechte Seite, die Nierengegend und der linke Arm. Die Frage lautet, ob *diese Verfärbungen und der Tod des Kindes* von den der Schwangern verabreichten Schlägen herrühren.

Die Fakultät meint: die Phantasie der Mutter drückt dem Foeten Zeichen auf, ja sie kann ihn sogar töten. Am wahrscheinlichsten ist, dass nicht nur die blauroten und blutigen Zeichen durch den Schreck und die Angst der Frau entstanden sind, sondern dass das Kind an diesem Affekt der Mutter auch gestorben ist. Zu dieser Überlegung ist aber einzuwenden, dass der Abort sich erst in der 11. Woche nach dem Zwischenfall ereignet hat. Auch war der Foetus nicht verfault und die Mutter zeigte keine Zeichen des intrauterinen Fruchttodes, was doch bei dem unmittelbar auf die Schläge folgenden Absterben des Kindes hätte festgestellt werden müssen. «Wir halten dafür, dass durch die Gewalttätigkeit gegen die Mutter und die dadurch in ihr ausgelöste Angst und Schrecken zusammen mit den Blutungen eine gewisse Schwäche (des Foetus) auftrat», bis schliesslich der Tod und der Abort erfolgten. «Dass aber zur selben Zeit, zu der die Mutter so furchtbar geschlagen wurde, der Foetus selber gestorben sei, können wir nicht behaupten». Mit geeigneten Heilmitteln hätte man das Kind am Leben erhalten können.

Die Imaginatio bewirkt nicht nur Ähnlichkeiten und Unähnlichkeiten (vgl. S. 259), sondern auch körperliche Veränderungen. Affekte der Mutter können das Kind auch schädigen (vgl. Fall S. 132f.). Im vorliegenden Fall könnte die Imaginatiolehre einen (schwerstbestraften) Mord am Neugeborenen maskiert haben.

Die Lungenschwimmprobe

Nach der Mitte des 17. Jahrhunderts indessen kommt die Frage nach den Zeichen des Kindsmords am Kinde wieder auf – und zwar zunächst in der gerichtsmedizinischen Kasuistik[10]. «Die Ansicht», schreibt Mende, «dass es doch erwiesen seyn müsse, dass ein todtes Kind, wegen dessen Ermordung die Mutter in Ansprache genommen werde, nach der Geburt wirklich gelebt habe, und durch ihre Schuld umgekommen sey, scheint durch die Vertheidiger, welche man den angeblichen Verbrecherinnen gestattete, in den Gang gekommen zu seyn. Da diese in allen Fällen, in denen das Kind nicht ordentlich besichtiget worden war, immer behaupteten, es habe nicht gelebt, und die ordentliche Strafe könne nicht erkannt werden, so wurde wohl der Gebrauch bey den Gerichtshöfen eingeführt, die Leichen von Kindern, auf deren Ermordung man wegen verheimlichter Schwangerschaft und Geburt, oder sonst, Verdacht zu haben glaubte, zur mehreren Sicherheit, und um allen Einwänden vorzubeugen, durch Medizinalpersonen untersuchen zu lassen, und deren Gutachten über Alter und Lebensfähigkeit des Kindes, und über die Art seines Todes einzuholen. . . . Indem es also in der letzten Hälfte des siebenzehnten Jahrhunderts Gebrauch wurde, die Leichen neugeborner Kinder zur Bestimmung ihrer Lebensfähigkeit und der Ursachen ihres Todes durch Medizinalpersonen besichtigen zu lassen, waren die Ärzte bemüht, deutliche und sichere Merkmale über einen vor oder nach der Geburt erfolgten Tod auszumitteln. Man glaubte diese unter mehreren hauptsächlich in den Lungen anzutreffen»[11]. Die Beobachtung, dass die Lunge Ungeborener sich von derjenigen Geborener, die geatmet haben, in Gewicht, Konsistenz und Farbe unterscheidet, hat schon Galen gemacht[12]. Die physiologischen Fragestellungen des 17. Jahrhunderts aber, namentlich diejenigen, welche sich an die Entdeckung des Blutkreislaufes knüpften, haben ihr neue Aktualität verliehen. Die Naturforscher des 17. Jahrhunderts haben sich der Lunge neu angenommen und die Beziehungen zwischen Lunge, Luft, Atmung und extrauterinem Leben neu überprüft (vgl. Seite 327f., 339f.). Schon Harvey soll angemerkt haben, dass die Veränderungen der Lunge mit dem ersten Atemzug als Grundlage der Beurteilung dienen könne, «ob ein neugebornes Kind lebendig oder todt geboren sey»[13]. Dann beschrieb Bartholin das Untergehen unbeatmeter und das Schwimmen beatmeter Lungen im Wasser als eine bekannte Sache – Mende hat diese Geschichte übersichtlich zusammengestellt[14]. Johannes Swammerdam (1637–1680) hat die Lufthaltigkeit beatmeter Lungen nachgewiesen[15]. Karl Rayger (1641–1707) empfahl es in demselben Jahr 1677, diese vor Gericht zu verwerten, auf Grund von schon 1675/76 mitgeteilten Befunden[16]. Von den 80er Jahren des 17. Jahrhunderts an kam es ziemlich rasch wirklich hierzu.

Der Durchbruch der sogenannten Lungenschwimmprobe (docimasia pulmonum hydrostatica) ist an den Fall Anna Voigt, fragliche Kindesmörderin, geknüpft, speziell an die schriftlichen Berichte, welche Anna Voigts Verteidiger, der berühmte Rechtswissenschafter Christian Thomasius (vgl. S. 162)[17] und der Obduzent des totgefundenen Kindes, Johannes Schreyer (geboren im ersten Drittel des 17. Jahrhunderts), Stadtarzt von Zeitz[18], von der Geschichte gegeben haben. Anna Voigt war die etwa 15jährige Tochter «eines wohlbenahmten Mannes»[19]. «Aus den von Thomasius excerpirten Acten des Leipziger Schöffengerichtes,» schreibt Blumenstok[20], «ist es ersichtlich, dass das Kind, welches Gegenstand der Untersuchung war, am 8. October 1681 aufgefunden und am 11. October 1681 von Schreyer, Wecker und einem Amts-Barbier besichtigt wurde, dass jedoch Ersterer das Resultat der neuen Probe dazumal in dem Obductionsberichte anzuführen unterliess und dasselbe erst 1683 niederschrieb und später unter seinem Eide zu Protokoll bestätigte, weshalb Thomasius – wie er selbst angibt – seine Defension erst im Februar 1684 einreichen konnte». Erstmals berichtet also Schreyers berühmtes lateinisches Judicium vom 4.2.1683 schriftlich von der neuen Probe. Dieses findet sich abgedruckt bei Valentini[21], aber Schreyer selbst hat es auch in seiner klassischen Abhandlung zur Frage, «Ob es ein gewiss Zeichen, wenn eines todten Kindes Lunge im Wasser untersincket, dass solches in Mutter-Leibe gestorben sey?» (Zeitz 1690)[22] einer weiteren Öffentlichkeit bekanntgemacht. «Selbiges Kind», schreibt er da, «hatte viel Wunden am Leibe ... derowegen ... man sagen sollen, das Kind wäre ermordet worden. Allein, nachdem kein Geblüt in dem ganzen Cörper, noch in denen Wunden zu finden, hierüber auch die aus dem Leibe des Kindes genommene und auf das Wasser geworffene Lunge untertauchete, welches, wie ich mich erinnerte, die Curiosi[23], und andere hochgelehrte Medici, vor ein Zeichen eines in Mutter-Leibe gestorbenen Kindes angeben, als habe ich mich nicht gescheuet, ... zu sagen», dass dieses Kind tot geboren sei und erst später «mit einem Bratspiesse .. das Kind in der Erde gesuchet worden». Schreyer musste seine Stellungnahme dann begründen. «Es war die Frage: Ob die Lunge, wenn solche im Wasser untersincket, ein gewiss Zeichen, dass dasjenige Kind, daraus die Lunge genommen, niemahls ausser Mutterleibe gelebet ...?» Darauf nun habe er mit einem zweiteiligen lateinischen «Beweissthum» geantwortet – dem Dokument von 1683, das er nun nochmals zur Kenntnis gibt, in welchem er unter anderem Galen, Swammerdam, Thomas Bartholin, Harvey zitiert und festhält, dass Atmung und Leben Hand in Hand gehen. «Daraus nahm (Tit.) Herr D. Christian Thomas, berühmter Consulent und Advocatus Gelegenheit, das beschuldigte Weib zu defendiren»[24]. Thomasius liess drei weitere Gutachten über die Lungenprobe verfassen (von der Leipziger, der Wittenberger und der Frankfurter medizinischen Fakultät), die dieses erste im wesentlichen bestätigten, auch wenn sie es im einzelnen, entsprechend gemachten

Einwänden und Kritiken, die sie jeweils widerspiegeln, verfeinerten und modifizierten[25]. Anna Voigt aber wurde 1687 wegen Verheimlichung einer Schwangerschaft auf zwei Jahre des Landes verwiesen.

Seit jenem Fall ist die Lungenschwimmprobe nicht mehr aus der gerichtsmedizinischen Praxis verschwunden. Ihre Einführung war ein Ereignis und ist in der Medizingeschichte immer gerne als solches gepriesen und erforscht worden. Denn sie ermangelte nicht eines für den Arzt erhebenden Pathos: diese Probe erlaubte dem ärztlichen Sachverständigen, auf Grund neuester naturwissenschaftlicher Ergebnisse (und wie sehr hat sich jene Zeit nach segensreicher Anwendbarkeit ihrer Forschung gesehnt!) in ein unmenschliches Prozessverfahren einzugreifen und unglückliche junge Mütter vor Folter und ungerechter Hinrichtung zu bewahren (vgl. Abb. S. 116). Blumenstok preist sie 1883 «zum 200jährigen Jubiläum der Lungenprobe» überhaupt als den Beginn der Herrschaft von Beobachtung und Experiment in der Gerichtsmedizin[26]. Sicher ist, dass mit der Lungenprobe der Kindsmord neu zum gerichtsmedizinischen Thema und sogar zu einem grossen Thema der Gerichtsmedizin der Aufklärung wird[27]. So ist es kein Zweifel, dass die britische Gerichtsmedizin gerade auf eine Schrift «On the uncertainty of the signs of murder, in the case of bastard children» (1783)[28] von William Hunter (1718–1783), dem berühmten Anatomen und Geburtshelfer-Gynäkologen, als auf ihren ersten bemerkenswerten Beitrag zur Gerichtsmedizin zurückblickt.

Die Schwimmprobe sollte bis zum Ende des 18. Jahrhunderts ein zentrales Stück der Gerichtsmedizin des Kindsmords bleiben (Fall S. 283); sie blieb die wichtigste Basis des Urteils über das Gelebthaben des Kindes, welches ja Voraussetzung eines Mordes ist. Die Identifikation von Atmung und Leben, welche schon Schreyer verfochten hat (s. oben, S. 281), ist dabei oft kritisiert worden, scheint aber immer wieder durch. Der hochberühmte Aufklärungsmediziner Peter Camper (vgl. S. 96), der sich gerade um den Kindermord intensiv und in typischer Weise kombiniert gerichts-medizinsich-gesetzgeberisch bemüht hat, widmet der «Verbindung zwischen dem Athemhohlen und dem Leben» spezielle Aufmerksamkeit. Schon wenn Moses sage, Gott habe Adam den Atem durch die Nase eingeblasen, seien «Atemhohlen und Leben» gleichbedeutend, schreibt er. Und weiter unten, nach längerem naturwissenschaftlichem Raisonnement: «Leben also und Athmen sind unzertrennbar, sie müssen also auch nothwendig in dem Berichte an den Richter für ein und dasselbe genommen werden»[29]. «Daher Leben und Respiration . . . als gleichbedeutend . . . im gerichtlich-medizinischen Verstande anzusehen sind» schliesst auch Metzger[30].

Der Kreisphysikus Dr. Richter erstattete einem königlichen Amt, 20 Meilen von Berlin, am 22. September 1778 Bericht über ein Bauernmädchen, das ein *angeblich totes uneheliches Kind* geboren hatte und vom Dorfprediger angezeigt worden war. Der Untersucher fand das Kind in «allen seinen Teilen, den Nägeln an Händen und Füssen und den Haaren auf dem Haupt nach vollkommen», mit abgebundener Nabelschnur. Die Sektion zeigte, dass Hirnschale und Gehirn strotzend volle Blutgefässe enthielten. Die Lungen sanken, in einen Eimer mit Wasser gelegt, unter. Die Schlussfolgerung lautet: das Kind hat nicht geatmet; es ist kurz vor oder während der Geburt gestorben. Ein Nachtrag sagt, dass die richterliche Untersuchung festgestellt hat, die Geburt sei von unkundigen Weibern schlecht geleitet worden.

Das Kind ist «vollkommen», d.h. hier wohl nicht nur beseelt (s. Fall S. 269), sondern lebensreif (s. S. 246). Die Lungenprobe wird im Zusammenhang mit den stark von Blut gefüllten Hirngefässen erwähnt. Dahinter stehen wohl die S. 327 f. und S. 339 f. erwähnten Überlegungen. Die Schuld an dem Todesfall wird hier nicht der Mutter, sondern unkundigen Weibern zugeschrieben, wodurch der fragliche Mord zur Folge von inkompetenter Geburtshilfe wird.

Weitere Zeichen des Kindermords

Doch da die ärztliche Aufmerksamkeit einmal auf Kindsleichen gelenkt war, konnte sie nicht auf deren Lungen beschränkt bleiben, und umso weniger, als es natürlich nicht an Stimmen gegen die Lungenschwimmprobe fehlte, welche allerlei Modifikationen, Alternativvorschläge und umfassendere medizinische Studien des Kindesmords provozierten[31]. Einer der Streitpunkte war die intrauterine Atmung, deren Vorkommen man durch das gelegentliche Erklingen des «vagitus uterinus», des Kinderschreis aus der Gebärmutter, bestätigt fand – so liess Johann Gottfried Zeller (1656–1734) 1691 den Lehrsatz verteidigen: «Das Sinken der Lungen eines Kindes im Wasser spricht die Kindesmörderinnen nicht frey, befreyet sie nicht von der Folter, und hebt auch das Athmen der Kinder in der Bärmutter nicht auf»[32]. Johannes Bohn, der namhafteste Gegner der Lungenschwimmprobe, glaubt, dass intrauterine Atmung wenigstens nach dem Blasensprung möglich sei. Ferner kann ein totgebornes Kind künstlich beatmet worden sein, kann Fäulnis die Probe verfälschen und kann auch die

Lunge einer Lebendgeburt untergehen, weil Leben auf kurze Zeit auch ohne Atmung möglich ist. Eine Hebamme kann das Kind – aus Unvorsichtigkeit oder absichtlich – so erwürgen, dass dessen Lunge nachher sinkt. Die Lungenprobe ist beschränkt aussagefähig und kann nur ein Befund unter anderen sein. 1711 publiziert Bohn, als Anhang zu einer neuen Ausgabe seines Buches über die Wundbegutachtungen, zu diesem Thema noch eine spezielle Abhandlung. Damit gibt er das Programm der weiteren Entwicklung der Gerichtsmedizin des Kindsmordes: Selbstverständlich ist, dass der Kindesmord ein gerichtsmedizinisches Thema bleibt; die Lungenprobe bleibt in Gebrauch, aber die ärztliche Aufmerksamkeit bleibt nicht auf diese beschränkt. Bohn gibt bereits eine Liste der Dinge, auf welche ausserdem zu achten ist: die Nabelschnur, die Schädelknochen, der Kotabgang des Neugeborenen, Schaum in den Atemwegen (vgl. S. 277f., Paré). Auch die Mutter ist zu untersuchen (vgl. allerdings S. 278)[34]. Ähnlich wird Morgagni den Aussagewert der Lungenschwimmprobe erheblich einschränken und ein Sinken der Lungen nicht als schlüssiges Zeichen der Totgeborenheit ihres Herkunftsorganismus gelten lassen[35].

Als andere Zeichen des geschehenen Kindsmords kamen in alter Tradition ausserdem Befunde an der Nabelschnur und am Schädel in Frage. «Die Alten lehrten bis in die zwanziger Jahre unsers Jahrhunderts», sagte Haller, «dass ein Kind an der Unterlassung des Bindens einer abgelössten Nabelschnur sterben müsse»[36]. Auch den eingedrückten Schädelknochen des Neugeborenen hat die Gerichtsmedizin, nachdem der Kindermord einmal zum gerichtsmedizinischen Thema geworden war, ihre Aufmerksamkeit als einem Zeichen des Verbrechens rasch gewidmet.

Die Vorläufer der Lehren von Nabelschnur und Schädel im Bezug auf den Kindermord findet man im Rahmen der Geschichte der Wunden, ohne dass dabei aber in der Regel besonders von Kindern die Rede wäre. Hirnverletzungen gelten von altersher vielfach als tödlich (vgl. S. 294ff.). Nabelwunden finden sich bei Zacchia: Wunden in der Nabelgegend sind meist tödlich, schreibt dieser, und zwar, nach Fidelis, weil es dort so viele Nerven hat[37]. Deshalb starben jene ägyptischen Rebellen, denen man bei lebendigem Leibe die Haut abzog, erst, als es zum Nabel kam, viele Autoren erzählen dies[38]. Die Lehre von den Nabelwunden, rationalisiert in der Theorie, der Tod an Nabelwunden erfolge infolge von Erstickung[39], wegen des Nervenreichtums der Nabelgegend oder anders[40], scheint mit derjenigen von der Körper- und Lebensmitte zusammenzuhängen, der Nabel wird denn auch gelegentlich[41] als Mitte des Körpers bezeichnet. Die Idee von der absoluten Tödlichkeit der Nabelwunden ist dann von Bohn diskutiert und abgelehnt worden (zum Begriff der absoluten Tödlichkeit vgl.

«Wunden», S. 293 ff.); später findet man sie kaum mehr – umso häufiger dafür die Idee von der Tödlichkeit des Nichtunterbindens des Neugeborenennabels. Diese spezielle Lehre von der sozusagen natürlichen Nabelwunde des Neugeborenen scheint indessen ausser in alten Nabellehren auch in der ganz konkreten Hebammenpraxis zu wurzeln. Fabricius Hildanus warnt die Hebammen «vor Nachlässigkeit bey Unterbindung der Nabelschnur, erzählt ... von zweyen Kindern, die durch die Nabelschnur sich tödlich verblutet haben und rathet, die Hebammen sollten sein blutstillendes Pulver stets zur Hand haben ...»[42].

In der zweiten Hälfte des 17. Jahrhunderts beginnt auch dieser medizinische Aspekt zur Kindsmordfrage in der gerichtsmedizinischen Kasuistik aufzutauchen – publiziert bei Ammann (1656 und 1686)[43] und Valentini (1690)[44]. Die Tödlichkeit der Unterlassung der Nabelschnurunterbindung wird zum festen Lehrsatz. Valentini schreibt in seiner allgemeinen Einleitung zum infanticidium, es seien zur Begutachtung des Kindermords Kenntnisse der Wunden nötig und die nichtligierte Nabelschnur sei eine tödliche Wunde. Ähnlich gelten die Spuren eines Schädel-Hirn-Traumas am Neugeborenen als Zeichen einer tödlichen Verletzung und Indiz für Kindermord.

Nun, nach Bohns kritischer Betrachtung der Diagnostik des Kindsmords (vgl. S. 283 f.) kommen nicht nur diese Dinge in die Gerichtsmedizin hinein, sondern es wird der Kindermord zum Objekt einer vielseitigen gerichtsmedizinischen Aufmerksamkeit. Alberti wie Teichmeyer widmen ihm je ein eigenes Kapitel – «über den Kindsmord» Teichmeyer[45], «über die Totgeburt und den Kindsmord» Alberti[46]. Beide geben ein breites Spektrum von Fragen, die im Falle von Kindsmordverdacht zu stellen sind, von der Schwangerschaftsanamnese und Geschichte der Geburt (speziell bei Teichmeyer, der womöglich auch die Nachgeburt sehen möchte) über die Befunderhebungen am «corpus delicti», als welches nun das tote Kind gilt, und an der mutmasslichen Mutter (besonders bei Alberti) bis zum spezifischen Suchen nach den typischen Zeichen des Kindsmords. Der Lungenprobe stehen beide Autoren differenziert und vorsichtig gegenüber, den Befunden am Nabel weniger, Alberti nennt das Nichtabbinden der Nabelschnur eine häufige Art des Kindsmordes. Im übrigen wird nach Spuren der Gewalt (Sugillationen, Spuren gewaltsamer Erstickung, eingedrückter oder durchstochener Fontanelle, bei Alberti ausserdem nach Spuren absichtlicher Vernachlässigung des Neugeborenen, welche ebenfalls als Mord gelte, etc.) gesucht, wobei dem Gesamtzustand des Kindes Beachtung geschenkt wird. Bei Teichmeyer glaubt man, anders als bei Alberti, die Tendenz wahrzunehmen, auf die mögliche kriminologische Bedeutungslosigkeit mancher erhobener Befunde hinzuweisen, die Kindsmordverdächtigen also vor ungerechten Urteilen zu schützen. Gesunde (rote) Farbe des Herzens schliesst Verblutung durch den auch unabgebundenen Nabel aus. Ein Kind kann auch ohne Bosheit der Mutter an Nabelschnurumschlingung oder Strangulation durch die Gebärmutter ersticken. Läsionen des Kopfs entstehen gelegentlich unter der Geburt durch die Schambeine der Mutter, auch die Hebammen können den Kopf des Kinds beschädigen. Haller setzt diese Verteidigungstradition fort, wobei er Teichmeyer freilich in manchem – ähnlich wie später Roederer – kritisiert[47]. Göttingen wird so zu einer wahren Metropole der Gerichtsmedizin des Kindermords. Aber das deutsche 18. Jahrhundert bemüht sich überhaupt, der Verteidigung breite wissenschaftliche Grundlagen zu schaffen. Ein wichtiges Ereignis ist in diesem Sinne die mit dem Namen Johann Heinrich Schulze (1687–1744) in Halle verknüpfte einflussreiche Dissertation von 1733, derzufolge das Abbinden des Nabels bei Neugeborenen nicht absolut nötig sei, mit welcher die nichtabgebundene Nabelschnur aus der Gruppe der absolut tödlichen Wunden herausgenommen wird[48]. Schulzes Auffassung ist lange Zeit von vielen Autoren geteilt worden[49] – I.G. Roederers Dissertant Christian Ludwig Schael kritisierte Schulzes Grundlagen, nicht aber seine Folgerungen: er begründet die Auffassung, dass nicht jede Frau, die das Abbinden der Nabelschnur vernachlässige, deswegen eine Kindsmörderin sei, neu, vor allem unter Hinweis darauf, dass die Zirkulation in den Nabelgefässen mit der Geburt rasch zum Stehen komme[50].

Roederer selbst hat seine Wintervorlesungen 1754/55 mit der Schrift «Observationum medicarum de suffocatis satura» (satura = Früchteschale, Quodlibet, Gemengsel) eröffnet, worin er einigermassen eingehend die gerichtsmedizinische Diagnose des Kindermordes, die Lungenprobe, Beziehung zwischen Atem, Leben und Bewegung diskutiert und sich auch über die Kopfgeschwulst der Neugeborenen äussert: Diese beweist keineswegs eine mütterliche Gewalttat – damit ist auch dieser Befund entschärft[51]. An diese Arbeit anschliessend veröffentlicht er 1760 vier Beobachtungen über den Tod unter der Geburt, drei davon betreffen Quetschung des Kopfes im mütterlichen Becken[52]. «Vom allzustarken Druck», schreibt er allgemein in seinem Lehrbuch, «wird aber nicht allein das Hirn des Kindes gepresst, sondern auch dessen Hals so angespannt, dass der Blutumlauf im Kopfe gehemmt wird, ja oft selbst die Schädelknochen zerbrechen»[53]. Nach Roederer ist diese schon von den älteren Geburtshelfern beschriebene Sache ins gerichtsmedizinische Bewusstsein eingedrungen und scheint dann seitens der Verdächtigen die Angabe, das Kind sei bei einer Sturzgeburt auf den Kopf gefallen, ermutigt zu haben[54] (Fall S. 287).

Am 13. April 1783 sezierten der Kreisphysikus Pyl und ein Chirurg zu Handen des Berliner Kriminalgerichts einen neugeborenen Knaben, welcher von einer 21jährigen Dienstmagd geboren worden war. Diese gab an, sie sei *von der Geburt am Brunnen auf dem Hof überrascht worden* und das Kind sei mit dem Kopf voran auf das Steinpflaster gefallen. Sie eilte darauf mit dem Kind in den Keller; Leute, die sie beobachtet hatten, holten sie heraus und brachten sie zu Bett. Die Hebamme wurde gerufen; sie bemühte sich um das Kind und zeigte die Mutter an. Der Knabe starb am nächsten Morgen.

Die Sektion ergab einen vollkommenen ausgetragenen Knaben. Der Gutachter meint, dass der Tod durch eine langsame Apoplexie – Anhäufung und Stockung des Blutes in Kopf und Lungen – eingetreten sei welche als Folge teils des Falles, teils der Kälte am Brunnen und im Keller aufgefasst werden müsse. Die Angeklagte hat das Kind «verwahrloset» indem sie die Schwangerschaft verheimlicht hat, das Kind im Stehen und in der Kälte zur Welt brachte und es auf die Steine fallen liess.

Ein Nachtrag sagt, dass das Mädchen, welches gestand, dass ihm die Schwangerschaft bekannt gewesen sei, zu 10 Jahren Zuchthaus verurteilt wurde.

Verheimlichung der Schwangerschaft bei Ledigen war als Vorbereitungshandlung zu Abtreibung und Kindsmord verdächtig (vgl. Fall S. 224 und S. 290). Der Fall auf den Kopf ist hier – nebst der Kälte – Ursache von Erstickungsbefunden (Stockung des Blutes in Kopf und Lungen, vgl. Fall S. 283). Vgl. hiezu S. 326f.. Man beachte das Strafmass.

Exkurs: Kindermord als Kristallisationskern aufklärerischer Normenkritik

Im letzten Viertel des 18. Jahrhunderts dringt die kritische Betrachtung der individuellen und sozialen Umstände, die zum Kindermord führen, durch, Diese Bewegung, breitgestreut angestossen, scheint zuerst bei Juristen und zuständigen Behörden eingesetzt zu haben[55], aber die Ärzte haben sie rasch rezipiert. Der Kindermord wird nun zum Paradigma eines Deliktes, das nicht aus Bosheit, sondern aus Not, infolge inhumaner normativer Forderungen begangen wird und dem man nicht durch Strafe und Moral, sondern durch Verbesserung der sozialen Verhältnisse beikommt (vgl. Fall S. 132f.). In gewissen Sinn wird der Kindermord zum Modellfall der aufklärerischen Lehre von der genuinen moralischen Intaktheit des Menschen, die unter dem Druck ungünstiger äusserer Verhältnisse aufbrechen und Bösem Raum geben kann, weshalb die kausale und effiziente Bekämpfung des Verbrechens nicht in Strafe, sondern in Verbesserung der äusseren

Verhältnisse besteht – ähnlich wie die Bekämpfung der Krankheit bei der Hygiene und Prophylaxe anzusetzen hat. Die Bekämpfung des Kindermords durch Revision moralischer und gesetzlicher Normen lag noch umsomehr in der Linie der Aufklärung, als sie im ganzen mit einer Abkehr von strengen sexualmoralischen Normen kirchlicher Herkunft zugunsten einer liberaleren Sexualmoral verbunden war, welche man nun als naturgemässer und in einem höheren Sinne auch sittlicher empfand. Die starke Motivation, den Kindermord einzudämmen, bezog der Aufklärer schliesslich auch daraus, dass er damit sowohl seinem philanthropischen als auch seinen kollektiv-ethischen Idealen genügte – der Philanthropie durch Milde gegenüber der jungen Frau, dem Volkswohl durch Sorge für den Nachwuchs. So hat der Aufklärer Peter Camper (vgl. S. 96) seine schon zitierte (vgl. S. 282) «Abhandlung von den Kennzeichen des Lebens und des Todes bey neugebornen Kindern» ergänzt durch seine «Gedanken . . . über die Missethat des Kindermords, über die Bequemlichkeit, Fündlingshäuser einzuführen, über die Ursachen des Kindermords und über den Selbstmord. Zur Erläuterung desjenigen, was in der vorhergehenden Abhandlung vorgetragen ist, und zur Beantwortung einiger darüber gemachten ungegründeten Anmerkungen und Zweifel»[56]. «Mit Schaudern sehe ich», schreibt Camper, «dass man mir [die] . . . Meinung aufbürden will, . . . dass der menschlichen Gesellschaft nicht das geringste daran gelegen sey, ob eine Mutter ihr ausser dem Ehebette zur Welt gebrachtes Kind ermorde oder nicht?» – was allerdings aus seiner «Abhandlung» keineswegs hervorgeht[57]. Sein Ziel sei einzig gewesen, «dem Richter in der Bestimmung der . . . Strafe Zuverlässigkeit zu verschaffen, und an der andern Seite, die bedauernswürdigen Kindermörderinnen so viel mir möglich zu vertheidigen . . .» «Jndem ich über Strafen nachdachte, so war ich», fährt er fort, «der Meinung, . . . 'dass die Strafen allein dazu eingerichtet wären, dem Staate und jedem Einwohner, Sicherheit zu verschaffen, dass sie sich nie weiter ausdehnen dürften, als es die Sicherheit erfordere'» (hier zitiert Camper den berühmten Juristen Vatel: Le droit des gens liv. I chap. 13, § 171, S. 69). Wird aber im Fall des Kindsmords «das Wohl der Missethäterin durch die Todesstrafe beherziget . . .?» Gereicht zweitens diese Strafe zum Vorteil des Kinds? Ist drittens der Gesellschaft mit ihr gedient? Verliert diese damit nicht einfach zwei statt nur ein Mitglied? Besser als die unsinnige Strafpraxis wäre die Verhütung des Kindermords durch Errichtung von Findelhäusern. Dass man die wenigen Frauen, die trotz der Möglichkeit, ihr Kind dahin abzuschieben, ihre Kinder töten, streng bestraft, ist vertretbar. Zum Vorwurf, «dass ein Findlingshaus im Moralischen Verstande mehr oder weniger als ein Mittel die Ausschweifungen zu befördern, könnte angesehen werden», schreibt er, «die Zulassung öffentlicher Hurenhäuser zur Vorbeugung des Ehebruchs» sei in dieser Hinsicht problematischer und es seien im ganzen eher die bedürftigen, armen, unschuldigen Mädchen, die unehelich schwanger würden, nicht die Huren und begüterten mutwilligen Damen. Schuldige seien dabei, wenn schon, eher die Verführer. «Ich kann nicht begreifen, . . . dass man . . . hat zweifeln können, dass es nicht die Verzweiflung wäre, die das junge Frauenzimmer zu diesem Verbrechen hinreisset». Und dann analogisiert er den Kindsmord mit dem Selbstmord, bei welchem die Schuld der Gesellschaft und die Verzweiflung oder gar der unverant-

wortliche psychische Zustand damals schon mehr oder weniger anerkannt war. Es ist die «unverheyrathete gebährende Mutter, die verführt von heftigen Leidenschaften, und deren Verstand von Verzweiflung zerrüttet ist, [die] ihr Kind tödtet. Ich habe angenommen, dass
ein Selbstmörder, welches viel öfter geschiehet, als man wohl denkt,
und ungleich mehr, als Kinder ermordet werden, dass ein solcher dieses auch in der Verzweiflung ausübe, und hierin habe ich beyde gleich
gesetzt. Zweytens habe ich gezeigt, dass die Sicherheit des Staats in
beyden Fällen nicht beeinträchtiget werde, und darin habe ich auch
beyde Fälle gleich gesetzt. Endlich frage ich? Warum kann und mag
man das Gesetz in Ansehung der einen Missethat lindern ... und warum auch nicht in Ansehung des Kindermordes?». In dieser Art von
Argumentationen liegt der Keim zum Wandel des Kindermords zum
aus medizinischen Gründen privilegierten Delikt der Kindestötung[58].

In den 1780er Jahren wird die prophylaktisch-gesetzgeberische Diskussion um den Kindsmord fortgesetzt. Dabei tritt die Kritik der Normen, die auf die Beurteilung der unehelichen Schwangerschaft und
Geburt angewendet werden, mehr und mehr in den Vordergrund und
entsprechend die Kritik der den Kindermord betreffenden Gesetze.
Johann Peter Frank sieht unter anderem «in dem Widerspruche der
Gesetze, mit unserer Natur, und in der schiefen Beurtheilung des
menschlichen Herzens» die Quelle des Kindermordes[59]. «Die Massregeln, welche die Polizey gegen den Kindermord ... zu ergreifen hat,
verdienen annebst die grösste Überlegung: denn der Erfolg hat ... gelehrtet, dass Galgen und Schwert unzulängliche Mittel sind, solche
Übel verhüten zu machen ... Es ist also unumgänglich nöthig, dass
man auf gelindere Mittel denke ...» – Frank erwähnt hier vor allem
milde Stiftungen für ledige Mütter. Er zitiert den Geheimrat Rheinhard, der auf diese Weise dem Kindermord vorzubeugen vorschlug:
«Es würde solcher Endzweck weithin erreichet, wann dergleichen
Personen einige Zeit vor ihrer Niederkunft einen sicheren Unterschleif und Unterhalt haben, wann sie ihr Kind in Sicherheit gebähren können, und nach der Geburt so lang da bleiben können, bis sie
die Kräfte haben und Gelegenheit finden, sich anderwärts hin zu begeben und ihre Kinder unterzubringen. Dadurch würde gar manchen
Kindern das Leben erhalten ...» (vgl. Fall S. 337). «Dergleichen Stiftungen», kommentiert Frank, «sind in unsern Tagen mehrere in vielen Ländern gemacht worden, und sie müssen allen wegen ihrem ...
Nutzen zur Nachahmung dienen». Ferner muss «der allzugrossen
und gefährlichen Nachsicht gegen das verführerische Mannsvolk» gesteuert werden (vgl. S. 222)[60]. Und schliesslich soll durch Aufklärung
und Gesetzgebung die Diskrimination der Ledigschwangeren, der ledigen Mütter und der unehelichen Kinder bekämpft werden (ohnehin
ist die typische Kindsmörderin ledig, seltener verwitwet; Kindermord
innerhalb der Ehe ist höchstens ausnahmsweise dokumentiert[61], andrerseits scheint innerhalb der Familie eine postnatale Geburtenkontrolle über weite Strecken akzeptiert gewesen zu sein). Namentlich
auch «sollen ... von nun an alle Hurenstrafen ... völlig abgeschaft
seyn; und dergleichen Weibsleute ihres begangenen Fehltritts halber
zu keiner Strafe ferner gezogen, auch ihnen nicht der geringste Vorwurf desshalb, oder einige Schande gemacht werden»[62]. 1781 erscheint in Göttingen von «F. u. F.»: «Freymüthige Gedanken über

die Preissfrage: Welches sind die bessten Mittel, dem Kindermorde Einhalt zu thun?»[63] «Ein Menschenfreund» hatte einen Preis für die beste Antwort auf diese Frage ausgesetzt[64]. In dieser dünnen Schrift werden die «zeitliche Schande und Strafe», die für Frauen auf unehelichem Beischlaf und Ledigschwangerschaft stehen, «als die wichtigsten Ursachen zum Kindermorde» dargestellt. Die Ahndung von Fehlern wider das 6. Gebot soll künftighin Gott überlassen werden. «Alle obrigkeitliche Geld- und Leibesstrafe, Kirchenbusse oder sonstige Zurücksetzung der Geschwächten und ihrer Kinder [sind] völlig aufzuheben» und auch im engeren und privaten Kreis soll man ledigen Müttern und unehelichen Kindern gleich begegnen wie anderen[65]. Während ein anderer anonymer bzw. sich als «vaterländischer Bürger» zu erkennen gebender Autor «freymüthig» schreibt: «Der Lerche Trillern – der Biene Sausen, alles ruft mir zu: Liebet – alles feiert den Ausspruch der Gottheit: Liebet. Und Menschen sind's – kurzsichtige – ohnmächtige Geschöpfe! die der Liebe Fessel anlegen wollen»[66]. So wird dann eben das liebende Mädchen zur Mörderin.

Die gesetzesanwendende Medizin des Kindermords wurde mittlerweile komplexer und umsichtiger. Lungenprobe, Nabelschnur, Schädel-Hirn-Verletzungen und Sugillationen bleiben wichtige Themen, aber die entsprechenden Befunde verloren von ihrer testartigen Aussagefähigkeit und wurden vermehrt als Teile eines grösseren, präziseren Indizienmosaiks betrachtet. 1771 publiziert Christoph Gottlieb Büttner (1708 oder 10–1776) seine «Vollständige Anweisung», wie ein Kindermord durch Besichtigung auszumitteln sei, nebst eigenen Obduktions-Zeugnissen – «zum Nutzen derer neuangehenden Ärzte und Wundärzte»[67]. 1780 unterwirft Daniel die Nabelschnur- und Lungenprobefrage einer eingehenden Diskussion, aufbauend auf der ziemlich umfassenden historischen Revue der medizinischen Literatur zu beiden[68]. Als Motto stellt er dieser einen Ausspruch des Strafrechtlers J.S.F. Boehmer (1704–1770) über die Zentralität beider in der Diskussion um den Kindermord voran. Ploucquet in seinem Abschnitt «Vom Kindermord», der etwa die Hälfte seiner Abhandlung über die gewaltsamen Todesarten ausmacht[69], stellt die kritische Beurteilung der einzelnen Befunde in den Rahmen einer für seine Zeit sehr vielseitigen Gerichtsmedizin des Kindermords. An erster Stelle steht bei ihm die Untersuchung der verdächtigen Frau – vorerst die Feststellung vorliegender Schwangerschaft, deren Verheimlichung der erste Schritt zum Kindermord zu sein pflegt (vgl. S. 171f., 222f.), dann folgt die Diagnose des Wochenbetts (runzlichter Bauch, Milch in den Brüsten, Lochien und «ein eigener eckelhafter Geruch»). Am Kind ist drauf zu achten, ob es überhaupt ein Kind und nicht etwa ein Mondkalb oder eine Missgeburt sei (vgl. Abb. S. 44). «Eine Missgeburt ist kein Gegenstand eines Menschenmords, wann sie ... einen ... fehlerhaften Bau hat, der ihr nicht verstattet, fortzuleben, oder wann ihre Bildung bestialisch ist.» Zur Bestimmung der Bestialität sieht man «vornemlich auf die Bildung des Kopfs, als desjenigen Theils, welchen man für den Siz der Seele hält, und aus dessen Gestalt und Organisation man auf die Seele schliessen will. Daher wird eine Frucht, deren Kopf eine völlig bestialische Bildung hat, für keinen Menschen gehalten ... Von der Bildung solcher Geburten, welche vom Teufel erzeugt seyn sollen, lässt sich so lange nichts sagen, als wir kein ächtes Portrait von ihme haben»). Der Kindermord setzt ferner Vitalität des Kinds voraus, das ist die «Möglichkeit, nach der Geburt das Leben fortzusezen» – und hier folgt die detaillierte, unter anderem an Harvey orientierte Beschreibung der Entwicklung der Frucht, auf die Ploucquet auch bei der Besprechung des Aborts verweist[70]. Es folgt die Untersuchung auf Zeichen der Gewalt, die Kennzeichen der am Lebenden verübten Gewalt – Blutergiessungen und Entzündungen, Frakturen, Erstickung, Verblutung – und immer die Differenzialdiagnose von Geburtsunfall und Mord. Der Lungenprobe widmet Ploucquet eingehende Aufmerksamkeit, nimmt zu allen möglichen Einwänden und Präzisierungen Stellung und schlägt dann seine «neue Lungenprobe» vor, welche in der Bestimmung der Gewichtsverhältnisse an Körper und Lunge besteht, die sich aber nicht durchgesetzt hat. Unter den Zeichen des Tods vor der Geburt findet sich das Fehlen der Kopfgeschwulst (auf Roederer gestützt), der Kopfgeschwulst, welche noch bei Teichmeyer einer der wenigen wirklich verdächtigen Befunde gewesen war (vgl. S. 285 f.). Die Frage der Sturzgeburt wird diskutiert und die des unabgebundenen Nabels. Für Ploucquet bleibt es fest, dass ein solches Kind mindestens «sich tödtlich verbluten könne»; er kritisiert eingehend die einzelnen Argumente der bei Schulze verteidigten Dissertation und einer ähnlichen späteren. Verblutung durch die Nabelgefässe muss aber durch den Befund einer allgemeinen Blässe der Organe bei der Sektion untermauert werden. Auch bei der Beurteilung des Todes an Vernachlässigung ist Ploucquet kritisch und weniger milde als Camper – es könnte sehr wohl doch Mord vorliegen. Ploucquet möchte auch nicht mit Eschenbach und Camper Kinder, die sich bei der Geburt nur sehr schwach bewegen, für totgeboren ansehen[71].

Während also im späten 17. und frühen 18. Jahrhundert die Gerichtsmedizin des Kindermords eher auf den Nachweis der Unschuld der Verdächtigen angelegt war, steht jetzt die Bemühung im Vordergrund, die positiven Zeichen des Kindermords zu sichten, zu gewichten, die Grenzen ihres Aussagewertes zu umreissen. «Die physikalischen Beweise der gewaltthätigen Todesart bestätigen erst den Kindermord», schreibt Metzger 1793, merkt dazu aber gleich an: «Welcher aber dennoch auch dann nur ein infanticidium culposum [fahrlässige Kindestötung] seyn kann. Ich wünschte, dass die gerichtlichen Ärzte in ihren Compendien nie ein Kapitel vom Kindermord geschrieben haben möchten. Der Mord des Kindes ist das Faktum, das den gerichtlichen Arzt gar nichts angeht: und die erwähnte Überschrift hat den zweydeutigen, lange herrschenden Begriff unterhalten, ein Kind das gelebt hat, sey gemordet»[72]. Nach Metzger erfordert die Gerechtigkeitspflege in Kindsmordfragen von der gerichtlichen Arzneiwissenschaft dreierlei: die Erörterung der Frage nach Reife und Lebensfähigkeit des totgefundenen Kinds, das Urteil darüber, ob das Kind totgeboren oder nach der Geburt gestorben sei und die Aussage über die vermutliche Todesart. Im Rahmen der Beantwortung der Frage nach der Tot- oder Lebendgeborenheit des Kindes interessiert sich Metzger speziell für die Lungenprobe, mit welcher er sich auch speziell befasst hat[73], dann folgt sehr kurz die Diskussion anderer Befunde zur Erhärtung entsprechender Antworten: die im 18. Jahrhundert am Modell der Lungenprobe entwickelte Harnblasenprobe, die Sugillationen, die «Knoten in der Nabelschnur»[74]. Metzger ist weniger umfassend als Ploucquet. Die Untersuchung der Mutter fehlt bei ihm.

Fodéré berücksichtigt sie. Er differenziert sehr scharf den Kindermord – durch Gewalt oder durch Vernachlässigung – von der Verheimlichung der Geburt. Den ersteren nennt er ein «crime horrible, incroyable, encore plus contre la nature que le parricide; puisque rien n'égale l'amour d'une mère pour son nouveau né...» Aber dieser muss nun sehr umfassend und sicher nachgewiesen sein. Nach einem Edikt des Henri II (1556) konnten, schreibt Fodéré, Frauen und Mädchen wegen Kindermordes hingerichtet werden, ohne dass ihr Verbrechen stichhaltig bewiesen worden wäre. Demgegenüber müsse in solchen Fällen bewiesen sein, 1. dass die Angeklagte schwanger gewesen sei, 2. dass sie geboren habe, 3. dass das aufgefundene Kind ihr gehöre, 4. dass es lebend geboren, 5. keine Schwergeburt gewesen und 6. dass Gewalt gegen es angewendet worden sei. Die Schwierigkeit der schlüssigen Befunderhebungen an der Angeklagten hält er ausführlich fest[75]. Diese Schwierigkeit, die ja wohl die wichtigste medizinische Wurzel der Tatsache ist, dass der Kindsmord so lange nicht gerichtsmedizinisch, sondern durch die Folter festgestellt wurde, wird nun also, da der Kindermord definitiv gerichtsmedizinisches Thema ist, zum wohl wichtigsten Schutz der Frau sogar gegen anderweitig gut begründete Anklagen. Dass man solchen Schutz jetzt, am Ende des Jahrhunderts der Aufklärung, akzeptierte, hängt mit den soziologischen und gesetzgeberischen Überlegungen der Aufklärung in charakteristischer Weise zusammen. Diese Überlegungen haben wohl auf kein Gebiet der Medizin so weittragend eingewirkt wie auf die Gerichtsmedizin und innerhalb dieser wohl am meisten in deren weitem Feld, das die Frau betrifft. Selbst im Rahmen der gerichtsmedizinischen Lehre von den Giften wird dies spürbar sein.

Gewalt und Tod

Wunden

Im engsten Zusammenhang damit, dass Chirurgen zu den ältesten gerichtsmedizinischen Experten gehören, ist die Beurteilung des durch eine Verletzung zugefügten Schadens eine der ältesten gerichtsmedizinischen Aufgaben überhaupt (vgl. Abb. S. 44). Im engsten Zusammenhang mit dem Aufstieg der Chirurgen in Richtung des Gelehrtenstandes veränderten und differenzierten sich die Kriterien dieser Beurteilung.

Grob kann man vielleicht sagen, dass der chirurgische Experte dort ins Spiel kam, wo es nicht mehr genügte, dass die Richter selbst die zur Diskussion stehenden Wunden zählten und massen, dort, wo die Kenntnis des verletzten Körpers zur Beurteilung der Schwere einer Verletzung – beziehungsweise deren ursächliche Bedeutung für einen Leidenszustand oder Todesfall – nötig erschien[1].

Diese Kenntnis bezog sich in früher Zeit vor allem auf die Bedeutung der Lokalisation einer Verletzung. Die Beurteilung der Gefährlichkeit einer Wunde nach ihrer Lokalisation hat ihren graphischen Ausdruck gefunden in jenen «Wundenmann»-Blättern, auf welchen verschieden lokalisierte Wunden nach heilbaren (curabilis) und unheilbaren (incurabilis) eingeteilt sind (Abb. S. 32 f.). Diese Wundenmänner dürften dem mittelalterlichen Chirurgen ganz allgemein beim Prognosestellen gedient haben, bei einer Handlung also von zentraler medizinsoziologischer Bedeutung.

Wundbegutachtung unter dem Aspekt der Prognostik

Es «muss der Arzt vor allem wissen, welche unheilbar, welche schwer und welche leichter zu heilen sind», schreibt Celsus (Aulus Cornelius Celsus, ca. 25 v.Chr.–ca. 50 n.Chr.) über die Wunden, deren Besprechung den Anfang seiner Ausführungen über die Chirurgie bildet. «Ein kluger Arzt darf einen rettungslos verlorenen Verwundeten gar nicht in Behandlung nehmen, um den Schein zu vermeiden, als sei der Arzt schuld an dem Tode des Verwundeten, während diesen doch nur sein Krankheitszustand dahingerafft hat. Ferner muss der Arzt . . . den Angehörigen . . . mitteilen, dass die Sache . . . bedenklich sei, damit man ihn nicht, wenn später seine Kunst von der Krankheit besiegt wird, für unwissend oder für einen Betrüger halten kann . . .»[2].

Dient die Prognose dem Chirurgen in der täglichen Praxis vor allem zur Hilfe und Schutz im Umgang mit Patienten und Angehörigen, so kann sie im forensischen Falle zum eigentlichen und umstrittenen Gegenstand der ärztlichen Bemühung werden. Eine einfache Entscheidungshilfe vom Typus der Curabilis-Incurabilis-Schemata wird dann allerdings nicht lange genügen – es ist evident, dass die Schwere einer Verletzung nur teilweise von ihrer Lokalisation bestimmt wird. Zwar sind in jenen frühen chirurgischen Gutachten aus Bologna (S. 31 f.) Zahl und Lokalisation der Wunden als im Bezug auf die Prognose wichtigste Entscheidungsgrundlagen reproduziert. Aber schon in der häufigeren und typischeren Wundenmann-Graphik, die nicht nur verschiedene Lokalisationen, sondern auch verschiedene Verletzungstypen und oft durch Darstellung geöffneter Bauch- und Brusthöhlen die Möglichkeit tiefer in die inneren Organe vordringender Verletzungen wiedergibt, zeigt sich eine breitere Entscheidungsbasis. In der Bologneser Meister Bertolacius und Angellus Bericht über den noch lebenden verletzten Cambius bildet neben der Zahl und Lokalisation der Wunden der klinische Zustand eine weitere Grundlage der Prognosestellung (vgl. S. 31). Wo aber die Sache bei Paré wissenschaftlich-literarisch wird, fliessen noch die antiken Kriterien nach Celsus[3] mit ein – Paré ist ja auch ein Kind der Renaissance. In Parés Buch über die Begutachtungen stehen Wunden im Mittelpunkt des Interesses. Das Buch wird eingeleitet durch den Hinweis, dass der junge Chirurg vor Gericht auszusagen fähig sein müsse, wenn er etwa wegen des Tods Verwundeter beigezogen werde (diesen Punkt setzt Paré an erste Stelle). Er müsse dann vor allem eine Prognose stellen können. Die Alten, schreibt Paré, kannten drei Arten grosser Wunden: dem Aussehen nach grosse (breite, tiefe) Wunden, Wunden, die wichtige Organe betreffen (Hirn, Herz, Leber)[4] und drittens böse und giftige Wunden und Wunden an einem Körper, der sich in schlechtem Zustand befindet. Der Chirurg achtet bei seiner Beurteilung auf viererlei: ist die Wunde frisch und schön oder alt und eitrig? Wodurch ist sie gemacht worden? Hat der Patient infolge der Verletzung das Bewusstsein oder den Verstand verloren, erbrochen, aus Ohr oder Nase geblutet? und schliesslich: Wie sind die Umgebungsverhältnisse? Bei schlechter Luft, sagt Paré, sind mehr Wunden tödlich als bei guter. Paré lehnt sich als ein Kind der Renaissance auch an die antike Krisenlehre an: am besten stellt man Prognosen überhaupt erst nach dem kritischen neunten Tag. Anschliessend an seine allgemeine Prognostik legt Paré die spezielle Klinik und Prognose einzelner Verletzungen, geordnet nach Organen, dar[5].

Die starke und beinahe ausschliessliche Aufmerksamkeit auf die Prognose einer Verletzung, wie sie sich in Parés Traktat «des rapports» findet, konnte die Bedürfnisse der gerichtlich tätigen Ärzte aber wohl nur teilweise befriedigen. Vor Gericht war ja die zentrale Frage, die sich im Zusammenhang mit einer Verletzung stellte, gewöhnlich die Frage nach der Schuld des Täters (vgl. Abb. S. 313). Und diese war nur zum Teil mit der Frage nach der Prognose der vorliegenden Verletzungen identisch, selbst wenn man einen unmittlbaren Einfluss des ärztlichen Befunds auf die richterliche Schuldbestimmung akzeptierte. Denn in die Prognose gingen ja Faktoren ein, deren Einfluss man dem Täter vernünftigerweise niemals zurechnen konnte (wie Klima, Wetter, Temperament des Verletzten). Andrerseits bot der Begriff der Prognose keine Handhabe zur Beurteilung von Fällen, deren konkreter Verlauf vom prognostisch angenommenen abwich. Paré scheint mit seinem Traktat vor allem an die Beurteilung von noch lebenden Verletzten gedacht zu haben – wiewohl er die erste gerichtsmedizinische Sektion in Frankreich vorgenommen haben soll (1562, nachher sei diese Praxis häufiger geworden)[6] (vgl. auch S. 277f.). Jedenfalls haben ihm Lebende als Objekt seiner gerichtsmedizinischen Überlegungen Modell gestanden. Entsprechend rechnet Paré die Erforschung der durch eine Verletzung entstandenen Schäden im Inneren des Körpers, die ja seinerzeit am Lebenden praktisch unmöglich war, nicht zu den für den Chirurgen nützlichen Methoden der Urteilsfindung. Aber der gerichtliche Arzt hatte ja sehr oft nicht über Lebende, sondern über Tote zu befinden, und da mochte ein nachträgliches Prognosestellen im Sinne Parés sinnlos wirken, zumal der Gedanke, die gesetzten Verletzungen durch Autopsie auch im Körperinneren festzustellen, nahe lag. Paré ist wohl stark der antik-mittelalterlichen Tradition der Lehre von den Wunden verbunden gewesen, welche primär auf die Bedürfnisse des zur Behandlung zugezogenen Arztes zugeschnitten war. Es galt nun eine den Bedürfnissen der zur gerichtlichen Beurteilung zugezogenen Arztes angemessenere Lehre zu schaffen.

In diesem Sinne behandelt Codronchi in seinem Kapitel 4 über die Beurteilung von Verletzungen die Beurteilung Lebender und diejenige Toter separat[7]. Wenn der Verletzte noch lebe, habe der Arzt über den mutmasslichen Ausgang der Sache, wenn er tot sei, über die Ursache des Todes (Verletzung oder anderes) auszusagen, leitet er ein. Es folgt dann eine Prognostik wie bei Paré. Anders als dieser stellt Codronchi aber die gerichtsärztliche Entscheidungsfindung zusätzlich auf anatomische Grundlagen: Verletzungen des Kopfs und solche, die in die Brust- oder Bauchhöhle eindringen, sind besonders gefährlich, namentlich, wenn dabei noch ein inneres Organ verletzt wird. Hippokrates habe die Wunden der Blase, des Dünndarms, des Zwerchfells, des Herzens, der Leber und des Hirns tödlich genannt, schreibt er, auch Celsus' Meinung gibt er wieder. Anders als Paré flicht Codronchi da, wo von der Untersuchung selbst die Rede ist, ein, es solle darauf gemerkt werden, ob eine Wunde durch Unfall oder durch die Absicht eines Menschen entstanden sei. Damit fügt er zu Prognostik und Anatomie gewissermassen die psychologische Schuldbemessung.

Damit, dass die Gerichtsmedizin zur eigentlichen medizinischen Spezialität wurde, hat sie sich im 19. Jahrhundert in Wundenfragen systematisch auf die Beurteilung anfallender medizinisch-naturwissenschaftlicher Fragen beschränkt und auf alle Implikationen bezüglich der Schuld des Täters bewusst verzichtet – der Richter allein sollte diese beurteilen. Von Codronchi bis zum Ende des 18. Jahrhunderts aber findet man die gerichtsmedizinische Lehre von den Verletzungen in der Lehre von der Tödlichkeit der Wunden eng und unlösbar mit ärztlicher Schuldbeurteilung verquickt. Das gerichtsmedizinische Gutachten gab dem Richter dann im Grunde nicht eine medizinische Entscheidungsgrundlage, sondern ein ärztliches Urteil in die Hand. So assoziiert Codronchi die Beurteilung von Todesfällen nach Verletzungen engstens mit der Frage nach der Todesursache – gerade mit der Lehre von der Todesursache aber ist die ärztliche Lehre von der Schuld von Tätern ursprünglich unlösbar verbunden. Der Arzt muss zusehen, schreibt Codronchi, dass er durch seinen Spruch nicht aus Schuldigen Unschuldige und aus Unschuldigen Schuldige mache, er muss darauf achten, ob die vorliegenden Wunden an sich tödlich gewesen und richtig behandelt worden seien, wobei der Kranke den Weisungen des Arztes Folge geleistet habe – dann nur könne man einen Todesfall mit Sicherheit auf erlittene Verletzungen zurückführen (Fall S. 297). Wenn aber eine Verletzung nicht zu den tödlichen gezählt werden könne, sei der Tod nicht auf sie zurückzuführen. Schlechte Säfte, schlechter Allgemeinzustand, Schwäche, schlechte Diät, schlechte Behandlung können dann für den ungünstigen Verlauf verantwortlich sein.

Damit ist der Lehre vom Grad der Tödlichkeit der Wunden Raum gegeben, jener Lehre, die in der gerichtsmedizinischen Traumatologie so lange eine dominante Rolle spielen sollte. Es fehlt bei Codronchi nur noch die detailliertere Einteilung der Wunden nach ihren Tödlichkeitsgraden.

Wundbegutachtung unter dem Aspekt der pathologischen Anatomie

Diese sollte Fortunatus Fidelis am Anfang des 17. Jahrhunderts liefern. Fidelis behandelt, vielleicht wegen der Verschiedenheit der daran sich knüpfenden Fragen an den gerichtlichen Arzt, Wundbeurteilungen an Lebenden und solche an Toten ganz getrennt. Am Lebenden interessiert ihn vor allem die Prognose von Verletzungen von

Detlev N. richtet am 4. Mai 1662 ein Schreiben folgenden Inhaltes an die medizinische Fakultät Leipzig: im Mai letzten Jahres bekam er Streit mit einem Reisenden aus Hamburg. Als er diesem einen Schlag mit dem flachen Degen geben wollte, *verwundete er ihn ohne Absicht am Kopf.* Ein herbeigerufener Barbiergeselle hielt die Wunde für eine Bagatelle. Trotzdem nahm Detlev N. den Verletzten auf seine Stube und liess ihn dort auf seine Kosten durch den Barbier behandeln. Nach vier Wochen war die Wunde geheilt, dann ging sie aber wieder auf, und in der siebenten Woche starb der Verletzte. Die Sektion ergab, dass der Hirnschädel ein erbsgrosses Loch hatte und das Hirn stark vereitert war. Die Frage an die Fakultät lautet: War die Wunde tödlich? Oder war eine ungenügende Behandlung schuld am Tod?

Die Fakultät antwortet auf Grund des beigelegten Sektionsberichts. Alle Kopfwunden sind gefährlich, aber nicht alle sind «für sich selbst implizite et absolute lethalia». Weiter: wenn der Chirurg die Wunde zu früh zuheilen lässt und dem Eiter keinen Abfluss verschafft, so ist der Tod seinem Irrtum und nicht der Verletzung an sich zuzuschreiben. Drittens sind nur diejenigen Wunden des Gehirns tödlich, welche ins Mark vordringen. Die Wunden der Rinde sind zwar gefährlich, aber nicht schlechthin tödlich. In diesem Fall hat der Eiter, welcher nicht abfliessen konnte, den Schädelknochen erodiert. Dem Schreibenden kann der Todesfall nicht zur Last gelegt werden.

Zur Differenzierung zwischen tödlichen und nichttödlichen Hirnverletzungen vgl. S. 304. Vgl. Fall S. 319.

Muskeln und Gelenken in Bezug auf allfällige resultierende Behinderungen; er schiebt diese anatomisch übrigens gut fundierten Abschnitte zwischen Folter und Verstümmelung ein[8]. Viel später, zwischen dem Abschnitt über die Todeszeichen und demjenigen über den Vergiftungstod, diskutiert Fidelis die «Tödlichkeit von Wunden»[9].

«Tödlichkeit» bedeutet bei ihm wie bei Codronchi weitgehend Schuld des Täters. Im Gegensatz zu seinen Vorläufern versucht Fidelis aber die Tödlichkeit nach dem Substrat der Verletzung zu bemessen. Diagnostik tritt damit hier anstelle der Prognostik[10] – die pathologische Anatomie wird damit zur Grundlagenwissenschaft der gerichtsmedizinischen Wundbegutachtung, die Frage nach der Lebenswichtigkeit der betroffenen Organe zentral.

Fidelis kritisiert die Autoren, welche die Letalität von Verletzungen nicht ausschliesslich nach Massgabe der verletzten Teile, sondern auch nach der «essentia vulneris», der Wundengrösse und den nachmals auftretenden Symptomen beurteilen wollten. Die Symptome nämlich, an welchen ein Verletzter zu sterben scheint, sind nur die Folgen der Verletzung selbst – wenn der Magenmund verletzt ist, tötet die notwendig daraus folgende Syncope, wenn das Gehirn verletzt ist, bringen eben Konvulsionen, Apoplexie etc. den Tod herbei – entscheidend ist also immer die Natur ebendieses Teils[11]. Diese Kritik ist wohl an Codronchi adressiert, der die Symptome einer Verletzung tatsächlich als prognostische Faktoren neben die Lokalisation setzt, gewissermassen als selbständige Einheit[12], was als Ausdruck des medizinischen Denkens vor der Ära der pathologischen Anatomie gelten kann, für welches Symptom- und Krankheitsbegriff zusammenfallen konnten, da der Begriff der Krankheitsursache sich noch kaum mit dem Begriff des organischen Substrats assoziiert hatte. Praktischer kann man Codronchis Denkweise verstehen, wenn man bedenkt, dass sie sich primär auf den Lebenden bezieht, wie auch die alte klinische Tradition, die hinter ihr steht, in der Beschäftigung mit dem Lebenden wurzelt. Dieser Tradition ist ja auch Paré verhaftet geblieben (vgl. S. 294f.), der, wiewohl ihm als Chirurgen die Frage nach dem verletzten Organ von Berufes wegen nahe liegt, diese doch nicht direkt, sondern nach «Merckzeichen, dass» dieses oder jenes Organ verletzt sei, erschliesst – wobei an diese Zeichen dann bestimmte Prognosen geknüpft sind[13]. So ist es charakteristisch, dass Codronchi die von Fidelis kritisierte Bewertung der Symptome von Verletzungen als selbständige verlaufsbestimmende Faktoren im Rahmen seiner Wundbeurteilungen am Lebenden mitteilt und nicht, wo er Tote zu begutachten hat; an Toten interessiert ihn primär die Frage, ob die vorliegende Verletzung als Todesursache genüge, ob eine Wunde an sich tödlich sei, oder nicht.

Erst bei Fidelis also wird die gerichtsmedizinische Wundbegutachtung im wesentlichen zur Begutachtung am Toten, erst mit Fidelis wird die Sektion zur via regia der Wahrheitsfindung, erst damit drängt sich der pathologisch-anatomische Gedanke auf, welcher dann sekundär auch auf den gutachterlichen Umgang mit Lebenden zurückwirkt.

So findet man wenn nicht erstaunlicher-, so doch bemerkenswerter Weise, dass der pathologisch-anatomische Gedanke im Rahmen der Gerichtsmedizin, die ja gerade in ihrer Frühzeit sehr wesentlich mit Wunden zu tun hat, sehr früh schon Wurzeln fasst und zu praktischer Anwendung kommt[14]. Das 17. und das frühe 18. Jahrhundert sprachen ja vielfach auch von der «anatomia practica». Dies kann als das wissenschaftliche Pendant oder als wissenschaftsgeschichtlicher Aspekt der standesgeschichtlichen Tatsache gelten, dass die Chirurgen in der Gerichtsmedizin eine wichtige Rolle spielten, lange bevor sie Mediziner wurden bzw. die Mediziner chirurgisch denken lernten (vgl. «Die Chirurgen», S. 31 ff.). Es liegt sogar die Auffassung nahe, dass der pathologisch-anatomische Gedanke, wie er der für die gerichtliche Medizin so wichtigen anatomischen Analyse von Verletzungen zugrundeliegt, mit zu den Vätern der rein wissenschaftlichen Anatomie gehöre. Diese Auffassung würde die geläufigere medizinhistorische Version, derzufolge die pathologische Anatomie eher als Fortentwicklung der normalen gilt, teils ergänzen, teils berichtigen. Sie erscheint noch plausibler, wenn man hinzunimmt, dass der konventionelle «Wundenmann» nach Sudhoff möglicherweise eine Weiterentwicklung des Curabilis-Incurabilis-Mannes ist[15] und dass er häufig «eine geöffnete Brust- und Bauchhöhle zeigt und damit zu den ältesten anatomischen Abbildungen in inhaltlicher Beziehung steht» (vgl. Abb. S. 302)[16]. Es würde dies auch zum Befund passen, dass Sektion und wissenschaftliche Anatomie gerade in Bologna besonders früh gepflegt wurden, wo Ärzte besonders früh zur Beurteilung von Verletzungen beigezogen wurden und die Chirurgen dementsprechend in besonders hohem Ansehen standen (vgl. S. 31 ff.). Doch diese Zusammenhänge bedürften weiterer Beforschung. Für das 17. und 18. Jahrhundert aber lässt sich ein durch die forensischen Aufgaben stimuliertes Interesse der Gerichtsmedizin an pathologischer Anatomie belegen und eine Schulung im pathologisch-anatomischen Denken, welche in der übrigen Medizin erst mit und nach Morgagni, genauer nach 1761, dem Erscheinungsjahr von Morgagnis Werk «über die Sitze und Ursachen der Krankheiten»[17], üblich wurde. In Bohns Traktat über die Wunden findet man sogar den Ausdruck «pathologische Anatomie» (die für die Wundbegutachtung notwendige Doktrin, schreibt Bohn, sei «Anatomiae practicae seu pathologicae specimen»[18] – vgl. S. 312 f.), Generationen also bevor «pathologische Anatomie» in Morgagnis Todesjahr 1771 durch Cratios Schrift «De anatomiae pathologicae utilitate et necessitate» zur Bezeichnung der durch Morgagni wenn nicht geschaffenen, so doch definitiv in die Gesamtmedizin eingeführte «Grundlage der modernen Medizin» wurde[19]. Auch die «fachgerechte Obduktion menschlicher Leichen» hat sich in dieser Zeit, wie Wolf-Heidegger und Cetto schreiben, «in erster Linie zweifellos aus gerichtlich-medizinischen Motiven» durchgesetzt[20].

Doch zurück zu Fidelis, in dessen Lehre von der Tödlichkeit der Wunden[21] die pathologische Anatomie als Grundlage der gerichtsmedizinischen Beurteilung von Wunden gegenüber Klinik und Prognostik ganz in den Vordergrund getreten ist. Fidelis stellt daher die Frage nach den durch eine Verletzung betroffenen Organen ins Zentrum seiner Darlegungen. In der Durchführung bleibt er dann allerdings traditioneller als vorgesehen, indem er bei der Besprechung der einzelnen Verletzungen gleich anfangs das alte, sicherlich weniger durch Autopsie denn empirisch und wohl auch etwas philosophisch – wir kommen darauf zurück – gewonnene Dogma reproduziert, demzufolge die Verletzungen von Hirn, Herz und Leber absolut tödlich seien. Wenn eine Herzwunde nicht tödlich ende, argumentiert Fidelis, habe eben die Verletzung nicht das Herz selbst, sondern höchstens dessen Hüllen betroffen. Die Wunden des Gehirns, fährt er analog fort, seien tödlich, weil das Gehirn erstrangiges Organ sei (princeps pars) und – hier wird er seiner pathologisch-anatomischen Doktrin etwas untreu – weil Hirnverletzungen so zahlreiche und so schwere Symptome machten. Auch die Doktrin von der Tödlichkeit der Zwerchfellwunden (die wohl wiederum die organmedizinisch-lokalistische Ausformulierung traumatologischer Beobachtungen ist – dass nämlich Verletzungen der Zwerchfellgegend häufig zum Tode führen) übernimmt Fidelis recht unkritisch: Verletzungen des nervösen Centrums des Zwerchfells [gemeint ist das «centrum tendineum»; erst das 18. Jahrhundert differenzierte klar zwischen Sehnen- und Nervengewebe] seien unbedingt tödlich – solche des muskulösen Teils könnten allenfalls verheilen[22].

Das folgende Kapitel seines Abschnitts über die Tödlichkeit der Wunden widmet Fidelis der Frage, aus welchen Zeichen man auf Wunden von Teilen schliessen könne, deren Verletzung tödlich sei? Hier sucht er seine pathologisch-anatomische Idee auch der Beurteilung am Lebenden dienstbar zu machen. Wenn die angegebenen Symptome nach einer Verletzung fehlen, beschliesst er dieses Kapitel, kannst Du bestätigen, dass die entsprechenden Organe nicht betroffen seien. Dann folgt die Besprechung von Wunden, die an sich weit ab liegen von den lebenswichtigen Organen, und dennoch gefährlich sind: grosse und traumatisierte Wunden, Wunden mit Substanzverlust, Wunden in höherem Alter, bei Krankheit, ungünstiger Konstitution, Wetterlage oder Jahreszeit, ferner Wunden in der Nabelgegend, Verletzungen der Genitalien, weiter nervöser, auch sehniger Teile, gefässreicher Stellen, Verletzungen von Gelenken, bestimmte Thoraxwunden. Den Kopfwunden ist ein eigenes, spezielles Kapitel gewidmet. Wenn ein Mensch an unscheinbaren Verletzungen, die keineswegs tödlich sind, zugrundegeht, kann das auch bei Fidelis an einer vorbestehenden Cacochymie (Säfteverderbnis), spezieller Schwäche des verletzten Teils, schlechter Luft, Diätfehler des Patienten, Nachlässigkeit des Arztes oder noch anderem liegen. Fidelis distanziert sich von Galen, welcher die Verteidigung eines Mannes belächelt, welche den Tod einer alten Frau infolge eines relativ leichten Schlages nicht diesem, sondern der Schwäche der Alten anlastete. Ein Kapitel über die kritischen Tage (der 7., 9. und 40. Tag) in Verletzungsfällen beschliesst den Abschnitt über die Tödlichkeit der Wunden.

Exkurs über den Sitz der Seele

Fidelis' Korrelationen zwischen der Organlokalisation von Wunden und deren Tödlichkeit wurzelt, historisch gesehen, in alten, bis auf Celsus und die Hippokratiker und noch weiter zurückgehenden Traditionen, die zweifellos mit den verschiedenen Lehren von der Seelenlokalisation im Körper zusammenhängen. Platon (427 v.Chr.–347 v.Chr.) steht für die wohl wichtigste: er beschreibt in seinem «Timaios» die Seele als dreiteilig, ein Teil, unsterblich, scheint dabei vorwiegend an das Nervensystem, vor allem das Gehirn, gebunden zu sein, die beiden niedrigeren, sterblichen Teile, an die Herz- beziehungsweise die Lebergegend[23]. Doch muss in diesem Zusammenhang auch der ägyptischen und aristotelischen Tradition der Seelenlokalisation im Herzen[24], der schon babylonischen Leber-Seele-Assoziation[25] und verschiedener klassischer Seele-Hirn-Assoziationen gedacht werden, die die «Timaios»-Tradition wohl entscheidend speisten, wenn nicht schufen[26].

Dass diese Lehren ihrerseits in traumatologischen Beobachtungen wurzelten, ist historisch allerdings nicht nachweisbar – wie ja überaus viele Wurzeln geschichtlicher Dinge im Parahistorischen liegen – scheint aber umso wahrscheinlicher, als der Seelenbegriff ursprünglich vom Begriff des Lebens weit weniger ablag als heute, sodass der Tod oft als Entweichen der Seele, Belebung aber als Beseelung erlebt und beschrieben wurden. Wie im Timaios die sterblichen Seelen nicht in Herz und Leber drin, sondern nur in deren Nähe lokalisiert sind, dürfte die Tödlichkeit oder doch Gefährlichkeit der Verletzungen der Herz- oder Lebergegend zunächst vorwiegend der Gegend und nicht so sehr den speziellen Organen zugeschrieben worden sein. Dem entspricht der Eindruck, ursprünglicher als die Platonische Zweiteilung der Leibesseele sei die Idee von einer einheitlichen, zentralen Leibesmitte, welcher Herz und Oberbauchorgane gleichermassen zugeordnet sind, als Ursprung und Zentrum des psychophysischen Lebens. In diesem Zusammenhang erscheint dann das Zwerchfell nicht wie bei Platon als Trennwand zwischen mittlerer und unterer Leibeshöhle, sondern als Zentrum von Leben und Geist – wie denn auch das griechische «phrenes» sowohl «Zwerchfell» bedeutet als auch «Verstand, Bewusstsein, Geist, Herz, Gemüt». In demselben Zusammenhang andrerseits fehlt das Zwerchfell oftmals im ärztlich-chirurgischen Bewusstsein – auf Wundenmann-Bildern mittelalterlicher Tradition sieht man den Herz-Lungen-Komplex gelegentlich horizontal neben dem Leber-Magen-Komplex liegen, mit diesem zusammen die lebenswichtige Mitte darstellen (Abb. S. 302). Wie die Sprache – bis zum «mal au cœur» der Franzosen – noch lange an die alte Mitte erinnerte, in welcher Herz, Magen, Leber, Leben und Seele so nahe beieinander gelegen hatten[27].

Der Zufluss organmedizinischer Vorstellungen wird dann die Assoziation von Leben und Seele mit bestimmten Organen verstärkt haben – dass dabei die Leber mehr als andere Organe des Oberbauchs Sitz eines seelenartigen und lebenswichtigen Prinzips wurde und

Dis ist das buch der Cirurgia. Hantwirch

ung der wund artzny von
Hyerõimo brúschwig

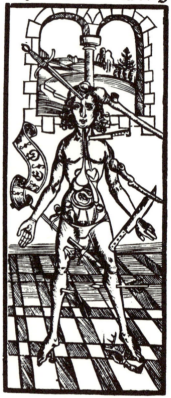

Das Titelblatt zu Hieronymus Brunschwigs Chirurgiebuch (man beachte nebenbei die Übersetzung: Cirurgia – Hantwirch, Handwerk) zeigt einen auf seine inneren Organe hin transparenten beziehungsweise aufpräparierten «Wundenmann», bei welchem der Herz-Lungen-Komplex ohne Zwischenschaltung eines «Querfelles» horizontal neben dem Magen in der Mitte des Stammes liegt.

302

blieb, dürfte mit dem Durchdringen der Galenschen Physiologie zusammenhängen, in welcher die Leber eine ganz zentrale Stellung als Bereiterin des nährenden Bluts, der Gallen und als Quelle der Venen einnimmt. Mit der Neuzeit kam es dann zu dem, was man eine eigentliche Anatomisierung der alten Assoziationen von Organen, Seele und Leben nennen kann – und zugleich im Zuge der Verbreitung der Sektion (separate Eröffnung der beiden Leibeshöhlen!) zur definitiven Dissoziation von Thorax- und Bauchorganen. Unter dem anatomischen Blick löste sich die topographische Einheit Leibesmitte samt Herz, selbst die Einheit «Oberbauch» auf, die alte Regionalpsychosomatik wurde zur Psychosomatik einzelner Organe, sogar einzelner Organteile [28].

Dies sind im Umriss die Hintergründe von Fidelis' Ausführungen über die Tödlichkeit der Verletzung der einzelnen Organe und Organteile und seiner Hirn-Herz-Leber-Assoziation. Nach Fidelis begannen die Geschichten dieser einzelnen Teile getrennt zu verlaufen. Pathologisch-anatomische Erfahrungen dürften dabei wesentlich Richtung gegeben haben. Das Herz blieb – am meisten und am längsten von allen – Sitz wichtiger psycho-physischer Potenzen, dessen Verletzung in jedem Falle absolut tödlich war [29]. Die Leber hingegen verlor bald ihre grosse Wichtigkeit. Schon der Strassburger Stadtarzt Melchior Sebitz und Welsch relativieren die Bedeutung ihrer Verletzung [30]. Praktische Erfahrungen und Experimente dürften dabei mitgewirkt haben – sicher aber auch die Entwicklung der Physiologie, welche der Leber nach William Harvey und Jean Pecquet (1622–1674) nicht mehr die zentrale Rolle zuerkannte, die sie im Rahmen der Humoralpathologie innegehabt hatte [31]. Von diesem Abstieg der Leber profitierte das Herz, welches die alten Ernährer- und Verteilerfunktionen der Leber zum Teil übernahm und im 17. Jahrhundert überhaupt dazu neigte, den gesamten Glanz der Zentralität absolutistisch auf sich zu sammeln [32]. Vom Abstieg der Leber profitierte aber auch der verdauende Magen, der als Princeps des Oberbauchs und Sitz besonderer Kräfte nun ebenfalls etwas in den Vordergrund rückte, speziell der obere Magenmund, der vielfach als nervig und mit Herz, Nervensystem (samt Hirn) und Zwerchfell in besonderen Beziehungen stehend galt [33]. Die Wunden der orificien des Magens sind letal, speziell die des linken, schreibt Teichmeyer, unter anderem weil diese immer mit der Läsion der dort befindlichen zwei Nerven verbunden ist [«par notabile nervorum», zweifellos der linke und der rechte vagus], welche Krampf, Erbrechen, Cardialgie und andere schlimme Erscheinungen zur Folge hat, auch, weil der Magen an dieser Stelle mit dem Zwerchfell in Verbindung steht, weswegen es dann zu Phrenitis, Convulsionen, Schluckauf und Atembeschwerden kommt, die aller Behandlung trotzen [34]. Über die Entwicklung der

Lehre von den Zwerchfellwunden haben wir andernorts im Detail berichtet[35], an ihr zeigt sich beispielhaft, wie sich ein topographischer Begriff zum lokalistisch-organizistischen verdichtet und später – im Zug einer Differenzierung und Physiologisierung der Traumatologie – wieder zum Regionalbegriff auflöst (Fall unten). Die Verletzungen des Gehirns aber sind schon bald zerfallen in die Verletzungen der einzelnen Hirnteile, deren eine lebensgefährlich blieben, deren andere die Psyche veränderten, ohne das Leben zu gefährden. Dadurch kam es allmählich zur Dissoziation von Lebensprinzip und seelischem Prinzip – Dissoziation, die das menschliche Selbstempfinden im 19. und im früheren 20. Jahrhundert, da die «Seele» weitgehend mit dem «Gehirn» identifiziert wurde, entscheidend prägte.

Der Anlass zu einer Stellungnahme der Medizinischen Fakultät in Leipzig ist hier der folgende: Johann Abitsch von Creum schlug die 12jährige Tochter Rosina des Hirten Peter Lang, weil sie ihre Gänse nicht von seinem Gerstenfeld ferngehalten hatte, zweimal mit einer Peitsche auf den Leib und gab ihr *Fusstritte in den Bauch und ins Hypochondrium*. Das Kind konnte nicht mehr allein nach Hause gehen, es wurde von seiner Mutter heimgebracht und starb innert zwei Tagen. Die Leichenschau erfolgte durch den Arzt Johann Caspar Westphal und den Chirurgen Hermann Flösser am 6. August 1691. Die beiden finden blutunterlaufene Stellen am Zwerchfell. In ihrem Bericht an das Gericht sagen sie: Quetschungen des Zwerchfells führen zur Unfähigkeit zu atmen. Deshalb ist diese Zwerchfellquetschung «absolute et simpliciter lethalis». Vor seinem Tod litt das verstorbene Mädchen nach Aussagen der Eltern an Atemnot, Herzschmerzen und Angst, so dass es nicht im Bett bleiben konnte. Zwar sind einige Mädchen der Nachbarschaft an Schwindsucht gestorben, doch fand man bei der Toten keine Zeichen dieser Krankheit (welche allenfalls den geschilderten Zustand hätte erklären können).

Der Verteidiger von Abitsch, der Jurist Johann Jakob Langguth holte medizinische Gegengutachten ein und zitiert diese in seiner Verteidigungsschrift. Die Quetschungen im Teil des Zwerchfells, das zum Atmen dient, seien geringfügig gewesen. Nur eine Verletzung des atmenden mittleren Teils des Zwerchfells führt zum sofortigen Tod. Das Mädchen ist an einer vorbestehenden Krankheit gestorben.

Die Medizinische Fakultät in Leipzig wird (anscheinend vom zuständigen Gericht) um eine Stellungnahme zwischen den divergierenden ärztlichen Meinungen ersucht. Sie antwortet:

Zwerchfellquetschungen sind keinesfalls «simpliciter et absolute lethales». Sie geben zwar Anlass für Atembeschwerden, Herzschmerzen und andere Symptome, diese hätten aber vielleicht durch Medikamente bekämpft werden können.

Der Urteilsspruch der Leipziger Schöffen lautete: der Angeklagte hat selber gestanden, dass er Rosina Lang mit den Füssen in den Bauch und in die linke Seite getreten hat. Er wird ins Exil geschickt. Die Strafe kann in eine Busse von 80 Florian umgewandelt werden.

Creum ist eventuell Kreczow östlich von Wilhelmsbrück an der Grenze zu Schlesien. Die Zwerchfellverletzung als Verletzung eines Seelensitzes (vgl. S. 301ff.) ist hier bereits zugunsten der von Bohn inaugurierten pathophysiologischen Auffassung (vgl. S. 315) verlassen. Man beachte, wie wenig das Leben eines Kindes galt.

Schlugen die einzelnen Organe der Leibesmitte nach Fidelis ihre je einzelne Entwicklung ein, so sollte sich die Idee von der Leibesmitte doch nicht ganz verlieren. Gerade an der Geschichte der Zwerchfellverletzungen, die, organmedizinisch verstanden, ja noch rascher und radikaler ihren alten Ruf der essentiellen Lebensgefährlichkeit verloren als die Verletzungen etwa von Herz, Magen, sogar Leber, lässt sich das Neuaufkeimen der Aufmerksamkeit auf die Lebensgefährlichkeit der Verletzung der Region, zu welcher das Zwerchfell gehört, beobachten. «Die Wunden des Zwerchfelles sind nicht tödlich», heisst es in Hallers Vorlesungen zur Gerichtsmedizin (vermutlich aus seinem eigenen Munde) zusammenfassend, «denn sie werden oft und leicht geheilt. ... Allein das Zwerchfell kann kaum verletzt werden, ohne dass auf der rechten Seite zugleich die Leber, auf der linken das Milz und der Magen zugleich verwundet wird, und ist die Wunde oben, so muss sie nothwendig durch die Lunge gegangen seyn ...»[36]. «Verletzungen solcher Theile», fasst Ploucquet gegen Ende des Jahrhundertes zusammen, «zu welchen eine grosse Menge von Nerven-Ästen gehet ..., verursachen öfters ... den unvermeidlichen Tod. Eine Wunde, Quetschung, auch nur eine heftige Erschütterung solcher Theile sind oft hinlänglich, jene traurige Würckung hervorzubringen. Darum kan ein Stoss oder Druck in die Herzgrube, welches die Gegend des Magens und des Zwerchfells ist, ... Unmachten, Zuckungen und den Tod bringen»[37]. Namentlich aber sollte im Lauf des 18. Jahrhunderts insgesamt ein mehr physiologisches Verletzungskonzept jenes frühere, vorwiegend anatomische, ersetzen (vgl. S. 315ff.).

Doch damit sind wir weit über den Stand unserer Studie hinaus disgrediert – wir waren ja bei Fidelis, dem Pionier der pathologisch-anatomischen Wundenlehre. Pionier war dieser auch insofern, als er zunächst mit seinen Auffassungen noch recht einsam dastand. Der nachfolgende hochberühmte «Vater der Gerichtsmedizin», Zacchia, ist weniger anatomisch orientiert gewesen als Fidelis, wiewohl er diesen im einzelnen reichlich zitierte. Die Bezeichnung «tödlich» (lethalis) für eine Wunde steht bei ihm sowohl für die Tödlichkeit der Wunde «an sich», als auch einfach für tödlichen Ausgang: so kann es bei ihm den Tatbestand geben, dass nicht-tödliche Wunden tödlich werden[38]. Die Lokalisation der Wunde bzw. «die Natur des verletzten Teils» ist für ihn das wichtigste, aber doch nur eines unter vielen Kriterien; Wetterlage, Jahreszeit, Art der Waffen, Alter, Gesundheitszustand und Geschlecht des Verletzten (Frauen ertragen viel schwerere Schläge und Verletzungen als Männer) und Grösse und Symptomatik der Verletzung sind die anderen[39]. Zacchia ist nicht chirurgisch interessiert: die Anatomie ist für ihn nicht von besonderer Bedeutung. Er erwähnt auch nirgends die Sektion als Methode zur Klärung gerichtsmedizinischer Fragen[40]. So erstaunt es nicht, dass sein Wundenkapitel mit 25 Seiten relativ kurz ist[41].

Ob es mit seiner wissenschaftlichen Hilflosigkeit in Verletzungssachen, ob mit seiner Nähe zu wunder- und zeichengläubigen Kreisen, ob mit beidem zusammenhänge – jedenfalls widmet Zacchia eine eigene – die längste – Quaestio seines Wundenabschnitts der Frage der Cruentatio cadaverum, der Bedeutung der Blutung einer Leiche als Zeichen, dass der Mörder nahe sei[42].

Andere Aspekte: der Blut-Beweis (cruentatio cadaverum)

Die «cruentatio cadaverum», das Baar-Indiz, der Baar-Beweis, Blut-Beweis, die «Baar-Probe» scheint vor allem in Deutschen Landen zur Findung des Täters gepflegt worden zu sein. Im Rahmen des Baar-Rechts kannte man dort im 17. Jahrhundert das «Hinführen des Verdächtigen zu der Baar» (des Getöteten) zwecks Wahrheitsfindung[43]. Zacchia beschreibt die deutsche Sitte, dass man dem möglicherweise Ermordeten den Daumen abschnitt und diesen dann systematisch in die Nähe Verdächtiger brachte[44]. Die Cruentatio entstammt an sich der Kategorie des Gottesurteils, welche ja im Lauf der Zeit durch naturwissenschaftliche Wege der Urteilsfindung verdrängt und ersetzt und damit in die gerichtsmedizinische Literatur gar nicht erst aufgenommen wurde. Im Gegensatz etwa zur Wasserprobe der Hexen, der Feuerprobe, der Ermittlung des Mörders durch das Los, ist sie aber von Gerichtsmedizinern ernsthaft diskutiert worden, da es nicht zum

Hier liegt keine Stellungnahme von Ärzten vor, sondern eine Anklage- und eine Verteidigungsschrift zur Frage, ob die angeklagte Regina N. zu foltern sei. Sie war die Frau eines ehemaligen Ministers des Herzogs von Württemberg.

Die *Anklage* behauptet: am 4. Juli 1704 verabreichte Regina N. *ihrem Ehemann Arsenik,* so dass er unter schrecklichen Bauchkrämpfen starb. Als weitere Zeichen der Vergiftung traten auf: kalter Schweiss, schwacher Puls, Herzschmerzen, Diarrhoe und Mundtrockenheit. Auch die Leiche zeigte Indizien der Vergiftung: einen aufgetriebenen Bauch und blau-schwarze Finger- und Fussnägel, aus dem Mund floss eine schwarz-grüne Flüssigkeit und die Magenschleimhaut war zerstört.

Die Angeklagte hat ihre Untat nicht gestanden. Es sprechen aber folgende Hinweise dafür, dass sie diese begangen hat: ihr schlechtes Vorleben; die Häufigkeit ehelichen Streites; das Gerücht; sie hat am Todestag die Suppe entgegen ihren sonstigen Gewohnheiten selber gekocht; sie wollte die Leiche nicht öffnen lassen. Als letztes Indiz führt die Anklageschrift an: «Verschiedene vertrauenswürdige Personen haben beobachtet, dass, nachdem das Gesicht des Toten mit einem leinenen Tuch bedeckt und der Körper mit einem ebensolchen umwickelt worden war, in Gegenwart der Angeklagten sogleich Blut durch das Gesichtstuch drang». Diese «Cruentatio» ist ein «Indicium ad torturam» im Verein mit den vielen andern bereits erwähnten belastenden Momenten.

Die *Verteidigungsschrift* widerlegt die Anklage Punkt für Punkt. Der verstorbene Ehemann war bereits krank; alle haben aus der gleichen Schüssel gegessen; Ehestreitigkeiten sind ubiquitär; die Gerüchte, welche über die Angeklagte kursieren, sind falsch. Zur «Cruentatio» heisst es, sie sei ein «levissimum et incertissimum signum». Wenn eine Leiche bewegt wird, kann Blut oder blutige Flüssigkeit aus Mund, Nase, Ohren, Augen oder den unteren Körperöffnungen austreten, auch wenn Freunde gegenwärtig sind. Es gibt keine sichere Meinung darüber, wie die «Cruentatio» eigentlich entstehe. Die einen glauben, die Seele oder die Lebensgeister der Verstorbenen würden sich rächen, andere schreiben sie der «Imaginatio» der Anwesenden zu, Dritte nehmen eine natürliche Ursache an, z. B. dass die Wärme, welche beim Faulen der Leiche entsteht, die Blutung erzeuge. Die «Cruentatio» ist somit keine Indikation für die Anwendung der Tortur.

Ein *Nachtrag* zeigt, dass der Verteidiger den Prozess gewonnen hat: die Angeklagte wurde freigesprochen.

Es liegt ein Indizienprozess vor. Die Cruentatio ist hier nicht mehr ein Gottesurteil, sondern eines von vielen Indizien. Dies umso mehr, als offenbar die Cruentatio nach Vergiftungen unüblich war (s. S. 310). Die angeführten Vergiftungssymptome sind unspezifisch (vgl. S. 385 und S. 389ff.), insofern als die Arsenikvergiftung das gängige Vergiftungsmodell ist.

vornherein klar war, dass sie sich nicht naturkundlich begründen liesse (Fall S. 307f.). Im 17. Jahrhundert zirkulierten vielmehr verschiedene Konzepte, welche der Idee, dass ein Leichnam in Gegenwart seines Mörders natürlicherweise zu bluten beginne, günstig waren: das Sympathie-Antipathiekonzept, die Lehren von Consensus und Contagion, Imaginatio, Giften und Seelenkräften, sowie sie seinerzeit verstanden wurden. Das sind Konzepte, in deren Rahmen man Kräfte kannte, die für das Phänomen der Cruentatio ebensogut verantwortlich sein konnten wie allenfalls für Reflexphänomene, Epidemien, die Wirkung gewisser Gifte, Zauber und Hormone, magnetische und elektrische Phänomene, Phänomene der Ansteckung, der Heredität etc. So sind berühmte Gelehrte des späteren 16. und des 17. Jahrhunderts Anhänger der Cruentatio-Lehre geworden. Einem vielzitierten Traktat «de cruentatione cadaverum» hat Andreas Libavius (1546–1616), Paracelsist und bedeutender Chemiker, verfasst[45].

«So fliesst das Blut aus der Leiche eines frisch ermordeten Menschen beim Kontakt mit seinem Mörder», heisst es bei Johannes Hucher. Wahrscheinlich geschieht dies auf physische Art und auf Grund von Antipathie. «Sicherlich geschieht es kraft der Wirkung der Animae sensitiva und vitalis, die nach dem Entweichen der Anima rationalis noch im Körper verbleiben, bis die natürliche Wärme ganz ausgehaucht ist»[46]. Birchler hat auf den Zusammenhang zwischen diesem natürlichen Verständnis der Cruentatio und dem Brauch, dass die Verdächtigen die in Frage stehende Wunde effektiv berühren mussten, hingewiesen[47].

Johannes Baptista van Helmont beschreibt die Tatsache, dass «die Leiche eines erstochenen vor dem Richter in Gegenwart des Thäters zu Bluten und offtmals ein gewisse [=sichere] Anzeigung der begangenen Mordthat zugeben» pflegt, in einem Kapitel «Von Sympathetischen Mitteln», zusammen mit der Wirkung der Einbildung, des Zitteraals, des Basiliskenblicks – «Nemlich, wenn der Mensch an der Wunde stirbet, so drucken die unteren Kräffte . . . ein Bild, Rache zu üben, in sich: Dannenhero wenn der Mörder zugegen ist, wallet das Blut auf, und fleust heraus». «Umb dieser Ursachen willen pfleget auch mehrentheils bey den Belagerungen sich die Pestilentz mit einzufinden: Weil nemlich der . . . Geist . . . in den Scharmützeln ein gewisses Bild der Rache in sich eingedruckt bekommen»[48]. «Der hefftige und gewaltsame Spiritus», referiert der Professor Logices und Metaphysices Joh. Christoph Hundeshagen (1635–1681) aus Jena des Helmont und des universalgelehrten Jesuiten Athanasius Kircher (1602–1680) Auffassung, «mit welchem der Todtschlaeger seinen Feind anfällt, steckt voll gifftiger Krafft; dringt ihm durch Augen, Mund und Nasen, in des Widersachers innerste Adern, und zwar am allermeisten in dessen Geblüt . . . Welches Blut nachmals . . . von seinem Ort heraus, und herfür bricht: . . . als wie Gifft von Gegen-Gifft magnetisirt und angezogen wird»[49].

Trotz aller zeitgemässen Plausibilität der Cruentatio cadaverum findet man aber in der medizinischen Literatur des 16. und 17. Jahrhunderts auch viele Zeichen von Misstrauen gegenüber der Baar-Probe und eine Tendenz, deren Aussagewert mindestens zu relativieren. So schreibt schon Hucher anschliessend an den oben zitierten Text: «Vielleicht drückt der Mörder das Blut auch heraus, wenn er mit dem Finger an der Wunde zupft»[50]. Und Marcellus Donatus (vgl. S. 257), ein Kenner der Imaginatio, negiert nicht nur ausdrücklich deren Fähigkeit, auf fremde Körper zu wirken – die Cruentatio anerkennt er überhaupt nicht[51]. Gregor Horst, Stadtarzt von Ulm, hat 1605 anlässlich eines Falles von Mordverdacht wegen Leichenblutung ein längeres Gutachten über die Cruentatio verfasst, demzufolge eine solche am Lebenden durch die Imaginatio verursacht sein und damit einige Beweiskraft haben könnte, nicht aber am Toten[52], und die Wiener Fakultät hat entsprechend Stellung genommen.

Auch Paulus Zacchias gehört in die Reihe derer, die der Blutprobe misstrauten, und seine Meinung war natürlich gewichtig. Es mag kühn erscheinen, beginnt dieser Autor, an einer Sache zu zweifeln, in die viele gelehrte Männer vertrauen. Indessen variiert schon die Beschreibung dieses Blutungsphänomens stark – und es gibt auch viele, die aus ihm nichts schliessen wollen, dazu gehört als Mediziner Gregor Horst; und sogar Libavius gibt zu, dass da nicht alles klar sei. Wenn es dieses Phänomen wirklich geben soll, argumentiert nun Zacchia, so muss es entweder natürlich erklärbar sein oder aber es ist ein Wunder. Natürlich erklärbar ist es aber nicht. Wenn es natürlich wäre, müsste zum Beispiel auch das Schlachtvieh in Gegenwart des Schlächters, Hingerichtete in Gegenwart des Henkers bluten. Und warum bluten Ertrunkene oft nach 2 oder 3 Tagen in Gegenwart ihrer Familie, ihrer Nächsten, ihrer Freunde? Und warum bluten Lebende nicht noch viel mehr als Tote aus Augen, Nase, Mund oder irgendwo, wenn sie ihre Feinde sehen? Oder sollen die Lebensgeister im Toten lebhafter sein als im Lebenden? Ein göttliches Wunder komme als

Ursache der Cruentatio aber auch nicht in Frage; Wunder dienten der Stärkung des Glaubens, aber das Bluten von Leichen komme auch vor, wo solche nicht in Frage komme. Und wenn es der Gerechtigkeit dienen sollte, wieso bliebe es dann bei viel schwereren Verbrechen als dem Töten mit einer Waffe – etwa bei Giftmorden – aus? Übrigens seien Gottes Handlungen frei und von Naturgesetzen und irgendwelchen Voraussetzungen – Ablauf einer bestimmten Zeit, Präsenz des Mörders – unabhängig und nichts könne Gott zu Wundern zwingen. Dämonen seien als Verursacher der Cruentatio ebenfalls auszuschliessen. Aber woher konnte denn das Märchen von der Blutung Ermordeter in Gegenwart des Mörders kommen? Es sei beileibe nichts Neues, antwortet Zacchia, dass Leichen oft Stunden und Tage nach dem Tod, häufig, wenn sie irgendwie bewegt würden, etwas bluteten – schon Platner sagte dies (cent. posth. quaest. 8). Und beobachten wir Blutungen aus Nase, Mund, Augen etc. nicht täglich bei an Pest, Apoplexie, Phrenitis, usw. Verstorbenen? Und wenn es in Anwesenheit des Mörders vorkomme, sei dies nicht die Wirkung der Antipathie oder sonst einer natürlichen oder übernatürlichen Kraft, sondern des Zufalles. Und niemals dürften daraus irgendwelche rechtlichen Konsequenzen abgeleitet werden[53]. Soweit Zacchia. Das Gewicht dieses Autors hat sicherlich dazu beigetragen, dass im weiteren Verlauf des 17. und frühen 18. Jahrhunderts sich das Vertrauen in die Baar-Probe ziemlich rasch verlor. Gaspar a Rejes, der sonst ja oft recht scholastisch argumentiert, referiert zwar getreulich alle Argumente derer, die die Cruentatio annehmen, erweist sich mit seiner eigenen Stellungnahme aber als strenger Physiko-Chemiker: das Blut steige durch Fäulniswärme oder fliesse seinem eigenen Gewicht nach zur Wunde hin, der Austritt aus den dortigen Gefässen passiere, wenn die Leiche von aussen her bewegt werde oder dank der korrosiven Wirkung des Blutes selbst. So sei es kein Wunder, wenn man nach einiger Zeit das Blut ausfliessen sehe. Gottes Ratschluss sei unerforschlich, lobenswert aber seien die vorsichtigen und gelehrten Richter und Rechtsgelehrten, die nicht auf Grund dieses Zeichens allein jemanden zur Todesstrafe oder zur Folter verurteilten[54]. Die naturwissenschaftlichen, anatomisch-physiologischen Erklärungen des allfälligen Leichenblutens waren es dann vor allem, welche die Mörderhypothese ablösten; dies auf dem Hintergrund der kritischen Revision der Lehren vom Typus der Sympathie-, Antipathie- oder Imaginatiolehre und dem Aufkommen anatomisch-physiologischer Denkformen. Eine früh- bzw. vor-aufklärerische Schlussabrechnung über die Cruentatio legt dann Hundeshagen (vgl. oben S. 309) 1679 vor: «De stillicidio sanguinis in hominis violenter occisi cadavere conspicui, an sit sufficiens praesentis homicidae indicium»[55]. Hundeshagen verwirft die Schlüssigkeit der Baar-Probe mit 7 Argumenten: 1. die Argumente, welche für sie sprechen, sind schwach; 2. die Beispiele solchen Leichenbluts können sie auch nicht beweisen, wiewohl sie von ihren Befürwortern ausgewählt worden sind, manche sprechen auch dagegen. 3. Es ist gefährlich, an sie zu glauben (wegen der möglichen Fehl-Urteile). 4. Viele Rechtsgelehrte verwerfen sie. 5. Die Gegenseite argumentiert durch Verallgemeinerung von Einzelbeispielen. 6. In der Bibel steht nichts derartiges – auch Deut. 21 sagt nichts von einer Leichenblutung – und schliesslich gibt es 7. hinreichend natürliche Erklärungen für eine solche Blutung: das Venenblut in Leichen ist gewöhnlich flüssig, durch die Fäulnis der Venen wird es nach dem Tode freigesetzt, und zwar zuerst an den Wunden- und Narbenstellen. Wenn solche Blutungen in Anwesenheit von Leuten besonders häufig sind, dann, weil sie durch die Wärme der Anwesenden, eventuell auch durch Erschütterungen des Leichnams provoziert werden. Bei Hundeshagen findet sich aber auch bereits ein Ansatz zum psychologischen, sozusagen säkularisierten Verständnis der Baarprobe – wie so manches von der Geschichte angeschwemmte Material, dessen Zersetzung durch Realitätskontrolle sich verzögerte, im 18. bis 20. Jahrhundert durch psychologisches Verständnis auf weitere Jahrhunderte konserviert worden ist. Hundeshagen beschreibt nämlich die von einem Fürst von Mantua praktizierte Baar-Probe, die darin bestand, jedem, der an der Leiche vorbeiging, die Hand aufs Herz zu legen und den Mörder auf Grund seines beschleunigten Herzschlages zu bezeichnen[56]. Solches psychologisches Verständnis mobilisierten das 18. und 19. Jahrhundert mit Vorliebe, wenn es die Cruentatio nicht einfach als «Aberglauben» und «Volkswahn» abtat[57] – «Stryk will», schreibt Mende, «dass man bey dieser Probe hauptsächlich das Gesicht und das ganze Betragen des Angeklagten, während des Anblicks und der Berührung der Leiche beobachte...»[58].

Im 17. Jahrhundert ist Deutschland zum Schauplatz des Aufbaus einer rationalen gerichtsmedizinischen Lehre von den Wunden geworden. Die Wunden sind sogar recht eigentlich der Kristallisationskern der deutschen Gerichtsmedizin geworden. Es wäre zu untersuchen, wie weit da die Constitutio criminalis Karls V., wie weit die Sitte des Baar-Rechts, der 30jährige Krieg, der Zufall oder andere Faktoren stimulierend gewirkt haben. Jedenfalls gehören Bernardus Suevus mit seinem «Tractatus de inspectione vulnerum lethalium et sanabilium» (Marburg 1629, deutsch: «Wundenurtheil», Hamburg 1644[59]) und Melchior Sebitz (vgl. S. 213 f.) mit seiner Serie von 7 Dissertationen über Wunden (1632–1637) zu den frühesten im engeren Sinne gerichtsmedizinischen Autoren deutschen Sprachbereichs. Bei früheren Stadtärzten des deutschen Sprachbereichs, die für die Geschichte der Gerichtsmedizin interessant sind (Johannes Schenck von Grafenberg,

Stadtarzt in Freiburg/Breisgau und Felix Platter, auch Gregor Horst) ist das gerichtsmedizinische Material verstreuter.

Der Strassburger Stadtarzt Melchior Sebitz ist wieder weniger pathologisch-anatomisch als Fidelis, er scheint mehr an Paré anzuschliessen. Er stellt den Prognosebegriff wieder ganz an den Anfang seiner Überlegungen: Prognosestellen hebt das Ansehen von Medizin und Arzt, gewinnt das Vertrauen der Patienten, bewahrt vor Gefahren und: gibt dem Magistrat eine Handhabe zum Beurteilen und Bestrafen von Tätlichkeiten[60]. Entsprechend ist das Wundenverständnis der Sebitz-Schule ein gewissermassen Vor-Fidelissches.

Die Leipziger Schule: Primat von Anatomie und Sektion, physiologische Aspekte der Wundbegutachtung und die Frage nach der Zahl der Tödlichkeitsgrade

1660 erschien dann in Leipzig Gottfried Welschs «Rationale vulnerum lethalium judicium», welches bei Garrison und Morton als Klassiker der Gerichtsmedizin figuriert (Abb. S. 313). Welsch, Professor für Anatomie, Chirurgie, später Pathologie und Therapie und auch Physicus der Stadt Leipzig stellt wiederum die Frage nach dem verletzten Teil ins Zentrum seiner Untersuchung. Eine letale Wunde ist für ihn eine Kontinuitätsunterbrechung am Körper, die zum Tode führt infolge der Nobilität des betroffenen Teils (Hirn, Herz, Leber als Sitz der fakultates animales, vitales, naturales) oder infolge der Lebenswichtigkeit des betroffenen Organs (Lunge, Magen, Darm, Mesenterium, Blase). Was Welsch aber bei den Historikern vor allem berühmt gemacht hat, ist, dass er die Sektion als Basis der Beurteilung von Wunden ausdrücklich fordert. Zuerst soll die Wunde genau angesehen werden auf Beschaffenheit, Grösse, Tiefe, dann soll die Leiche geöffnet werden, schreibt er. Und zwar soll sie ganz seziert werden, auch wenn man von aussen keine Spur einer Verletzung sieht; auch die Sondierung allein genügt nicht (vgl. S. 50)[61].

Dass schon vor Erscheinen von Welschs Buch gelegentlich gründlich seziert worden ist, ist belegt. Mende glaubt indessen, dass die echte Leichensektion (sectio cadaveris) zur Abklärung gerichtsmedizinischer Fragen erst nach der Mitte des 17. Jahrhunderts und hauptsächlich dann im 18. Jahrhundert in Gebrauch gekommen sei, während man vorher – vom 16. Jahrhundert an – nur die sectio vulnerum gepflegt habe[62]. Diese Ansicht ist mit den Befunden, die die Einstellung der Autoren zur Anatomie betreffen, vereinbar.

29 Jahre nach Welsch kam, 1689, wiederum in Leipzig, Johannes Bohns Traktat über die Berichterstattung in Wundensachen heraus. Dieses Buch muss etwas eingehender angesehen werden[63]. Seine zwei-

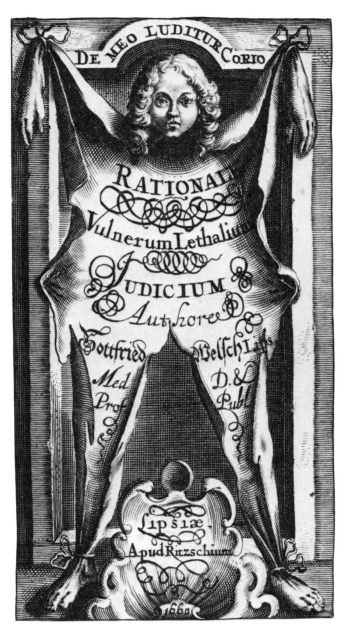

Der Titel zu Welschs Wundenlehre ist auf eine aufgespannte Menschenhaut geschrieben. Der Rahmen des Präparates trägt die Inschrift «es geht um meine Haut» – die ikonographische Tradition des anatomischen Memento mori fällt hier mit der Darstellung gerichtsmedizinischer Realität zusammen.

te Auflage von 1710 ist in erster Linie dem hochberühmten Amsterdamer Anatomen Fredrik Ruysch (1638–1731) gewidmet, der 1679 «Doctor van t'geregte» (Medicus forensis) geworden ist und ab 1695 forensische Medizin auch doziert haben soll[64]. Als seine Vorläufer nennt Bohn Sebitz, Bernardus Suevus, Hermannus Corbeus, Codronchi, Paré, Fidelis und Zacchias. Die Frage, über die der Arzt den Behörden oder den Richtern am häufigsten Auskunft zu geben habe, schreibt Bohn, sei die nach der Tödlichkeit von Wunden. Bohn arbeitet zunächst einfach klar heraus, was Codronchi und Fidelis angetönt haben: Es gibt zweierlei Wundbegutachtungen, die an Lebenden – die reichlich unsicher und mutmasslich ist – und die an Toten, die die Gesetzgeber für sicher halten. Diese zweite ist nicht prognostisch, wie viele Autoren unpassenderweise schreiben, sondern pathologisch-anatomisch (dies ist die S. 299 erwähnte Stelle, wo Bohn diesen Ausdruck gebraucht), denn der Arzt muss ja an der Leiche nicht über den kommenden Ausgang, sondern über den gegenwärtigen Tatbestand aussagen, und zwar u. a. mithilfe der Sektion. Bohn kritisiert scharf die Herren Sebitz und Suevus, welche die Letalität als prognostische Kategorie behandeln, über zu Hoffendes und zu Befürchtendes schreiben, statt sich an die Tatsachen zu halten – wiewohl Suevus sein Werk unter dem Titel «de inspectione vulnerum» verkauft. Er kritisiert, dass da unqualifizierte Chirurgen und Scherer als Experten amtieren und beigezogen werden. Seiner Forderung, dass in Wundensachen Mediziner zugezogen werden sollten, geht seine Erweiterung des Wundenbegriffs parallel: nicht nur Kontinuitätsunterbrechungen sind Wunden, auch unsichtbare Folgen von Schlägen, Frakturen, Luxationen, Quetschungen, Erschütterungen (etwa des Gehirns) gehören hierher. Dann diskutiert und kritisiert Bohn die Verwirrung im Wortgebrauch bezüglich der verschiedenen Letalitätsgrade, er kritisiert die Unterscheidung von «absolut» und «notwendig tödlichen» wie auch von «notwendig» und «häufig tödlichen» Wunden, mithilfe derer die Verteidiger von Mördern die Richter oft zu ungerechten Urteilen veranlassten. Besser ist, man unterscheidet nur absolut tödliche und zufällig tödliche Wunden und ordnet gegebene Wunden diesen idealen Kategorien zu. Erfahrung ist dabei massgebend. Wenn einer mit einer Herzwunde ausnahmsweise einmal überlebt, ist die Verletzung des Herzens deswegen doch prinzipiell absolut tödlich. Die wichtigste Frage, wenn man diese Zuordnung vornehmen will, ist indessen nicht so sehr die nach dem verletzten Organ als vielmehr die nach der verletzten Funktion. Wenn Verletzungen des Gehirns, des Herzens, der Lungen gewöhnlich absolut letal sind, so ist das vor allem, weil sie deren Funktion tiefgreifend stören. Bohn geht dann auch auf die Bestimmung der Tödlichkeit nach Grösse und Qualität der Verletzung, allfälligem Gift [gegen Wundinfektion unscharf abgegrenzt], individuellen Faktoren und auf die Fälle ein, in denen nicht-tödliche Verletzungen dennoch mit dem Tode enden. – Einen zweiten Teil seines Buchs widmet Bohn der Besprechung spezieller Verletzungen.

Bohns Buch ist voll von interessanten Feststellungen, Korrekturen, Überlegungen, Beobachtungen, Prinzipien. Schon damit war es prädestiniert, zum Standardwerk der Wundenlehre zu werden. Zudem findet man darin die bereits erwähnten Tendenzen, die anschliessend weiterverfolgt wurden, was ihm rückwirkend Wegweisecharakter gab: einmal die alte, bis dahin aber immer wieder unterbrochene Tendenz, die pathologische Anatomie zur Grundlagenwissenschaft, die Sektion zur Standardmethode in Verletzungsfragen zu machen und damit verbunden die definitive Entthronung prognostischer Kriterien in Sachen tödlich verlaufender Verletzungen. Ferner, und hierin ist Bohn tatsächlich ein Neuerer, verliess er die rein anatomische Beurteilung bestehender Verletzungen zugunsten einer primär physiologischen. Damit wurde die Herzwunde tödlich, nicht weil im Herzen der Thron der Gefühle (anima sensitiva), der Sitz der eingeborenen Wärme und die Werkstätte der spiritus vitales verletzt waren, sondern weil dadurch das verletzte, blutende Herz seine lebenswichtigen Funktionen nicht wahrnehmen konnte. Und schliesslich hat sich Bohn mit einiger Intensität der Systematik der Letalitätsgrade von Wunden gewidmet, die bis dahin mehr oder weniger der Praxis überlassen geblieben war, welche dann aber im 18. Jahrhundert, zu einer wahren Präokkupation der Autoren geworden ist. Bohn ist in dieser Bemühung später wohl etwas missverstanden worden. Wenn er dafür eintrat, dass man nur zwei Letalitätsgrade annehme, so ging es ihm dabei doch weniger um die Ziffer als um die Frage, ob die «Letalität» einer Wunde eine prognostische Wahrscheinlichkeitskategorie, eine konkrete Verlaufskategorie oder eine Abstraktion sei. Da ihm dieses letzte Verständnis der «Letalität» am nächsten lag, wobei die Lokalisation einer Wunde über deren systematische Zuordnung entschied, genügte ihm die Unterscheidung von wesentlich zwei Kategorien durchaus. Dass Bohn mit seinem Konzept nicht durchdrang, hängt vielleicht damit zusammen, dass er die Assoziation der «Tödlichkeit» einer Verletzung mit der Schuld des Täters nicht expressis verbis in Frage stellte.

Nach Welsch und Bohn etablierte sich also dreierlei: einmal das Primat des pathologisch-anatomischen Denkens in Wundenfragen. Die komplette Sektion wurde anerkannte Routine (vgl. Abb. S. 27). Bohn hat schon in seinem auf den Traktat über die Wunden folgenden Werk «De officio medici . . .» von 1704 die Sektion sehr dringend als Untersuchungsmethode in zweifelhaften Fällen empfohlen[65].

Teichmeyer hält es dann in einem eigenen Kapitel «De necessaria cadaverum inspectione» fest[66]: Es muss prinzipiell immer seziert werden, von einem Arzt und einem Chirurgen, und zwar «ganz nach den Regeln der Zergliederungskunst»: «alle Höhlen des Körpers müssten eröffnet, und ihre Eingeweide untersucht werden . . .»[67]. Dieses Prinzip ist seither kaum mehr angetastet worden[68].

Zweitens hat sich mit und nach Bohn die Bestimmung der Tödlichkeit einer Wunde vermehrt an physiologischen Kriterien orientiert (vgl. Fall S. 304 f.). Tödlich ist eine Wunde, schreibt Teichmeyer, welche die hydraulisch-vitale Maschinerie unseres Körpers so verletzt und deren Ökonomie so stört, dass deren Ruin notwendig folgt. Und speziell: tödlich sind Wunden, die die Lebensgeister, die Lebenssäfte oder – drittens – ein lebenswichtiges Organ schwer verletzen[69]. Herzwunden betrachtet er als tödlich, weil sie tödliche Blutverluste zur Folge haben und die Zirkulation entscheidend behindern[70] – Haller wird ihm hierin, allerdings differenzierend und zögernd, folgen[71]. Leberwunden nennt er ebenfalls aus hämodynamischen Gründen tödlich, «denn Ruysch [vgl. S. 314] hat in seinen anatomischen Briefen bewiesen, dass dies Eingeweide durch und durch aus Gefässen besteht, folglich, wo es auch verwundet wird, ein grosser ja tödlicher Blutverlust erfolgen muss»[72] referiert Haller in seinen «Vorlesungen». Im Falle des Gehirns bleibt Teichmeyer etwas traditioneller: er konzediert, dass das Gehirn ein vornehmer, vielleicht der vornehmste Körperteil, die Quelle der Spiritus animales und die «metropolis animae» sei[73]. Trotzdem sind Hirnverletzungen erfahrungsgemäss, wenn sie nicht von heftigen Symptomen begleitet sind, und wenn Medikamente appliziert und Blut und Eiter abgeführt werden können, zuweilen nicht tödlich[74] (vgl. Fälle S. 297, 318). Wilhelm Gottfried Ploucquet nennt diejenigen Wunden tödlich, «welche die Werkzeuge des Lebens also zerrütten, dass ihre Würckung aufhören muss. Diese setzen keine andere Bedingungen voraus, als den gewöhnlichen Bau der festen Theile, . . . die natürliche Beschaffenheit der flüssigen Theile; kurz die ganze physiologische Verhältniss des Menschen . . .»[75]. «Das Leben eines Menschen besteht eigentlich in der Ausübung der Seelen-Kräfte, der Sinne, und der freywilligen Bewegungen. Hiezu gehört eine unverletzte Beschaffenheit des Hirns und der Nerven: Um diese zu unterhalten wird der freye Umlauf des Geblüts erfordert, so wie zu Fortsetzung dieses das Athemholen unumgänglich nöthig ist. Diese Lebens- und Thierische Functionen werden von den sogenannten natürlichen, als der Verdauung, der Erzeugung neuen Geblüts, der Nahrung der festen Theile, der Abscheidung der Säfte, usw. unterstüzt. Alle Verletzungen also, welche eine oder mehrere dieser Functionen hindern, zerrütten, oder gänzlich aufheben, werden zu Ursachen des

Todes»[76]. Entsprechend gibt Johann Jakob Plenk in seinen Anfangs-
gründen der gerichtlichen Arztneywissenschaft 6 physiologisch definierte Klassen von tödlichen Wunden: die, «welche den Einfluss des
Nervengeistes ... hemmen», die, welche die Blutzirkulation, «das
Athemholen», «die Milchsaftbereitung», «die Harnabsonderung
hemmen» und die, welche grossen Flüssigkeitsverlust verursachen.
Diesen Klassen ordnet Plenk dann die Verletzungen einzelner Orte
und Organe zu – die des Gehirns der ersten, die des Herzens der zweiten, die des «Queerfelles» der dritten und die der Oberbauchgegend
(Magen, Darm, Gallenblase) und des Lymphsystems der vierten[77]. So
tritt mit der Einführung physiologischen Denkens in die Lehre von
den Wunden die Frage, welche Funktionen durch eine gegebene Verletzung gestört seien, gegenüber derjenigen nach dem verletzten Organ allmählich in den Vordergrund[78]. Engstens verquickt mit dieser
Entwicklung weitet sich der Begriff der Verletzung vom rein chirurgischen zum pathophysiologischen – der Begriff des «Schocks» ist be-
zeichnenderweise ein Kind des 18. Jahrhunderts (Fall S. 318). Die
«Wunde» wird zu einer unter anderen Folgen von Traumata. Gegen
Ende dieses Jahrhunderts unterscheidet der Chirurg Plenk zwischen
einer «mit einem scharfen Werkzeuge gemachten oder einer ge-
quetschten Wunde», Fodéré zwischen dem Begriff der Wunde im engeren Sinne und dem gerichtsmedizinischen Wundenbegriff, welcher
auch Kommotionen und andere Verletzungen ohne äussere Wunde
umfasse[79].

Nun zur dritten Entwicklung, die durch Bohn einen wichtigen Anstoss erhalten hat: die Diskussion des 18. Jahrhunderts um Zahl und
Systematik der Tödlichkeitsgrade. Diese Diskussion bleibt dem modernen Leser schwer verständlich – Sebitz wird als Autorität für die
Einteilung in notwendig tödliche, meistenteils tödliche und zufällig
tödliche Wunden zitiert[80], Welsch als derjenige, der nur unbedingt
tödliche und meistenteils tödliche unterschied[81]. Bohn machte auf
das Problem dieser Einteilungen als solches aufmerksam und unterschied nur absolut tödliche und zufällig tödliche[82]. Im 18. Jahrhundert schloss man sich diesem oder jenem Autor an oder man schuf eine eigene, allenfalls weit verzweigte Systematik der Wunden mit ihren
Tödlichkeitsgraden, welchen man den Einzelfall dann zuordnete.
Man versteht die Bemühungen des 18. Jahrhunderts um solche Syste-
matiken besser, wenn man zweierlei bedenkt. Erstens hegte jene Zeit
an sich eine grosse Liebe zur Systematik. Die Pflanzensystematik eines Karl von Linné (1707–1778) ist ein heute noch akzeptiertes Kind
jener Liebe, aber im 18. Jahrhundert wimmelte es von analogen Kindern, die heute nicht mehr in Ehren stehen – auch Linné selbst hat
neben der Pflanzensystematik eine Systematik der Krankheiten hin-

Am 22. September 1781 wurde im Dorf Schidlitz bei Danzig der 30jährige Musketier Johann K. von einem Kameraden, angeblich im Scherz, mit dem Brotmesser *zuerst in die linke, dann in die rechte Seite der Brust gestochen*. Der Verwundete blutete heftig und klagte über Schmerzen. Er wurde in das Regimentslazarett gebracht. Zu diesem Zeitpunkt war er schon sehr entkräftet, der Puls klein und zitternd, die Stimme schwach, der Körper «... eiskalt und das Atmen sehr kurz».

Der Regimentsarzt Weidle suchte soviel Blut wie möglich aus der Brusthöhle zu entfernen. Alle Bemühungen waren ohne Erfolg; am 25. September starb Johann K.

Bei der Sektion war die rechte Brusthöhle halb voll Blut, der mittlere und untere Lungenflügel waren «aufgelöset» und mehrere Äste der Lungengefässe durchschnitten. Auch das Perikard war verletzt. Im auf der Sektion beruhenden Gutachten erklärt Weidle die Lungenverletzung für «absolut lethal». Das werde durch den Blutverlust, die Entkräftung, die Kälte und den raschen Puls bewiesen. Die Verletzung der Blutgefässe hat der Lunge die zum Leben unentbehrlichen «Säfte» genommen, dadurch ist sie verfault. Infolge davon hörten die Bewegungen des Herzens, der Gefässe und der Lunge selber auf. Der Verletzte ist an der Verblutung gestorben.

Im Fall S. 307f. werden Schocksymptome (kalter Schweiss, kurzer Atem, kleiner Puls) im Zusammenhang mit einer Arsenikvergiftung genannt, hier bei einer Verwundung. Wie weit der Begriff des Schocks in gerichtsmedizinischen Erfahrungen wurzelt, wäre abzuklären. Die Lunge erscheint erneut als Motor des Kreislaufs (s. S. 327ff.). Der Lungenkollaps wird als Fäulnis verkannt, auf die Atmungsmechanik wird noch kein Bezug genommen.

terlassen, wie François Boissier de Sauvages (1706–1767), William Cullen (1710–1790) und andere – der verehrte Thomas Sydenham (1624–1689) hatte ja unter anderem geraten, die Krankheiten zu systematisieren und zu klassifizieren wie die Botaniker die Pflanzen. Hintergrund dieses Ratschlags war sein auch von der Medizin des 18. Jahrhunderts zunächst geteilter Unglaube an die naturwissenschaftliche Kausalanalyse der Krankheiten und ein akzentuiertes Vertrauen in die empirische (statistische, enzyklopädische, beschreibende und eben systematische) Methode[83]. So lag es ganz in der Linie des 18. Jahrhunderts, auch die Verletzungen in Arten, Unterarten

Hans Nicol N. geriet am 20. Dezember 1676 in der Schenke von Guttenhausen in Streit mit Carl Vogel und *schlug mit einem hölzernen Leuchter* auf ihn ein. Vogel ging heim und legte sich in den Kleidern zu Bett. Am nächsten Morgen hörte die Frau ihn seltsam schnarchen. Nun forderte sie beim Gericht eine Inspektion. Als Bader und Arzt in sein Haus kamen, war Vogel aber bereits tot. Hans Nicol N. schildert diesen Sachverhalt in einem Brief an die medizinischen Fakultäten von Leipzig und Jena. Darin stellt er auch den Sektionsbefund dar: am Schädel zeigten sich, obwohl er äusserlich unverletzt schien, Brüche. Ein Knochensplitter war durch die Hirnhäute gedrungen. Der Angeklagte macht geltend, dass der Verletzte trotzdem hätte geheilt werden können, «wenn derselbe sich beklaget und der Chirurgen und Medici Rat sich bedienet». Er weist nochmals darauf hin, dass keine äussere Verletzung sichtbar gewesen sei. Die Frage an die beiden Fakultäten lautet: sind die vorgefundenen Verletzungen lethal?

Beigelegt ist der von einem Arzt und zwei Chirurgen unterzeichnete Sektionsbericht: unter der intakten Haut fanden sie den Schädel in der rechten Schläfengegend gespalten und einen Bluterguss zwischen Knochen und Hirnhäuten, der das Hirn komprimiert und zum Tod geführt hat.

Die Fakultät von Jena antwortet: obwohl Carl Vogel nach der Verletzung nicht medizinisch versorgt wurde, ist «dennoch dieses Vulnus bei so gestalteten Umständen an sich selbst pro lethalis zu halten». *Die Fakultät von Leipzig* antwortet: die Verletzungen von Vogel «achten wir . . . an und vor sich selbst pro simpliciter et absolute lethalia». Das ausgetretene Blut hat das Hirn komprimiert und die Zirkulation der «spirituum animalium» verhindert, woraus der Tod folgen musste. Keine Behandlung hätte diesen verhindern können. Eine nach aussen offene Wunde wäre besser gewesen, weil dann das Blut abgeflossen wäre.

Siehe dazu Fall S. 297 und S. 316f.. Der noch heute gültige Ausdruck «compressio cerebri» wird verwendet; diese, offenbar durch ein epidurales Hämatom verursacht, führt zum Koma und zum Tod. Die beiden medizinischen Gutachten haben möglicherweise die Todesstrafe bewirkt.

und Familien zu unterteilen. Dass die Gerichtsmediziner von diesen Einteilungen so sehr fasziniert waren, hat indessen noch einen anderen Grund, nämlich die enge Assoziation des Tödlichkeitsgrads einer Verletzung und der Schuld des Täters, welche den gerichtlichen Ärzten entsprechend der Fragestellung der Rechtsgelehrten geläufig war. Die Beurteilung einer Verletzung als absolut tödlich durch den Arzt konnte Voraussetzung für die Bestrafung des Täters als Mörder sein, die vielfach in Hinrichtung bestand (Fall S. 319, vgl. Abb. S. 313). Dem Arzt war demnach mit der Beurteilung der Tödlichkeit einer Verletzung ein Urteil über die Schuld beziehungsweise die Strafe des Täters übertragen. So musste sein Urteil über diese Schuld in seine Aussagen über die Kausalbeziehungen zwischen Verletzung und Tod einfliessen; damit konnten die Tödlichkeitskategorien und -systematiken des 18. Jahrhunderts zum Streitpunkt werden, wobei oft seltsame sophistoide Gedanken entstanden. So etwa, dass eine Wunde, die ohne ärztliche Hilfe den Tod zur Folge habe, dennoch nicht absolut tödlich genannt werden könne, da ein Arzt hätte helfen können. Oder, dass eine Wunde nur individuell notwendig tödlich gewesen sei, im Durchschnitt aber bei der gegebenen Lokalisation nicht tödlich hätte enden müssen und deshalb nicht eigentlich tödlich gewesen sei, weiter, dass der Kausalzusammenhang zwischen Verletzung und tödlichen Folgen durch Überschreitung einer kritischen Zahl von Tagen – über welche man sich wiederum stritt – durchbrochen werde[84], kurz, wie Ploucquet kritisch bemerkt, «dass eine Verletzung zugleich tödlich und nicht tödlich seyn könne»[85]. Aber Ploucquet selbst schuf die Kategorie der Verletzungen, die zwar schlechterdings, aber doch nur im individuellen Fall töten: die an sich harmlose Verletzung, die bei besonderer «Leibes-Beschaffenheit», verkehrter Lage der Eingeweide, «Herzgewächs, oder Polypus», ausserordentlich-angefülltem Magen, ausserordentlich-reizbarem Nervensystem, Affekten dennoch töten: «Wütender Zorn macht oft eine an und für sich wenig bedeutende Verletzung, plötzlich tödlich». Bei solchen «zwar schlechterdings, doch individuell-tödlichen Verletzung[en]» ist der Täter nur als Mörder zu betrachten, wenn er «die individuelle Bedingungen ... wissen konnte, oder gewusst hat ...»[86]. Auch Plenk schreibt noch: «Weil auf die Anbringung der durchaus tödtlichen und in der Absicht eines Mordes gemachten Wunden die Todesstrafe gesetzt ist, die Anbringung der nicht durchaus tödtlichen Wunden hingegen auf eine andere Art bestraft wird; so muss man in dem Todtenkörper genau untersuchen, zu welcher Klasse die gemachte Wunde zu zählen sey. Man pflegt aber die tödtlichen Wunden überhaupt in drey Klassen einzutheilen ...»[87].

Solange dieser Grundsatz, «dass nur derjenige als Urheber der Tödtung zu betrachten sey ..., durch dessen Handlung dem Getödteten eine absolut tödtliche Verletzung zugefügt worden»[88] aufrechterhalten wurde, konnte der forensische Streit um die Letalitätsgrade kein Ende nehmen, da er Teil des vor Gericht üblichen und notwendigen kontradiktorischen Verfahrens war. Eine degagiertere Beurteilung von Verletzungen konnte erst aufkommen, nachdem die Beurteilung der Schuld ganz den Richtern übertragen war und die Ärzte mit ihrem Verletzungsbefund nicht zugleich über die Schuld des Täters mitbefanden. Diese Entwicklung sollte aber dem 19. Jahrhundert vorbehalten bleiben. «Indem die Richter nur dann die ordentliche Strafe, die auf Tödtung nach den Gesetzen verhängt werden soll, zuerkannten, wenn die Verletzung als absolut tödlich betrachtet wurde, traten sie ihr Amt eigentlich an die Ärzte ab, und machten diese zu Schiedsrichtern über Leben und Tod», schreibt Adolph Christian Heinrich Henke (1775–1843) 1815, in der Zeit des Umbruchs. «Der Gedanke, dass hier ein Menschenleben auf dem Spiel stehe, den die Lehrer, wie Bohn, Alberti u.s.f. den Ärzten in ihren Schriften einzuschärfen suchten, um leichtsinnige Entscheidungen zu verhüten; die laut ausgesprochene Behauptung der Criminalisten, dass die bestehenden Strafgesetze zu streng seyen; der Drang einer an sich rühmlichen, aber irre geleiteten oder zu weit getriebnen, Humanität; die hundertfältigen Beispiele von den berühmtesten Männern, von den angesehensten Spruchcollegien gegeben; die Befriedigung des innern Gefühls von Billigkeit und Recht, wenn bei culposer Tödtung der Thäter durch ärztlichen Ausspruch von der drohenden Lebensstrafe gerettet wurde; endlich die Sanction, welche die Rechtslehrer dem Verfahren der gerichtlichen Ärzte durch Anerkennung und Befolgung solcher Gutachten ertheilten; – das Alles musste nothwendig dazu beitragen, die irrigen Ansichten über die Lethalität der Verletzungen und ihre Klassen und Grade, welche in dieser Schrift bestritten worden sind, aufrecht zu erhalten»[89].

Erstickungen

Die Medizingeschichte der Todesarten, welche wir heute als Erstikkungen begreifen, ist gekennzeichnet durch ein weiteres Klaffen zwischen praktischer Evidenz und theoretischem Verständnis. So alt das Wissen von einem Zusammenhang zwischen Atembehinderung und den verschiedenen Erstickungsarten sein mag, so jung ist das uns heute so selbstverständliche Wissen, dass dieser Zusammenhang in der Lebensnotwendigkeit eines in der normalen Luft vorhandenen Elements, des Sauerstoffs, gegeben ist. Dieses Wissen beginnt tatsächlich erst gegen das Ende unserer Berichtsperiode Platz zu greifen, nachdem nämlich Antoine-Laurent Lavoisier (1743–1794) die Grundlagen der modernen Lungen- und Atemphysiologie gelegt hat. Bis dahin und noch für den universalgelehrten Physiologen Haller (1761) hatte bezüglich der Funktion der Atmung grosse Unklarheit geherrscht[1]. Erst in den 70er und 80er Jahren des 18. Jahrhunderts hat Lavoisier die Beziehung zwischen dem (von ihm «oxygène» [von oxys = spitz, scharf, auch sauer] genannten) Sauerstoff, dem Phänomen der Atmung, der Verbrennung, der Oxydation und der Wärmeentstehung definitiv hergestellt und so den Aufbau einer konsistenten Lehre von der Atmung ermöglicht[2]. Vordem kannten daher die Gerichtsmediziner eine Einheit «Erstickung» in unserem Sinne nicht, wiewohl ihnen Ertrinken, Erdrosselung, Erhängen, Ersticken infolge einer Verlegung der Atemwege oder in lebenswidriger Atmosphäre von jeher wohlbekannt waren und auch immer wieder als eine Einheit erschienen. Und wenn sie dann auf Grund ihrer Vorstellungen von der Erstickung trotzdem eine solche Einheit konzipierten, verliefen deren Grenzen gewöhnlich anders als die unserer «Erstickung», indem da fehlte, was für uns selbstverständlich dazugehört, und dazugehörte, was wir ausklammern (wiewohl eine Kerngruppe sich abzeichnet). Dass die Autoren dabei dieselben Worte brauchten wie wir heute: Luft, Atmung, Suffocatio, Erstickung, Asphyxie, täuscht nur allzuleicht über diese Situation hinweg. Tatsächlich hat man bei Durchsicht der medizinhistorischen Literatur zur Geschichte der Atmung den Eindruck, es sei die weitgehende Verschiedenheit des Atmungs- und Erstickungsverständnisses der Medizin bis zum Ende des 18. Jahrhunderts bisher eher am Rande zur Kenntnis genommen worden, man habe sich bisher teils mit der historischen Herleitung des heute Bekannten, teils mit Bruchstücken begnügt[3]; auffällig ist jedenfalls, dass es verhältnismässig wenig Literatur zur Geschichte von der Atmung vor Lavoisier und so gut wie keine zur Geschichte der Erstickung gibt[4].

Atmung ohne Wissen um den Sauerstoff: als Aufnahme von Geist und Leben, als Nahrungszufuhr, als Reststoffabgabe, zur Kühlung und zur Aufrechterhaltung des Blutkreislaufs

Vor Lavoisier erstickte man nicht an Sauerstoffmangel und nicht einmal unbedingt an Luftmangel. Denn solange «Luft» nicht ein Gasgemisch war, welches im normalen Fall eine bestimmte Proportion lebensnotwendigen Sauerstoffs enthielt, solange «Luft» ein gewissermassen homogenes Element war, war es gerade für den kritischen Beobachter nicht klar, dass sie an sich lebensnotwendig war (weshalb Lavoisier vom «air vital» als von einem zum Atmen tauglichen «Teil der Luft», einer «portion d'air» sprach). Es war ja bekannt, dass man manche Arten von «Luft» zwar atmen, darin aber doch nicht leben konnte, dass Wassertiere unter Wasser und auch Foeten ohne Luft lebten.

Es gibt nun zwar schon die immer wieder nachgezeichnete Geschichte des Nachdenkens über die Zusammenhänge zwischen Atmung, Luft und Leben, welche, hinterher gesehen, in Lavoisiers Konzepte und so in die moderne Atemphysiologie mündete. Es gibt die sehr alte Assoziation von Luft und Pneuma, jenem geistartigen, göttlichen Hauch, der für das menschliche Leben unentbehrlich ist; die sehr alte Beobachtung, dass ein Verschluss der Atemwege den Tod mit sich bringe; die Idee, es werde dem Herzen durch die Einatmung zugeführt, was dieses zur Herstellung der Lebensgeister brauche, der spiritus vitales, welche dann durch die Arterien weiter verteilt würden[5] (Fall S. 324). Und all das ist im Laufe des 17. und 18. Jahrhunderts allmählich in die Lehre von der Notwendigkeit der Luft zur Unterhaltung des Herzensfeuers, ja des Lebens überhaupt, übergegangen, wobei aus der alten «Luft» allmählich das Gasgemisch Luft wurde - speziell auch britische Naturforscher sind an dieser Entwicklung beteiligt gewesen (vgl. S. 346).

Aber den durchschnittlichen Arzt und gelehrten Mediziner interessierte diese Tradition nur bedingt. Ihre Herkunft mochte ihm spekulativ erscheinen, ihre empirische Basis grob; die Anfänge der Gaschemie, an physiologische und chemische Forschung an Pflanzen und Tieren gebunden, mochte ihm in verschiedener Hinsicht fremd sein. Jedenfalls muss auch Sir Michael Foster bedauern, dass etwa die luziden atemphysiologischen Erkenntnisse eines John Mayow (1641–1679 vgl. S. 346) erst über 100 Jahre nach ihrer Niederschrift wirklich zum Tragen kamen – was keinesfalls nur dem vorzeitigen Tod Mayows zuzuschreiben sein kann[6].

Auch die Betrachtung der Atmung als eine Art von Nahrungszufuhr, speziell für das Herz, und als Voraussetzung der Bereitung von Lebensgeistern daselbst, kann zum engeren Vorfeld der modernen Atemphysiologie gerechnet werden. Atmung als Aufnahme eines lebensnotwendigen Hauchs oder eines lebensnotwendigen Nahrungsmittels – die beiden Konzepte überlappen dort, wo mit der Atmung etwas Lebensnotwendiges zugeführt wird.

Die Auffassung der Atmung als einer Art von Nahrungsaufnahme findet sich in den Hippokratischen Schriften und bei Galen, wo die Lunge folgerichtigerweise Verdauungsfunktionen übernimmt[7]. Interessanterweise vertritt Galen sie speziell im Zusammenhang mit der Frage nach dem Wesen schlechter, schädlicher, lebensfeindlicher Luft, und zwar in der Auseinandersetzung mit Erasistratus (geb. zirka

In Calau fand am 12. März 1650 ein Fest der Schlosser statt. Die Lehrjungen waren betrunken. Sie fanden in einem Winkel den 12jährigen Martin N. schlafend und *hielten ihm eine ausgeblasene noch rauchende Unschlittkerze an die Nase,* worauf er kurz erwachte, aber wieder einschlief. «Nachdem haben sie solches mit einem andern, stark rauchenden Lichte bei einer halben Stunde lang wiederholet». Der Junge regte sich, konnte aber «zu keiner freien Respiration gelangen» und starb «nach vieler Angst und schwerer Not am dritten Tag nach dem Ereignis». Bürgermeister und Rat, bei denen die Eltern von Martin N. Strafklage eingereicht haben, wenden sich an die Medizinische Fakultät in Leipzig mit der Frage, ob der eingeatmete Unschlittdampf den Tod verursachen konnte.

Die Fakultät antwortet: der Dampf setzte sich nicht allein in der Luftröhre ab, sondern der Gestank hat sich dem Herzen mitgeteilt, «daher endlich der Patient am Mangel der reinen Luft, welche ad generationem spirituum vitalium et conservationem virium so nötig ist, ersticken müssen, wie dergleichen Erstikkung auch von Kohlenrauch, frisch gestrichenen Wänden, hin und wieder in den Observationibus medicis zu befinden ... wäre».

Calau liegt im Nordosten von Finsterwalde. Die Todesursache ist schlechte Luft, in diesem Falle stinkende Luft, welche zur Produktion der Lebensgeister im Herzen nötig ist. Übrigens wirkt auch Gift dann tödlich, wenn es zum Herzen gelangt (vgl. S. 386). Zum Thema krankmachende Luft vgl. auch Fälle S. 92 und 97 und S. 334.

304 v.Chr.). Dieser führte, so berichtet Galen, das Ersticken von Lebewesen an gewissen Orten, etwa in der Nähe glühender Kohlen oder in den sogenannten Höhlen Charons (welche eine betäubende Atmosphäre in sich schlossen und daher als Eingänge zur Unterwelt betrachtet wurden), darauf zurück, dass dergleichen Atemluft für den Körper zu dünn sei und daher in demselben nicht zurückgehalten werden könne. Galen lehnt diese Interpretation ab: Besser fasst man eine gewisse Qualität der Luft als bekömmlich auf und andere als uns nicht bekömmlich, genau wie es bekömmliche und unbekömmliche Nahrung gibt. So schaden uns Kantharíden, Seehasen und ähnliches, während uns Gemüse, Brot und anderes gut tut. (Erstickung in «schlechter» Luft gleicht in dieser Sicht mehr einer Vergiftung als einer Erstickung moderner Prägung – nicht der Mangel an einem le-

benswichtigen Bestandteil, sondern bestimmte Qualitäten machen die Schlechtigkeit dieser Luft aus.) Hätte Erasistratos dies begriffen, hätte er nicht zu behaupten gewagt, die rauchige Flamme der Kohle sei leichter als reine Luft, wo doch jedermann sehen kann, dass sie schwerer ist. Er würde dann vielmehr über die Kochung und Verarbeitung der Luft in der Lunge, dann in Herz und Arterien und schliesslich in den Hirnhöhlen nachgedacht haben, woselbst deren Verwandlung in psychisches Pneuma vollendet wird. Auch anderswo spricht Galen von der Inspiration als von einer Nahrungsaufnahme[8].
Die Verdauungsfunktion der Lunge wird im 17. Jahrhundert zu neuer Bedeutung kommen, teils im Zusammenhang mit dem allgemeinen Interesse dieser Zeit an der Physiologie der Verdauung, teils im Zusammenhang mit der Rezeption des Wissens um den Blutkreislauf, im Rahmen derer ja im 17. Jahrhundert auch die Drüsen samt den Lymphdrüsen Verdauungsfunktionen übernommen haben, welche bis dahin der Leber obgelegen hatten[9] (vgl. S. 303). Schon Harvey hat in seiner Schrift über den Blutkreislauf die Lunge mit der Leber verglichen – «als ob das Blut . . . durch die Lungensubstanz gleicherweise hindurchströmen könnte, wie der Nahrungssaft durch die Leber?»[10] Für Marcello Malpighi (1628–1694), der in Ergänzung zu Harveys Forschungen die Passage des Bluts durch die Lungen mikroskopisch nachgewiesen hat, dient dieser Lungendurchgang der Durchmischung der verschiedenen Blutbestandteile, damit da nichts koaguliere, gleichzeitig aber auch gewissen Verdauungsfunktionen[11]. Ähnlich wird nach Malpighi im Blatt der Pflanze der durch die Wurzeln aufgenommene Nahrungssaft durch die Kraft der Sonnenstrahlen «ausgekocht»[12].

Zurück nun aber zu Galen bzw. zu dessen Auffassungen über die Funktion der Atmung. In seiner speziellen Schrift über den Nutzen der Atmung nämlich stellt Galen eine andere Funktion als die ernährende in den Vordergrund seiner Atemphysiologie die Ausscheidung und die Kühlung. Er kritisiert hier die nunmehr dem Asclepiades (zirka 130–zirka 40 v.Chr.)[13] zugeschriebene Meinung, mit der Atmung entstehe Seelisches, und vertritt die Auffassung, Atmung diene in erster Linie der Evakuation unbrauchbarer Reststoffe, der Entrussung des Körpers gewissermassen, und vor allem der Kühlung der Herzgegend; an mangelnder Luftzufuhr jedenfalls erstickt man nicht. Deshalb auch können Erstickende durch Ausatmung genesen[14]. So hat auch schon Aristoteles den Zweck der Atmung in der Kühlung der vom Herzen ausgehenden Hitze gesehen – deshalb ist die Ausatmungsluft warm. Fische brauchen keine Lunge, weil sie als niedere Tiere nicht über so viel Wärme verfügen wie die höheren und weil für sie ein Überhitzungsschutz durch die kühle Flut ohnehin gewährleistet ist[15]. In eigentümlicher Weise überlappt auch dieses Konzept mit demjenigen von der lebensnotwendigen Luft: so wird es noch 1677 bei Thomas Bartholinus heissen: «...dann wir sehen, dass unsere Lebens-Wärme einer Abkühlung vonnöthen habe, ohne welche sie verlöschen oder ersticken müste: Wie zumercken in denen, die in den sehr heissen Bädern etwas lang verharren; gleichwie eine Flamme in einem engen Ort beschlossen, wann sie von der Lufft nicht wird durchgangen, muss verschwinden und zu nichts werden. Derohalben nennet man die Lunge einen Blas-Balg und Lufft-Erfrischer dess Hertzens; weil auch die Fische im Wasser solcher Erfrischung nicht bedörffen, haben sie keine Lungen ...»[16].

Aber nicht einzig der aristotelischen Kühlungshypothese huldigt Galen in seinem Traktat über den Nutzen der Atmung. In zweiter Linie dient die Atmung da auch der Herstellung der Spiritus animales im Gehirn, wobei die Luft durch die Nase nahrungsartig direkt in das Gehirn gezogen zu werden scheint[17]. Das Ernährungskonzept klingt hier also wieder an; wichtiger ist an dieser Stelle, dass Atmung nicht mit der Lunge, sondern mit dem Gehirn in Beziehung gebracht wird. Auch von der allzu engen Assoziation von Atmung und Lungen muss sich der moderne Leser nämlich lösen, wenn er die Quellen zur Geschichte der Atmung verstehen will: man zog den Atem vorzeiten nicht nur in die Lungen, sondern auch ins Herz, ins Gehirn und in den Bauch ein[18]. «Denn wenn der Mensch durch Mund und Nase die Luft aufnimmt», heisst es in der hippokratischen Schrift über die Heilige Krankheit, «kommt sie zuerst ins Gehirn, ...»[19]. In dieser Vorstellung liegen zweifellos Wurzeln der später immer und immer wiederkehrenden Auffassung, der Erstickungstod sei ein Apoplexietod (vgl. Fall S. 283). Dabei fällt die Bedeutung des Wortes «Apoplexie» wiederum nur teilweise mit der modernen zusammen. «Apoplexie» (von ἀποπλήσσω = niederschlagen) bezeichnet ursprünglich einen Zustand von Bewegungs- und Empfindungslosigkeit, der allerdings oft auf ein Darniederliegen der vom Gehirn ausgehenden Verteilung der Lebensgeister zurückgeführt, aber vor Wepfer (vgl. S. 395ff.) keineswegs mit einem umschriebenen pathologisch-anatomischen Befund assoziiert wurde[20]. Atemstörung und Apoplexie sind sich in altehrwürdiger Sicht auch da nahe, wo die Atemfunktion an die Funktion der Thoraxorgane Herz und Lungen gebunden ist. Störungen der Atemorgane und apoplektische Zustände des Gehirns können einander wechselseitig verursachen. Erstickung kann eintreten, wenn das Gehirn vom Herzen her nicht mehr hinreichend mit der Ausgangsbasis für die Bereitung seiner spiritus animales (= pneuma psychikon) versorgt wird; die Versorgung kann auf Niveau des Luftzuflusses zum Herzen, des Herzens selbst oder der Halsschlagadern unterbrochen sein. Erstikkung kann andrerseits eintreten, wenn eine Apoplexie die Atemorgane in Mitleidenschaft zieht. Galen bemisst die Schwere einer Apoplexie nach der Mitbetroffenheit der Atmung[21]. Und noch bis ins 18. Jahrhundert kann auch die Apoplexie, welche primär nichts mit der Atemfunktion zu tun hat, eine Atemstörung zur Folge haben, wenn nämlich die vom gequälten Gehirn ausgeschiedenen Säfte herabzurinnen und die Atemwege zu verlegen vermögen (Stick- oder Steckfluss, catarrhus suffocativus «das ist nach den Alten, wenn aus dem Kopf ausgeschiedene Säfte zu den Atemorganen hinunterrinnen...»[22]), diese Säfte können auch in Form von Schaum durch Mund und Nase ausgestossen werden. Die bei manchen Erstickungsformen am Kopf beobachtete Blutstauung konnte im Rahmen dieses Konzepts daher als Wurzel des Zustandes, die Atemstörung aber als sekundäre Erscheinung aufgefasst werden.

Von der Entdeckung des Blutkreislaufes bis zur Entdeckung des Sauerstoffs hat die Atmung schliesslich auch noch eine kreislaufdynamische Funktion gehabt. Sie diente, so besehen, der Beförderung des Lungenkreislaufes. Die Idee einer Pumpwirkung der Lunge deutet schon Harvey an, wenn er der Lunge im Unterschied zur Leber eine Triebkraft zuschreibt und ihre Ausatmungsbewegung mit dem Ausdrücken eines Schwammes vergleicht[23]. Das «Ersticken» war im Rahmen dieses Konzepts ein Stocken und Steckenbleiben des Bluts – man sprach auch vom «Stick-» oder «Steckfluss» – im kleinen Kreislauf. Ein solches Er-Sticken konnte direkt töten, oder indirekt, indem es den weiteren Kreislauf, namentlich den Blutabfluss aus dem Kopfe blockierte. In der Vorstellung, die Atmung treibe den kleinen Kreislauf an, waren die Lungen- und die Gehirnhypothese der Atemfunktion demnach relativ zwanglos vereinbar. Dies dürfte nicht wenig zu ihrer Beliebtheit im 17. und 18. Jahrhundert beigetragen haben. So heisst es noch 1781 in Hieronymus David Gaubs (1705–1780) «Krankheitenlehre des Menschen»: «Ein... keines fernern Beweises bedürftiger Satz ist es, dass durch das Einathmen eine grosse Leichtigkeit im Fortlaufe dem Blute der rechten Herzkammer..., ja aller zurückführenden Adern entstehe; dass folglich das Gehirn vom Geblüte sich besser entledige» – Gaub führt den wohltuenden Effekt künstlicher Lufteinblasung bei Erstickenden auf die Wiederherstellung der Blutbewegung in den Lungen durch diese Einblasung zurück. Auch den Ertrinkungstod führt er darauf zurück, «dass, weil kein Geblüt aus dem rechten Herzen in das linke herüber kann, sich dasselbige in der Lungenschlagader und rückwärts in der rechten Herzkammer, ihrer Vorkammer, ... und endlich in den Ästen der Hirnschlagadern stemmet ... und das Hirnmark bis zum Schlag quetscht ...» (Fall S. 328). Erstickung unter Wasser ist für diesen repräsentativen

Am 28. Juni 1775 gebar in Berlin eine unverheiratete Frau namens L. St. im Stall ihrer Vermieterin einen Knaben. Nachher behauptete sie, das Kind sei tot zur Welt gekommen. Die Dienstmagd einer Nachbarin hatte aber Kindergeschrei aus dem Stall gehört. Es erfolgte Anzeige an den Magistraten, eine Obduktion wurde angeordnet und durch einen Arzt und den Stadtchirurgen durchgeführt. Deren Bericht sagt:

1. Aus den Körpermassen und dem Gewicht, dem langen Haar und den vollkommenen Nägeln lässt sich erschliessen, dass das Kind lebensreif geboren worden ist.

2. Bei der Lungenprobe schwammen die Lungen in einem weiten und tiefen Gefäss mit Wasser an der Oberfläche. Das Kind hat also geatmet. Auch sind die Lungengefässe mit Blut gefüllt, was nur durch Respiration und Ausdehnung der Lunge möglich ist. Fehlt diese, so geht das Blut aus einem Herzohr zum andern durch das Foramen ovale und aus der Arteria pulmonalis in die Aorta durch einen Verbindungskanal. Diese Zirkulation verändert sich, wenn der Atem einsetzt.

3. Die Hirnsinus, die Hirngefässe und die Gefässe der Hirnhäute waren mit schwarzem Blut strotzend angefüllt, ebenso das Herz und die grossen Arterien und Venen. Daraus geht hervor, «dass eine allgemeine Stockung des Bluts erfolgt ist». Vor allem die mit Blut gefüllten Lungengefässe zeigen, «dass die Lungen zwar von den Arteriis pulmonalibus das Blut empfangen, solches auch in die Venas pulmonales getrieben haben; durch ein Hindernis aber in ihrer Aktion gestöret sind, dass die Venae pulmonales von ihrem Blut in die Auriculam sinistram sich nicht haben entledigen können». Das lebende Kind ist an einem Fremdkörper, den ihm die Mutter in den Kehlkopf gestopft hat und der bei der Sektion gefunden wurde, erstickt und somit eines gewaltsamen Todes gestorben.

Zu den Reifezeichen S. 248ff. und S. 274; zur Lungenprobe S. 279ff., und Fall S. 283. Ein Hindernis bewirkt nach damaliger Auffassung, dass die Lungenatmung und damit der Motor des Kreislaufs ausfällt und der Tod unter dem Bild der «Stokkung» eintritt – vgl. S. 327f. Zum Schicksal der Kindsmörderin vgl. die Fälle S. 132f. und S. 337.

Autor also direkte Folge des blutigen Schlags («Apoplexia sanguinea»). «Daher sehen die mehrste Ertrunkene im Gesichte bleyfahl aus ... und daher kostet es so viele Mühe so eben geworfene Hunde ... unter dem Wasser zu töden, weil solche, wegen noch offenem eyrunden Loche und Gange des Botalli des Athmens noch entbehren können»[24].

Mit diesem letzten bezieht sich Gaub auf eine weitere Basis der grossen Beliebtheit des «Stick-Fluss-Konzepts» der Erstickung: auf das Nachdenken der Physiologen seit Harvey über den foetalen Blutkreislauf[25]. Dieser Kreislauf umging die Lungenpassage durch das Foramen ovale und den Ductus Botalli. Dass nun der Foetus im Uterus ohne Luft und ohne Lungenkreislauf und -atmung lebte, schien die Annahme zu bestätigen, die Funktion der Atmung liege nicht in der Zufuhr eines lebenswichtigen Stoffs, sondern in der Beförderung des beim Geborenen notwendigen Lungenkreislaufs. Mit der Geburt kam es ja zur Umstellung des Kreislaufs auf die Lungenpassage – die foetalen Wege des Bluts durch Foramen ovale und Ductus arteriosus blieben nicht länger gangbar.

Erstickung ohne Wissen um den Sauerstoff: Beziehung zu Erfrierung, Blitzschlag, Apoplexie; Schwierigkeiten der Umgrenzung

Soviel zu den allgemeinen konzeptuellen Hintergründen des gerichtsmedizinischen Verständnisses der Erstickung bis kurz vor dem Ausgang unserer Berichtsperiode. Es bringen diese eine Uneinheitlichkeit des Verständnisses und grosse Unterschiede in der gerichtsmedizinischen Umgrenzung der «Erstickung» (suffocatio) mit sich. Bald werden Zustände der Erstickung assoziiert, die dem modernen Erstickungsbegriff ferne liegen (die Erfrierung, der Blitzschlag, die Apoplexie, die «suffocatio uterina» aus dem Umkreis der Hysterie – eine alte Tradition weiss, dass Erstickung ihre Ursache im Uterus haben kann; der atembehindernde Globus hystericus ist davon ein Ausläufer), bald werden Zustände daraus ausgeklammert, die wir mit Selbstverständlichkeit dazurechnen (der Tod in einer CO_2-Atmosphäre etwa)[26].

Als gewissermassen spezifische Frage im Zusammenhang mit Erhängen, Ertrinken und Erdrosseln etc. beschäftigt den Gerichtsmediziner neben der pathogenetischen immer wieder die Differenzialdiagnose dieser Zustände zu anderweitigen gewaltsamen Todesarten: sind Leute, die erhängt, ertrunken oder erdrosselt aufgefunden wurden, nicht vielleicht anders gestorben und lediglich nachträglich, etwa zur Maskierung eines Verbrechens, ins Wasser geworfen oder mit dem Strick umhalst worden? Immer wieder ist es in der gerichtsmedizinischen Literatur die differenzialdiagnostische Frage, welche zu einem gemeinsamen Nenner verschiedener Todesarten (und namentlich eben der hier zur Diskussion stehenden) führt, auch wenn ein solcher in der Pathogenese nicht angenommen wird.

So diskutiert Ambroise Paré den Tod durch Donner- bzw. Blitzschlag, Verletzung, Ertrinken, Erhängen und das Ersticken im Dampf eines Kohlenfeuers in einem Zuge, wiewohl es sich dabei für ihn um verschiedenerlei Todesarten handelt[27]. Der Tod durch Donner- oder Blitzschlag war allem Anschein nach nicht selten gegen Tod durch Menschenhand abzugrenzen. «Also werden auch manchmal Leute auff dem freyen Felde, oder in ihren Häusern, todt ligend gefunden, da denn die Obrigkeit etwan zu fragen pfleget, ob sie nemlich von einem Wetter getroffen, oder sonst auff ein oder die ander Weiss seyen hingerichtet und ertödet worden ... Gleicher Gestallt pfleget auch offtmaln eine Obrigkeit zu fragen, ob derjenige, so etwan an seinem Leibe hin und wider verwundet, und todt gefunden wird, dieselbige seine Wunden im Leben, oder aber also todt empfangen habe: Da du denn abermal zumercken, dass die Wunden, so einem bey lebendigem Leibe geschlagen werden, alle sampt roht und blutechtig sind, und denn auch hohe oder dicke auffgelauffene schwartzblawe oder schwartzgelbe Lefftzen haben. Die andere aber sind weder roht, noch blutig ...» hier wird also beschrieben, was später als vitale Reaktionen bezeichnet wurde. Und an dieser Stelle nun folgt die Diskussion über Erhängung und Ertrinken: «Zum vierdten fellt auch etwan diese Frage für, ob der jenige, so da auffgehenckt gefunden wird, sey lebendig oder also tod gehencket worden. Da du denn wissen solt, dass in dem einigen, so da lebendig gehencket worden, und nachmals herab genommen wird, man noch an seinem Halse herumb sehen kan, wie der Strick in das Fleisch hinein getruckt, und ist dasselbige Mahlzeichen ... fast roht, blawe oder schwartz ... Ja man findet auch offtmals das Haupt oder Knöpfflin der Lufftgurgel [Kehlkopf] gantz und gar zerrieben, und ubel zerrissen, und das ander Gleyche dess Genicks verrenckt ... Die Arme und Schenckel sind von wegen der gählingen und ungestümmen Ersteckung der Geister fast blaw und schwartz: offtmals findet sich auch umb den Mund herum ein hauffen Schaum, wie auch in den Nasslöchern ein schaumechtiger Rotz herauss tringet, welcher da beydes durch der gehlingen erhizigten unnd ersteckten Lungen Ausstruckung oder Ausspressung, und denn auch die krampffmässige Erschüttelung dess Hirns, so der hinfallenden Seuche nicht fast ungleich, daselbst hin ist verwiesen worden. Im Gegentheil, wenn er also tod ist auffgehenckt worden, so erscheinet deren bisshero erzehlten Zeichen keins ...» Die Frage, ob jemand lebendig oder tot in die Auffindungssituation gebracht worden oder gekommen sei, beschäftigt Paré auch im Zusammenhang mit im Wasser tot Aufgefundenen, wiewohl er den Ertrinkungstod ganz anders herleitet als etwa den Erhängungstod – von einem Er-Trinken nämlich im eigentlichen Sinne des Worts, von einem Trinken von zuvielem Wasser. «Wenn jemand in einem Wasser todt gefunden wird, und du derenthalben gefragt wirst, ob er also todt, oder da er noch bey Leben gewesen, sey hinein geworffen worden, so mercke fleissig auff, ob ihme der gantze Unterbauch von der Fülle des Wassers auffgelauffen und dick worden sey, die Nasslöcher voller Rotz und Unraht stecken, der Mund einen Schaum von sich gebe, das eusserste der Finger abgerieben und geschunden sey (als bey welchem zu spüren, dass er sich im Sterben hefftig gewehret, und sich allenthalben zu halten und zu erretten unterstanden habe) . . . Den jenigen aber, welche also tod hinein kommen, ist der Leibe durchauss nicht dick, noch auffgelauffen . . . Die todten Cörper der ertrunckenen Leute belangend, so haben diejenige, so da zwar hoch auffgelauffen und geschwollen sind, aber gleichwol nicht untersincken, sondern oben auff dem Wasser daher schwimmen, solche ihre Auffblähung und Geschwulst nicht von dem Wasser, so sie etwan möchten in sich gesoffen, oder an andern Orten ihres Leibs haben, sondern von den Blästen, in welche der grosse Theil der Feuchtigkeiten dess Leibs durch die Krafft der verfäulenden Wärmbde ist verwandelt worden . . .» Im folgenden behandelt Paré die Erstickung in «Rauch und Dampff der angezündeten Kohlen oder heissen Wassers». Dies anhand eines Falles von zwei Dienern, die mutmasslich infolge des bösen und giftigen Rauchs von Kohlen so gut wie tot aufgefunden worden sind. Nicht ganz tot allerdings – und die Wiederbelebungsmassnahmen werfen etwas Licht auf die Vorstellungen über den Mechanismus dieser «Erstickung». «Brachen ihnen derowegen die Zäne . . . von einander, gossen ihnen . . . aqua vitae mit der bittern heiligen Latwerg und Theriack vermischt, in den Mund hinein», bis sie sich wieder zu bewegen anfingen und durch Mund und Nase Schleim und Unrat von sich gaben, auch die Lunge sich «hefftig bewegete». Dann wurde Erbrechen provoziert und mit Erfolg. «Wir aber waren mit diesem noch nit zu frieden, sondern bliessen ihnen die ausstreibende Krafft dess Hirns auffzumundern, und dasselbige von seinem bey dem Fewer empfangenen Unrath, und daher entstandenen Verstopffung zu entledigen, ein wenig von dem gepulverten Euphorbio durch einen Federkiel in die Nasslöcher hinein schmierten, und rieben ihre Rachen und Schlünd mit der Alchymisten Oele . . . und brachten also eine grosse mänge Schleym und Rotz zu der Nasen herauss: Befahlen, dass man ihnen die Arm und Schenckel, wie auch den gantzen Rückgrad wol solte reiben, brauchten scharpffe Clystir . . . darauff sie gleich hernach wiederumb anfiengen zu reden, sich besser zu befinden, und wiederumb zu recht zu kommen . . .» Es wurden dann noch zwei «weitberümbteste Doctores» beigezogen. Diese bil-

331

ligten das angewandte Verfahren. «Die ubrige Zeit und Rede ward in dem nachsinnen . . . dieser trawrigen und gefährlichen Fälle Ursachen zugebracht. Denn dass ein Mensch durch den Dampff und Rauch der brennenden Kolen könne ersteckt werden, sagten sie die Herrn Doctores sey nichts newes . . . Dessen Ursachen belangend, so sind dieselbe hiebevor gnugsam erklärt worden. Etliche hielten darfür, dz solches allein von der bösen Unart solches Rauchs und Dampffs herkommen», dieser bewirke ähnliches wie die Dämpfe von neuen Weinen in Kellern. «Denn beneben dem, dz diese beyderley Dämpffe, gleich wie auch die Dinge, von welchen sie herkommen, für sich selbst also zu reden, fast roh und unbereytet sind, so können sie auch die Quell und Ursprüng aller Nerven uber die massen geschwind erfüllen, und also durch die Dicke jrer Substantz eine Convulsion oder Krampf erregen.» So können böse Kohlendämpfe töten, wenn sie das Hirn einnehmen, «wofern man jm nemlich nit also bald allerley darzu gehörige warme Artzney durch den Mund und Nasen beybringt, die Dicke dess empfangenen Rauchs und Dunsts verbessert, und also die ausstreibende krafft jres Ampts erinnert und anreytzet. Und wiewol sichs gleich im Anfang ansehen läst, als wenn die Lunge durch solche Dämpff und Dünst mehr, denn die andere Glieder alle angefochten und beschädiget sey, so findet sichs doch nachmals, wenn man den Sachen etwas besser nachdenckt, und alle Umbstände und Zufälle fleissig ansihet, dz sie sich nirgend, denn in dem Hirne, ubel befinden, und dasselbige allein den grösten schaden ausstehe, wie solches darauss leichtlich abzunemmen, dieweil sie bald darauff sprachloss werden, und alle Empfindlichkeit, Sinne und Bewegung verlieren: welche Zufälle denn keines wegs erfolgen können, es sey denn die Quell oder Ursprung der Nerven, durch etwan einen unnatürlichen Eynfall einer Matery verstopfft.» Der Tod im Kohlendampf ist derselbe wie der Tod am Schlaganfall, «von wegen der verstopffung dess Hirns und Nerven» mit sekundären Atemstörungen. «Die andere stritten, es hette das Hirn durchauss kein schuld daran, sondern käme allein auss der auffangung oder einsperrung der leblichen Geister, denn dieweil die Durchgäng der Lungen verstopfft weren, können sie, die lebliche Geister, forthin nit mehr von dem Hertzen zu dem Hirn gebracht, noch daselbst in die sinnliche verwandelt werden . . .» Die Verunmöglichung des Atmens sei, so lautet die Antithese, Ursache des Todes im Kohlendampf, denn ohne Atem könne kein Mensch leben. Atmen dient der Mässigung der Hitze des Herzens, und die eingeatmete Luft muss daher vier Tugenden haben: sie muss in genügender Menge vorhanden sein, sie muss ferner frisch und kühl, drittens von zarter dünner, mittlerer Konsistenz und schliesslich von einer «milden und anmütigen Substantz» sein (alles Tugenden eines homogenen Stoffs «Luft», sodass auch tausend Qualitäten deren lebensnotwendige Zusammensetzung nicht hätten umschreiben können). «Unnd wiewol diese beyderley der gegenwertigen Herrn Doctorn Meynungen nicht allerdings einerley waren, noch mit einander uberein stimmeten, so hatte doch ein jede ihren vielfaltigen und gründlichen Beweiss», schliesst Paré; er selbst sieht zwischen beiden letztlich keinen Widerspruch, weil zwischen Lunge und Hirn eine so besondere «Freundschafft» herrsche. «Derwegen man die Kammern dess Hirns, wie auch die innerliche Weite und Durchgänge der Lungen sampt den Lufft Adern dess Halses verstopfft sind, so können weder die lebliche Geister zu dem Hirn, noch auch die sinnliche auss demselben in den gantzen Leib... gebracht werden, und muss also der Leib der zwo fürnembsten und zu der Auffenthaltung seines Lebens fast nothwendigen Kräffte mangeln und beraubt seyn.»

Fidelis fasst unter dem Titel «de suffocatis» den Tod durch Ertrinken, durch Verschluss von Nase und Mund, durch den Strick (suffocatio externa) und durch Einatmen allzu warmer oder veränderter Luft zusammen. Er setzt diesen Abschnitt über die Erstickung nach den Verwundungen und Vergiftungen, folgen lässt er die Geschlagenen und die vom Blitz Getroffenen[28]. Fidelis definiert die Erstickung als Tod infolge einer Behinderung der Atmung durch äussere Gewalt (wozu er auch die Inspiration schlechter Luft [alieni aëris] zählt). Diese Todesarten zeigen oftmals keine Zeichen von Gewaltanwendung, und wer über sie aussagen muss, nimmt allzuleicht Zuflucht zur Annahme irgendeines inneren Leidens oder zu Geschwätz. Gemeinsames Merkmal ist der Schaum vor dem Munde. Dieser Schaum hat Exkrementcharakter, er wird anstelle der Ausatmungsluft ausgestossen, er enthält die Schadstoffe, welche nicht mehr mit der Ausatmungsluft abgehen können. Fidelis vergleicht ihn denn auch mit einem Aderlass (gewissermassen ein Selbstheilungsversuch der Natur).

Fidelis hält sich, unter Berufung auf Galen, ganz an die Entrussungs- und Kühlungshypothese des Atmens. Wenn die natürliche Wärme nicht mehr durch Atmung gekühlt werden kann, staut sie sich übermässig an und zerstört das Lebewesen (animal dissolvit). Das Apoplexiemodell gewisser berühmter Ärzte erscheint ihm weniger einleuchtend.

Im einzelnen beschreibt er die Ertrunkenen ähnlich wie Paré, nur dass er die Aufschwellung von deren ganzem Körper und seine feuchte Weichheit nicht so sehr auf das aufgenommene Wasser als viel mehr auf Dämpfe zurückführt, die infolge der Fäulniswärme aus den Säften entstehen; deshalb auch tritt diese erst nach einer gewissen Zeit auf.

Die übrigen Verschliessungen der Atemwege sind nach Fidelis eher häufiger als das Ertrinken. Auch hier gleicht die Beschreibung derje-

nigen Parés. Zusätzlich schildert Fidelis einen von Dampf aufge-
schwollenen Brustkorb – die Gewalt der Spiritus ist da im Inneren
aufgeschürt – und den Abgang von Urin, den er ähnlich wie den
Schaum vor dem Mund als eine Art Selbstheilungsversuch des Körpers auffasst. Fidelis fügt ausserdem den Befund an den zergliederten
Lungen an, diese strotzen von Schaum oder Eiter- bzw. Blutmasse,
ebenso finden sich Kopf und Brustraum voller Bluts; wenn die Luftwege anderswie von aussen verschlossen sind, findet man ausser den
Strickspuren dieselben Zeichen. Bei all diesen findet man schliesslich
an verschiedenen Orten Flecken: so gross ist nämlich die Gewalt des
Strangulierens, dass die austreibende Kraft aller Körperteile aufgereizt wird, sodass sie Blut und andere Säfte zur Haut hin treibt und
ausdrückt, speziell aber dorthin, wo es weite Gefässe hat, etwa zum
Rücken oder zum Gesicht.

Der Erstickung im Kohlendampf fügt Fidelis diejenige im geschlos-
senen Raum mit Feuer oder frischer Tünchung bei, auch diejenige in
bestimmten Abgründen und fauligen Brunnen und Höhlen, schliesslich diejenige in jenen grossen Gruben, wo der Weizen aufbewahrt zu
werden pflegt. Die Luft in all diesen Orten betrachtet er offenbar als
allzu warm, warm im Sinne einer innewohnenden Qualität. Denn
zweierlei ziehen wir beim Atmen an, schreibt er: die Substanz der
Luft und ihre Qualität, und zwar speziell ihre Kälte. An Zeichen der
Erstickung findet man in diesen Fällen ausser dem üblichen Schaum
nichts, was man bei den anderen mehr gewaltsam Erstickten findet,
weder die Erweiterung des Thorax, noch den Urinabgang.

Auch Codronchi versucht eine Einheit «Suffocatio» abzugrenzen.
Er tut es oberflächlicher und verliert dabei die Erstickung an unbe-
kömmlicher Luft aus dem Auge, dafür vermag er das Ertrinken besser
zu integrieren als Fidelis. Denn wieso sollte man nach Fidelis im Wasser ersticken? Man könnte ja zur Kühlung und Entrussung auch Wasser atmen? Codronchi veröffentlicht 1610 einen Kommentar über
diejenigen, die im Wasser untergehen[29], in welchem er die Idee, man
er-trinke buchstäblich an geschlucktem Wasser, mit der Auffassung,
der Ertrinkungstod sei ein Erstickungstod, verknüpft (vgl. S. 336). Obwohl man die Ertrunkenen nicht einfach Erstickte oder Stragulierte
nennen kann, ersticken die im Wasser Untergetauchten doch oftmals
– zunächst muss daher über die Erstickung (suffocatio) gesprochen
werden, schreibt Codronchi. Er definiert die Erstickung, sich auf einen Kommentar Galens zu den hippokratischen Aphorismen stüt-
zend[30], sehr pragmatisch als plötzlichen Tod wegen Atemausfalls infolge irgendeiner Enge der Atemwege.

Codronchi scheint seine Abhandlung eher als der öffentlichen
Wohlfahrt dienender Arzt denn als Gerichtsmediziner zu schreiben.

Der vollkommene Ausfall der Atmung und die vollendende Erstik-kung gehöre eigentlich nicht mehr zur ärztlichen Kunst, schreibt er. Denn wenn die Atmung gänzlich ausfällt, stirbt das Lebewesen not-wendig, weil die Atmung vom Leben und das Leben von der Atmung überhaupt nicht voneinander getrennt werden können. Anders ist es mit den Erstickungen, bei welchen das Leben fortdauert, bei deren heftigster Form die Kranken weder mehr Puls noch Atmung haben ausser in der Mitte des Thorax, wobei gleichzeitig der ganze Körper kalt wird. Die Enge der Luftwege also ist die unmittelbare Ursache der Strangulation, diese Enge ist bald total, bald weniger erheblich, bald liegt ihre Ursache äusserlich, bald innerlich. Innerlich kann sie etwa durch eine Entzündung der Muskeln der Kehle, durch die Verren-kung eines Halswirbels, durch etwas durch den Mund Aufgenomme-nes hervorgerufen werden, welches dann in die Luftröhre oder in die Speiseröhre eintritt. In der Luftröhre genügt ein kleiner Gegenstand, eine Enge und Strangulation hervorzurufen – so erstickte der Dichter Anakreon an einer Traubenbeere, der Senator Fabius an einem Haar; in der Speiseröhre braucht es schon grosse und dicke Sachen, wenn Erstickung erfolgen soll. Und wiewohl die Speiseröhre nicht zu den Atemwegen gehört (non sit pars spiritualis), lehrt Aristoteles doch, dass sie die Luftröhre wegen ihrer Nachbarschaft in Mitleidenschaft ziehe, denn wenn etwas Grosses die Speiseröhre verstopft, verursacht es eine Erstickung, indem es die Luftröhre an jener Stelle, wo diese häutig und nicht mit Ringen verstärkt ist, zusammendrückt. Deshalb bezeugt Petrus von Abano, dass viele auf diese Weise Strangulierte, die wie Tote begraben worden sind, aus ihren Gräbern wieder aufge-lebt seien.

Das Wasser aber, um zu unserer Sache zu kommen, kann auf dop-pelte Weise Strangulation hervorrufen. Es kann Magen und Speise-röhre so sehr anfüllen, dass dadurch die Luftröhre komprimiert wird, und es kann die Luftwege selbst verstopfen; in beiden Fällen stirbt der Mensch. Die Zeichen der Erstickung im Wasser sind Ausfall der Aus-atmung, der Empfindung, der Bewegung und der Stimme, offener Mund, anfangs rascher und unregelmässiger, dann kleiner, langsamer Puls, oft kaum oder gar nicht spürbar. Nicht selten leben diese Er-stickten noch, und um sie von Toten zu unterscheiden, lehren die Au-toren, soll man etwas Wolle vor ihre Nase halten[31] oder ein Gefäss voller Wasser auf die Gegend des Magenmunds oder den Brustkasten stellen. Wenn der Betroffene lebt, wird das Wasser überlaufen und die Wolle sich bewegen. Auch die Flamme einer Kerze oder ein Spiegel vor dem Mund kann auf noch bestehende Atmung und damit auf Le-ben hinweisen. Der Arzt muss auch erkennen, in welchem Teil [des Körpers] das Wasser enthalten ist. In der ersten Phase des Ertrinkens pflegt meistens Wasser im Magen enthalten zu sein, was man aus der

Schwere des Magens, seiner Spannung, Erbrechen, Schmerz usw. er-sieht; wenn das Wasser in die Hypochondrien und Gedärme hinun-tersteigt, kommt es zu Knurren in dieser Gegend, Schwere, Schmer-zen, überdies Fluktuation des Wassers. Wenn das Wasser sich zwi-schen Bauchfell und Gedärmen sammelt und in die Venen eindringt, äussert sich dies wieder anders. Wenn das Wasser in die Atemwege hineingerät, wird die Atmung schwer, es kommt zu Husten und Puls-veränderungen. Wenn das Wasser in die Thoraxhöhle eingedrungen ist, kann es zudem beim Herumdrehen des Körpers gelegentlich ge-hört werden. Codronchi gibt hier eine detaillierte Zeichenlehre. Pro-gnose und Therapie dieser Zustände folgen.

In Codronchis Text verbinden sich die Zurückführung der Erstik-kung auf einen Luftmangel und diejenige auf einen Wasserüberfluss zu einem widerspruchslosen Ganzen und wird die Ertrinkung relativ zwanglos den Erstickungen zugeordnet. Diese Harmonie sollte sich nachdem auflösen. Die Frage, ob man an Wasser-überfluss oder an Luft-mangel ertrinke, sollte die Gelehrten noch lange beschäftigen. Dabei mischten sich die pathophysiologische Frage nach der Todes-ursache bei der Ertrinkung, die nosologische Frage nach der Bezie-hung zwischen Ertrinken und den Erstickungen durch Erhängung, Erdrosselung und unguter Luft und die medico-legale Frage nach der Bedeutung von Obduktionsbefunden in oft unklarer und verwirren-der Weise (Fälle S. 337). Felix Platter hat schon sehr früh der traditio-nellen Auffassung widersprochen, man er-trinke buchstäblich an ver-schlucktem Wasser. Vielmehr sei der Tod im Wasser ein Erstickungs-tod; die Luftaufnahme sei durch Wasser behindert, die Luftröhre vol-ler Wassers und dies sei die Ursache dieses Todes[32]. Die intensive Dis-kussion ist dann 1704 durch Konrad Beckers (fl. 1696–1729) vielzi-tierte, wiewohl wenig originelle Schrift «De submersorum morte sine pota aqua» eröffnet worden und hat sich durch das ganze 18. Jahr-hundert hindurchgezogen[33] (vgl. auch S. 344). Auch die Einheit Er-stickung bricht nach Codronchi wieder vermehrt auf. De Castro re-feriert über Ertrunkene (im Wasser Erstickte) kurz und ähnlich wie Paré, und zwar in demselben Kapitel, in welchem er die Begutach-tung von Kopfwunden behandelt, ganz ohne sich über den Mechanis-mus dieser Todesart zu äussern. Von Erhängten und anderen Erstick-ten spricht er nicht[34].

Zacchia aber ordnet die pathogenetische Fragestellung der differen-zialdiagnostischen wieder unter. Die Quaestio, welche bei ihm die Diskussion der Erstickung enthält, lautet: Sind Wunden dem Leben-den oder dem Toten versetzt worden, wurde einer lebendig oder tot ins Wasser geworfen bzw. erhängt? Ist er vom Blitze erschlagen wor-den oder eines anderen gewaltsamen Todes gestorben[35]? Zacchia be-

Am 17. Juni 1790 wurde die unverheiratete Friderike Louise Rothen aus der Berliner Charité entlassen. Sie hatte dort wegen ihrer Entbindung und anschliessender Krankheit fast 5 Monate zugebracht. *Sogleich nach der Entlassung tötete die Frau ihre drei Monate alte Tochter.* Auf Aufforderung des königlichen Kriminalgerichtes nahmen ein Arzt und ein Chirurg die Sektion vor und berichteten darüber:

Das Kind war vollkommen ausgebildet, aber mager. Die Gefässe an der Oberfläche des Gehirns und die rechte Herzkammer waren stark mit Blut gefüllt und die Lungen gebläht. Beim Aufschneiden quoll ein weisslicher Schaum hervor, aber weder in der Luftröhre noch im Magen war Wasser vorhanden.

Wie die Angeklagte freiwillig aussagt, hat sie das Mädchen mit dem Kopf nach unten in einen Bach gehalten. Dort ist es erstickt und vom Schlagfluss gerührt worden. «Es konnte auch in der Lage, in welcher die Inquisitin es unter Wasser hielt, um so weniger dieses Todes – des Ertrinkens – sterben, da es auf den Kopf gestellt nicht einmahl im Stande war, ordentlich zu schlucken.»

Ein Nachtrag sagt, dass «die gottlose Person» das von seiner Geburt an kränkliche Kind «aus Verzweiflung, weil sie nicht geglaubt hat, es und sich ernähren zu können» ums Leben gebracht hat. Sie wurde noch eines zweiten Mordes an ihrem erstgeborenen Kind überführt und zur Räderung bei lebendigem Leib verurteilt. Das Urteil soll von der Appellationsinstanz gemildert worden sein.

«Ertrinken» scheint hier immer noch als ein Er-Trinken im eigentlichen Sinne des Worts verstanden und damit vom «Erstikken» streng unterschieden zu werden: Das Kind ist nicht ertrunken, sondern erstickt und an Apoplexie gestorben, denn im Magen war kein Wasser vorhanden, und «Es konnte ... auf den Kopf gestellt nicht ... ordentlich schlucken.» Vgl. mit dem nachfolgenden Fall. Man beachte das Strafmass und den Hinweis auf die Notlage.

Der Stadtarzt von Alten-Stettin und ein Chirurg begaben sich am 27. Juni 1788 nach Güstow, um die Leiche einer 30jährigen Frau zu sezieren, welche *am Morgen in der Oder gefunden worden war.* Der aus Stettin gekommene Chirurg Krüger hatte während des Morgens verschiedene Wiederbelebungsversuche gemacht: Durch anhaltend starkes Bürsten war die Haut in der Gegend des Herzens abgeschürft. Sonst war die Leiche unverletzt.

Die Untersucher fanden den Magen mit Wasser gefüllt; extrem geblähte Lungen, aus welchen blutiger Schaum austrat, der auch die Luftröhre füllte; aufgetriebene Gefässe in den Hirnhäuten und in den Hirnhöhlen gelbliches Wasser.

Es handelt sich um die Frau eines Stettiner Kaufmannes, der sich auf einer Reise befand. Kurz vor ihrem Tod war die Frau noch von verschiedenen Personen gesehen worden. Die Untersucher ziehen den Schluss, dass sie sich gesund und unverletzt ertränkt habe und im Wasser an Schlagfluss gestorben sei. Das werde bewiesen durch die blaue Farbe des Gesichts und das im Gehirn zurückgehaltene Blut. Der Schaum in den Lungen beweist, dass sie lebendig ertrunken ist: Es liegt ein Selbstmord vor.

«Ertrinken», auch hier durch den Befund eines mit Wasser gefüllten Magens charakterisiert, fällt nichtsdestoweniger relativ zwanglos mit Ersticken und Apoplexie zusammen. Zum Schaum in den Atemwegen als Zeichen des Ertrinkens und Erstickens vgl. S. 327, 331, 334, 338 und Fall S. 337. Auf Suizid (im Unterschied zu Mord) wird aus der Unverletztheit der Leiche und aus Zeugenaussagen geschlossen.

zieht sich denn auch ausgiebig auf Paré. Die durch das Wasser ums Leben Gekommenen schildert er, auf Paré, Fidelis, de Castro, aber nicht auf Codronchi verweisend, wie folgt: Sie haben den Magen von Wasser voll und angeschwollen, es dringen ihnen schleimige Exkremente aus der Nase, schaumige aus dem Mund heraus, die ersten wegen der Verstopfung der Hirnventrikel durch das Wasser und die behinderte Atmung, die zweiten wegen derselben Atembehinderung und dem gewaltsamen Austritt der Luft aus den Lungen und Luftwegen: die im Wasser Erstickten sterben eher an der behinderten Atmung als an der Menge des verschluckten Wassers[36].

Bezüglich des Todes durch Strick und Seil schliesst sich Zacchia summarisch und wenig sagend ebenfalls an Fidelis an.

Eingehender befasst er sich anschliessend mit dem Tod infolge von Blitzschlag: wenn an einsamen Orten ausserhalb der bewohnten Gebiete und Städte Tote gefunden werden, die keinerlei Spuren von Verletzung oder Erdrosselung oder eines anderen ungewöhnlichen Todes zeigen, und man annimmt, diese seien vom Blitz erschlagen worden, gibt es gewisse Zeichen, dies zu erhärten. Vom Blitz Getroffenen eignet namentlich – Zacchia stützt sich hier auf Paré und Fidelis – der deutliche Schwefelgeruch, um dessentwillen wilde Tiere und Vögel diese Leichen nicht anrühren, ferner die dunkle Verfärbung, speziell wo der Blitz eingeschlagen hat. Drittens sage Paré, die Leiche zeige oft keine Spur einer Verletzung, nichtsdestoweniger finde man bei sorgfältiger Untersuchung am Ort des Einschlags zertrümmerte und zerbrochene Knochen, aber Fidelis stimme dem nicht bei, da der Blitz nichts Solides, sondern eher etwas Brandartiges, Geistiges sei[37]. Auch über weitere tradierte Zeichen berichtet Zacchia mit einiger Distanz – über die Auffassung etwa, vom Blitz Getroffene fielen immer auf die getroffene Stelle, blieben von Fäulnis verschont, verlören durch den Blitzschlag an Gewicht.

Die Gemeinsamkeit von Blitzschlag und Erstickung scheint hier zunächst wiederum in der gemeinsamen Differenzierungsnotwendigkeit zum anderweitig gewaltsamen Tod zu bestehen. Aber eine gedachte Ähnlichkeit zwischen dem Schwefelgeruch des Blitzes und der unbekömmlichen Atmosphäre etwa eines Kohlenfeuers könnte da doch noch mit dabei sein. Jedenfalls subsumiert Zacchia, wo er «über die Wunder», speziell über das Wunder der Auferstehung vom Tode spricht[38], den Blitzschlag gleichermassen wie das Ertrinken, Erhängen, Strangulation und Erstickung im Kohlendampf oder Weinkeller den Apoplexien. Aus Apoplexien heraus kann es nämlich, ähnlich wie aus Synkopen oder aus der Suffocatio uterina heraus zu scheinbaren Auferstehungen kommen, die dann keine Wunder, sondern natürliche Ereignisse sind. Auch die Zustände nach Einatmen von Quecksilber- oder Arsenikdämpfen und pestilenzialischen Gerüchen, bei Epilepsie und Hirntrauma, ferner die Verzückung, Bewegungslosigkeit, Schlafsucht, Erfrierung[39] rechnet Zacchia zum Umkreis der Apoplexie, wiewohl die so Betroffenen nie alle Bewegung und Empfindung verlieren, noch atmen und ein den Lebenden gleiches Gesicht haben, während man die erste Gruppe von wahrhaft Toten auf keine Weise unterscheiden kann. Diese Ununterscheidbarkeit des Apoplektikers vom Toten ist der Hintergrund mancher natürlicher Auferstehungen. Das Aufhören der Atmung gehört ebenso zum Bild des apoplektischen Scheintods wie zum Bild des Todes, deshalb misstraut Zacchia auch den Proben mit der Wollflocke, der Kerze und dem Spiegel – so weit sind Erstickung und Luftmangel hier voneinander entfernt. So nahe liegen sich daher andrerseits hier die Erstickungen modernen Verständnisses und Hirntrauma, alle möglichen Vergiftungen, Blitzschlag, Epilepsie und Zustände, die man heute zu den psychogenen rechnen würde.

Mit der Entdeckung des Blutkreislaufs vereinfachen sich die Vorstellungen von den Zusammenhängen zwischen Lunge und Gehirn bzw. deren Beteiligung an den Erscheinungen des Erstickens, Erhängens und Ertrinkens etwas. Stickfluss in der Lunge und Schlagfluss im Gehirn sind dann Wirkungen ein- und desselben erstickenden Kreislaufstockens[40]. Die hämodynamische Erstickungslehre wird nun so plausibel, dass der «berühmte Medicus» Friedrich Hoffmann (1660–1742) 1716 sogar die Erstickung im Dampf der Holzkohlen und in anderen schädlichen Dämpfen (samt dem Schwefel-Dampf des Blitzes) zirkulatorisch erklärt: «weil nehmlich die äusserliche Lufft nicht mehr in die mit solchen Dampfe angefüllete Lufft-Röhren penetriren kann, daher der Umlauff des Geblüthes aus einer Hertz-Kammer in die andere, und also auch in das Haupt, gehemmet wird»[41]. Konsequenterweise gelten innerhalb dieses Konzepts die embryonalen Umgehungen des Lungenkreislaufs als Auswege aus dem Erstickungstod (vgl. S. 329). Entsprechend nahe treten sich im Laufe des 17. Jahrhunderts in der Gerichtsmedizin die Fragen um die Erstickungen und diejenigen um den Kindesmord, welche sich ja im Anfang sehr stark auf die Lungenbefunde bzw. auf die funktionelle Einheit Atmung/Entfaltung-der-Lungen/Eröffnung-des-kleinen-Kreislaufs/extrauterines-Leben konzentrierten (vgl. S. 280 ff. und Fall S. 328). Bei manchen Autoren des früheren 18. Jahrhunderts wird man daher Erstickungsfragen und Fragen des Kindesmords assoziiert finden[42], Teichmeyer, ihm folgend Haller, subsummieren die Erstickungen vollends dem Kindermord[43], Roederer (1754/55) behandelt wesentliche den Kindermord betreffende Fragen unter dem Titel «De suffocatis», später (1760) widmet er den unter der Geburt erstickten Kindern ein eigenes Opusculum[44].

Exkurs über Steckfluss, Scheintod und Wiederbelebung

Eine neue Vertiefung erfährt ferner im 18. Jahrhundert die schon in Zacchias Wunder-Titel (vgl. S. 339) gegebene Beziehung zwischen Erstickungsfragen und dem Phänomen des Scheintods. Der Scheintod hat die Aufklärung intensiv, zuweilen fast obsessiv beschäftigt. Theoretisch lag ein wichtiger Grund hierfür in der Verbreitung der hämodynamischen Erstickungslehre der Zeit, welche das Atmen von Luft nicht als an sich lebensnotwendig darstellte, sondern nur als Mittel zur lebensnotwendigen Erhaltung des Kreislaufs. Damit war es theoretisch möglich, ohne Luft zu leben, wie ja auch der Foetus ohne Luft lebte. Besonders nahe lag mit diesem Vergleich der Gedanke an ein Überleben bzw. an einen nur scheinbaren Tod unter Wasser. Dieser Gedanke wird die Autoren während des ganzen Jahrhunderts beschäftigen. So fragt 1704 Becker (vgl. S. 336), ob Erstickung unter Wasser nicht umgangen werden könnte, wenn das Blut wieder die embryonalen Wege gehen würde, denn für ihn ist der Ertrinkungstod ein Tod am Stocken des Bluts im kleinen Kreislauf infolge einer Kompression der Lungengefässe durch die in den Lungen zurückgehaltene Luft. Er lehnt eine solche Möglichkeit ab mit der Begründung, es könnten diese Wege nach ihrem Verschluss nicht wieder eröffnet werden [45]. Ein primäres Offenbleiben diskutiert er nicht. Andere ziehen solches in Betracht; Roederer nennt es 1754/55 eine populäre Meinung, ein offenes Foramen ovale bewahre Ertrunkene vor Erstikkung, findet diese aber durch die Erfahrung widerlegt [46]. Hingegen glaubt er, man könne unter Wasser überleben, wenn man von klein auf sich darin übe, den Lungenkreislauf auch ohne alternierende Atembewegungen offen zu halten, indem man nämlich die Lungen mit einer gegebenen Restluft in mittlerer Ausdehnung halte . . . [47] Noch Ende des Jahrhunderts, im Jahr VII nach der Revolution (1799) jedoch wird Fodéré langedauerndes Überleben unter Wasser kennen, und er wird solches mit der Aufrechterhaltung der Zirkulation auch gegen den Widerstand der Lungen durch ein noch kräftiges oder ein besonders kräftiges Herz erklären (daher ist Stimulation des Herzens in der Wiederbelebung Ertrunkener so wirkungsvoll) oder eben doch durch ein noch offenes Foramen ovale (vgl. S. 352) [48]. Auch das Apoplexiekonzept der Erstickung bot der Lehre vom Scheintod gute Grundlagen (vgl. S. 326f., 339f.).

Zu dieser theoretischen Situation kam im 18. Jahrhundert eine mehr praktisch orientierte intensive Beschäftigung weiter Kreise mit dem Ertrinkungstod, welche dem Scheintod zu besonderer Aktualität verhalf. Das praktische Interesse der Aufklärung für den Ertrinkungstod stand einerseits im Zusammenhang mit der seinerzeitigen Bedeutung des Schiffs als Medium des zivilisatorischen Fortschritts und Massentransportmittel (vergleichbar mit derjenigen der Eisenbahn für das 19. Jahrhundert); Schiffsunfälle und die entsprechenden Todesfälle an Ertrinken waren daher Ereignisse, die mit besonderer Erschütterung zur Kenntnis genommen wurden [49]. Aber auch die aufklärerische Philanthropie und Bemühung um das Gemeinwohl, der Gedanke der Prävention, die spezielle Aufmerksamkeit auf einzelne Risikofaktoren und -gruppen haben das 18. Jahrhundert zur besonderen Beschäftigung mit dem Ertrinkungstod hingeführt; es wurden in diesem Zusammenhang Rettungsgesellschaften geschaffen, Rettungsmittel für Ertrunkene ausgearbeitet, Preise für Verbesserungen auf diesem Sektor ausgeschrieben und Belehrung über die Rettung vor dem Wassertod verbreitet [50]. Dass man dabei in jedem Ertrinkungstoten einen Scheintoten zu vermuten berechtigt war, dass in bezug auf die Wiederbelebung von im Wasser Aufgefundenen die grössten Hoffnungen rational erschienen, dürfte dieses Engagement zusätzlich stimuliert haben – Hoffnung auf Erfolg ist immer ein Interessenverstärker. Die Scheintod-Diskussionen des 18. Jahrhunderts sind schliesslich gewiss auch Ausdruck einer eigentümlichen Haltung der Aufklärung gegenüber dem Tode. Die Aufklärung bringt einen Abbau der religiösen Integration des Todes in den menschlichen Alltag und entsprechend neue, typische Umgangsweisen mit der Angst vor dem Tod. Die Angst vor dem Scheintod dürfte davon ein Teil sein [51].

Um die Mitte des Jahrhunderts erreichen Aktualität und Popularität des Themas Scheintod in Jean-Jacques Bruhiers (gest. 1756) «Dissertation sur l'incertitude des signes de la mort et l'abus des enterremens et embaumemens précipités» [52], einem dicken, mit Fallgeschichten aller Art vollgestopften Werk, einen Höhepunkt. Der

Scheintod löst sich dabei von den umgrenzten Situationen der Ertrinkung, Erstickung, Apoplexie, Hysterie, Syncope (Ohnmacht, von συγκόπτω = zusammenschlagen) etc. heraus und wird zum ubiquitären Phänomen: jedermann, jeder Tote wurde mit Bruhier zum Scheintodkandidaten. Trotzdem bleibt eine gewisse Beziehung zwischen dem Scheintod und den Erstickungen in der medizinischen Literatur erhalten. «Man könnte füglich die mehrsten Gattungen des Scheintodes als eine Art von Erstickung ansehen . . .», wird es noch 1813 bei Johann Peter Frank heissen[53].

So findet man in der gerichtsmedizinischen Literatur des 18. Jahrhunderts den Erstickungstod immer wieder nicht nur gegen die scheinbare Erstickung nach anderweitigem gewaltsamem Tod abgegrenzt, sondern auch gegenüber dem Scheintod – Alberti behandelt die Erstickungen im Kapitel über den Kindermord und, ausführlicher, im Kapitel über das Erkennen der Krankheiten und des Todes[54]; Hebenstreit im gerichtsmedizinischen Teil anlässlich der Thoraxverletzungen und im öffentlich-hygienischen Teil im Zusammenhang mit der Sorge um die Toten, die eben auch die Sorge für die Scheintoten umfasst[55]. Für Hebenstreit gehören Erhängte und Ertrunkene nicht zum Kern der Scheintoten, aber er umschreibt den Scheintod so, wie seine Zeit die noch unvollkommene Erstickung umschreiben mochte: als einen Zustand von Leben auf Basis eines minimalen Blutkreislaufes, jedoch ohne erkennbare Bewegung, Empfindung, Atmung und Pulsschlag («asphyxia» steht hier im ursprünglichen Sinn für «Pulslosigkeit» – σφυγμός = der Puls) – so leben Blutegel während des Winters unter Wasser.

Soviel zu den Hintergründen der gerichtsmedizinischen Lehre von der Erstickung, Erhängung, Erdrosselung und Ertrinkung nach Zacchia. Bis zur Mitte des 18. Jahrhunderts ist die neue Ausgangsbasis einigermassen konsolidiert, bis gegen Ende des Jahrhunderts wird sie im wesentlichen dieselbe bleiben[56]. Erst dann wird der Einfluss der Gas-Chemie auf die Erstickungslehre deutlich und definitiv. Vorher zeigt er sich nur vereinzelt, wie etwa bei Hebenstreit (s. unten). Vielleicht ist auch die Tendenz des späteren Jahrhunderts, die Erstickungen in Kohlendampfatmosphäre und ähnlichem den Vergiftungen durch gas- und dampfförmige Gifte zuzuordnen, davon ein Ausdruck[57].

Hebenstreit ordnet die Erstickungen den Thoraxverletzungen zu[58] (die Vergiftungen demgegenüber noch den Bauchverletzungen). Ohne den Impuls der Luft kann der Kreislauf der Säfte nicht fortbestehen, schreibt er, da dieser Impuls, zusammen mit dem Einfluss der Lebensgeister durch die Herznerven, Ursache der Herzbewegung ist. In erster

Linie scheint Hebenstreit also dem hämodynamischen Erstickungs-konzept zu huldigen. Er spricht aber auch davon, dass die Luft eine versteckte Lebensspeise enthalte (occultus vitae cibus – Atmung als Ernährung), spricht sogar von einem feurigen Teil der Luft, welcher aetherisch genannt werde, und welcher ins Blut eingehe, und von ei-nem Handel zwischen Luft und Blut. Deutlich ist hier also ein Ein-fluss der Gaschemie zu erkennen. Aber auch auf die Funktion der At-mung in bezug auf die Beimischung des Chylus zum Blut weist He-benstreit hin (vgl. S. 325) und auf die Kühlfunktion der Expiration. Die Diagnostik der gewaltsamen Erstickung ist für Hebenstreit aus-serordentlich schwierig, denn einerseits gibt es Erstickungen infolge einer Krankheit und sind die Zeichen mancher plötzlicher Todesfälle wie Apoplexie oder Tod in Konvulsionen dieselben wie diejenigen der Erstickung, andrerseits ist es auch in Fällen gewaltsam herbeige-führter Erstickung oft nicht möglich, Zeichen der Gewalt zu finden. So ersticken Frauen oft spontan infolge des durch die Nerven vermit-telten Consensus zwischen ihrer Gebärmutter und ihren Atemwegen und hinterher scheinen sie erwürgt worden zu sein; so können die Ammen zahnender Kinder in Verdacht kommen, ihre Schützlinge umgebracht zu haben, wenn diese beim Durchbrechen der Schneide-zähne in Konvulsionen gestorben sind, und dies um so eher, als man im Mund zahnender Kinder oftmals Schaum findet, was doch als Zei-chen einer Erstickung gilt. Es gibt kein allgemein gültiges sicheres Zei-chen der Erstickung. Es sind die Fragen daher auf einzelne Fälle zu beschränken.

Und da äussert sich Hebenstreit nun über einzelne Erstickungsar-ten. Zuerst über die klassischen Zeichen des Tods im Wasser, wozu er, im bewussten Gegensatz zu Becker, auch verschlucktes Wasser im Magen zählt, wiewohl dieses Zeichen kein ständiges sei, ferner Inspi-rationsstellung des Thorax – tot ins Wasser Geworfene haben ihr Le-ben in Expiration ausgehaucht. Die Erhängten sterben eher infolge ei-ner Kompression der Blutgefässe am Hals als infolge eines Mangels an Luft. Man erkennt sie denn auch an den Zeichen der Blutstauung im Kopf, allenfalls findet man noch die Spuren der Quetschung von Haut und Halsorganen durch den Strick. Diese Sicht hindert Heben-streit aber nicht, die Erhängten den Erstickten zuzuordnen, er erhebt auch entsprechende Befunde am und im Thorax. Es unterliegt hier wohl das Apoplexiekonzept, wie dies übrigens bei Roederer[59] explizit der Fall ist.

Die Frage, ob Erhängte an Luftmangel oder an Apoplexie stürben, sollte wenig später anlässlich eines unklaren Erhängungsfalles noch-mals besondere literarische Wellen werfen. Im Jahre 1761 wurde in Toulouse ein junger Mann, Marc-Antoine Calas, erhängt aufgefunden. Dessen Vater geriet in Verdacht, ihn vorher erdrosselt und dann zur Vertuschung des Verbrechens und Vorspiegelung eines Selbstmordes aufgehängt zu haben, wofür er schliesslich hingerichtet wurde – fälschlicherweise, wie hinterher anerkannt wurde. Dies wurde für den sehr renommierten Chirurgen Louis (vgl. S. 51) Anlass, an einer öffentlichen Sitzung der Académie Royale de Chirurgie etwas Anatomisches zum Thema zu sagen («comme la punition ne donne point la certitude du crime»), was er dann 1763 als «Mémoire ... dans lequel on établit les principes pour distinguer, à l'inspection d'un corps trouvé pendu, les signes du suicide d'avec ceux de l'assassinat» auch veröffentlichte[60]. Antoine Louis hat sich ein Jahr später ja auch, ebenfalls anlässlich eines einzelnen Falles, zur Frage der «naissances prétendues tardives» geäussert (vgl. S. 251). Und als einige weitere Jahre später eine Kontroverse um die fraglich ermordete, tot in der Rhone aufgefundene Claudine Rouge losbrach, wurde Louis wiederum angerufen, seine Meinung über den Fall abzugeben[61]. Zur Frage der Erstickungen hat dieser eine besondere Beziehung von seiner Beschäftigung mit dem Scheintod her mitgebracht: 1752 hatte er in Antwort auf Bruhiers «Dissertation sur l'incertitude des signes de la mort» (vgl. S. 341), seine «Lettres sur la certitude des signes de la mort» verfasst («où l'on rassure les citoyens de la crainte d'être enterrés vivans. Avec des observations et des expériences sur les noyés» – wonach weder die Erhängten noch die Ertrunkenen an Luftmangel sterben, die Ertrunkenen vielmehr am Einatmen von Wasser, die Erhängten an Apoplexie)[62]. In seinem Mémoire über die Erhängung von 1763 nun[63] sagt Louis, es hätten sich die bisherigen Autoren immer darauf beschränkt, sich zu fragen, ob ein erhängt Gefundener nicht eines anderen Tods gestorben und erst nachträglich aufgehängt worden sei. Die verschiedenen Arten der Erhängung, deren Kenntnis helfen könnte, den Mord vom Selbstmord zu unterscheiden, hätten sie nicht berücksichtigt. Erste Sorge eines Chirurgen, der zu einem Erhängten gerufen werde, sei indessen immer zunächst, ob dieser nicht dem Leben zurückgegeben werden könnte. Den Erhängten sei ebenso Hilfe zu leisten wie den Ertrunkenen. Dass auch Selbstmördern geholfen werden solle, begründet er damit, dass der Selbstmord eine Folge von Krankheit sei und die Milde der Justiz verdiene (vgl. auch S. 352). Auch Marc-Antoine Calas hätte vielleicht geholfen werden können. Ob eine Person an Strangulation oder anders zugrundegegangen sei, lässt sich nach Louis an bestimmten Zeichen erkennen. Ob aber eine Strangulation in suizidaler Absicht herbeigeführt worden sei oder durch äussere Gewalt, ist schwieriger zu entscheiden. Wirbelschäden und Schäden an der Luftröhre sind Zeichen äusserer Gewalt. Auch der Verlauf der Strangulationsfurche kann Anhaltspunkte liefern. Schliesslich pflegt der Tod beim Selbstmord langsam einzutreten, viel rascher aber bei äusserer Gewalt. Übrigens ist Mord durch Erhängen schwer zu bewerkstelligen, gewöhnlich wird durch Strangulation ermordet und die Leiche nachher aufgehängt. Die Erhängten und Erdrosselten sterben im Prinzip an Apoplexie, nicht an Luftmangel noch an Wirbelluxation – was für Louis nun aber ein Grund ist, sie nicht zu den Erstickten zu zählen.

Speziell an diesem Punkt setzt jedoch sofort die Kritik eines M. Philip, médecin de la Faculté de Paris, an [64]. Nicht an Apoplexie, sondern an Atembehinderung, an Erstickung gingen die Strangulierten zugrunde – Apoplexie und Suffocatio schliessen sich bei Philip gegenseitig aus. Wie würde sonst in diesen Fällen Lufteinblasung wiederbelebend wirken können? Zugegeben, die Hirngefässe der Erhängten weisen eine auffällige Blutfülle auf. Wie erklärt sich aber dieser Befund? Durch die Erstickung. Man braucht nicht einmal mit der Kompression der Halsvenen durch den Strick zu rechnen, es reicht, sich die Physiologie dieser Todesart zu vergegenwärtigen. Die Erhängten sterben, wie alle Erstickenden, in Inspiration, wodurch das Zwerchfell gesenkt und gespannt und so die durch das Zwerchfell absteigende Aorta komprimiert wird. Dadurch wird das in diesem Gefäss enthaltene Blut in Herz, Lunge, obere Extremitäten und Kopf zurückgedrängt. Die cerebrale Blutstauung ist bei Erhängung mithin nicht Todesursache, sondern die Folge der Erstickung. Luxation der Halswirbel kann hinzukommen. Die Louisschen Merkmale, den Selbstmord vom Mord zu unterscheiden, verwirft Philip ebenfalls, zum Teil mit erheblichem rhetorischem Schwung. Die Zerreissung der Luftröhre solle Folge von Gewalt sein? Der Selbstmörder Judas platzte, so räsonniert er, in der Mitte seines Leibes infolge der Ausdehnung der durch die Erhängung komprimierten Luft in seinem Leibe – wie sollte da eine Luftröhre nicht platzen können? Standespolitik spielt auch bei dieser Kontroverse mit: «notre académicien» nennt der «médecin de la faculté de Paris» Philip den Chirurgen Louis, und er beschliesst seine Entgegnung mit einem Zitat aus Alberti: ein Chirurg genügt allein nicht für eine legitime und legale Inspektion und Sektion, allzuselten sind solche hierzulande der Anatomie kundig und fähig, über Läsionen auszusagen (vgl. S. 49 f.) [65].

Louis lässt Philips Kritik nicht auf sich sitzen: wer wird denn mit alten Autoritätszitaten neue Experimente widerlegen? Am Konzept vom Apoplexietod der Erhängten hält er fest. Jener Londoner Metzger und Räuber, argumentiert er, der sich vor dem Erhängtwerden von einem jungen Chirurgen eine Silberkanüle in die Luftröhre einsetzen liess, durch welche er auch bei verstopften Mund und Nase atmen konnte, hat sich damit ja auch verrechnet: er ist in Apoplexie gestorben [66].

Gegen Ende des Jahrhunderts erscheinen, zuerst in Grossbritannien, dann in Übersetzung auf dem Kontinent, zwei Preisschriften der englischen Royal Humane Society, der königlichen menschenfreundlichen Gesellschaft von England zur Frage der Wiederbelebung Erstickter, welche beide nun die Lehre vom Sauerstoff in die Lehre von der Erstickung einbrachten. England war ja nicht nur das Land der aufgeklärten Menschenfreundlichkeit, es war auch das Land der rückblickend so zukunftsweisenden atemphysiologischen Forschungen eines Robert Boyle (1627–1691) und dessen Schülers Robert Hooke (1635–1702), eines Richard Lower (1631–1691). John Mayow (vgl. S. 323) hat geglaubt, es enthalte die Luft normalerweise einen aktiven und feurigen, nitrösen Teil, der für die Erhaltung der Flamme und der tierischen Atmung verantwortlich sei; Joseph Priestley (1733–1804) hat 1774 den Sauerstoff entdeckt[67].

Die eine, frühere der genannten Preisschriften kommt 1788 in London heraus: «The connexion of life with respiration; or, an experimental inquiry into the effects of submersion, strangulation, and several kinds of noxious airs on living animals». Autor ist der Arzt Edmund Goodwyn; diese Schrift wurde von der Humane Society mit der goldenen Preismedaille gekrönt[68]. Die andere stammt von Anthony Fothergill (1735?–1813), ebenfalls einem Arzt, und wird 1794 mit der goldenen Preismedaille der Humane Society bedacht; sie erlebt rasch mehrere Auflagen («A new inquiry into the suspension of vital action, in cases of drowning and suffocation; being an attempt to concentrate into a more luminous point of view the scattered rays of science ...» – «Neue Untersuchung über die Hemmung der Lebenskraft beym Ertrinken, Ersticken u.s.f.»[69]).

Beide Autoren nehmen Bezug auf die neue wissenschaftliche Situation der Erstickungslehre. «Das Athmen der Thiere ist bereits lange eine schwere Aufgabe für den Physiologen gewesen», schreibt Goodwyn einleitend, «und man konnte dasselbe, bei der sonst noch immer nicht hinlänglich genug aufgeklärten Scheidekunst, auch nur auf eine unbefriedigende Art erklären ...»[70]. Und Fothergill: «Man hat neuerlich entdeckt, dass die Luft, welche wir einathmen, nicht, wie man sich lange eingebildet hat, ein einfaches Element, sondern ein zusammengesetztes Fluidum sey, welches aus drey Luftarten, die sehr unterschiedne Eigenschaften besitzen, besteht, nämlich aus Stickgas (aer azoticus), Lebensluft (aer vitalis) und Kohlensäure (carbonic acid) oder fixer Luft ...» – für «Lebensluft» nennt Fothergill auch Lavoisiers Namen «Oxygen», sowie als alten Priestleyschen Namen «dephlogistisirte Luft»[71]. «Schon lange haben Philosophen vom ersten Range vermuthet, dass die von uns eingeathmete Luft gewisse chemische Veränderungen in unsern Lungen erlitte; und zu verschiednen Zeiten hat es auch Schriftsteller gegeben, die ihre Muthmassungen öffentlich mittheilten; indessen konnte damals von dem scharfsinnigsten Kopfe mehr nicht erwartet werden, bis endlich die Chemie recht wissenschaftlich behandelt und vervollkommnet wurde . . .», schreibt Goodwyn weiter unten und zitiert Lower, Priestley und Lavoisier («ein berühmter Scheidekünstler») – aber auch bei ihm noch ist Atmung letztlich durch ihre Wirkung auf den Kreislauf lebenswichtig. «Das Leben in vollkommnern Thieren könnte diesem zu Folge definirt werden als: ein Vermögen, die Säfte durch das Gefässesystem zu treiben» – «die chemische Beschaffenheit, welche das Blut auf seinem Wege durch die Lungen erlangt», ist letztlich notwendig, um «die Bewegung des Herzens . . . zu unterhalten», der Sauerstoff übt auf die Herzaktion reizende Wirkung aus[72]. Anthony Fothergill dagegen führt Ertrinken, Erhängen, Ersticken in «schädlicher Luft» und Erdrosseln unmittelbar auf einen Mangel an «Lebensluft» zurück. Die «Lebensluft» nennt er «die wahre Speise des Lebens und der Flamme. Ohne diess belebende Princip in der Atmosphäre, könnten weder Thiere athmen, noch Feuer brennen», fährt er fort. «Bey Erwägung der Umstände scheint sich mit allem Grunde schliessen zu lassen, dass der Hauptnutzen des Athemholens darin bestehe, die schädliche Luft hinwegzuschaffen, und reine Luft einzuziehen, und dass dieser Vorgang durch chemische Anziehung bewerkstelligt werde . . .» Und die Erstickung deutet Fothergill nun folgendermassen: «. . . wenn die Thätigkeit der Lungen auf irgend eine Weise fünf bis sechs Minuten so gehemmt worden ist, dass die Luft abgehalten wurde, so wird das Blut weit dunkler und fällt ins Schwarze. Wie die Farbe dunkler wird, erschlafft auch die Bewegung der linken Herzkammer allmählig, und hört bald ganz auf. Die Bewegung der rechten dauert noch, wiewohl in sehr schwachem Grade fort, indem sie etwas länger schwach pulsirt. Ist nun der Kreislauf unterdrückt, so nimmt auch das Gehirn nicht länger seinen gewöhnlichen Blutstrom auf, welcher es in Stand setzte, Bewegungen, Lebhaftigkeit und Empfänglichkeit über den ganzen Körper zu verbreiten. Demnach verfällt das Thier in einen bewusstlosen Zustand, wird kalt, und dem Anschein nach leblos». Aus diesem Zustand kann es nun allerdings zunächst durch künstliche Beatmung wieder herausgeholt werden. Interessanterweise findet man nun hier, im Rahmen dieses Konzepts, das Wort «Asphyxie» so verwendet, wie wir es heute spontan verstehen: es könne der Scheintod, schreibt Fothergill, «welcher in den mancherley Arten der Erstickung mit dem Namen der Asphyxie belegt zu werden pflegt, als eine temporäre Hemmung der zum Leben erforderlichen Bewegungen, welche durch die Beraubung der, zum Athemholen wesentlich nothwendigen, Lebensluft verursacht wird, definirt werden». «Zufolge der bisherigen Wahrnehmungen», fasst Fothergill zusammen, «scheinen die bey den Lebensorganen hervorgebrachten Wirkungen, es sey nun der Tod durch Ertrinken, Erdrosseln oder schädliche Luftarten veranlasst worden, sich einander so auffallend ähnlich zu seyn, dass diese verschiedenen Arten der Erstickung vielleicht nicht ohne Grund *einer* gemeinschaftlichen Ursache zugeschrieben werden können. Die besten Schriftsteller waren zeither in ihrer Meinung, sowohl in Rücksicht der Natur der Lebenskraft, als in Betreff der Ursache ihrer Hemmung grösstentheils getheilt. Einige erklärten den Scheintod als eine Krankheit der Lungen, Andre als eine Krankheit des Herzens, indess Andre wiederum behaupteten, die Ursache sey allein in dem Kopfe zu suchen...» Fothergill referiert alle diese Meinungen, schliesst aber nochmals, die verschiedenen Erstickungen hätten ihre gemeinsame Ursache im Mangel an Lebensluft, dieser sei für die Hemmung der Herztätigkeit und diese wiederum für den Funktionsausfall des Gehirns bei den Erstickungen verantwortlich. «Wird jetzt nicht angemessne Hülfe geleistet, so verlässt allmählig das Princip der Reizbarkeit die Fibern, ... worauf das Thier stirbt». «Angemessne Hülfe» aber ist das Zuführen neuer Lebensluft[73].

Vermutlich hat der Erfolg der Beatmungstherapie der Erstickungen zum Aufschwung des Sauerstoffmangel-Konzepts in der Lebensrettungs-Literatur mit beigetragen. In der gerichtsmedizinischen Literatur, die immer wieder vom Toten ausgehen und auf Sektionsbefunden basieren musste, erfolgte dieser Aufschwung entsprechend weniger rasch; der Obduzent konnte mit dem hämodynamischen Stickfluss- und Apoplexiekonzept, welches ihm seine Befunde von Blutstauungen an den inneren Organen und von Stauungsblutungen erklären konnte, offenbar nach wie vor mehr anfangen als mit der für ihn wohl etwas luftigen Lehre von den Gasen (Fall S. 349). Vielleicht allerdings spielt da ein kontinentaler Entwicklungsverzug auch noch mit.
So scheint etwa Johann Daniel Metzger in seinem «System» von 1793 oberflächlich zwar durchaus dem Sauerstoff-Konzept anzuhangen[74]. «Unter Erstickung versteht man einen gewaltsamen Tod», schreibt er, «welcher von völlig gehemmter Respiration erfolgt; es sey nun, dass die Werkzeuge des Athmens durch eine äusserliche Gewalt gedruckt und ausser Stand gesetzt werden, zu wirken; oder dass dem Menschen die umgebende respirable Luft entzogen wird, die er nur eine kurze Zeit, ohne Gefahr des Lebens entbehren kann». Zum Entzug der respirablen Luft gehört für ihn, und hier beginnt schon die Unklarheit älterer Provenienz, «das Ertrinken im Wasser, der Tod vom Kohlendampf und von andern mephitischen Luftarten. Ob hierher auch die vom Blitz Erschlagenen und die Erfrornen zu rechnen, ist zwar noch einigen Zweifeln unterworfen; indessen begreifen wir doch

Am 18. November 1780 wurde das Ehepaar G. in seiner Wohnung in Berlin *tot im Bett gefunden*. Das Zimmer war geordnet, Türe und Fenster von innen verriegelt. Die Eheleute waren offenbar im Schlaf gestorben. Stadtarzt Pyl, der die Sektionen zu machen hatte, zog als Todesursache eine Vergiftung oder eine Erstickung im Kohlendunst in Betracht. Er liess sich die am Vortag genossenen Speisen nennen und untersuchte den Ofen, in dem er verkohltes Eichenholz und eine geschlossene Luftklappe fand.

Die Sektion ergab bei beiden Leichen sehr stark angefüllte Blutgefässe im Gehirn, schaumiges Blut in den Lungen, Magen und Gedärme von Luft gebläht und braune und blaue Flecken auf der Haut. Pyl schliesst: die Eheleute sind an Erbrochenem erstickt, wobei Schlagfluss eintrat und der Rückstrom des Blutes aus dem Gehirn gehemmt wurde. Als definitive Todesursache nennt Pyl dann aber Erstickung im Kohlendampf des nicht völlig verbrannten Holzes.

Um eine Vergiftung auszuschliessen hat Pyl den Inhalt des Magens auf glühende Kohle gegossen (Arsenikprobe), mit Schwefelgeist, Weinsteinöl und flüssigem Alkali vermischt (Quecksilberprobe), auf ein Goldstück gebracht und einer gesunden und munteren Katze zu fressen gegeben (allgemeine Giftprobe). Alle Resultate waren negativ.

Der Gutachter befindet sich auf unsicherem Boden, was daraus sichtbar wird, dass er als Todesursache Ersticken an Erbrochenem und Einatmen von Kohlendampf angibt. Letztere Todesursache würde eigentlich die Unterscheidung eines respirablen Gases von nicht respirablem Gas erfordern, wozu der Untersucher noch nicht in der Lage ist. Eine mechanische Ursache ist ihm einleuchtender. Man beachte das Nebeneinander volkstümlicher und wissenschaftlicher Giftnachweise (vgl. Fall S. 393, S.392, S.388f.

diese Todesarten unter obiger Aufschrift.» Und schon bald zeigt sich, dass Metzger das Stickflusskonzept doch eher näher liegt als das Sauerstoff-Entzugs-Konzept, und dass er, wenn er von «gehemmter Respiration» spricht, damit doch nicht primär die gehemmte Zufuhr an respirabler Luft meint, sondern vielmehr die Hemmung der Atembewegung, welche die Zirkulation behindert.

Erstickungen, schreibt Metzger, sind Gegenstand der gerichtlichen Arzneiwissenschaft «erstlich, da erstickte Menschen oft nur scheintodt sind ... Doch ist dies eigentlich mehr ein Gegenstand der medicinischen Polizey». «Zweitens aber erfordert oft die Gerechtigkeitspflege, zu erforschen, ob der auf eine angebliche Art Erstickte nicht durch eine andere Gewaltthätigkeit oder durch eine andere Art von Erstickung ums Leben gekommen ... Zu diesem Endzweck ist es nöthig, dass der gerichtliche Arzt nicht allein die Kennzeichen des Todes durch Erstickung überhaupt, sondern auch die jeder Gattung dieser Todesart eigenen und modificirten Kennzeichen genau kenne ...» Und hier kommt nun den Befunden im Brustraum erstrangige Bedeutung zu: «Die erste Wirkung des Erstickens äussert sich in den Lungen, welche bey aufhörender Respiration dem Blut aus dem rechten Herz-Ventrikel ein unüberwindliches Hinderniss entgegen setzen, auch selbst kein Blut mehr in das linke Herzohr ergiessen können. Man findet daher nach dem Tod die Lungen mit Blut angefüllt und strotzend; auch dunkelblau von Farbe: Oft ist auch Blut in die Luftwege ausgetreten; das Herz, besonders dessen rechtes Ohr und rechte Kammer sind von angehäuftem Blut angefüllt. Das Äussere der Brust, auch wohl der ganze Körper zeichnen sich sehr bald durch blaue Flecken aus. Dies sind die Kennzeichen des Stickflusses». Metzger baut auch die alte Lehre von der Apoplexie in sein Konzept ein: «Die bey den meisten Gattungen von Erstickungen nothwendige Folge hievon ist die Stockung des Bluts innerhalb dem Hirnschädel, so dass auch wohl die Gefässe platzen und nach dem Tod ein Extravasat gefunden wird. Es gesellet sich also zu dem Stickfluss auch sehr oft Schlagfluss, oder gehet wohl vor jenem vorher». Zum Streit, ob die Ertrunkenen am Schlagfluss stürben oder am Stickfluss, schreibt der Lehrbuchautor konziliant: «Beide Behauptungen gründen sich auf zuverlässige Versuche und Beobachtungen; woraus wir schliessen, dass der Tod im Wasser bald ein Schlagfluss, bald eine Erstickung ist.» Während er andrerseits Goodwyn und Fothergill kurz, allzukurz, unter Verzerrung und nur selektiver Rezeption der Schwächen ihrer Beiträge, abtut. Wie einer, der das neue Wissen über den Sauerstoff nur oberflächlich in sein Lehrbuch integriert hat, wirkt er auch, wo er über die Erstickung durch Entzug der respirablen Luft spricht. «Über mephitische Luftarten, welche zur Respiration untauglich sind, belehret uns die neuere Chymie. Für unsern Endzweck aber ist es hinlänglich, bemerkt zu haben, dass dahin das Gas von gährenden Flüssigkeiten, das angehäufte Brennbare in verschlossenen Gewölbern, starke Gerüche in verschlossenen Zimmern und besonders der Dampf glühender Kohlen in einem eingeschlossenen Raum usw. gehören. Diese Luftarten oder Schwaden hemmen nicht allein die Respiration, sondern sie betäuben auch durch ihre narkotische Eigenschaft. Es ist demnach der Tod in mephitischen Dünsten eben so, wie bey Ertrunkenen, bald ein Stickfuss, bald ein Schlagfluss; am öftersten das leztere; da die Data der Sectionen der Leichname der Verstorbenen dieser Art mehrentheils die Beweise dieser Todesart an die Hand geben . . .» Und hier schliesst sich nun organisch der Tod durch Blitzschlag an, auch dieser lässt sich nach Metzger «nicht wohl anders denken, als durch Schlag- oder Stickfluss. Dies machen die Erscheinungen in den Leichnamen der so Gestorbenen erweislich . . .» Ebenso sterben die Erfrorenen und diejenigen, welche «etwa durch den plötzlichen Ausbruch einer heftigen Leidenschaft, sey es Freude oder Schreck, Ärgerniss, Unwille usw. schleunig und unerwartet sterben» an Schlagfluss. Basis dieser Aussagen ist immer der Obduktionsbefund. «Wir bemerken . . . noch», schliesst Metzger daher, «dass über keinen Fall von Erstickung ein zuverlässiges Urtheil gefällt werden kann, als nach vorgängiger genauer Section . . .»

Ähnlich wie Metzger spricht Fodéré von der «air respirable», ohne das zugehörige Erstickungskonzept voll in seine gerichtsmedizinische Erstickungslehre zu integrieren[75]. Den Tod infolge von Asphyxie (worunter er noch immer die Pulslosigkeit versteht; vgl. S. 342), verursacht durch nicht-respirable Gase, ordnet er den Vergiftungen zu, dazu gehören der Tod in Stickstoffatmosphäre, Kohlensäure, in Gefängnis-, Spital- und Bergwerksluft. Die Asphyxie wegen Mangels an respirabler Luft ist für ihn eine Unterabteilung der Asphyxie im allgemeinen, neben dem Tod an grosser Hitze und dem Erfrierungstod, dem Tod an heftigen Gemütserregungen, Krämpfen und Blutungen. Die Ertrinkung ist davon abgetrennt, Erdrosselung und Erhängung stehen nochmals separat. Die Apoplexie und die Blutstauungen in Lunge und Herz haben ihre typischen Zeichen und sind bei der Sektion gut sichtbar. Sie können spontan auftreten oder infolge von Erstickung etwa durch Bettdecken und andere Atembehinderungen oder infolge von Asphyxie durch Gase. Der Ertrinkungstod ist ein Erstickungstod – Erstickung dabei im alten Sinne des Er-Stickens des Blutumlaufs: wenn die Atmung stockt, staut sich das Blut im Gehirn, weil es nicht mehr zur Lunge abfliessen kann, drückt auf die Ursprünge der Nerven und löscht die Empfindung aus, wie bei denen, die man erwürgt. Der Tod tritt dabei aber nicht sofort ein; auch wo keine Atmung möglich ist, kann das Herz noch für einige Zeit eine Art von Zirkulation aufrechterhalten, die zum Überleben genügt. So hat man Menschen gesehen, die schon über eine halbe Stunde unter Wasser geweilt hatten und noch immer alles ergriffen, was ihnen unter die Hände fiel. Solange die Zirkulation noch funktioniert, ist der Tod nur ein scheinbarer, darauf basiert die Kunst der Wiederbelebung der Ertrunkenen. Im Normalfall aber, wenn die Asphyxie einige Zeit angedauert hat, schwinden die Kräfte des Herzens, Brust und Gehirn füllen sich mit Blut an und der Tod tritt ein. Zur Frage des Wasserschluckens und -einatmens beim Ertrinken gibt Fodéré einen kurzen historischen

351

Abriss und beschliesst: die Sache ist sehr unklar. Ob nun aber das Wasser die Lungen in ihrer Funktion behindere oder der Mangel an Luft, entferntere Ursache des Ertrinkungstodes ist ohnehin das Fehlen des Fluidums, welches zum Atmen geeignet ist ... Allerdings, wer ein sehr robustes Herz hat, welches die Widerstände der Lungen zu überwinden fähig ist, kann im Wasser länger überleben, ebenso muss man angesichts der Fälle, da Menschen unter Wasser tagelang überleben, daran denken, dass das Foramen ovale gelegentlich über längere Zeit offenbleibt. Fodéré fragt noch, ob die Menge des nicht-respirablen Gases, welches beim Atmen entstehe, die Länge oder Kürze des Überlebens Ertrunkener beeinflusse? Das kann schon sein, ist seine Antwort, aber man sollte diese Gase nicht gänzlich für den Ertrinkungstod verantwortlich machen, wie das manche moderne Autoren zu wollen scheinen. Erdrosselte und Erhängte sterben an den Folgen der Gefäss- und Nervenkompression (Vagus und Sympathicus) am Hals, wobei wiederum zunächst nur scheinbarer Tod, Pulslosigkeit (Asphyxie) besteht, da ja die Vertebralgefässe nicht zusammengedrückt werden können. Wenn der Zustand aber lange andauert, genügen diese Gefässe nicht mehr und das Blut staut sich im Gehirn an, das Herz wird beschwert und es erfolgt der eigentliche Apoplexietod. Wenn Luftröhren- oder Halswirbelverletzungen hinzukommen, sind diese die Ursache des um so rascheren Todes. Wenn gleichzeitig die Luftröhre komprimiert und so die Atmung unterbrochen wird, stockt das Blut im rechten Herzventrikel und in den Lungen und das bisschen Zirkulation, das durch die Wirbelgefässe noch bestand, stockt von selbst vollkommen. Die Frage, ob Ertrunkene bzw. Erhängte vor oder durch ihre Versenkung bzw. Erhängung umgekommen seien, stellt Fodéré sauber getrennt neben die Frage, ob da Mord oder Selbstmord vorliege. Neu weist er zur Lösung der zweiten auf die Sektionsbefunde am Gehirn hin. Selbstmord ist für ihn notwendig Ausfluss einer Geisteskrankheit. Morgagni hat, so schreibt er, das Gehirn melancholischer und manischer Personen regelmässig aussergewöhnlich hart gefunden. Wenn man also dergleichen Sektionsbefunde erhebt, beweisen diese zwar keinen Selbstmord, weisen auf einen solchen aber hin.

Hierin spiegelt sich nochmals der Glaube an die pathologische Anatomie, welchen Fodéré mit Metzger gemein hat. Dieser Glaube bildet den Hintergrund zu der engen Verbindung, die am Ende unserer Berichtsperiode zwischen pathologisch-anatomischer Methode und gerichtlicher Medizin besteht und einen der Gründe, weshalb das chemisch-physiologische Denken nicht rascher in die gerichtsmedizinische Lehre von den Erstickungen eingedrungen ist.

Vergiftungen

Die augenfälligste Grundlinie der Entwicklung der gerichtsmedizinischen Lehre von den Vergiftungen ist die von der weitgefassten Schädlichkeit unbekannter Wirkungsweise zur engeren, chemisch fassbaren Gesundheitsschädlichkeit. Mit dieser Entwicklung ist die allmähliche Integration des Giftbegriffes in das Lehrgebäude von Medizin und Naturwissenschaften und seine allmähliche Loslösung vom Begriff der Zauberei verbunden.

Die frühneuzeitliche Lehre von den Vergiftungen in ihrer Beziehung zu Apothekerkunst, Chirurgie, Medizin und gerichtlicher Medizin

Die Vergiftung ist ein überaus wichtiges Thema der Gerichtsmedizin, man kann sie neben Wunden und Frauen das dritte grosse Thema nennen. Man kann sie auch die wichtigste Eintrittspforte der Schulmedizin in die gerichtliche Tätigkeit nennen: weder die Chirurgen noch die Hebammen waren von Haus aus giftkundig, wenn auch die Chirurgen traditionellerweise etwas von vergifteten Waffen und Wunden und die Hebammen etwas von Antikonzeption, Abortiva und vielleicht Liebesträken verstanden. Den Apothekern wurde ihre Giftkunde eher als Verdachtsmoment zugerechnet (Fall S. 354) denn als Basis einer höheren vertrauenswürdigen Sachverständigkeit. An sich war natürlich der Apotheker mit seinen Wurzeln in Alchimie und Orient zum toxikologischen Experten prädestiniert (vgl. S. 69 ff.). Die Schulmedizin aber hielt es für besser, die Expertentätigkeit in Vergiftungsfragen selbst zu übernehmen.

Nicht selten findet man in der Literatur Erinnerungen an die chirurgischen Anfänge der gerichtlichen Toxikologie. Johann Friedrich Gmelin (1748–1804) vermutet den Ursprung des Wortes «toxikon», welches die Griechen für die besonderen Arten von Giften verwendeten, deren Wirkungen furchtbar waren, im Worte «toxon», Bogen mit Pfeilen – «und einige Stellen in den alten Schriftstellern machen es sehr wahrscheinlich, dass man anfangs nur diejenige zusammengesetzte Gifte darunter verstand, womit die Griechen ihre vergiftete Pfeile beschmierten, und die sie nach ziemlich sichern Vermuthungen von der Schlange entlehnten»[1]. Paracelsus widmet zwei Kapitel seiner Abhandlung «de vulneribus» den Giften – merkt aber gleich an, dass diese «potius in physicam quam in chirurgiam gehören»[2]. Codronchis Kapitel über vergiftete Wunden steht zwischen Wunden- und Giftkapiteln[3]. Interessant ist auch, dass die Vergiftungen oft wie die Verletzungen nach dem Grad ihrer Tödichkeit eingeteilt werden[4],

Der Apotheker von N. ist angeklagt worden, *er habe seine Ehe-frau vergiftet*. Nach anfänglichem Leugnen hat er gestanden, dass er eine Messerspitze Sandarache (Auripigmentum) unter die Confection Alhermes gebracht und ihr gegeben hat. Er macht geltend, dass Sandarache kein Gift, sondern – nach Dios-corides – ein Heilmittel gegen Schwindsucht sei. Das Stadtge-richt von N. möchte von der Leipziger Medizinischen Fakultät wissen: «ob die Sandarache unter die Venena zu rechnen sei». Die Antwort lautet: Sandarache ist eines der stärksten Gifte überhaupt. Es war in unserer Praxis nie Brauch, sie als Heilmit-tel zu verwenden, und Dioscorides selber hat sich von dieser Verwendung distanziert. Gleichwohl kann sich die Fakultät nicht dazu äussern «ob die Frau präzise davon gestorben ... weil uns die Dosis und wie oft er ihr solches gegeben nicht be-niemt worden». Der Fall ist undatiert.

Die Giftwirkung hängt von der Dosis ab (vgl. S. 394). Sandara-che oder Auripigmentum ist gelbes Arsenik (Schwefelarsenik), welches in den Pharmakopöen vereinzelt als Haarentfernungs-mittel aufgeführt ist. Sandarache Realgar dagegen ist rotes Ar-senik (arsenicum rubrum) und wird als Heilmittel – in Honig-wein gelöst – bei Lungengeschwüren empfohlen (SCHNEIDER 1968–1975). Der Apotheker hätte geltend machen können, er ha-be die beiden Formen von Arsenik guten Glaubens verwechselt. Die Fakultät hat die Unterscheidung ebenfalls nicht gemacht.

vom Chirurgen Plenk, selbst dem Apotheker-Mediziner Hahnemann noch am Ende des 18. Jahrhunderts. Hahnemann widmet den «Ver-giftungstödlichkeiten, wie sie mit den Lethalitäten der Wunden in Pa-rallele zu stellen» – ausführliche Überlegungen[5]. Tatsächlich hatten die Chirurgen im Rahmen der Wundenlehre mehr mit Vergiftungen zu tun als wir mit unserem modernen Giftverständnis spontan anneh-men: waren doch für sie auch Wundinfektionen Vergiftungen und ge-hörten doch auch die Bisse giftiger Tiere – wozu sie auch den Biss toll-wütiger Tiere zählten – zu ihrem Arbeitsbereich. Auf Wundenmann-tafeln sieht man nicht selten auch solche Noxen bildlich dargestellt und in Hieronymus Brunschwigs (um 1450–um 1512) «Buch der Ci-rurgia» (1497) handelt ein Kapitel insgesamt «von bisen der vergiften tier» (Abb. S. 355)[6]. Auch der Chirurg Paré hat 1575 ein «livre des morsures des chiens enragez: ensemble des piqueures et morsures de certaines bestes venimeuses trouvees en ce pays de France» geschrie-ben. Es ist bezeichnend für den aufstrebenden Chirurgen Paré, dass er

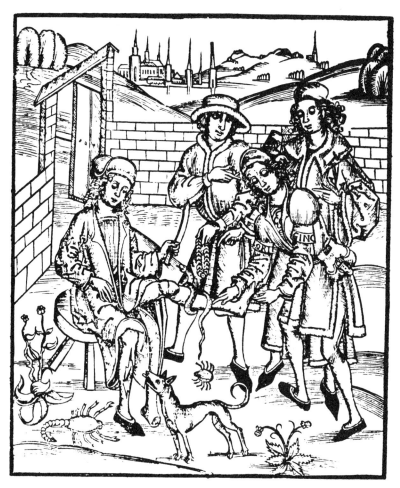

Illustration zu Brunschwigs Giftkapitel. Auch der Biss des tollwütigen Hundes zählt zu den vergifteten Wunden.

aus diesem Buch später (1579), unter zusätzlicher Verwendung von Material, welches bis dahin in seinem Buch über Gerichtsmedizin enthalten gewesen war, ein «livre . . . des venins et morsure des chiens enragés et autres morsures et piqueures» machte, ein Buch, auf welches er dann im gerichtsmedizinischen Traktat verweist[7]. Damit überschreitet er stillentschlossen die dem Chirurgen gesetzte Grenze gegen die Medizin hin.

Denn, wie gesagt, es wird die allgemeine Lehre von den Vergiftungen von der Schulmedizin für sich reklamiert. Und wenn Paré sie als Pforte benützte, durch welche er Medizinisches in die Chirurgie hineinziehen konnte, so funktionierte sie doch im allgemeinen eher umgekehrt als Brückenkopf für die Eroberung der forensischen Wundenlehre und Chirurgie durch die Mediziner. In diesem Sinne ist es interessant, dass jene erste Sektion der Neuzeit, von der wir formellen Bericht haben, diejenige von 1302 in Bologna (vgl. S. 35 f.), welche ja wegen Giftmordverdachtes vorgenommen wurde, von zwei Ärzten und drei Chirurgen unter der Leitung eines Schulmediziners – Bartolomeo da Varignana – durchgeführt worden ist.

An sich ist die Lehre von der Vergiftung tatsächlich ein überaus altes und zentrales Thema der Medizin überhaupt. Der Begriff der Vergiftung, vormals noch viel weiter als in unseren Zeiten der differenzierten medizinischen Wissenschaften, ist ursprünglich ausserordentlich eng mit dem Begriff der Krankheit überhaupt assoziiert gewesen. Die klassischen Krankheitsmodelle: Krankheit infolge von Diätfehler (Einnahme der falschen Stoffe), Krankheit infolge eines Überschusses an schwarzer Galle (eine Art inneren Gifts) und die Krankheit infolge von Schlangenbiss (wobei Schlange, Wurm, Insekt begrifflich ineinanderfliessen) sind vom Vergiftungsmodell alle nicht allzu weit entfernt. Die Schlange, um den heilenden Stab des Arztes gezähmt, ziert bis heute Titelseiten medizinischer Publikationen, ärztliche Berufskleider und allerhand andere medizinnahe Gegenstände. Wie überhaupt die ärztliche Therapie, der Inbegriff der ärztlichen Wirksamkeit ja ursprünglich ideenmässig eng mit der ärztlichen Fähigkeit, mit Giften umzugehen, verknüpft ist (zur Beziehung zwischen Gift und Heilmittel vgl. S. 69).
So besehen leuchtet es ein, dass sich die Ärzte für in Vergiftungsdingen sachverständig hielten. Dass sie auf Grund dieser Sachverständigkeit ihren Platz in der gerichtlichen Medizin beanspruchten, leuchtet ebenfalls ein. Ging es doch da nicht nur um vergiftete Wunden, Antikonzeption und Abort, sondern auch um den Giftmord, dessen Differenzierung von inneren Krankheiten, Infektionen etc. und um Fragen der die Gifte betreffenden Hygiene und Gesetzgebung. Es ging um Regelungen der Giftherstellung und des Gifthandels, um Nahrungsmittelhygiene und Verhalten bei Epidemien, wobei man zum Teil als Massenvergiftungen verstand, was heute als Infektion gilt. So betrachtete man «die Pest» – worunter man nur unter anderem unsere spezifische «Pest» verstand, vor allem aber eine Epidemie mit hoher Morbidität und Mortalität – vielfach als eine Massenvergiftung (Brunnenvergifter!), in Analogie vielleicht mit der epidemieartig auftretenden Massenvergiftung durch Mutterkorn (vgl. auch Fall S. 91). Cardano behandelt die Pest in seinem 2. Buch über die Gifte; zwischen den «Zeichen der pestilentialischen Krankheiten» (Kap. 9) und den «Zeichen der Beulenpest» (Kap. 11) stehen da die «Zeichen

von verdorbener Luft und verdorbenem Wasser» und die Bemerkung, der Autor habe selbst im Juli 1562 in seinem und anderer Brunnen in Pavia derartig verdorbenes Wasser geschmeckt, es sei damals allderings keine Pest ausgebrochen[8]. Schliesslich aber stand der Begriff der Vergiftung entsprechend der ursprünglichen Nähe von Naturwissenschaft und Magie, ursprünglich demjenigen des Zaubers bis zur Identifikation nahe[9]; Giftstoffe konnten auf übernatürliche Weise schädigen; andrerseits aber gab es eine Rationalität der Magie, welche die Vorstellung einer natürlichen Vergiftung durch bösen Blick oder gar durch böse Gedanken zuliess. Für die Vergiftung in ihrem Aspekt als Zauberei war der Mediziner als klerusnaher oder zum Klerus gehöriger Akademiker und vor allem als offizielle Vertrauensperson natürlich wiederum in höherem Masse zuständig als der Handwerker-Chirurg; die Hebamme als potentielle Hexe und der Apotheker als potentieller Giftmischer mochten wohl sachverständig, konnten aber nicht vertrauenswürdig sein. Zur medizinischen Tradition gehörte auch die toxikologische Literatur; so das klassisch-antike Standardwerk des Botanikers und Pharmakologen Dioskurides (1. Jh. n. Chr.), der, wahrscheinlich als Militärarzt, im römischen Heere diente, ebenso die allfälligen arabischen Werke, die das Abendland beziehungsweise dessen Universitäten erreichten.

So waren Mediziner und philologisch gebildete Naturwissenschafter vor allem prädestiniert, sich in der Renaissance in die Lehre von den Vergiftungen einzuarbeiten. Zunächst allerdings war es weniger deren gerichtsmedizinische Seite, welche interessierte, als vielmehr die praktisch-politische. Gewiss wirkte die Renaissance-Blüte der Vergiftungskultur an päpstlichen und anderen Höfen Italiens stimulierend auf die medizinische Toxikologie. Doch Gerichte hatten mit jenen Mordaffären der höheren Schichten wohl wenig zu tun. Eher waren es die unmittelbarer Beteiligten, die sich um die theoretischen Grundlagen ihrer Politik kümmerten und entsprechende Werke anregten und zu Rate zogen. Wie weit sowohl Praxis als auch Theorie jener Vergiftungen Folgen des Handels mit dem Orient gewesen sind, ist eine weitere Frage.

Gift, Zauberei und Heimtücke

Jedenfalls erscheinen zwei der frühesten und wichtigen abendländischen Monographien über die Gifte 1492 in Venedig: vom Kardinal Ferdinand Ponzetti († 1527) «De venenis libri tres» und von Sante Ardoine (oder Ardoynus, auch De Arduinis, lebte im früheren 15. Jahrhundert) ein opus («De venenis»[10]. Ardoynus, Arzt in Venedig, hatte sein Buch schon in der ersten Hälfte des 15. Jahrhunderts geschrieben. Beide diese Werke werden von Zacchia wiederholt zitiert, beide scheinen aber gerichtsmedizinisch nicht unmittelbar interessant oder interessiert. Demgegenüber hatten die berühmten, dem Papst Pius IV. zugeeigneten Giftbücher des Hieronymus Cardanus von 1564[11] deutlicher forensischen Bezug. Vielleicht hängt das zusammen, dass Gianbattista, der älteste, liebe Sohn dieses wildlebigen Arztes und Philosophen, der übrigens von 1563–1570 Professor der Medizin in Bologna gewesen ist, des Giftmordes an seiner Gattin angeklagt, 1560 hingerichtet worden ist[12]. Die zweite Hälfte des 16. Jahrhunderts ist aber überhaupt fruchtbar gewesen in der Hervorbringung gerichtsmedizinisch wichtiger Publikationen zum Thema Gift. 1584 erscheint in Venedig Geronimo Mercurialis (1530–1606) Traktat über die Gifte und die Vergiftungskrankheiten – es ist interessant, festzustellen, dass Mercuriali aus Bologna stammt und dort zeitweise auch gelebt und gelehrt hat[13]. Auch Paré hat in dieser Zeit sein Giftbuch ausgearbeitet, welches unter anderem ausdrücklich für junge Chirurgen geschrieben ist, die vor Gericht auszusagen haben[14] (vgl. S. 354f.). Johannes Wier hat 1578 in seinem Werk zur Entlastung der Hexen die Beziehung zwischen Gift und Hexerei differenzierend unter die Lupe genommen (ohne allerdings in toxikologisches Detail zu gehen) während Giovanni Battista Codronchi 1595 sein dickes Werk «De morbis veneficis ac veneficijs libri quattuor» herausgibt, welches die Vergiftung als Dämonen- und Hexenwerk darstellt[15].

Wie Cardano haben auch Paré und Codronchi persönliche Begegnungen mit Gift und Vergiftungen hinter sich, die sie in ihren toxikologischen Werken beschreiben. Einige hassten mich tödlich, schreibt Paré 1575, meiner Religion wegen, so offerierte man mir Kohl mit Sublimat oder Arsenik drin[16] (vgl. auch S. 376). Auf ersten Anhieb schmeckte Paré nichts, dann verspürte er grosse Hitze, Zusammenziehen des Munds, der Kehle, stinkenden Geschmack. Mit Hilfe von Wasser und Wein und Apotheker, Spülen und Erbrechen genas er wieder und ass fortan nie wieder Kohl in Gesellschaft dessen, der ihn hatte vergiften wollen[17]. Bei Codronchi war es das eigene Kind Francisca, welches beinahe Opfer eines Veneficium wurde – wobei «Veneficium» eigentlich gleichbedeutend ist mit «Zauberei». Das besagte 10monatige Kind, so erzählt Codronchi, wurde plötzlich sehr mager, seufzte oft und öfter und weinte immer, wenn man es aus seinen Wikkelbändern herauswickelte. Weil aber keine ersichtliche Ursache dieses Leidens gefunden wurde und die Sache nach einem Wechseln der Amme nur schlimmer wurde, kam meine Gattin auf die Idee, das Kind sei seiner Lieblichkeit wegen vielleicht als Objekt des Neides oder Hasses irgendeiner Alten (vetula) Opfer eines veneficium geworden. So suchte man im Lager («culcitra»; culcita = die Matratze) des Kindes nach Spuren einer Hexerei und ein erfahrener Exorzist fand

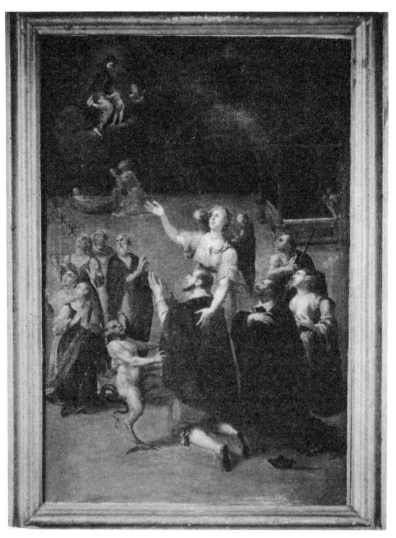

Das in Imola befindliche von Codronchi gestiftete Votivbild. Das Leiden der kleinen Franziska ist offenbar nur ein Teil der Anfechtungen,
für deren glückliches Bestehen der Stifter (im Vordergrund, betend) zu
danken hat – ein Teufel scheint eben erst von ihm abzulassen, eine
Frau (in der Gruppe links im Bild, seine Gattin?) wird eben erst von
Dämonen befreit, ein Himmelbett (Ehebett?) steht rechts im Hintergrund, eine betende Gestalt scheint danebenzuknien. Das Kind in seinem Bettchen im Hintergrunde links ist wohl Franziska, eine Betende
kniet dabei, darüber schwebt Maria, die sich schützend über ein Kind
beugt. In den Wolken weiter rechts ist der heilige Antonius von Padua
zu erkennen.

da tatsächlich Kichererbsen, Korianderkörner, ein Stückchen Kohle, ein Stückchen Knochen von einem Toten, etwas mir unbekanntes, kompaktes, was von diesen argen Frauen mit Menstrualblut zusammengemischt wird, überdies einige Federn mit Fäden kunstvoll angebracht. Nachdem man all das in geweihtem Feuer verbrannt und drei Tage lang exorziert und andere heilige Mittel angewendet hatte, begann das Mädchen sich wohler zu befinden und etwas zuzunehmen. Leider aber nur vorübergehend. Man durchsuchte das Bettchen abermals, fand noch einige weitere Geräte, und wie man diese ebenfalls verbrannt hatte, schien die Gesundheit wiederhergestellt. Die nächste Vollmondnacht jedoch durchwachte das Kind weinerlich und veränderte sich dabei so sehr, dass es zum Weinen, aber auch zum Bewundern war. Eine neue Durchsuchung des Bettes förderte zwei Stückchen trockener Nuss und weissen Knochens, neun oder zehn Fischgräten, zu einem Kamm geformt, zu Tage. Als nun auch das dem Feuer übergeben war und in ein anderes Haus umgezogen und durch den gewiegten Exorzisten noch weitere wirksame Mittel angewendet worden waren, trat endlich mit Gottes Segen und ohne weitere natürliche Mittel Heilung ein. Dieses veneficium liess Gott vielleicht zu, schreibt Codronchi, damit ich an meiner eigenen Tochter erfahre, was ich bei anderen kaum geglaubt hätte[18]. Ein Votivbild, das sich auf diesen Vorfall bezieht, befindet sich in der Gemeindepinakothek von Imola (Abb. S. 359)[19]. Parés und Codronchis persönliche Erlebnisse schienen mir typisch genug, um hier in einigem Detail referiert zu werden. Zusammen markieren sie die ganze Breite des seinerzeitigen Vergiftungsbegriffes von der natürlichen Gifteinnahme (Arsenik), welche man mit natürlichen Mitteln bekämpft, bis zur eindeutigen Hexerei, für die der Exorzist zuständig ist. Der männliche Täter hatte politisch-religiöse Motive, der weibliche emotionelle, das Opfer ist in einem Fall eine politisch-religiös profilierte Persönlichkeit, im anderen ein blühendes Kind, in welchem wohl einerseits die Unschuld, andrerseits die Frucht der Zeugung angegriffen wird. Bei Cardano wird das eigene Kind zum Täter. Dass drei Autoren über ihre persönliche Begegnung mit der Vergiftung berichten, könnte für die Häufigkeit solcher Begegnungen (es ist irrelevant, ob sie imaginär gewesen seien) sprechen und vielleicht für das Gewicht, das man dem persönlichen Erlebnis in jener Zeit grosser Spannungen als Orientierungshilfe zumass.

Die für unsere Begriffe zum Zerreissen grosse Weite des Vergiftungsbegriffes des späteren 16. Jahrhunderts spiegelt sich in der Tatsache, dass jene Zeit über keine wissenschaftliche Konvention verfügte, innerhalb derer sich der Giftbegriff auch nur einigermassen befriedigend hätte fassen lassen. Wohl gab es verschiedene Giftsystematiken; nach Herkunft aus Tier-, Pflanzen- (und da wieder: aus Wurzeln,

Früchten, etc.) oder Mineralreich oder künstlich hergestellt[20]; nach ihrer Wirkung durch ihre besondere Substanz oder kraft ihrer besonderen Qualität (diese wieder nach den Qualitäten heiss, kalt, trocken oder feucht)[21]; klinisch nach erodierender, abkühlender, strangulierender Wirkung[22] (vgl. S. 379); forensisch nach Tödlichkeit (vgl. oben, S. 353). Paré betrachtet in alter Tradition, speziell gestützt auf Peter von Abano (1250–1315, Autor eines «tractatus de venenis»), Gift als eine Art Gegenteil von Nahrung, welches, statt vom Körper verändert, verdaut und aufgenommen zu werden, diesen im Gegenteil gewissermassen auffresse, wie das Feuer zu Feuer macht, was es verschlingt[23]. Codronchis Spezialwerk versteht die Vergiftung gänzlich als eine infolge des Paktes von Menschen mit Dämonen mit göttlicher Zulassung dämonisch bewirkte körperliche Veränderung[24] (vgl. S. 370ff.).

Doch ist die grosse Spannweite des Giftbegriffs der Renaissance vielleicht nur eine scheinbare oder besser: eine Folge unserer naturwissenschaftlich-rationalistischen Optik. Wenn man einmal annimmt, es gebe Zauberei und gewisse Leute verfügten über die Möglichkeit, allerlei Dinge mithilfe von Magie und Dämonen zuwege zu bringen, besteht der Unterschied zwischen Zauberei und Naturwissenschaft vorwiegend darin, dass die eine nur wenigen zugänglich ist, die zudem nach unbekannten Regeln ausgelesen werden, die andere aber prinzipiell für jedermann erkennbar ist. So gross ist aber dieser Unterschied gar nicht, mindestens nicht im Hinblick auf die aktiv-technische, auf Erweiterung des Machtbereiches ausgerichteten Grundhaltung, die beiden gemeinsam ist und die eine ältere, ebenfalls beiden gemeinsame, auf einen begrenzten persönlichen Wirkungskreis ausgerichtete beschaulichere, weniger expansive Grundhaltung ablöst. Gemeinsam war der Magie und den Naturwissenschaften zunächst aber sogar auch das, dass wenige Leute sie beherrschten, und gerade für das Gebiet der Giftmischerei gilt dies ja in hohem Masse. Die Verbreitung und Demokratisierung des naturwissenschaftlichen Wissens war wohl für die nachmalige Dissoziation von Zauberei und Naturwissenschaften von tragender Bedeutung – in frühen Stadien aber konnte naturwissenschaftliches Wissen ebenso esoterisch sein wie magisches. Der Eindruck der grossen Spannweite des Vergiftungsbegriffes der Renaissance ist, so besehen, eher ein Reflex unseres infolge der Überzeugungskraft der naturwissenschaftlich fundierten Technik entstandenen Wissenschaftsverständnisses als ein echter historischer Befund. So besehen wirkt Cardano umsichtig und rational, wenn er als «Gift» im wesentlichen das begreift, was auf unbekannte Weise – und zwar ebensowohl durch Vermittlung von unbekannten Naturkräften wie von Dämonen – dem Körper heftig schadet. Es gebe viererlei Todesarten, leitet er seine Giftbücher ein: den natürlichen

Alterstod, den gewaltsamen (etwa durch Sturz oder Ertrinken), denjenigen infolge Krankheit und denjenigen mit unbekannter Ursache, wenn man auch allenfalls den Anstoss kennte. Dazu gehört der Tod durch Pest, Stich und Biss giftiger Tiere, eingenommenes Gift, Einatmen tödlicher Dämpfe, Philtren, Veneficium, Faszination, schädliche Baumschatten, schädliche Medikamente usw. Cardan kritisiert die geläufigen naturwissenschaftlichen und juristischen (Gift als «malum venenum», vgl. S. 69) Giftdefinitionen – er definiert das Gift als das, was heftig schadet, ohne dass man weiss, wie[25]. Damit verfliesst Cardanos Vergiftung mit Infektion, Krankheit und Verhexung – sie lässt sich mit dem Instrumentarium seiner Zeit tatsächlich kaum klarer fassen. Wie sollte man ohne Chemie und Mikroskopie Vergiftungen von Infektion, überhaupt schädliche Materie von einer Schädlichkeit ohne materielle Basis unterscheiden? Und wenn man das nicht konnte, wie sollte man sich auf die Herkunft eines solchen Gifts festlegen können? Eine Pest, eine Mutterkornepidemie, eine Massenpsychose, eine Liebe, ein ungeklärter Todesfall in der Folge einer ungeklärten oder gar im Sinne des Hasses geklärten persönlichen Beziehung, können dann mit gleicher Berechtigung wie die Erscheinungen nach einer Begegnung mit einem toxischen Stoff «Vergiftung» genannt werden. Cardano teilt die Gifte zunächst nach ihrer Herkunft ein. Es gibt Gifte, die in uns und solche, die ausserhalb von uns entstehen. Es gibt welche, die aus Substanz bestehen, und andere, die an keine Substanz gebunden sind. Ein von aussen kommendes Gift ohne Substanz ist der Zauber. Es gibt aber auch Zauber mit Substanz, etwa den durch den Blick. Zauber, welche Liebe bezwecken, nennt man Philtren. Dass Gifte auch innerlich entstehen können, ist unbezweifelt, solche Säfteverderbnis kann hereditär sein oder durch Krankheit, verdorbene Speise, auch Hass, Zorn, Traurigkeit hervorgerufen werden. Von Wasser, Lüften, Sternen her entstehen pestilenzialische Fieber. Cardan unterscheidet ansteckendes und eigentliches Gift (also ein Ansatz zur Unterscheidung von Gift und Infektion). Biss gewisser Tiere (wozu immer der tollwütige Hund gehört), Stiche, manche Wunden vergiften; ebenso die Ausdünstungen gewisser Bäume, manche Gerüche, der Kontakt mit dem Zitteraal und der böse Zauber. Das Schlucken von Gift ist nur eine von vielen Arten von Vergiftung[26]. Cardan erweist sich mit seinen Überlegungen als scharfsinnig und umsichtig; sein Giftbegriff erscheint unter den gegebenen Voraussetzungen als durchaus rational, rationaler sogar als unter denselben Voraussetzungen ein Unglaube an Magie hätte sein können. Parés in gewissem Sinne modernerer, materialistischerer Giftbegriff wirkt demgegenüber wissenschaftlich roher und naiver.

Ist «Gift» bei Paré prinzipiell naturwissenschaftlich fassbar, bleibt es doch nicht minder heimtückisch und in seiner Wirkung unkontrollierbar. Liegt in Cardanos Giftverständnis aber die Heimtücke und Unkontrollierbarkeit der Giftwirkung gewissermassen in der Sache selbst, so erscheint sie bei Paré als soziales Phänomen – auch damit wirkt Paré weniger nachdenklich, roher, dafür praktischer und moderner als Cardan. Herkommend aus der chirurgischen Praxis und mit dem Protestantismus mindestens sympathisierend, konzipiert er seinen Giftbegriff im ganzen mehr am Modell der recht handgreiflichen Beobachtungen am Biss tollwütiger Hunde, an der Wundinfektion, am eigenen Arsenikerlebnis als an einem überlieferten komplexen Gesamt von Erfahrungs- und Interpretationsgut. Doch lässt er keineswegs das Missverständnis aufkommen, sein relativ naturkundliches Giftverständniss lasse das Vergiftungsdelikt in seiner Sicht verständlicher und deshalb etwa weniger heimtückisch erscheinen als seinen hexengläubigen Zeitgenossen. Der sonst so milde, humane Paré schreibt vielmehr mit grösster Härte über die «meschans empoisonneurs et parfumeurs, qui secretement baillent les poisons»[27]. Einer vergiftete ein Veilchen, sodass der, welcher dran roch, unverzüglich starb. Ein anderer vergiftete einen Apfel, und hätte das Opfer nicht geniest, wäre er ebenfalls umgekommen. Man fliehe Parfumeure wie die Pest und jage sie aus dem französischen Königreich hinaus und schikke sie mit den ungläubigen Türken weg[28]. Einleitend zu seinem Traktat über die Gifte gibt Paré dem Wunsche Ausdruck, «que les inventeurs des poisons fussent avortés au ventre de leurs meres»[29]. Im ursprünglichen Abschnitt über die Gifte im gerichtsmedizinischen Traktat hatte sich der Abscheu zusätzlich auf die Erfinder des diabolischen Schiesspulvers erstreckt[30]. Das ausgerechnet bei Paré, mit dessen Name die unsterbliche Erkenntnis verknüpft ist, dass Schusswunden im Gegensatz zu einer verbreiteten seinerzeitigen Lehrmeinung nicht vergiftet seien (1537). Die Unversöhnlichkeit Parés im Bezug auf den Gifttäter, nur vergleichbar mit seiner Einstellung zum Simulanten (vgl. S. 168), entspricht der Härte der Carolinischen Gesetzgebung im Bezug auf den heimlichen Umgang mit Giften: zusätzlich zur Todesstrafe steht darauf, dass «zu mehrer forcht andern, sollen solche bosshafftige missthätigen Personen, vor der endtlichen todtstraff geschleyfft oder etlich griff in ihre leib mit glüenden zangen gegeben werden, viel oder wenig, nach ermessung der Person und tödtung, wie vom mordt dess halb gesetzt ist»[31]. Die Vergiftung ist eben – und besonders in der Zeit der vor-chemischen Toxikologie – ein subversives Delikt[32] indem es kaum je nur den Betroffenen, vielfach aber übergeordnete Gesellschaftsstrukturen bedroht. Der Mord durch Gift gilt von römischen Zeiten her noch lange als weit schlimmer als derjenige durch mechanische Gewaltanwendung, welche offen auftritt, d.h.

welche den Grad der Gefährdung verschiedener Leute und Gruppen zum vornherein anzeigt. Zacchia resumiert, der Giftmord gelte als ein schwereres Verbrechen als das homicidium. Geniessen doch, schreibt er, Giftmörder keinerlei kirchlichen Schutzes, ist doch der Giftverdacht ein Grund zur Trennung von Ehegatten, machen doch die Rechtsgelehrten bei der Bestrafung dieses Delikts keinen Unterschied zwischen Adligen und Unedlen[33]. Auch der humane Aufklärer Johann Peter Frank empfindet den Giftmord als Mord der niederträchtigen, feigen, gehässigen Seelen[34]. Dem Geheimnischarakter des Gifts tragen auch die Diskussionen Rechnung, die fragen, ob man über Gifte überhaupt veröffentlichen dürfe. Cardano widmet das zweite Kapitel seines Giftwerks der Frage «Medico an liceat tractare de venenis...». Seine Antwort ist, der Arzt solle und dürfe in zurückhaltender Weise darüber schreiben, schon wegen der Heilwirkung mancher Gifte und der Gegengifte, Galen habe auch über Gifte geschrieben. Man solle nur keine detaillierten Rezepte geben; fremdländische, neuartige Gifte aber kenne der Arzt besser nicht genauer. Wissen, Lehren und Schreiben, sagt Cardano, sind verschiedene Dinge. Manches können wir einem weisen und sittsamen Freund sagen, was man nicht schreiben dürfte[35]. Im Grunde ist hier eine sozialmedizinische Frage um das Gift angeschnitten: soll toxikologisches Wissen der Öffentlichkeit zugänglich sein oder nicht? So wird dieser Frage auch noch Johann Peter Frank einen längeren Paragraphen widmen, den er mit dem Geständnis beschliesst, «vor einem in der Volkssprache geschriebenen Buche über die Giftmischer-Kunst zu zittern»[36].

Gift und Frau

Die merkwürdige, auffallende Beziehung – auf sozialer wie auf wissenschaftlicher Ebene – des Giftbegriffes zur Frau scheint mit dem Geheimnischarakter des Giftbegriffes in komplexer Weise zusammenzuhängen (vgl. Abb. S. 44). Dies unter anderem auf dem Hintergrund, dass die Autoren der Literatur, auf welche wir uns stützen, männlichen Geschlechtes waren, womit eine enge Assoziation von «Frau» und «Sexualität» wie von «Sexualität» und weiblicher Machtausübung zum vornherein gegeben ist. Die Bedrohung der eigenen Person durch die eigene Sexualität – welcher Genese auch immer – wird ja gewöhnlich auf den Partner beziehungsweise dessen in ihrer Objektivität natürlich nicht greifbarer, daher oft als unberechenbar oder heimtückisch empfundene Macht projiziert. Die Idee, jene Machtausübung erfolge über Gift, liegt dabei natürlich umso näher, je mehr man unter «Gift» im älteren Sinne einen starken Wirkstoff unbekannter Wirkungsweise versteht, je mehr der Giftbegriff dem Begriff des Zaubers nahesteht. Im Liebestrank, im Philtrum kondensiert sich diese Idee mit aller wünschbaren Klarheit. Aber auch der «Schlange» mit all ihren Ober- und Untertönen muss hier gedacht werden. Zur persönlichen Entlastung des Sexualobjekts Frau kann die Idee, die Vergiftung erfolge unabsichtlich, eingesetzt werden. Die Frau ist dann an sich giftig oder sie vergiftet unbewusst – die modernere, psychologisierte Version des alten Mythos (vgl. S. 366f.).

Andrerseits gibt es eine objektivierbare Beziehung des weiblichen Geschlechts zum Gift. Es gibt die weibliche Tradition des Umgangs mit Antikonzipientien und Abortiva – die allerdings in weniger männerrechtlichen Kulturen wohl eher als Medikamente denn als Gifte galten –, es gibt die Tradition des Kochens, welches über Jahrhunderte mit dem Zubereiten irgendwelcher Wirkstoffe weitgehend zusammenfiel[37]. Nicht zufällig gibt es das «Rezept» noch heute sowohl in der Küche als auch in der Apotheke. Das Ausmass der weiblichen Küchensolidarität antik-mittelalterlicher und frühneuzeitlicher Tradition, im Rahmen derer vom Heilmittel- über das Koch- bis zum Giftrezept einschliesslich die entsprechenden Materialien wohl alles ausgetauscht wurde (auch der Informationsaustausch in der Waschküche ist nicht zu vergessen) wird aus der Sicht der modernen Kleinküche leicht unterschätzt. Gerichtshistorisch äussert sich diese Solidarität vor allem darin, dass der Giftmord ein klassisches Frauendelikt ist, womit übrigens der subversive Charakter dieses Delikts noch eine Sexualpolitische Dimension gewinnt. Die Häufigkeit weiblicher Gifttäterinnen belegt für die politische Geschichte des Giftmordes ausführlich Louis Lewin. In dieser «Häufigkeit» fliessen nun allerdings objektiver Befund und Vor-Urteil ineinander. Die objektive «Häufigkeit» der Vergifterin – etwa gegenüber dem männlichen Vergifter – müsste statistisch eruiert werden[38]. Demgegenüber kann der Eindruck einer Häufung bekanntlich infolge starker Erwartungsstereotype entstehen, weil Ereignisse, die man zum vornherein erwartet, zum vornherein als Teil einer Summe registriert und aufsummiert werden, während Ereignisse, die keiner gegebenen Erwartungsstruktur entsprechen, als Einzel- und Sonderfälle oft lange Zeit nicht unter dem Aspekt irgendeiner Häufigkeit betrachtet, gesammelt und beachtet werden. Was immerhin feststeht, ist, dass die Geschichte viele weibliche Giftmörder kennt. «Eine eigentümliche Erscheinung ist es», schreibt nun Lewin, «dass sowohl in der Geschichte der Vergiftungen als auch in derjenigen der Arzneikenntnis so oft Frauen hervortreten . . . Mag immerhin ein solches Eingeweihtsein anfangs seine Zweckerfüllung nur im gütigen Sinne: im Heilen von Körperstörungen gefunden haben – zuletzt stellte sich . . . das Gefühl der Überlegenheit schwacher über sonst starke Menschen durch die Vergiftungsmöglichkeit ein» – die stereotype Geschichte von der ursprünglichen liebenswerten, hingabevoll gütigen Frau, die später böse wird, ist hier ins Welthistorische vergrössert. «Von der Totenbeschwörerin zu En Dor, die der König Saul befragte, bis zu den römischen Verfertigerinnen von Liebestränken oder von Mitteln um unfruchtbar zu machen, oder die Geschlechtserregbarkeit zu beeinflussen, oder um die Kinder im Mutterleibe oder Erwachsene zu töten, bis zu den mittelalterlichen Zauberinnen, die mit der narkotischen Mandragora, dem übelberüchtigten Alraun, wirtschafteten, bis zu den Macbethschen Hexen mit ihrem Giftwissen, bis zu den Vergifterinnen in der Zeit Ludwigs XIV. von Frankreich, die mit Beschwörungsformeln, Liebestränken und Gift Unsummen verdienten, und schliesslich bis zu den modernen Massenvergifterinnen und den heutigen «klugen Frauen», die sich mit Weissagen, Abtreiben, Heilen und Engelmacherei abgeben, besteht eine ununterbrochene Kette eigenartigen weiblichen Tuns, in dem Gifte, im weitesten Sinne des Wortes, eine Rolle spielen». Und dann berichtet Lewin von römischen und orientalischen Vergifterinnen, von Kleopatra, von der von Brunhilde so ungern gesehenen Giftkundigen Fredegunde, über die «Vergiftungen unter den Karolingern», die «weibliche Vergiftungstätigkeit am Kaiserhof in Byzanz», die Hochkultur des Giftmordes an den italienischen und französischen Höfen der Renaissance – die kundige Catarina Sforza und die mächtige Catarina von Medici – und so weiter bis zu den grossen Vergiftungsaffären des 17. Jahrhunderts[39]. Auch Lewin setzt die innige Beziehung zwischen Gift, Frau, Sexualität und Macht voraus – weibliches Komplizentum, wo es um «unlautere sittliche Regungen» und eben subversive Machtansprüche geht, die es vor dem Manne zu verbergen gilt, gehören für ihn zu den Wurzeln der weiblichen Vergiftungstradition – und auch er betont in diesem Zusammenhang wieder die sozio-pharmakologische Verborgenheit der Giftwirkung. Wie noch 1917 Erich Wulffen («Psychologie des Giftmordes») schreibt: «Seit Menschengedenken wurde das Seelenleben des Giftmischers als von einem dunklen, rätselhaften Geheimnis umgeben gedacht ...» und dabei beinahe in demselben Atemzug den Kriminalisten Schaumann lobt, «der in seinen 'Jdeen zu einer Kriminalpsychologie' (Halle 1772) die Tatsache, dass am Giftmorde vor allem die Frauen so stark beteiligt sind, sehr fein beleuchtet und ... die weiblichen Giftmörder nicht von Männern, die das weibliche Wesen nicht hinreichend verstehen, sondern höchstens von Männern unter Zuziehung von weiblichen Beratern abgeurteilt wissen will». Dass sexuelle Motive und frustriertes Machtbedürfnis bewusst und unbewusst dem Vergiftungsdrang zugrundeliegen, sind für Wulffen weitere Gründe, weswegen eben vor allem Frauen zu Giftmördern werden. «Die Sexualmotive, die zum Giftmorde führen, verschmähte Liebe, Eifersucht, sexuelle Rache, Abneigung und Hass gegen den Ehegatten, liegen vor allem im weiblichen Gemüte» und «Das Weib fand im Gift einen Ausgleich gegen die Herrschaft des Mannes»[40]. Ähnlich, wenn auch apologetischer Lewin: «Mit der... Giftwaffe fühlt sich das verbrecherische, schwache Weib so stark wie der Mann mit seiner Armeskraft, die von jäh aufwallender Leidenschaft zum Todesstoss gelenkt wird. Dieser Kraft setzt das Weib die Schlauheit gegenüber, die Ausführung der Tat so dicht mit dem Mantel der Heimlichkeit zu decken, dass die Folgen als Fügungen des Schicksals erscheinen...»[41].

So spielen von Evas Apfelkomplott mit der Schlange bis in unser Jahrhundert hinein Rollenbilder, innere Umstände und äussere Situation in einer Weise ineinander, die ein in linearen Kausalitäten rechnendes und messendes Denken schwer erfassen und daher allzu leicht als rätselhaft und geheimnisvoll betrachten kann.

In diesem Sinne findet man auch bei den Autoren, die uns hier beschäftigen, mannigfache Beziehungen zwischen Gift, Frau und Sexualität.

Zum einen erscheinen diese in der Auffassung, Menstrualblut sei eine giftige Substanz, welche eine gewisse physiologische Toxizität der Frau verkörpert. Dank ihrer monatlichen Reinigung – die somit wirklich eine Reinigung von Schadstoffen ist – und dank Gewöhnung an das eigene Gift[42] entgeht die Frau normalerweise der sonst unvermeidlichen Selbstvergiftung[43]. Im Falle einer Zurückhaltung, Verhaltung des Samens wie der Menses aber verfällt die Frau, so schreibt Cardan, in Hysterie, denn beides nimmt dann giftige Natur an[44]. Für die Umgebung aber ist das Menstrualblut in jedem Falle gefährlich. Eine gewisse Basalgefährlichkeit der Frau ergibt sich daraus zum vornherein. Paré schreibt, unter den giftigen Tieren sei jeweils das Weibchen giftiger als das Männchen – interessanterweise sind auch junge und verliebte, hungrige und gereizte Gifttiere besonders gefährlich. «Denn welche in dürren, bergichten, und gegen der Sonnen gelegenen Orten wohnen, hungerig, entrüstet, nüchtern, geringen Alters, fürnemlich aber wenn sie in der Brunst gehen, unnd Weiblichen Geschlechts sind, und sonsten auch andere gifftige Thier zu verschlucken pflegen ... die richten den Menschen allewegen ... eher hin, denn die, so sich etwan in und umb die Wasser verhalten und voller Speise stecken, nicht zornig, eines hohen Alters und Männlichen Geschlechts sind...» Paré schreibt auch, «dass der rothärigen Leute Biss gifftig seyen»[45]. Nicht selten findet sich auch die Idee, es seien alte Frauen speziell zu fürchten. Denn wenn die Frau mit der Menopause ihr Gift nicht mehr periodisch zu evakuieren imstande ist, muss sich dieses ja in ihrem Leibe ansammeln. Zusätzlich wird es nun, sozusagen funktionslos geworden – im fortpflanzungsfähigen Alter hat es ja seine positive Funktion als Material zur Kinderbildung – umsomehr verderben. Diese Situation kann erklären, wieso alte Frauen so häufig den bösen Blick haben: die Augen als Ort des Durchtritts feinster Dinge – Licht, Blicke, Geist (Augen funkeln und sprühen noch im heutigen Sprachgebrauch von Geist, Lust, Zorn etc.) – sind auch der Prädilektionsort des Durchtritts der schädlichen Prinzipien, die sich in einem menopausierten Frauenkörper aufstauen. Bei Codronchi findet man diesen Gedankengang im einzelnen ausgeführt[46]. Neben der Nichtmehrmenstruierenden ist speziell auch die Menstruierende zu fürchten. Namentlich durch Sprache und Blick wirkt diese schädigend auf ihre Umgebung ein. Menstruierende machen unter anderem den Wein sauer, Samen unfruchtbar, Spiegel trüb, Männer krank, schreibt Codronchi – all das ist allgemeines, altes, in wesentlichen Teilen auf Plinius Secundus zurückgehendes Wissensgut[47] – womit sich die Frage stellt, ob die Frauen von Natur aus die besseren Vergifterinnen seien als die Männer[48]. Das Menstrualblut ist auch als isoliertes und isolierbares Gift von gerichtsmedizinischer Bedeutung, als Antikonzipiens schon bei Dioskurides[49] als innerlich entstehendes Gift ganz allgemein in Codronchis «Methodus»[50] und bei Sylvaticus, wo es zur Provokation von Geisteskrankheit gegeben wird[51], typischerweise schliesslich als Bestandteil von Liebestränken, wie sie Cardano[52] und Codronchi[53] kennen und wie es noch jahrhundertelang gebraucht wird[54].

Das Menstrualblut ist wohl ein besonderer Ort, an welchem sich das Ideenkonglomerat von Gift, Zauber und Sexualität früh und, durch humoralpathologische Dogmen fixiert, zäh festgesetzt hat. Aber auch ohne dieses Medium fand der Topos von der geistig und leiblichen Vergiftung der Welt durch die Frau Nahrung. Das Philtrum kann durchaus auch ohne Zutat von Menstrualblut, überhaupt ohne Vermittlung von Materie, wirken, und der weibliche Blick strahlt auch anderes aus als menstruelle Dünste. Cardan kennt die durch den Schrecken vermittelte Verzauberung von Kindern durch den Blick – speziell böse alte Frauen, welche schielen, können Kinder auf diese Weise epileptisch machen, ähnlich wie Katzen[55] (Fall S. 369). Sogar starke Männer können durch den Katzenblick erschreckt werden. Überdies beherrscht die Frau als Hexe und Giftmischerin prinzipiell das ganze weite Feld des Umgangs mit Giften. Und sowohl die Hexe als auch die Giftmischerin haben recht spezifisch mit sexuellen Dingen zu tun. Die Machtpolitik, angewendet auf Frauen und von Frauen, ist in der vorantikonzeptionellen Zeit und Tradition von altersher eng mit Sexuellem verschränkt gewesen; in diesem Sinne sind manche feministische wie antifeministische Stereotype der neunzehnhundertsiebziger Jahre noch durchaus den letzten zwei- bis dreitausend Jahren verhaftet, was übrigens bei der Neuheit der Ent-

Das Kriminalgericht Greiffenstein hatte 1652 den Fall der verwitweten Anna Elisabeth N. zu behandeln und wandte sich deshalb an die Medizinische Fakultät Giessen. Diese Frau war angeklagt, *acht Säuglinge durch Gift umgebracht zu haben* (Veneficium). Die Kinder starben plötzlich nacheinander an derselben Krankheit; deren Symptome waren hohes Fieber, anhaltende epileptische Anfälle und Anschwellen des Körpers. Die Leichen waren mit schwärzlichen Flecken übersät. Drei waren eigene Kinder der Angeklagten; die andern stammten aus verschiedenen Familien. Das Kriminalgericht schreibt, dass Elisabeth N. viele Gelegenheiten hatte, ihre eigenen Kinder mit Essen und Trinken zu vergiften. Das vierte Kind habe sie mit der Hand berührt; dem fünften zog sie ein Kleidchen ihres eigenen toten Kindes an; dem sechsten gab sie zu trinken; das siebente und achte blickte sie an. Die Tante der Angeklagten ist als Hexe verbrannt worden und hat vorher bekannt, dass sie der Anna Elisabeth Magie gelehrt habe. Die Frage des Gerichtes an die Fakultät lautet: sind die Kinder eines natürlichen Todes oder durch Zauber und Giftmischerei (affascinati et veneficio affecti) gestorben?

Die Fakultät antwortet: Hexen und Giftmischer bewirken Schlechtes durch den Teufel, sofern Gott es zulässt. Ihre natürlichen Mittel (Pulver, Salben, Samen, Haar, Federn, Knochen von Gehenkten) sind nicht wirksam, ausser wenn sie mit Zaubersprüchen oder durch das Einreiben eines unsichtbaren Giftes behandelt werden. Ist letzteres der Fall, so kann eine Wirkung durch den Kontakt oder ein Effluvium eintreten. Hexen und Zauberer können Krankheiten durch den Blick erzeugen, durch die Stimme, durch Berührung, durch einen Hauch. Nach Auffassung der meisten Philosophen sind dabei Effluvia in Form von Strahlen oder Atomen beteiligt. Epilepsie – wie sie bei diesen Kindern vorgelegen hat – ist ein Leiden, das oft durch Zauberei erzeugt wird; es gibt aber noch eine Reihe anderer Ursachen dafür. Bei Kindern nimmt die Epilepsie in der Regel nicht rasch einen tödlichen Verlauf. Dafür, dass der Tod dieser Säuglinge durch Hexerei bewirkt war, spricht: die Hexe in der Verwandtschaft der Angeklagten; der Tod der drei eigenen Kinder; am meisten aber, dass fünf Kinder aus verschiedenen Familien am gleichen Übel gestorben sind. Allerdings können an einer solchen Reihe von Todesfällen auch Pocken und Masern schuld sein.

Trotz der immer wieder von ihr selber geäusserten Einwände kommt die Fakultät zum Schluss, dass die acht Kinder «nicht so sehr durch natürlichen Tod, sondern eher durch eine bösartige Vergiftung und Zauberei (fascinatio) der obengenannten nicht unverdientermassen verdächtigten Person zugrunde gegangen sind».

Hier zeigt sich der Zusammenhang von Zauber und Gift besonders deutlich: die Hexe hat ihre drei eigenen Kinder vergiftet, die andern berührt oder angeblickt. Zauberei kann durch Incantationes wirken oder durch Effluvia – Atome oder Strahlen. Das sind zwar nicht unbedingt materielle Teilchen, aber doch naturwissenschaftlich fassbare Agentien. Von Zauberei und Giftwirkung werden hier «Pocken und Masern» unterschieden, während eine rasch verlaufende Epilepsie angezaubert sein kann. Vgl. zu diesem Fall den Fall S. 141, welcher 23 Jahre später von derselben Fakultät ganz anders behandelt worden ist. Ein Berg (eine Burg?) Greifenstein liegt in der Nähe von Zwickau.

wicklung einer sicheren und offenen Schwangerschaftsverhütung keineswegs erstaunt. Besondere Verstärkung erfuhr diese Assoziation von Sexualität und Macht natürlich im Rahmen der Herrschaft der katholischen Kirche, namentlich nachdem diese auf das spätere Mittelalter hin auch noch das Zölibat eingeführt hatte. So ist es charakteristisch, dass die klassische spätmittelalterliche und frühneuzeitliche weibliche Hexerei, die man von der klassischen weiblichen Giftmischerei nur künstlich trennen könnte, stark sexuell und fortpflanzungstechnisch orientiert ist.

Der «Hexenhammer» (vgl. S. 128) aus den achtziger Jahren des 15. Jahrhunderts belegt dies mit seinen rund 700 Seiten in üppigster Weise[56]. Die Hexerei wird deshalb ganz vorwiegend vom weiblichen Geschlecht betrieben, weil dieses begehrlich ist, zu Neid neigt und in alledem masslos ist, dabei von Natur und Verstand schwach, was die Frau zur geeigneten Eintrittspforte für das Böse in die Welt macht[57]. Sexuelle Aufreizung von Männern, Verhinderung von Liebesgenuss und Zeugung, Wegzaubern des männlichen Gliedes gehören zur hexischen Routine. Die Hexenhebammen kümmern sich vor allem um den Nachwuchs. «Nämlich die Kanonisten ... sagen ..., dass nicht nur dabei Hexerei geschieht, dass einer die eheliche Pflicht nicht erfüllen kann ..., sondern es auch geschieht, dass ein Weib nicht empfängt, oder wenn sie empfängt, sie dann eine Fehlgeburt tue; und ... dass ... sie die Kinder auffressen oder dem Dämon preisgeben», steht im Hexenhammer. Und es wird zitiert «Niemand schadet dem katholischen Glauben mehr als die Hebammen»[58]. Codronchis Buch «de morbis veneficis ac veneficiis» giesst diese Dinge fast ein Jahrhundert später noch in fachmedizinische Form. Alle sagen es und Erfahrung und Autoritäten bestätigen es für früher und jetzt, schreibt Codronchi, dass auf 50 Frauen, die die Kunst des Venefizierens ausüben, kaum ein Mann gefunden wird. Das kommt von der Zerbrechlichkeit und Schwäche; Frauen verfallen viel eher als Männer allerhand Lockungen, denken weniger klar, werden von Dämonen leichter getäuscht und angelockt. Sie neigen mehr zum Bösen als die Männer, damit hängt ihre Hebammentätigkeit zusammen, und weil sie so viel schwatzen, geben sie ihre bösen Künste untereinander weiter. Der Dämon weiss, wie geil sie sind und weiss sie zu gewinnen, indem er ihre verborgenen Wünsche erfüllt [natürlich im allgemeinen zum Nachteil der Männer – hier folgen allerhand Phantasien]. Das Bündnis der Malefici mit den Dämonen ist verschwiegen, oft äussert es sich in bestimmten Zeichen. Viele Venefici haben zwei Pupillen im Auge. Oft kann man aus den Hexen die Wahrheit nicht herausbringen, weil die Dämonen sie gefühllos und schweigsam machen und weil sie den Richter, wenn sie ihn ansehen, zu Mitleid zwingen können. Manche verbrennen nicht, wenn sie zum Flammentod verurteilt worden sind [zur Beziehung zwischen Gift und Feuer s. auch S. 361, 386, 404] Hexen können in Gegenwart des Richters auch unter Folter nicht weinen. Die Hexenmale, durch welche der Dämon sie beherrscht und in welche man hineinstechen kann, ohne dass es gespürt wird, sind oft unter den Körperhaaren oder in der Scham verborgen, gelegentlich auch unter den Augenlidern, zwischen den Hinterbacken oder am Gaumen [59]. Wiewohl der Dämon den Hexen bei den verschiedensten Verbrechen behilflich ist, fährt Codronchi fort, hilft er doch am liebsten bei der Störung des ehelichen Verkehrs, denn er vermag dadurch die menschliche Fortpflanzung am besten hemmen: so kann er die gegenseitige Liebe der Eheleute aufheben, Ehebrüche veranstalten, Impotenz hervorrufen (speziell bei ehelich Verbundenen), er kann Genitalien wegzaubern, Aborte, Austrocknung des Milchflusses und Urinverhaltungen herbeiführen. Das eheliche Geschäft kann vom Dämon auf sechserlei Art gestört werden: erstens durch Erzeugung von Hass und Überdruss (vgl. Fall S. 191) und der Idee, der Partner [d. h. wohl die Frau] sei verformt und mit Krankheit behaftet. Zweitens durch Medikamente, die die Zeugungskraft rauben, drittens durch Interposition eines fremden (dämonischen) Körpers zwischen die Gatten, viertens durch Entzündung einer Liebe zu jemand anderem als dem Ehegespons, fünftens durch Behinderung der Ersteifung des Glieds oder Verengung der weiblichen Scham, sechstens durch Verstopfen der Gänge von Spiritus oder Samen. Es werden viel mehr Männer als Frauen impotent gezaubert, weil es beim Mann mehr Ansatzpunkte gibt und weil mehr Frauen als Männer zaubern und diese sich, von denselben aufgereizt, vorwiegend an Männern zu rächen begehren.

Die Dämonen vermögen, mit oder ohne Vermittlung der Venefici [es ist auffällig, dass gewöhnlich das Maskulinum «venefici» gebraucht wird, als ob es sich nicht vorwiegend um Frauen handelte] unbändige Liebe oder innersten Hass zu erzeugen und die Menschen ihres Verstandes zu berauben[60]. Bezüglich des Wirkungsmechanismus des Veneficium insistiert Codronchi auf dem Dämon. Die natürlichen Ursachen, die schon Wier als Alternative zum Dämon vorgeschlagen hatte: Einbildungskraft, natürliche Mechanismen (etwa auch weibliche Natur), melancholische Säfte, Medikamente, Betrug und Albtraum, lehnt Codronchi sämtlich ausdrücklich ab[61]. Das Veneficium ist bei ihm eine mit Gottes Zulassung durch die Kraft des Dämons in Folge eines Pakts mit einem Menschen bewirkte Veränderung des Körpers zum Schlechten, die dem paktierenden Menschen in irgendeiner verwerflichen Weise Befriedigung bringt. In den Giftkapiteln seiner «Methodus testificandi» weist sich Codronchi andrerseits durchaus als Naturkundiger aus – als Ursache der männlichen Impotenz allerdings kennt er auch da die weibliche Zauberei (vgl. S. 191 f.). Es ist interessant, dass Codronchi als gerichtsmedizinischer Autor im engeren Sinne der modernen Realität so viel näher steht denn als gerichtstheologischer. Dieser Befund entspricht dem allgemeineren, dass die Gerichtsärzte sich in Zauber- und Giftsachen früh aufgeklärter zeigten als ihre Zeit, wozu essentiell die Infragestellung des Geheimnischarakters der Giftwirkung, damit der Verquickung von Zauberei und Giftmischerei gehört. Die Suggestivkraft des naturwissenschaftlichen Denkens, die diesem Denken inhärenten Entwicklungstendenzen und die angeklagtennahe Stellung des Arztes im gerichtlich-sozialen Feld mögen dazu beigetragen haben.

Damit kommen wir zur ärztlich-naturwissenschaftlichen Durchdringung des Giftbegriffes, die im Laufe der Neuzeit vom alten Veneficium-Begriff weg zum modernen Giftverständnis geführt hat. Bei Wier wird zunächst einmal zwischen Gift und Zauber differenziert und die Assoziation von Frau und Zauber, Giftmischerei und Sexualität entschärft. Manches vermeintliche Hexenwerk beruht auf Einbildungen oder eben auf «eingegebner oder angestrichner gifft, und wann das geschehen, seindt es keine Hexen, sonder . . . vergiffterinen . . . dann sie schmeren sich erst mit einer schlaffmachender salben und bleiben ligen in steiffem schlaff, in welchem schlaff dann der Teuffel . . . bringt jn solche imagination und verbildung vor, das sie anders nicht wissen oder glauben konnen, dann es warlich geschehen sey . . . diese genante Hexen haben keine Bücher, Characteren oder beschwerung, wie die rechte Zauberer als vorgemelt.» Die rechten Zauberer aber findet man vorwiegend unter Männern, Gelehrten, auch Klerikern, «welche . . . der Teuffels kunst mit allem ernst, williglich und auffsätzlich nachgetracht, ... und gelert deren viel gewesen so von dem Teuffel erdicht und durch seine Schuler, Gelerten und Doctorn aussverbreit...»[62]. Frauen haben mit Zauber, wenn schon, eher als Opfer zu tun, als Opfer dämonischer und zauberischer Vorspiegelungen – ihre kalte, leichtgläubige und im Glauben wankelmütige Natur prädisponiert sie dazu. «Derwegen haben nit allen die alte Römer, sonder auch die Griechen zu der Frawen beschutz nötig geachtet, jnen so lang sie lebten, Mummer und auffsichter zu setzen». Die gefährlichen Giftmischer sind auch nicht unter den Frauen zu finden; was Frauen mischen und zaubern, ist gewöhnlich harmloses, wirkungsloses Zeug. Als Beziehung zwischen Frau und Gift lässt Wier indessen bestehen: die Neigung zu innerer Vergiftung infolge feuchter und im Alter zu Melancholie neigender Konstitution. Wier löst die alten Stereotype also nicht so sehr auf als er sie moralisch und damit sozial entschärft, indem er sie eher zum schutzbedürftigen Leiden denn zur verfolgenswerten Bosheit erklärt. Über sexuelle Dinge spricht er wenig. Vom Verdacht des teuflischen Beischlafs befreit er die züchtige Jungfrau durch Hinweis auf ihr unverletztes Hymen, zu dessen Feststellung er gar «geschickte hebammen» herbeiziehen will, womit er aus der Perspektive des Hexenjägers naiv, aus derjenigen der medizinischen Fortschrittsgeschichte aufgeklärt wirkt[63].

Ich würde nicht wagen, schreibt demgegenüber der umsichtige Zacchia in seiner Quaestio über die Zauberei[64], die in seinem Giftbuch enthalten ist, die Zauberei einfach zu leugnen. Aber die Beziehung des Gift-und-Zauber-Komplexes zu Frau und Sexualität ist bei ihm ebenfalls in charakteristischer Weise gelockert. Wohl werden Codronchis Giftwerk und Johannes Hucher, De sterilitate utriusque sexus[65] zitiert. Aber im Text findet sich kein expliziter Hinweis auf die Geschlechtsspezifität der Zauber- und Vergiftungskunst. Dies passt funktionell zu Zacchias überaus gründlichen Ausführungen über die Hexenmale, deren forensische Aussagekraft er im ganzen bestreitet, in welchem Zusammenhang er sogar – mit aller Vorsicht natürlich – den auf den Index gebrachten Wier zitiert[66]. Es passt auch zu Zacchias Antwort auf die Frage, wieso eher Männer als Frauen durch das Maleficium impotent werden: weil der Dämon beim Manne mehr Angriffspunkte findet (vgl. S. 193 ff.).

Je mehr im Laufe des 17. und 18. Jahrhunderts die Lehre von der Zauberei kritisiert wird, desto mehr verfällt deren frühneuzeitliche Verquickung mit Fortpflanzungsdingen der Vergessenheit. In Form der fortbestehenden Assoziation von Dämonenglauben und Hysterie allerdings erhält sich die alte Beziehung zum weiblichen Geschlecht. «Die Hexen waren im Grunde nichts, als hysterische Weibspersonen», schreibt Weber 1784[67]. Man könnte meinen, die alte Angst vor weiblicher Hexerei/Giftmischerei sei durch deren Dumm- und

Krankerklärung bewältigt worden. Doch funktionierte diese traditionell-männliche Bewältigung der Angst vor der Begegnung mit der Macht der Frau auch hier nur sehr bedingt, denn die Bedrohung wurde nun konkreter, wissenschaftlicher, technischer. Das 17. Jahrhundert wurde zur grossen Zeit der mit sehr wirksamen Schädlichkeiten ausgerüsteten Giftmischerinnen (Fall unten), wobei merkwürdige Parallelen bestehen zum Aufstieg des Apothekerstandes aus dem diskriminierten, durch Beziehungen zu orientalischen Genüssen und Gefahren gezeichneten Stand der Krämer und Giftmischer zum gefährlichen, chemisch-naturwissenschaftlich geschulten Rivalen des Arztes, welcher sich zu jener Zeit im Rahmen der sogenannten Iatrochemie ebenfalls mit den chemischen Aspekten der Medizin befasste.

Um 1695 starb der Oberbürgermeister von Leheim namens Strack. Seine Frau wurde wegen *Verdachts auf Giftmord* gefangengesetzt. Der Landgraf Ernst Ludwig von Hessen befahl am 8. Februar 1696 persönlich der Medizinischen Fakultät Giessen, folgende Fragen auf Grund des Sektionsberichts zu beantworten: Konnte und musste durch das verwendete Gift der Tod sofort eintreten? Gibt es einen Umstand, den die Angeklagte zur Entschuldigung und Abwendung der Todesstrafe heranziehen könnte?

Die Antwort lautet: Arsen, das «weisse Rattenpulver» ist ein äusserst gefährliches Gift, «in welchem sozusagen die ganze Giftigkeit (Venenositas) wie in einem einzigen Körper konzentriert ist». Es tötet einen Menschen in wenigen Stunden. Die Angeklagte hat bekannt, sie habe ihrem Gatten zweimal Arsen beigebracht und es seien sofort die schrecklichsten Bauchschmerzen aufgetreten. Auch war die innere Auskleidung des Magens erodiert: Erosionen zu erzeugen ist aber eine der Eigenschaften des Arsens.

Der Gatte der Angeklagten ist «unvermeidlicher- und notwendigerweise gestorben» (inevitabiliter et necessario obiit). Dies gilt umsomehr, als man in seinem Magen Arsen gefunden hat. Dieses wird im Magen dunkelgrau, weshalb es vom sezierenden Arzt unrichtigerweise für Kobalt gehalten wurde.

Der heutige Name von Leheim ist nicht feststellbar. «Inevitabiliter et necessario obiit» erinnert an die «vulnera simpliciter et absolute lethalia»: hier liegen die Anfänge zur Bestimmung der tödlichen Dosis eines Giftes (vgl. S. 353). Arsenik erscheint als Inbegriff des Giftes (vgl. S. 385f.).

Die Giftmischerinnen des 17. Jahrhunderts glichen an Infamie ihren Ahninnen im alten Rom und in der Renaissance, an Zahl und Stand aber eher den Hexen der Inquisitionszeit: das Giftmischen war zu einer nur noch teilweise esoterischen Kunst geworden, das 17. Jahrhundert ist nicht nur die Zeit der Liebestränke (Birchler nennt es das «Philterzeitalter»)[68] und des Wiederaufschwungs der Alchimie. Es ist auch die Zeit des Arsenik-Rattenpulvers, welches jede Hausfrau brauchte, um ihr Haus in Ordnung zu halten (wobei dann eben der Bereich seiner Anwendung verschieden abgesteckt wurde) und überhaupt ein Jahrhundert der Gifte und Vergiftungen. Auch der Zugang zur höheren Vergiftungskunst demokratisiert sich im 17. Jahrhundert. Entsprechend ist die Anteilnahme des Publikums am Vergiftungsdelikt. So wird das 17. Jahrhundert auch zur Zeit der grossen Vergiftungsaffären (vgl. a. S. 390 ff.)[69]: der Affäre Voisin (die Wahrsagerin Mme Voisin vermochte den sie konsultierenden eheüberdrüssigen Frauen den Zeitpunkt des Todes ihrer Ehemänner, selbst die genaueren Begleitumstände dieses Todes im voraus anzugeben) und der Affäre der Marie-Marguerite d'Aubray, Marquise de Brinvilliers (1630–1676). Diese Geschichte ist im ersten der vielen Bände von François Gayot de Pitavals (1673–1743) «Causes célèbres et intéressantes» zu lesen. Es entspricht einer allgemeinen Regel – welche Schreibende erstmals formuliert zu haben glaubt und daher als Fischberger-Regel bezeichnet wissen möchte, womit sie aber nicht durchzudringen hoffen kann, da diese Zeilen nicht am Anfang ihres Buchs stehen – dass von Büchern, speziell von dicken Büchern oder Werken gewöhnlich die Passagen am berühmtesten werden, die sich am Anfang finden. Und Pitavals Fälle waren an sich berühmt, sie sind als eine Vorform des Kriminalromans in weitesten Kreisen gelesen worden[70]. Marie-Marguerite d'Aubray also, die schöne Tochter eines Zivilleutnants, deren Knochen das Volk, nach dem Bericht der Madame de Sevigné[71] nach ihrer Hinrichtung im Jahre 1676 zusammensuchte als die einer Heiligen, wurde 1651 die Gattin des Marquis de Brinvilliers, später Geliebte von dessen schneidigem Kriegs-Freund, «Sieur Godin, dit de Sainte-Croix», einem Bastard aus distinguiertem Hause. Dieser, vom besorgten Vater der Marquise ins Gefängnis gebracht, erlernte dort von einem Italiener («Exili Italien Artiste de Poisons») die Kunst des Giftmischens. [Die Italiener galten von der Renaissance bis ins 18. Jahrhundert als die Giftmischernation. Noch 1776 schrieb Johann Friedrich Gmelin über «die verruchte Bosheit der Unmenschen, der Giftmischer, die ihre unglückliche Kunst in Italien auf einen so hohen Gipfel der Vollkommenheit gebracht haben»[72].] Nach Sainte-Croix' Haftentlassung kam es nun zu einer Reihe von Todesfällen. Der Zivilleutnant starb trotz der hingebungsvollen Pflege seiner Tochter, nach ihm deren beiden Brüder. Im Zusammenhang damit, dass diese Ereignisse die Erbschaftsaussichten der Marquise verbesserten, soll die Marquise nach der Aussage einer Zeugin, einer Apothekerstochter, eine Substanz in Pulver und Paste, die die Zeugin als Sublimat [= Arsenik, vgl. Anm. 16 zu S. 358] betrachtete, als «Successionspülvergen» («il y a là-dedans bien des successions» über das beinhaltende Kästchen) bezeichnet haben[73]. Die Resonanz der Jahrhunderte und Jahrtausende der weiblichen Giftmischertradition schwingt in der Geschichte der Marquise von Brinvilliers mit, aktualisiert durch die Modernität der geheimen Waffen: chemische Substanzen, Pülverchen, z.T. wohl beim Apotheker Glazer, welcher sich aus den Affären mit Mühe herauszog, gekauft. Die Rolle des Gatten ist äusserst unklar. Im Zug der modernen Re-Evaluationen des Frauenverständnisses wird, davon ausgehend, die Affäre Brinvilliers wohl gelegentlich unter neuen Aspekten geschildert werden.

Im Lauf der weiteren Rationalisierung des Giftbegriffes im 18. und 19. Jahrhundert und der zunehmenden Verwissenschaftlichung und Technisierung der Giftherstellung lockerten sich die Assoziationen von Gift und Geheimnis, Gift und Frau bzw. Sexualität – Gift und Zauberei wurden zweierlei. Bei Fodéré findet man zwischen Frau und Gift keine Assoziation mehr, wenn man nicht die Tatsache, dass sich in den von ihm aufgeführten Vergiftungsfällen als Täter etwa gleichviele Frauen wie Männer finden bei der sonst traditionell kleineren Mordkriminalität der Frauen als fortbestehende empirische Assoziation auffassen will – und wenn man nicht die erhöhte Vergiftungsanfälligkeit der Fodéréschen Frau (Naschhaftigkeit: Arsenikpralines, und geringe körperliche Widerstandsfähigkeit) als aufklärerische Umkehr des alten Mythos sehen will[74].

In der Psychologie der Frau – die hier weniger in ihrem Aspekt als echte Wissenschaft gemeint ist denn als wissenschaftliches Auffangsystem von Stereotypen der Selbst- und Fremderfahrung, die in den Naturwissenschaften kein Zuhause mehr haben – und in der Sprache hat das Frau-Sexualität-Gift-Syndrom allerdings seinen Fortbestand gehabt. In der «Psychologie des Giftmords» erscheint der Hexenhammer gelegentlich psychologisiert, wie er bei Codronchi medizinifiziert erschien.

Ansätze zum chemischen Verständnis des Gifts: Fragen der Wirkungsweise, der Systematisierung, der Spezifität. Die Entzauberung des Giftbegriffs

Der medizinische Giftbegriff aber assoziierte sich mehr und mehr mit Materiellem, Mach-, Berechen- und Entdeckbarem. Des zur protestantischen Seite neigenden Chirurgen Paré Giftbuch ist von diesem Giftverständnis schon so sehr durchdrungen, dass es da kaum mehr Hexereien gibt. Ähnlich setzt Wier den Begriff des Gifts sozusagen als Alternative zur Zauberei ein. Zacchia, der Paré ausgiebig zitiert, leugnete zwar schon als päpstlicher Arzt nicht die Möglichkeit des Veneficium im Sinne des Zaubers (vgl. S. 373). Sein recht differenzierter, zeitgemässer Giftbegriff gestattete dem kritischen Wissenschafter paradoxerweise auch nicht eine ebenso scharfe Differenzierung wie dem mit einfacheren Konzepten arbeitenden Paré. So hat Zacchia als Heranwachsender beim Spielen vor der Stadt selbst erlebt, dass er infolge des Anblicks von eidechsen- bzw. tarantelartigen Tieren[75] – jedenfalls offenbar von (in seinem Sinne) giftigen Tieren – erblasste und zu erbrechen anhub, was er weder auf den Schreck, noch auf irgendeinen Dampf oder Dunst zurückführte, sondern auf den blossen grässlichen Anblick dieser Kreaturen; es gibt Leute, die auf den Anblick von Katzen ähnlich reagieren. Zacchia schliesst, dass es Gift gebe, welches durch den blossen Anblick schaden, ja töten könne – so gibt es auch Menschen, welche andere Menschen, aber auch Tiere, Pflanzen und Kräuter durch blosses Ansehen schädigen können. Trotzdem scheint Zacchia die Probleme, auch die soziale Problematik des Begriffs des Zaubers zu realisieren (vgl. S. 381 ff.) – wofür seine Dissoziation von Frau und Zauber sprechen könnte (vgl. S. 373). Er widmet den Zaubereien, Incantamentis und dem Fascino nur die letzte, recht kurze Quaestion 13 seines Giftbuches und beschliesst dieses mit der Bemerkung, er glaube zwar im Prinzip gern, dass ein Mensch dem anderen durch blosses Ansehen oder Berühren schaden könne, doch habe er im einzelnen immer das meiste dieser Art für eitel gehalten – welche Ansicht er auch mit Literatur belegt[76]. Im Zusammenhang mit den Problemkreisen der Impotenz und Sterilität bleibt der Hexen- und Zauberglauben bei Zacchia und allgemein bis ins 18. Jahrhundert hinein ziemlich ungebrochen bestehen, vom Giftbegriff dabei aber mehr und mehr losgelöst, der medizinischen Psychologie sich annähernd und damit aus unserem jetzigen Gesichtsfeld entschwindend (vgl. S. 195 f., 199 f.).

Die Entzauberung des Giftbegriffes ist mit dessen naturwissenschaftlicher Rationalisierung innig verquickt, namentlich mit dem Verständnis des Gifts als in spezifischer Weise auf die Funktionen des

Organismus wirkende chemische Substanz. Man könnte von einer «Materialisierung» des Giftbegriffs sprechen. Dabei handelt es sich weder vorwiegend um eine Ablösung dämonologischen Denkens durch chemisches noch um einen Ersatz magisch-immaterieller Substanz durch chemisch erfassbare Materie – wie die vorhergehenden Seiten zeigten. Der Weg vom Zauber zur chemisch-materiell fassbaren Substanz ist vielmehr durch eine fortschreitende Festlegung der Wirkung und Wirkungsweise der Gifte und ihrer Spezifität bezeichnet. Die letzte grosse Klärung des Giftbegriffes im modernen Sinne war wohl die, welche mit der Loslösung des Giftbegriffs vom Begriff der Infektion erfolgte – gegen Ende des 19. Jahrhunderts – doch überlebt bis heute das Wort «Blutvergiftung». Frühere Schritte bestanden in der Klärung und Differenzierung der angenommenen Wirkungsweisen der Gifte – worunter im Bezug auf den Zauber die Unterscheidung von dämonisch vermittelter und nicht dämonisch vermittelter Wirkungsweise zunächst wichtiger war als die Ausstossung des Hexenwerks aus dem Kreis der Vergiftungen. Auch die Bezeichnung der speziellen und damit der möglichen und unmöglichen Applikationsformen der Gifte gehört zu den frühen Schritten auf dem Weg der Modernisierung des Giftbegriffes. Im Bezug auf die Wirkung der Gifte setzte sich die Tendenz von der zerstörerischen Einheitswirkung weg und hin zum differenzierten toxischen Eingriff in die Funktion des Organismus durch; weg etwa vom spezifischen Gift-Ansatzpunkt Herz zum breiten Spektrum der von aussen her provozierten Störung, weg von der Einheitssymptomatik und hin zum differenzierten klinischen Befund. Die Entwicklung der Idee der Spezifität der Gifte – wie auch der Medikamente – ist speziell mit der letzten dieser Linien eng verbunden, und doch steht sie in gewissem Sinne für sich. Sie impliziert im Grunde ein chemisches Verständnis des Organismus – Vergiftung wird dann zu einem chemisch exakt erfassbaren Resultat des Zusammentreffens von Gift und Opfer. Die nun erstarkende, paracelsische Auffassung, die Giftigkeit einer Substanz hänge auch von deren Dosierung ab und die kritische Dosis, die eine Substanz zum Gift mache, variiere von Fall zu Fall, gehört in den Umkreis dieser Spezifitätsidee. Wieweit diese Entwicklung durch die den Vergiftungsnachweis betreffenden Forderungen der Juristen stimuliert worden ist, ist wiederum eine interessante Frage. Denn wiederum ist diese Entwicklung im Rahmen der forensischen Medizin rascher vorangeschritten als in der übrigen Medizin. Man erinnert sich in diesem Zusammenhang an die erste Sektion in Bologna (vgl. S. 356f.) – schon früh haben Juristen das bare Geständnis als eine in Vergiftungssachen ungenügende Basis einer Verurteilung bezeichnet; sie haben schon früh den Nachweis der Kausalität zwischen Giftgabe und zur Diskussion stehendem Schaden durch ärztliche Experten gefordert, und dazu gehörte zunächst die Beurteilung der Art des allenfalls verabreichten Giftes und seiner Dosis, später das Experiment.

Die geschilderten Entwicklungen sind im Ansatz alle bereits von Cardan zu Zacchia zu finden. Die Idee der Spezifität der Wirkstoffe aber findet sich da charakteristischerweise noch nicht, ebensowenig die Bemühung um genaue Dosisangaben.

Die Wirkungsweise des Gifts trägt auch bei Zacchia noch Züge der Unbekanntheit, durch welche Cardan sie charakterisierte (vgl. S. 361f.)[77]. Zacchia anerkennt Gifte, die durch okkulte Eigenschaften wirken; er räumt sogar, Cardan zitierend, ein, dass nur «Gift» zu nennen sei, was durch okkulte Eigenschaften wirke. Doch ziehe er die Grenzen weiter, namentlich, da auch die Rechtsgelehrten, für die er schreibe, den Giftbegriff so verstünden und Vergiftungsdelikte entsprechend abgrenzten, und definiere demnach Gift als etwas, was die Natur dessen, dem es zugefügt wird, verändert, so dass Tod oder doch grosser Schaden entsteht[78]. Neben der okkulten Wirkungsweise gibt es aber schon in Parés und Codronchis gerichtsmedizinischen Traktaten[79] auch die Wirkung durch die manifesten Qualitäten heiss, kalt, trocken und nass. Die Einteilung der Gifte nach Qualitäten entspricht der traditionellen Einteilung der Nahrungsmittel nach ihren Qualitäten und erinnert an die Auffassung des Giftes als eine Art von verkehrter Nahrung, welche, statt sich der Substanz des Körpers anzugleichen und auf diese Weise nährend zu wirken, diese Substanz dem eigenen Wesen angleicht und so zerstört (vgl. S. 361). Cardano scheint dieser Einteilung diejenige in erodierende, putrefizierende, fäulniserregende und tabefizierende Gifte vorzuziehen[80]. Fidelis verlässt die Einteilung der Gifte nach Qualitäten bewusst zugunsten der mehr aussagenden nach ihrer Art, zu töten. Er beruft sich damit auf die Giftbücher des Dioskurides. Erodierende Gifte, schreibe Fidelis (z.B. Kanthariden), hinterlassen Erosionen in Mund und Zunge; Entzündungen des Magens, der Blase und der Nieren [was immer hierunter verstanden wird], Dys- und Hämaturie, lanzinierende Schmerzen, Gefühl des Brandes. Stupefizierend-kältende Gifte (darunter Meconium, Mandragora, Schierling) machen Livor, Erstarrung, Kälte, Stupor, Juckreiz und beeinträchtigen die Sinnentätigkeit. Strangulierende Gifte (solche sind etwa die giftigen Pilze, Stierblut, Milch [von Pflanzen?] Bleiweiss, Katzenhaar [«Vergiftung» hier als Vorform der Allergie]). Die Gifte aber, die die animalischen Kräfte hemmen, wie Hyoscyamus [Bilsenkraut] oder Eisenhut verursachen Delirium und Geistesstörung. So unterscheidet Dioskorides[81] die Gifte nicht nach ihren sogenannten Qualitäten, sondern nach der Art, wie sie töten, was der Wahrnehmung leichter zugänglich ist. Wenn sie aber, wie der Teufelswurz (napellus), durch ihre ganze Substanz töten, haben sie nicht so viele einzelne als vielmehr besonders verderbliche Symptome. Es gibt Leute, die den zerstossenen Diamanten ein neues Gift nennen, doch überzeuge ihn das nicht, fügt Fidelis bei. Entweder ist der Diamant wirklich fein zermalen und dann ist er ungefährlich, oder er kann wirklich das Innere zerschneiden, aber dann bemerkt man ihn beim Essen[82].

Wichtiger als die Art der Einteilung ist bei alledem die Idee, dass man Gifte überhaupt differenzieren und systematisieren kann. Damit werden Gifte im modernen Sinn, Zauber, Infektionen, innere Krankheiten mindestens im Prinzip zu voneinander unterscheidbaren Gruppen, einzelne Gifte mindestens im Prinzip nachweisbar, und dies ist Voraussetzung aller späteren Klärungen. Zacchia wird die vieldimensionale Klassifikation der Gifte (er gibt 9 Einteilungsmodi) anwenden und dadurch erreichen, dass bei aller Aufmerksamkeit auf einzelne Phänomene dem empirischen Zugang zum Problemkreis Vergiftung nicht durch irgendein starres System der Weg verbaut wird. Dieser Kunstgriff gibt ihm zudem die Gelegenheit, die zu seiner Zeit vorhandenen, sehr heterogenen toxikologischen Kenntnisse und Fragestellungen geordnet und ohne grosse Verzerrung darzustellen und auf einzelne Vergiftungen recht detailliert einzugehen. Neben den Einteilungen obgenannter Typen referiert er unter anderem über diejenige nach genuiner (z.B. Schierling) oder erworbener (z.B. ranzige Nüsse oder faules Fleisch) Schädlichkeit, nach gesamthaft Giftigem (Schierling) oder giftigen Teilen (die Spitze des Hirschschwanzes, Fledermausherz und Katzenhirn [nach Paré infizieren Katzen noch zusätzlich durch ihr Haar, das Erstickung verursachen kann, ihren Atem und ihren Blick, der durch eine durch den Himmel vermittelte Antipathie Angst und Zittern hervorrufen kann[83]]). Man kann auch unterscheiden, was, wie die Kröte, in jedem Falle, und was, wie die Frösche, nicht immer giftig ist. Sechstens teilt Zacchia die Gifte nach ihrer Herkunft ein [entsprechend der Grund-Systematik von Dioskurides]: in mineralische, pflanzliche und tierische, wozu noch Luft und Wasser zu fügen sind, sagt Zacchia, denn auch diese scheinen sich manchmal zu Gift zu wandeln, etwa im Falle der Pest. Weitere Einteilungsarten der Gifte sind die nach den Giften, die primär auf das Herz zielen, und denen, welche zuerst andere Teile verderben, schliesslich die nach dünner oder dicker Beschaffenheit. Der Einteilung der Gifte nach Applikationsformen – die man weder bei Cardan, noch bei Paré, Codronchi, Fidelis oder De Castro findet – widmet Zacchia seine grösste und eingehendste Aufmerksamkeit und später eine eigene Quaestio: «Venenandi qui modi possibiles, qui non» (Welche Vergiftungsarten möglich sind und welche nicht). Es sei rechtlich wichtig, leitet er diese ein, diese Frage zu behandeln, damit

nicht Unschuldige schuldig und Schuldige frei gesprochen werden[84].
Fidelis hatte nur nebenbei erwähnt, dass Gifte nicht nur per os, sondern auch in Form von Einläufen, Geschwür- und Wundenheilmit-
teln, als Beimischung zu Räucherpulver etc. töten können[85]. Die Einteilung der Gifte nach ihrer Applikationsart impliziert die klare Frage
nach dem Wie der Vergiftung, nach dem Übertragungsmechanismus
und am Rande nach der Stofflichkeit des Gifts und ist damit ein entscheidender Schritt in Richtung der Entzauberung und Materialisierung des Giftes. Wiederum besteht dieser Schritt nicht in der spektakulären Ausklammerung des Zaubers – etwa als der an keinen Stoff
gebundenen Wirkungsweise des Giftes – sondern zunächst einfach
darin, dem Zauber innerhalb der möglichen Wirkungsweisen einen
umgrenzten Platz zuzuordnen. Wiederum erscheint dabei die Anwendung naturwissenschaftlicher Fragestellungen auf Themenkreise,
die bis dahin vorwiegend der Magie zugerechnet worden waren, wichtiger und einschneidender als die spätere Ausstossung der magischen
Rationalität aus dem konventionellen Denken. Einige Gifte, schreibt
Zacchia, werden durch den Mund aufgenommen, andere anders:
durch Biss (Schlangen oder tolle Hunde), Stich (gewisse Spinnen),
durch Bestreichung, Berührung, Geruch, andere durch einfachen Anblick oder durchs Gehör. In seiner den Vergiftungsmodi speziell gewidmeten Quaestio diskutiert der Autor im einzelnen die Vergiftung
durch Concubitus, Kleider, Pferdedecken, Reitstiefel, Klistiere und
die Quellen-, Fluss- oder Brunnenvergiftung (welche ein Baccius ohne
gute Gründe ablehne: es gebe zahlreiche Geschichten von Quellen-
und Brunnenvergiftungen. Überdies werde Wasser, das durch Blei-
röhren oder durch quecksilber- oder sublimathaltigen Boden fliesst,
unbekömmlich oder gar schädlich, selbst Baccius gebe dies zu – wie
sollte derartiges nicht absichtlich und künstlich nachgeahmt werden
können?) Interessant ist Zacchias Diskussion der Vergiftung durch
die Sinne. Er anerkennt Vergiftungen durch das Auge (vgl. S. 377) und
den Geruchssinn. Er versteht nicht, dass jemand diesen letzteren Weg
leugnen könne, starb doch ein Papst am Duft einer vergifteten Fackel,
welchen er eingeatmet hatte; gibt es doch tausend Beispiele von Tieren, die durch ihren blossen Geruch schädigen. Von der Kröte bezeugen es viele[86].
Der Kröte findet man übrigen in Parés Giftbuch ein eigenes Kapitel
gewidmet. Im Gegensatz zu Zacchia widmet aber Paré der Übertra-
gungsweise des Giftes nur wenig Aufmerksamkeit, was sehr zum ar-
chaischen Eindruck seiner Ausführungen beiträgt. Der Biss der Kröte, aber auch ihr Urin, ihr Erbrochenes und ihr Geifer, den sie auf
Kräutern, mit Vorliebe auf Erdbeeren, deponiert, sind ebenfalls giftig.
Einer lud einmal zwei Händler ein, die starben bald in seinem Haus.
Er wurde des Giftmords angeklagt. Ein Arzt fand aber in seinem Gar-

ten unter einer Salbei eine grosse Menge dicker und kleiner Kröten, angesammelt um ein Krötenloch herum, und dies entschuldigte den Verdächtigten. Darum soll man, schreibt Paré, nicht im offenen Felde schlafen, man möchte sonst, wenn ein Krötenloch in der Nähe wäre, sterben. Neben dieser Krötenmythologie findet man bei Paré die Lehren vom Salamander wiedergegeben, der die Früchte und Gräser, in deren Nähe er durchkriecht, vergiftet, ferner die von verschiedenen Fliegen, Raupen, Spinnen und Schlangen samt deren König, dem gelblichen, gekrönten Basilisken, der nicht nur durch Biss, sondern auch durch Berührung, Pfiff und blossen Anblick tötet[87]. So erlebte der Mensch des 16. und 17. Jahrhunderts die freie Natur, welche seit dem 18. Jahrhundert zum Ort der Idyllen und Erholung von der Bedrohung durch selbstgeschaffene Ordnungen geworden ist, als Ort der bedrohlichen Anarchie. Auch Raubtiere, Blitzschlag, Vergewaltigungen und Totschlag waren dort angesiedelt.

Doch zurück zu Zacchia. Gerade er versuchte ja in die Anarchie der Vergiftungsmodi ordnend einzugreifen. Auch er glaubte also an die Möglichkeit einer Vergiftung durch den blossen Geruch, den Sinneseindruck als solchen. Manche Leute ertragen keinen Rosenduft (vgl. S. 149, 400), auch mir selbst bekommt der Duft weisser Rosen nicht, bekennt er. Überhaupt: wenn Düfte heilsam sein können, wieso sollen sie nicht auch schädlich sein können?[88] Um die Tragweite des hinter Zacchias Beobachtungen über Gerüche stehenden Konzepts zu erfassen, muss man sich darüber klar sein, dass die Gerüche hier nicht nur durch Vermittlung der Atmungsorgane toxisch wirken, sondern auch als solche, als durch einen der fünf Sinne vermittelter Eindruck, nicht unähnlich dem Bild, das durch die Imaginatio im Körper wirksam wird (vgl. Seite 254 ff.) – weshalb denn auch die Art des Geruchs – Wohlduft oder Gestank, jedenfalls spezifische Wahrnehmungsqualität – eine entscheidende Rolle spielt (Fall S. 383). (Deshalb erscheint es nicht unvernünftig, dass man seinerzeit gegen krankmachenden Gestank mit Parfum ins Feld zog.) Damit wird nun aber die Grenze zwischen Vergiftung und Zauber prinzipiell (gewissermassen vom wissenschaftlichen Konzept und nicht nur vom Mangel an Wissen her) unscharf. Als ob Zacchia die Gefährlichkeit dieses Arrangements realisierte, legt er an die Vergiftung durch das Gehör strengere Massstäbe an, indem er diese enger als diejenige durch Gesicht und Geruch an Materielles, den Atem des Sprechers nämlich, bindet. Jedenfalls kann sich Zacchia nicht vorstellen, dass der nackte Ton schon vergiften könnte. Damit schiebt er dem Zauberglauben einen entscheidenden Riegel: Flüche und Zaubersprüche aus unproportionierter Distanz[89], vollends die im geheimen gemurmelten und gesprochenen, werden wirkungslos. Im Bezug auf die Differenzierung von möglichen und unmöglichen Wirkungsarten von Giften ist auch Zacchias Dis-

Ein Wirt prostete seinem Vetter mit Bier zu und *legte dann heimlich einen toten Maulwurf in den Krug.* Der Vetter trank aus dem Krug; darauf goss der Wirt diesen aus und zeigte dem Vetter den mitsamt dem Bier herausgleitenden Maulwurf mit den Worten: «Schau, was du getrunken hast». Wie lang der Maulwurf tot gewesen war, konnte man nicht mehr ausmachen. Einige Tage später starb der Vetter an Durchfall.

Der Medizinischen Fakultät Giessen wurde vom Landesherrn die Frage gestellt, ob der Maulwurf den tödlichen Durchfall verursacht habe, oder ob ein anderer Grund dafür vorliege. Sie antwortete (ein Datum ist nicht angegeben): Kein einziger Autor betrachtet den Maulwurf als ein giftiges Tier. Im Gegenteil, seine Asche gilt als heilsam bei Kropf, Gelenkleiden, Lepra, Fisteln; das getrocknete Herz hilft Bruchleidenden. Wer einem lebenden Maulwurf ein Bein abbeisst, wird vom Zahnausfall verschont. Allerdings könnte man einwenden, dass der Maulwurf etwas Ätzendes an sich hat, denn es heisst, dass die Flüssigkeit, in welcher ein Maulwurf gekocht wurde, schwarze Pferde weiss färbe. Aber das gilt auch für Bärenfett, welches sicher nicht ätzt. Der Maulwurf hat also grosse Heilkräfte; das gilt allerdings nur, sofern er nicht verfault ist. Dann kann er giftig sein, aber von Fäulnis ist im vorliegenden Fall keine Rede.

Eine ganz andere Frage ist, ob eine tödliche Krankheit durch den Schreck bei der Wahrnehmung des Maulwurfs habe entstehen können. Das bejaht die Fakultät: durch einen ungünstigen Eindruck (Impressio) können die «spiritus vitae» im Menschen und folglich alle seine Säfte bewegt und verändert werden. Man bedenke die Eindrücke, welche Schwangere erleiden; jene berühren durch den Schreck und durch die blosse Phantasie einen bestimmten Ort des Körpers und produzieren reale Wesen (Entia), nämlich die Abbilder der Dinge, welche die Schwangeren gesehen haben. Die Spiritus vitae begeben sich mit den Säften an diesen Ort und malen dort, was ihnen die Phantasie vorher eingeprägt hat.

Es gibt Beispiele von Personen, denen statt Aal Schlangen serviert wurden und welche wegen des starken Eindrucks und der Imaginatio krank wurden und starben. Die Phantasie kann Ursache der Bewegung der Säfte und der Lebensgeister im Körper sein. Darum können sozusagen alle Krankheiten aus der Phantasie entstehen: z.B. Apoplexien, Steine, Asthma, Dysurie, Blindheit usw. Die Pest entsteht oft allein aus der Angst, ohne dass eine Infektion der Luft vorhanden ist. Besonders Geistesgestörte und ängstliche Menschen sind durch die aus der Phantasie entstehenden Krankheiten gefährdet; ein solcher war auch der Vetter des Angeklagten.

> *Eigentlich läge es nahe hier als Todesursache eine Vergiftung anzunehmen, besonders weil in der Schilderung des Tatbestandes ausdrücklich darauf hingewiesen wird, dass es unklar sei, wie lange der Maulwurf schon tot war. Trotzdem wird Fäulnis als Ursache einer Vergiftung ausdrücklich verneint und dafür eine Theorie der psychosomatischen Krankheiten gegeben, nach welcher – wie nicht selten in der Psychosomatik – am Ende der Tote sozusagen selber schuld ist. 1780 wird ein psychogener Tod dem geschwächten Nervensystem zugeschrieben (s. Fall S. 66), hier der Imaginatio, welche fast alle Krankheiten erzeugen kann (vgl. S. 259). Der Gedanke an den «malade imaginaire» liegt nahe; hier macht die Imaginatio aber noch echte Krankheiten und nicht Hypochondrie in unserem Sinne. Es ist auffallend, wie kritiklos die Fakultät die Volksmedizin (die sog. «Dreckapotheke») übernimmt.*

kussion der Frage, ob es auf Zeit wirkene Gifte gebe?[90] interessant. Dass man den Wirkungseintritt von Giften mit Hilfe der Giftmischerkunst beschleunigen oder verzögern könne, wie dass es Gifte gebe, welche erst nach einer bestimmten Latenzzeit wirken (beim Tollwutgift können es Jahre sein), anerkennt Zacchia als Tatsache. Die Idee mancher Autoritäten (Zacchia nennt hier etwa Cardano[91]), ein geübter Giftmischer könne eine Giftwirkung auf Stunde und Augenblicke genau planen, betrachtet er als dem Reich der Fabeln zugehörig, obgleich ein Rechtsgelehrter bezeugt, sie aus dem Munde von Hexen (Malefici) gehört zu haben. Hingegen kann Zacchia sich gut vorstellen, dass ein perfekter Arzt auch ohne Astrologie ein Gift so mischen kann, dass er den Zeitpunkt seiner tödlichen Wirkung einigermassen voraussieht – falls er Alter, Natur, Temperament und andere Eigentümlichkeiten des Empfängers kennt. Auch damit setzt Zacchia der Reichweite des vergifterischen Werks Regeln und Grenzen: er anerkennt die Existenz von Zeitgiften, aber deren Terminwirkungen beruhen für ihn auf natürlichen Regeln und haben nicht mehr die alte teuflisch-zauberische Präzision. Beinahe 200 Jahre später wird es noch Fodéré angezeigt finden, die Existenz von Zeitgiften, «poisons lents» nennt er sie, zu diskutieren: jetzt allerdings als «une matière . . . puérile, et qui tient à la superstition et à l'ignorance . . .»[92]. Wie andere Lehren aus dem Umkreis der spätmittelalterlichen und frühneuzeitlichen Zauberei findet übrigens auch diejenige vom Termingift ihren späteren Widerhall in der medizinischen Psychologie. Die forensische Psychiatrie wird sich gegen Ende des 19. Jahrhunderts intensiv mit der Lehre von den posthypnotischen Suggestionen zu beschäftigen haben, welche besagte, es könne mit Erfolg einem Hypnotisierten suggeriert werden, er werde nach seinem Erwachen zu bestimmter Zeit ein bestimmtes Verbrechen begehen, ohne die Ursachen seines Tuns zu kennen[93]. Mit Hilfe der posthypnotischen Suggestion kann ein Übeltäter gewissermassen aus zeitlichem Hinterhalt Böses bewirken – ähnlich wie der Mischer des Zeitgiftes.

Die Idee, die Gifte nach ihren Wirkungen auf den Organismus einzuteilen, ist an sich eine praxisnahe und wohl auch immer wieder neu aus der Praxis kommende Idee. Sie ist im Ansatz schon da vorhanden, wo Gifte nach Tödlichkeit, Qualität und Wirkungsweise im Sinne von Dioskurides (brennend, ätzend etc.) eingeteilt werden. Solange aber der Giftbegriff den Zaubereibegriff mit einschloss und dem Begriff des Unbekannten nahe stand, konnte eine solche Einteilung nie alle «Gifte» erfassen. Der höheren Einheit «Gift» entsprach dann eine höhere, ebenfalls unscharf definierte Einheit «Giftwirkung» bzw. Schädigung, die man von «Gift» herleitete. Als solche Einheit kommt das traditionelle typische Vergiftungssyndrom in Frage: plötzlich eintretender Kräfteverfall, Schmerzen, psychische Störung, unangenehmer Geschmack im Mund[94], Nausea, Erbrechen, Bauchweh, Atemstörung, Herz-Kreislaufstörung, schwacher Puls, Dysurie, Farbveränderungen (Rötung, Livor, Blässe), Hautausschläge, schwärzliche Verfärbung von Zunge, Lippen und Nägeln[95]. Wie weit diese seinerzeit als typisch empfundene Giftwirkung essentiell variabel, nicht scharf umreissbar und unberechenbar ist – analog der Wirkung von Dämonen, Lügengeistern und hysterischer Störung (vgl. S. 138ff.) – wie weit andrerseits am Modell des über Jahrhunderte gewiss verbreitetsten Gifts, des Arseniks, und dessen spezifischen Wirkungen orientiert ist (vgl. S. 389ff.)[96], ist letztlich nicht auszumachen. Die Ähnlichkeit zwischen den nachmals als typische Arsenikwirkungen erkannten Phänomenen (der üble Geschmack im Munde gehört zwar wieder mehr zur Vergiftung mit dem anderen berühmten anorganischen Salz, dem Quecksilbersublimat) und den seinerzeitigen typischen Folgen «der» Vergiftung fällt jedenfalls auf. Aber wenn auch das Arsenik dem frühneuzeitlichen «Gift» Modell gestanden hätte, wäre eben dieser Umstand charakteristischerweise nicht erkannt und das Arsenik als spezifischer Wirkstoff nicht registriert worden. Vielleicht liesse es sich sogar zeigen, dass die allgemeine Modellfunktion des Arseniks dessen spezielles Erkennen behindert habe. Auf «das» Gift ganz allgemein wird auch die durch Plinius verewigte Lehre, die Leichen Vergifteter würden von wilden Tieren nicht angerührt, bezogen[97]; noch Fidelis[98] und Zacchia[99] referieren sie. Auch die Idee von der generellen Zersetzung und Verzehrung des Körpers, der allgemeinen Säfteverderbnis, der Fäulnis (Cardano) infolge von Gift bezieht sich auf dessen gewissermassen ideales Wesen. Ähnlich die Auffassung, Gift wirke dann tödlich, wenn es zum Herzen vordringe bzw. am Herzen seine Wirkung entfalte. Denn mit «Herz» ist da nicht nur eine Lokalisation, nicht nur ein bestimmtes Organ gemeint, sondern vor allem das psychophysische Zentrum des menschlichen Leibes und Lebens, wie wir ihm schon im Zusammenhang mit der Lehre von den Herzwunden (vgl. S. 300f.) begegnet sind. Paré warnt vor Aderlass, Klistier, Coitus u.a. im akuten Vergiftungsfalle, es könnte sonst Bewegung in die Säfte kommen und gerade dadurch das Gift zum Herzen vordringen, das heisst eben: tödlich werden[100], und noch Welsch schreibt 1660, es leugne niemand, dass alles Gift zum Herzen hinstrebe und das eingeborene Leben angreife[101]. Zum Verständnis dieser Warnung ist allerdings ausser der Lehre vom Herzen als Lebensträger zu berücksichtigen, dass sie aus der Zeit vor der Entdeckung des Blutkreislaufs datiert, ferner die Tatsache, dass der Chirurg die Wundinfektion als Wundvergiftung auffasste (vgl. S. 353f.), ein Umsichgreifen der Infektion entsprechend als Umsichgreifen einer Giftwirkung. Übrigens gibt es bei Zacchia eine Giftsystematik, welche der alten Trias der absolut tödlichen Wunden analog gebaut ist: Zacchia diskutiert die Auffassung derer, die wie Ardoynus[102] annehmen, Gift wirke primär auf das Herz, hält dieser Autorität aber andere (namentlich Cardano) entgegen, welche auch Gifte kennen, die auf das Gehirn bzw. auf die Leber wirken[103] – womit wohl auch hier weniger die organspezifische Wirkung als die Schädigung leib-seelischer Zentren gemeint ist. Immerhin klingt schon mit der Analogie zur Wunde der lokalistische Gedanke an. Noch spezieller ist dies in derjenigen Form der Lehre von der Herzwirkung des Gifts der Fall, in welcher sich die gerichtliche Medizin diese diagnostisch nutzbar zu machen suchte: wenn etwa Fidelis rät, die alte Pliniussche Lehre[104], wonach das Herz Vergifteter nicht verbrannt werden könne – die, nebenbei gesagt, schon Plinius in den Zusammenhang mit einer Mordanklage stellt – bei Gelegenheit nachzuprüfen[105]. Diese Lehre sollte die Ärzte übrigens noch lange beschäftigen. Zacchia glaubt, das Herz brenne an sich schon schlecht, weil es aus ziemlich dichtem Gewebe bestehe; bei Vergiftungen mit sehr kalten Giften freilich möge es wegen der grossen ihm zugefügten Kälte nicht brennen[106]. Noch 1780 hat Johannes Franciscus Ehrmann (1757–1839) die Unverbrennbarkeit des Herzens Vergifteter diskutiert[107] (vgl. S. 404).

Es musste der forensischen Medizin aber natürlich insgesamt an charakteristischen Zeichen der Giftwirkung liegen. Dabei erhob sich immer wieder die Frage nach der Möglichkeit, Tod durch Krankheit und Tod durch Gift zu unterscheiden – zur Zeit der Herrschaft der Humoralpathologie umso stärker, als sich damals ja auch die Krankheit als eine Vergiftung darstellte. Die schwarze Galle, Ursache so vieler Krankheiten, das Menstrualblut, der verdorbene Humor im allgemeinen, waren ja im Prinzip nichts anderes als endogene Gifte, welche die Adern durchflossen. Schon Codronchi widmet der Unterscheidung von endogener und exogener Vergiftung ein eigenes – sehr ausführliches – Kapitel[108]. Der Arzt solle nicht wie der Pöbel und die leichten Frauen (wohl im Sinne der geschlechtstypischen Ungewichtigkeit, Leichtgläubigkeit und Oberflächlichkeit) gleich auf Vergiftung zurückführen was von einer Korruption der Säfte herrühren könnte. Schon Hippokrates, medicinae parens, berichte von zwei Kranken, die so plötzlich gestorben seien, dass man vermuten könnte, sie seien an einer Vergiftung zugrundegegangen, während doch eine Säfteverderbnis vorgelegen habe[109]. Auch Galen halte zu denen, welche sagen, innere Gifte – verdorbene Säfte, retinierter Samen, Menstrualblut – könnten dieselben Folgen haben wie von aussen zugeführte, allerdings gebe er doch zugleich an, wie die beiden unterschieden werden könnten[110]. Codronchi referiert auch über diverse Verquickungen von exogenen und endogenen Noxen: eingenommene Gifte können wirken, indem sie die Säfte korrumpieren; manche, wie das Tollwutgift so, dass das entsprechende Leiden erst nach geraumer Zeit ausbricht; ähnlich wirken oft Zauber, Medikamente, Stiche giftiger Tiere, unbekömmliche Nahrung, pestilenzialischer Himmel. Damit der Arzt trotzdem zwischen endogener und exogener Vergiftung unterscheiden kann, hat er auf die typischen Zeichen zu achten, welche eingenommene Gifte hervorrufen. Dies sind einerseits die allen Giften gemeinsamen (vgl. S. 385), andrerseits die speziellen Symptome der je einzelnen Vergiftungen. Wenn Gifte durch ihre Substanz und Wesen allein töten, greifen sie die Lebenskraft an, und es kommt nur zu Palpitationen und Syncopen [vermutlich als Zeichen der Herzwirkung], wenn sie durch ihre manifeste Qualität töten, so verursachen sie je nachdem Hitze, Kälte und Torpor, Trockenheit oder feuchte Fäulnis, Schweisse und Auflösung der Nerven. Codronchis Ansatz, die exogene Vergiftung an ihrer spezifischen Klinik zu erkennen und naturalistisch zu erfassen, ist bemerkenswert rudimentär, vielleicht hängt dies mit seinem andernortigen Ausbau der dämonologischen Lehre vom Veneficium zusammen.

Fidelis ist demgegenüber sehr naturkundlich orientiert. Die Differentialdiagnose zwischen Krankheitstod und Vergiftungstod wird bei ihm zur zentralen Frage seines ganzen Abschnitts über Gifte[111]. Als Anlass, diesen Abschnitt zu schreiben («Scribendi occasio»), figurieren plötzliche Todesfälle ohne sichtbare Verletzung, bei denen trotzdem Verdacht auf äussere Einwirkung besteht. Überdies zeigen manchmal Tote nach längeren Krankheiten Vergiftungszeichen, sodass die Richter mit Recht unsicher sind. In solchen Fällen konsultieren sie dann uns, bemerkt Fidelis. Und um der ärztlichen Beurteilung derartiger Fälle Grundlagen zu geben, schreibe er über die Gifte. Zunächst gibt er das traditionelle Vergiftungssyndrom wieder (vgl. S. 385). Da dies aber zur Diagnose nicht genügt, fügt er bei, ist es noch besser, wenn man auch die speziellen Zeichen der einzelnen Vergiftungen kennt: die Erosionen etwa durch erodierende Gifte (vgl. oben, S. 379). Fidelis sucht auch an der Leiche nach den Zeichen der Vergiftung – er diskutiert Galens Auffassung, vergiftete Körper seien blauschwärzlich, faulig stinkend[112]. Es gebe Leute, referiert er auch, die die Vergiftung durch Sektion sicher diagnostizieren zu können glaubten, an Erosionen nämlich, Fäulnissen, Ansammlung schlechter Säfte, bösartigen Geschwülsten [nicht als Krebs verstanden, muss beigefügt werden, sondern als Resultat solcher Säfteansammlungen] und ähnlichem. Fidelis selbst denkt vor allem dann an Gift, wenn einer aus voller Gesundheit heraus plötzlich hinscheidet und die Sektion dann Organschäden aufdeckt, die nicht für eine landläufige Fäulnis sprechen. Oft aber kann zwischen endogener und exogener Vergiftung nicht unterschieden werden, wenn die Pest umgeht zum Beispiel. Zwar hat Fracastoro [Girolamo Fracastoro, ca. 1478–1553] gezeigt, dass die Pest ansteckend sei, die Vergiftung dagegen nicht, aber hierauf eine Abklärung zu gründen, ist gefährlich, zudem ebenfalls unsicher, weil die Anfälligkeit auf das pestilenzialische Contagium (ansteckendes Prinzip) variiert. Soviel, schliesst Fidelis, über die Zeichen der Gifte.

Für Rechtsgelehrte sei es überaus wichtig, leitet Zacchia seine entsprechenden Quaestionen ein, zu wissen, ob Gifte auch im Körper entstehen könnten? Die Rechtsprechung könnte leiden, wenn man hier nicht richtig entschiede. Die Ärzte sind sich in diesem Punkt uneinig; Zacchia aber hält zu jenen, die annehmen, es könne im menschlichen Organismus echtes Gift entstehen. Es ergäben sich daraus Krankheitsbilder, die von denen der exogenen Vergiftung schwer zu unterscheiden seien. Kalter Schweiss mit [innerer] Glut sei nach Cardan das sichere Zeichen für Vergiftung durch Zufuhr von aussen, speziell in Verbindung mit sehr heftigen oder gänzlich fehlenden Schmerzen in den Gedärmen. Weiter vor allem nicht-zusammenpassende Symptome wie etwa Dysenterie mit Atembeschwerden oder die

Kombination von Erbrechen mit blauen Nägeln[113]. [Dieses Zeichen der nicht-zusammenpassenden Symptome hat die Cardansche Vergiftung gemeinsam mit der Simulation – sein Auftauchen in der Vergiftungsdiagnostik weckt noch einmal die Assoziation von Gift und hinterlistiger Lüge – vgl. S. 385.] Zacchia widmet den sicheren Zeichen eingenommenen Gifts, der Signifikanz dieser Zeichen und der Irreführung durch diese zwei weitere Quaestiones[114]. Dabei fällt es auf, dass der Gedanke der spezifischen Wirkung der einzelnen Gifte gegenüber früheren Autoren nicht ausgebaut, sogar kaum so weit entwickelt ist wie etwa bei Fidelis. Zacchia bespricht die klinischen, pathologisch-anatomischen, tierexperimentellen Befunde (wobei Hühnern oder Hunden Erbrochenes des fraglichen Opfers verabreicht wird) (vgl. Fall Seite 349), welche für Vergiftung sprechen (Fall S. 389, doch erweckt er den Eindruck, als ob er immer nach dem toxikologisch-diagnostischen Passepartout suchte und selbst wenn er über typische Symptome spezieller Gifte berichtet, geschieht es eher im Hinblick auf deren allgemeine toxikologische Bedeutung. Ähnlich wie er dem anatomischen Detailstudium wenig Bedeutung zuzumessen scheint (vgl. S. 306), scheint Zacchia von der toxikologischen Ein-

---

In einem preussischen Dorf waren Schulze und Küster in Streit geraten. Auf Neujahr 1780 musste der Schulze dem Küster das geschuldete Adventsbrot schicken. Darauf klagte der Küster beim Königlichen Amt, *der Schulze habe ihn und seine Familie vergiften wollen.* Nach Genuss des Brotes habe er samt Frau und Kindern Übelkeit, Leibschmerzen und Blähungen verspürt. Die Katze, welche auch vom Brot gegessen habe, sei nach fürchterlichen Sprüngen verschwunden und nicht mehr zurückgekehrt.

Das Gericht schickte dem Kreisphysikus von Niederbarnim, Dr. Richter, zwei Stücke des Brotes zur Prüfung, ob dieses Gift enthalte. Dr. Richter antwortete dem Gericht, dass man nur Arsenik und dieses nur durch Destillation in der Retorte sicher nachweisen könne. Auf diesen Nachweis habe er verzichtet und das Brot an einen Hund, eine Katze und ein Huhn verfüttert – alle seien gesund und munter geblieben. Er schliesse daraus, dass das Brot kein Gift enthalten habe.

Auf dem Land und offenbar unter nicht ganz ernst zu nehmenden Umständen wird noch Ende 18. Jahrhundert ein sehr alter Giftnachweis angewendet (Fall S. 349, vgl. auch S. 400f.). Die Arsenikprobe, auf welche der Physikus verzichtet hat, ist vielleicht bereits diejenige nach Scheele (vgl. S. 392)?

zelforschung, die jedes Gift als spezifische Noxe betrachtet, wenig zu erwarten – als ob eine höhere, universale gerichtsmedizinische Wissenschaft sich mit dem empirisch-laboratoriumstechnischen Zugang des Apothekers (vgl. S. 76 ff.) zu Pharmakon und Gift ebensowenig zufriedengeben könnte wie mit dem praktisch-handwerklichen des Chirurgen zur Verletzung.

Die Spezifität der Giftsubstanz: Arsenik, Diamant und Schierling. Kritik der Einheitsidee

Gerade dieser Zugang aber sollte die Entwicklung nach Zacchia bestimmen. Die Anfänge der speziellen Toxikologie liegen in der Apotheke (vgl. S. 69 f.), im alchimistischen Laboratorium (S. 72); innerhalb der Gerichtsmedizin wohl am ehesten in der Praxis und Erfahrung mit einzelnen wohlumschriebenen Giften.

Namentlich mit dem Arsenik ist die Entwicklung des Gedankens der wohlumschriebenen Stofflichkeit und der spezifischen Wirkung der einzelnen Gifte immer wieder verknüpft gewesen. Möglicherweise hängt dies damit zusammen, dass das Arsenik seinen eigentlichen Ursprung im Laboratorium hat, wo es im Grunde primär als eine ganz spezielle, unter speziellen Bedingungen entstandene Substanz mit ganz bestimmten Eigenschaften dasteht – sicher aber damit, dass das Arsenik über Jahrhunderte das zweifellos verbreitetste Mordgift gewesen ist. Lewin spricht dem Laboratorium des legendären Alchimisten Geber (Gabīr Ibn Haīyan) die Ehre zu, im 8. Jahrhundert das sublimierte Arsenik hervorgebracht zu haben. Seither habe diese Substanz ihre besondere Rolle in der Welt gespielt[115]. Arabische Ärzte des 9. bis 13. Jahrhunderts vertieften ihr Wissen über sie, wobei sie sie typischerweise nicht nur als Gift, sondern auch als Heilmittel würdigten (vgl. S. 69) – manche Forscher hielten das Arsenik für den Stein der Weisen selbst, der unedle Metalle in Gold transmutieren könne, und zwar, weil es Kupfer weiss färben und silberglänzend machen konnte (vgl. S. 76)[116]. Indem dann Arsenverbindungen in Gewerbe und Medizin (vgl. S. 96) in täglichen Gebrauch und praktisch jedermanns Reichweite kamen, konnte das Arsenik auch zu seiner grossen Verbreitung als Mittel zur Beseitigung unerwünschter Mitmenschen kommen[117], wobei es sich in diesem Gebrauch durchaus als spezifische Substanz mit spezifischen Wirkungen profilierte (Fall S. 391). Aus Bologna ist ein Bericht aus dem Jahre 1333 bekannt, der aus Befunden an Magen (stomacus) und übrigen Eingeweiden auf eine Arsenikvergiftung schliesst[118]. So fasste später Paré sein eigenes Vergiftungserlebnis (vgl. S. 358) ohne weiteres als eine Begegnung mit dem Arsenik auf. So widmet selbst Zacchia, der sonst doch kein Liebhaber

Die adlige Witwe Magdalena Sibylla von N. legt am 30. Mai 1652 der Medizinischen Fakultät in Leipzig die Akten eines Giftmordes vor. In einem ihrer Dörfer war ein Bauer namens Hans Naack, *nachdem er ein von seiner Frau zubereitetes Mus gegessen hatte, innert wenigen Tagen gestorben.* Unter Anklage gestellt, bekannte die Frau, dass sie beim Krämer in Delitzsch bohnengross weisses Rattenpulver gekauft und in das Mus getan habe. Auf Aufforderung des kurfürstlich-sächsischen Schöffengerichtes übersendet Frau von N. der Fakultät Rattenpulver vom Krämer, welches die Angeklagte als dasselbe bezeichnet hat, wie es der Angeklagten verkauft worden ist und das Arsenik sein soll. Weiter berichtet sie, die Leiche des Bauern habe im Gesicht braune und gelbe Flecke gehabt und die Daumen seien in die Handfläche eingeschlagen gewesen.

Die Fakultät antwortet: weil die Inquisitin das Pulver identifiziert und die Vergiftung zugegeben hat und weil die Leiche Flecken und eingeschlagene Daumen (ein Zeichen für Epilepsie) aufwies, so ist zu schliessen, dass der Bauer von dem ihm im Mus beigebrachten Rattenpulver hat sterben müssen. Epilepsie ist eines der Symptome der Arsenikvergiftung.

Der Giftnachweis erfolgt aus der Übereinstimmung der Angaben von Krämer und Täterin und aus den Symptomen. Arsenik in der Verwendung als Rattenpulver war ein besonders leicht zugängliches Gift; so wurde die Arsenvergiftung zum «Urbild» der Vergiftungen (s. S. 375 und Fall S. 374). Die moderne Gerichtsmedizin kennt keinen typischen Zusammenhang mehr zwischen der inzwischen sehr selten gewordenen Arsenikvergiftung und Epilepsie. Doch beschreibt noch Louis Lewin (1850–1929) eingehend die nervösen Verlaufsformen mit Krämpfen, Konvulsionen, Kontrakturen sowie die Arseniklähmung mit motorischen Reizerscheinungen samt eigentümlichen Finger- und Zehenstellungen (Auskunft und Hinweis J.-P. Lorent, Schweiz. Toxikologisches Informationszentrum, Zürich).

der speziellen Toxikologie ist, dem Arsenik einen eigenen Paragraphen, nur um zu sagen, es sei diese Substanz in jedem Falle ein schweres, erodierendes und putrefizierendes Gift und um seine Skepsis gegenüber dessen therapeutischer Verwendung durch die Araber Ausdruck zu geben[119]. Vor allem aber tritt das Arsenik im Laufe des 17. Jahrhunderts durch die Kasuistik immer mehr als spezielles, spezifisch wirkendes Gift ins gerichtsmedizinische Bewusstsein – entsprechende Fälle (meist Frauen als Täterinnen an ihren Gatten) findet man bei Ammann (Fall S. 391)[120], Bohn (1670)[121], Johann Friedrich Zittmann (1671–1757) (1691)[122] – namentlich aber haben einige professionelle Giftmörderinnen und -händlerinnen, die mit Arsenik arbeiteten, die spezielle Aufmerksamkeit ihrer Zeit samt Gerichtsmedizin auf das Arsenik gelenkt, so Mme La Voisin oder die verschiedenen Italienerinnen, die den Namen Tofana getragen haben sollen und die vom Verkauf einer Lösung der arsenigen Säure, der berühmten Aqua Tofana, Acquetta, Acquetta di Napoli oder «Tofania» lebten[123]. So knüpfen sich an das Arsenik auch besonders frühe Bemühungen um spezifischen Giftnachweis. Pathologisch-anatomisch suchte man nach toxischen Veränderungen des Magendarmkanals – vgl. das oben erwähnte Gutachten (Bologna 1333) – und nach Giftüberresten die man dann zu identifizieren versuchte. Mehr und mehr trat dann aber der spezifisch-chemische Giftnachweis gegenüber dem anatomischen in den Vordergrund. «Da kleine Stückchen Gift, wie sie sich in den Eingeweiden finden, schwer zu erkennen sind, so warf man späterhin das Verdächtige auf glühende Kohlen, um das Gift durch Geruch und durch den Dampf zu erkennen. Man giebt Boerhave [Hermann Boerhaave, 1668–1738] als den Urheber dieses Verfahrens an», fasst Mende zusammen[124]. Man achtete bei diesem Kohlentest auf einen eventuellen, den Arsenik anzeigenden Knoblauchgeruch, die Wirkungen des Dampfs auf Metall-, namentlich Kupferplatten (welche schon den Alchimisten bekannt war, vgl. oben, S. 390, vgl. auch S. 76)[125] und anderes mehr. «In einem Hallischen Fakultäts-Gutachten über eine Arsenik-Vergiftung von 1726, welches Friedrich Hoffmann[126] als Dekan ausgearbeitet hatte [1727], wird die Meynung der Sekanten, dass der Tod durch Gift bewirkt sey, dadurch widerlegt, dass man bey der Sektion keinen Arsenik, der doch nicht leicht zu zergehen pflege, im Magen gefunden habe. J. E. Hebenstreit[127] fordert daher, dass bey Sektionen der Leichen an Gift Verstorbener der Inhalt des Magens aufgefangen, und zu Untersuchungen angewendet werde . . .»[128]. Der begnadete Chemiker und Apotheker Scheele und Samuel Hahnemann (vgl. S. 80 und 82) haben dann 1775[129] und 1786[130] spezifischere Nachweismethoden für das Arsenik entwickelt – die vielleicht frühesten spezifischen Gift-Nachweismethoden überhaupt (Fall S. 393).

Doch wenn das Arsenik in bezug auf die gesamte Toxikologie gewisse Schrittmacherfunktion hat, so steht die Geschichte seiner Kenntnis doch andrerseits wieder lediglich als Beispiel für grundsätzliche und allgemeine Entwicklungen der Lehre von den Giften. Insgesamt sind diese sehr eng mit der Entwicklung des chemischen Denkens überhaupt verquickt.

1792 hat Kreisphysikus Dr. Richter sich erneut mit einem Giftmordversuch zu beschäftigen (s. den vorhergehenden Fall). Dem Dienstmädchen Marie Louise Fricken war von einer Zigeunerin prophezeit worden, sie werde bald ein grosses Bauerngut erheiraten. *Darauf besorgte sie sich im Nachbardorf weisses Rattenpulver.* Einige Wochen später, als das Mädchen von der Bäuerin gescholten worden war, brachte sie dieses in einen Topf mit Milchbrei. Sie nahm an, dass die Frau den Topf aufs Feld mitnehmen und den Brei essen werde. Unerwarteterweise assen aber der Bauer und sein Sohn aus dem Topf. Beide erkrankten an heftigen Leibschmerzen, überlebten jedoch die Vergiftung. Marie Louise wurde verhaftet und gestand ihre Tat. Das Justizamt Liebenwalde stellt Richter die Frage: war Gift, insbesondere Arsenik, im Milchbrei enthalten?

Zuerst kritisiert Richter in seinem Gutachten die vom Apotheker durchgeführte Geruchsprobe: auf glühende Kohlen gebracht, riecht arsenhaltiges Material nach Knoblauch und gibt weissen Rauch von sich. Diese Probe sei unzuverlässig und subjektiv. Er selber verwendet vier chemische Untersuchungen: Mischung mit Hahnemann'scher Weinprobe; mit Zinnauflösung; mit Kupfervitriol; mit Kalkwasser. Alle Proben waren positiv.

Am 16. Juli 1792 hat Richter in einem Ergänzungsgutachten die Frage zu beantworten, ob die Krankheitserscheinungen des Bauern typisch für eine Arsenikvergiftung seien. Der Bauer litt zuerst, gleich wie sein Sohn, an Brechen, Durchfall und Leibschmerzen. Einige Monate nach der Vergiftung klagt er noch über Schwäche und Schmerzen und Gefühllosigkeit in den Beinen. Richter bemerkt zu diesem chronisch gewordenen Zustand, dass der Bauer schon vor der Vergiftung kränklich gewesen sei. Es handle sich hier um eine zufällige, nicht notwendige Wirkung des Arsens, welche sich bereits allmählich verliere.

Die Kritik an der Subjektivität der Geruchsprobe und der vierfache chemische Nachweis wirken sehr modern (vgl. demgegenüber Fall S. 389). Zu beachten ist auch, wie Vergiftungsfolgen von einer chronischen, vorbestehenden Kränklichkeit unterschieden werden.

Nicht zufällig muten wohl die aus dem 16. Jahrhundert stammenden Ausführungen des Paracelsus – der den chemischen Gedanken sozusagen in die Medizin eingeführt hat – über den Giftbegriff so überaus modern an. Mehr als ein Zufall ist es vielleicht auch, dass diese Ausführungen gerade in einer Verteidigungsschrift des Paracelsus zu finden sind – nicht einer forensischen Schrift zwar, aber einer der berühmten «Defensiones», die Paracelsus in eigener Sache wider seine Gegner verfasst hat. Immerhin antwortet der Angeklagte hier auf Vorwürfe, die ihn durchaus vor Gericht hätten bringen können. Es gebe Ärzte, schreibt er, «die da sagen das meine recept so ich schreib ein gift, corrosiv und extraction sein aller bösheit und giftigkeit der natur». Was ist aber überhaupt Gift, was nicht? Auch Gifte sind von Gott, und «got ist der recht arzt und die erznei selbst». Wohl können Gifte schaden – seht doch einmal Eure eigenen Rezepte an! «wa ist ein purgatio in allen eueren büchern, die nicht gift sei?... Und ob ich gleichwol gift brauchte, als ir nicht beweisen möcht, und aber so ichs brauchte und gib sein dosin, bin ich auf das auch strafwirdig oder nit? ... ir wissent das thyriak von der schlangen thyro gemacht wird [Theriak: traditionelles Heilmittel aus vielerlei Bestandteilen, worunter Vipernfleisch]; warumb scheltet ir nicht auch eueren thyriak, dieweil das gift diser schlangen in ime ist? darumb aber das ir sehet, das er nüzlich ist und nit schetlich, so schweigent ir.» Auch meine Rezepte, schreibt Paracelsus, enthalten vielleicht Giftiges, aber auch sie nützen ja. «Wenn ir iedes gift wolt recht auslegen, was ist das nit gift ist? alle ding sind gift und nichts on gift; alein die dosis macht das ein ding kein gift ist.» Gerade das versteht Ihr nicht, wirft Paracelsus seinen Gegnern an – Ihr kennt keine kritische Dosis, und auch wenn Ihr das giftige Quecksilber braucht, schmiert Ihr damit, «so lang es hinein möge.» Zudem lässt sich ein jeder Stoff durch die (chemische) Kunst in alle mögliche Gestalt bringen, «wie ein speis die auf einem tisch stehet ... ob gleichwol ein ding gift ist, es mag in kein gift gebracht werden. Als ein exempel von dem arsenico, der der höchsten gift eines ist und ein drachma ein ietlichs ros tötet; feur in mit sale nitri, so ist es kein gift mer: zehen pfunt genossen ist on schaden ... Aber einer der da strafen wil, derselbig sol am ersten lernen, damit so er strafet nit zu schenden sei ... Aber das habt acht ...: ich neme ... eben das, in dem das arcanum ist wider die krankheit, wider die ich streite ... Ich scheit das, das nit arcanum ist, von dem, das arcanum ist, und gib dem arcano sein recht dosin.» Abschliessend gibt Paracelsus noch die aus seinen Überlegungen resultierende praktische Giftdefinition: «das solt ir aber merken, das das kein gift ist das dem menschen zu guten erscheusst. Das ist alein gift, das dem menschen zu argen erscheusst ... Wil mich also hiemit defendirt und beschirmet haben, das meine recepta nach ordnung der natur administrirt und applicirt werden ...»[131].

Dieses chemisch-laboratoriumstechnische Verständnis des Gifts, welches das einzelne Gift nur in der Dosisabhängigkeit und Spezifität seiner Wirkung auf den Körper und eigentlich nur in seiner Interaktion mit dessen eigenem Chemismus betrachtet, sollte aber in seiner Allgemeinheit in der Medizin samt Gerichtsmedizin nicht allzu rasch durchdringen – es hätte ja im Grunde auch eine Anerkennung des Apothekers bedeutet (vgl. S. 69ff.). Mit dem Aufkommen der Iatrochemie fand dann aber ein Giftverständnis vom Typus des paracelsischen Eingang in die forensische Medizin (Fall S. 396).

Die sogenannte Iatrochemie des 17. Jahrhunderts ist indessen von der damaligen sogenannten Iatrophysik nicht durchwegs scharf zu trennen. Chemische und physikalische Betrachtung der Natur standen einander seinerzeit näher als später, dies sowohl bezüglich ihrer wissenschaftsphilosophischen Grundhaltung als auch sozial, als Verbündete gegen die hergebrachte Humoralphysiologie, konkret eben, wo sie auf einer Korpuskularlehre basierten[132]. Entsprechend nimmt auch der Giftbegriff im 17. Jahrhundert gelegentlich sehr mechanistische Züge an – bis zu dem Punkt, da sich die Idee aufdrängt, ein genügend starkes Mikroskop wäre letztlich das geeignete Instrument, das Rätsel der Giftwirkung zu klären. Dies – und die eigentümliche Aktualität des Diamanten überhaupt in jener Zeit (auch Zeit des mächtigen Aufkommens des Diamantenschliffs)[133] – bildet den Hintergrund, vor welchem nun das Diamantenpulver in unseren Texten auftaucht. Codronchi zählt das Diamantenpulver zu den neuen, künstlichen Giften[134] – manche hielten den Diamanten für ein neues Gift, berichtet ja auch Fidelis, doch lehnt er selbst, wie später Zacchia[135], die Giftnatur des Diamanten ab (vgl. S. 380). Aber noch Plenk (1785) wird den Diamanten unter den «mechanisch würkende[n] Gifte[n]» aufführen: im ganzen genossen habe er keine Wirkung. «Zerstossen aber, kann er durch seine scharfe spitze Ekken, welche er selbst zum feinsten Pulver gerieben noch beibehält, Magenkrampf, Blutbrechen, Entzündung und Brand des Magens, Krämpfe und Tod verursachen»[136].

In dem toxikologiegeschichtlich epochemachenden Buch des Schaffhauser Stadtarztes Johann Jacob Wepfer (1620–1695) von 1679 findet man die Giftwirkung ganz allgemein mechanisch-atomistisch interpretiert: die Giftpartikel wirken nach Wepfer giftig vermittelst scharfer Spitzen. «Eine bestimmte Gestalt konnte ich diesen gewissermassen unsichtbaren Spitzen nicht beimessen, sie mögen zugespitzt sein, sie mögen Hackenform haben, mir genügt es, [– sc. festzustellen,] dass sie in die Magenschleimhaut und weiter in die Nervenmembran des Magens eindringen, weswegen ich sie gelegentlich Stacheln nannte»[137]. Diese Sicht ist für Wepfer durchaus vereinbar mit einer chemischen Sicht – er arbeitet mit den drei paracelsischen substanzbildenden Prinzipien (Sal, Sulfur, Merkur – Salz, Schwefel, Quecksilber)

Maria Geltsch, eine Witwe in Diskau, war schwanger geworden und hatte die Schwangerschaft verheimlicht. *Nach 20 Wochen verlor sie das Kind* – laut ihren Angaben kam es tot zur Welt – als sie allein war. Sie behielt die Leiche zwei Tage in ihrem Bett und vergrub sie dann bei der Küche. Die Frau wurde unter Anklage gestellt und bekannte, dass sie einen Absud von Rotem Beifuss getrunken habe; das sei aber nicht in der Absicht geschehen, einen Abort herbeizuführen. Der Gerichtsverwalter von Diskau liess sich vom Kurfürstlich-sächsischen Schöffengericht in Leipzig ermächtigen, Maria Geltsch auf der Folter zu befragen, ob sie nicht Abtreibung beabsichtigt habe. Darauf bekannte sie, dass sie in dieser Absicht nicht nur Roten Beifuss, sondern auch noch ein Kräuterpulver vom Apotheker Sersberger sowie Kirschbaumrinde eingenommen und einen halben Scheffel Mehl herumgetragen habe. Am 5. März 1613 wandte sich der Gerichtsverwalter an die Medizinische Fakultät in Leipzig mit der Frage, ob der Rote Beifuss ein wirksames Abortivum sei.

Die Fakultät antwortete: Roter Beifuss bewegt den Uterus, weshalb er bei schweren Geburten und zur Abtreibung der Nachgeburt gebracht wird. «Alldieweil aber 1. aus (der Angeklagten) eigener Aussage erhellet, dass sie noch vor Einnehmung des Roten Beifusses grünlich gepülvert Kraut zu dem Ende eingenommen und solches muss 2. nicht namhaft gemacht werden, auch 3. die Quantität des eingenommenen Roten Beifusses wie auch des grün gepülverten Krautes nicht beniemet, als können wir für diesmal unsere Categoricam bis auf mehreren Unterricht dem Herrn nicht erteilen.» Ganz allgemein ist es Apothekern nicht erlaubt, Mittel und Pulver, die das Monatsblut befördern oder die Gebärmutter unruhig machen, zu verkaufen.

Weil die Quantität nicht genannt wird, ist es nicht klar, ob der Rote Beifuss (Artemisia) den Abort bewirkt hat. Je nach Kontext und Dosis ist die Pflanze Heilmittel oder Gift und je nach Dosis ein wirksames oder unwirksames Gift (vgl. S. 400ff.). Zur Verheimlichung der Schwangerschaft s. Fall S. 224; zur Einschränkung der Apotheker s. Fall S. 70. Diskau konnte nicht lokalisiert werden.

und dem helmontischen Begriff der Fermentation. Wesentlich ist in unserem Zusammenhang, dass er auf einem rationalen, chemisch-mechanischen Verständnis der Gifte insistiert und allfällige Unbekanntheit einer Giftwirkung nicht mehr als typisches Merkmal derselben auffasst, sondern als vorläufiges, überwindbares Ungenügen der naturwissenschaftlichen Toxikologie. Nicht verborgene Qualitäten, schreibt Wepfer, machen die giftige Wirkung der Gifte aus, wenn sie verborgen bleiben, ist das nur unserer eigenen Gleichgültigkeit (oder Nachlässigkeit : negligentia) und geistigen Reglosigkeit zuzuschreiben, sondern den Augen sichtbare und den Händen greifbare Eigenschaften, wie sie durch die Arbeit der Chemiker aufgezeigt werden[138]. Damit war nun selbst das Unbekannte, Rätselhafte, was dem Gift noch anhaften konnte, der naturwissenschaftlichen Erfahrbarkeit und allgemeinen Reproduzierbarkeit unterstellt und der Giftbegriff eigentlich definitiv entzaubert. Seiner naturwissenschaftlich-kausalanalytischen Grundhaltung getreu geht Wepfer experimentell an sein Problem heran. «In diesem unsterblichen Buch ist mehr an Experimenten geleistet worden», urteilt Haller, «als jemals ein Sterblicher mit Leichtigkeit zur Erforschung der Wahrheit, vornehmlich zur Feststellung von Wirkungen bestimmter Gifte auf die ersten Wege, tun könnte ...»[139]. Und Hans Fischer sagte 1931 dazu: «Noch nie war man in so umfassender und systematischer Weise den unmittelbaren Wirkungen der wichtigsten damals bekannten pflanzlichen und mineralischen Gifte nachgegangen» – und bezeichnet Wepfer als «Vater der modernen experimentellen Toxikologie und Pharmakologie»[140]. Wepfer war Stadtarzt, ein weiteres Beispiel für die nicht seltene Erscheinung, dass Stadtärzte im Zusammenhang mit der zu immer grösserer Kritikfestigkeit der fachlichen Aussage stimulierenden gerichtlich-öffentlichen Tätigkeit, wissenschaftlich bahnbrechen. Wir sind in diesem Sinne schon der besonders frühen Pflege etwa der pathologischen Anatomie durch Stadtärzte begegnet. Auch Wepfer gehört zu denen, die sich die pathologisch-anatomische Denkweise besonders früh zu eigen machten[141]. Die Frage der Vergiftungen begegnet dem Stadtarzt sowohl im Rahmen seiner gerichtlich-gesetzesanwendenden als auch in dem seiner hygienisch-gesetzgeberischen Funktionen. Wissenschaftliche Motivationen im engeren Sinne kamen bei Wepfer hinzu: Kritik der geläufigen Lehren von den Giften, Interesse an Mechanik und Chemie und an der pathologischen Anatomie. Die Tatsache, dass Gifte und Vergiftungen gerade in der zweiten Hälfte des 17. Jahrhunderts von beinahe modischer Aktualität waren, gehört sicher mit zum Hintergrund von Wepfers Beitrag – Fischer weist drauf hin, dass der grosse Pariser Giftmischerinnenprozess – nach der Hinrichtung der Marquise de Brinvilliers, gerade in die Jahre fiel, da Wepfer seine «Cicutae historia» schrieb[142]. Unmittelbarer Anlass, dieses Buch zu schreiben, war aber nach des Autors eigener Aussage ein Fall aus der deutschen Nachbarschaft: in einem badischen Dorf nahe bei Donaueschingen hatten sich acht Kinder (1670) mit Wasserschierling vergiftet, zwei davon starben. Der Wasserschierling ist natürlich neben dem Arsenik ein anderes einzelnes Gift mit altehrwürdigen Traditionen. Mit älteren und ehrwürdigeren gar noch, da ja die Athener die Strafe des Gifttodes durch Schierlingssaft kannten (allerdings enthielt der Schierlingsbecher den Saft des gefleckten Schierlings) und die spezifischen Symptome und der Verlauf dieser Schierlingsvergiftung von Platon, der sie im Strafvollzug an Sokrates beobachtet hatte, in klassischer Weise geschildert worden sind[143]. «Erst wollte ich dem Wasserschierling nur wenige Seiten widmen», schreibt Wepfer einleitend. «Als ich aber sah, was für schreckliche Krämpfe dieser Schierling zu erregen vermag, der doch nach dem Urteil fast aller Autoren erfrierende und kältende [wir würden heute sagen lähmende, fügt Fischer bei] Eigenschaften haben sollte, wollte mir das durchaus nicht mehr in den Kopf hinein, sodass ich an seinem Temperament [d.h. an seiner kalten Natur] zu zweifeln begann»[144]. Als Stadtarzt war Wepfer wohl auch an den weiteren Giften interessiert, die sein Buch behandelt, und bei anderen Stadtärzten scheint er ähnliches Interesse vorausgesetzt und gefunden zu haben. Jedenfalls experimentiert er zum Teil mit anderen Stadtärzten zusammen und bezieht seine Fallgeschichten zu einem guten Teil aus Briefen und Aufzeichnungen von Kollegen im Amt[145]. So behandelt Wepfers Buch nur in seiner einen Hälfte den Wasserschierling, die andere Hälfte ist anderen Giften gewidmet, sodass der Basler Gelehrte Theodor Zwinger d.J. (vgl. S. 81) das Werk 1719 mit Recht unter ergänztem Titel neu herausgab: «. . . auch die verderbenbringenden Eigenschaften des echten Schierlings, des Eisenhuts, der Brechnuss, der Kokkelskörner, der weissen Niesswurz, der Jalapa, der Kaiserkrone, des gemeinen Nachtschattens, der Tollkirsche, des Bilsenkrauts, der bitteren Mandeln, endlich des Antimons, des Arseniks, des Auripigments und des Quecksilbers». Zwinger weist in der Neufassung des Titels auch auf Wepfers methodische Originalität und Stärke hin: «. . . Alle diese Eigenschaften werden an Hand von Experimenten und auf Grund von gesammelten Beobachtungen aufgedeckt und klargelegt . . .»[146]. Wepfers Thema sind also ganz entschieden einzelne Gifte und ihre spezifischen Wirkungen, empirisch-experimentell festgestellt. Die alte Einheit «Gift» ist dabei mehr oder weniger aufgelöst – nicht vollständig allerdings, wenn Wepfer eine typische, allen Giften gemeinsame Form der Giftpartikel vermutet. Nicht ganz auch insofern, als er eine primäre Wirkung aller Gifte bzw. «des Gifts» auf den Magendarmkanal, speziell Magen, gewissermassen selbstverständlich anzunehmen scheint. Er widmet dem Verdauungskanal in der Pathologie der Vergiftungen durchwegs seine besondere Aufmerksamkeit. Die Krämpfe der Wasserschierlings-Vergiftung etwa fasst er als gewissermassen reflektorische («epileptische») Phänomene, ausgelöst durch den Magen, auf[147]. Fischer stellt diesen Umstand in Zusammenhang mit dem allgemeinen Interesse der Schaffhauser Schule (Wepfer, Johann Conrad Peyer [1653–1712], Johann Conrad Brunner [1653–1727]) für die Anatomie, Physiologie und Pathologie des Magendarmkanals der Tiere und des Menschen und mit der Tatsache, dass Wepfer bei seinen Versuchen das Gift per os zu verabreichen pflegte (erst der der Schaffhauser Schule nahestehende Basler Medizinprofessor Johann Jakob Harder (1656–1711) sollte bei seinen Versuchen die Gifte auch intravenös verabreichen, womit er dann zu anderen, neuen Folgerungen über die Wirkungsart und die Angriffspunkte der Gifte im Organismus kam[148]). Ferner dürfte auch die helmontisch-chemiatrische Konzentration auf den Magen hinter der Zentralität der Stellung stehen, welche Wepfer dem Magen zuweist – und schliesslich das Modell Arsenik (vgl. S. 385). Es ist in diesem Sinne interessant, dass Gottfried Welsch Spuren von Gift im Darmkanal das sicherste Merkmal von Vergiftung nennt[149]. Noch Hebenstreit subsumiert seine recht ausführlichen Paragraphen über die Vergiftungen – soweit diese nicht zum hygienisch-prophylaktischen Teil gehören (vgl. S. 98) – dem Articulus «über die Bauchwunden»[150], ebenso 1765 Ludwig[151].

Gegenüber dem positiv-aufbauenden Wepfer verkörpert Bohn die zersetzende chemisch-naturwissenschaftliche Kritik der hergebrachten Toxikologie[152]. Ihn interessieren vor allem die Schwierigkeiten der ärztlichen Beurteilung in Gift-Angelegenheiten. Als zentrale Fragen stehen bei ihm: Genügte die Dosis des verabreichten Gifts, die vorliegenden Erscheinungen hervorzurufen? und: Waren die tödlichen Symptome die Folge der Verabreichung?

Wenn etwa Arsenik, Quecksilbersublimat, Schierling, Opium mehr oder weniger unverändert durch die Sinne und das Experiment feststellbar sind, ist es nicht allzu schwierig, Gifte zu erkennen – man fragt sich, ob der Leipziger Gelehrte sich hier eine kleine Arroganz gegenüber dem Schaffhauser Stadtarzt erlaubt habe. Schwierig wird die Sache aber, wenn zu wenig Gift da ist, wenn das Gift sich verändert oder mit anderem zur Unkenntlichkeit vermischt hat. Bohn diskutiert auch die Problematik und Relativität des Giftbegriffes selbst. Damit wie mit seinem Insistieren auf Dosisfragen und Analyse der fraglich giftigen Substanz zeigt er sich als kritischer Chemiker – auch Paracelsus, dem Altvater der medizinischen Chemie, waren Dosisfragen und die Relativität des Giftbegriffs wichtig gewesen (vgl. S. 394). Es ist durchaus möglich, schreibt Bohn, mit Hilfe der Chemie aus ungiftigen Substanzen giftige herzustellen. Viele Beispiele anführend und Robert Boyle (vgl. S. 79) zitierend[153] kritisiert er den Zacchia, welcher meint, aus ungiftigen Simplicibus könne kein giftiges Compositum entstehen[154]. Wie Bohn im Zusammenhang mit der pathologischen Anatomie die Naivitäten seines und kommender Zeitalter aufspürt und geisselt (vgl. S. 312ff.), kritisiert er solche im Gebiet der Toxikogie. Gift ist nicht einfach Gift, dies noch abgesehen von der Dosisfrage. Was dem einen Gift ist, kann von anderen unbeschadet genossen werden – so gibt es Beispiele von unschädlichem Schierlingsgenuss. Das Opium hat gewöhnlich eine beruhigende und einschläfernde Wirkung, in manchen Fällen aber, wenn davon viel und über lange Zeit eingenommen wird, erzeugt es eine einzigartige Munterkeit – besonders bei denen, die unter grossen Schmerzen leiden. Es gibt hier auch ethnische Unterschiede: eine Dosis, grösser als die, welche einen Europäer gänzlich stilllegt, kann die Lebensgeister von Asiaten oder Afrikanern geradezu anregen. (Die Idee der Sucht ist erst im Entstehen begriffen. Was man im Rahmen des Suchtkonzepts als Effekt der Gewöhnung ansieht, ist hier eher als vorgegebene Stoffwechselvariante aufgefasst.) Ferner, fährt Bohn fort, gibt es Idiosyncrasien: manche verfallen wegen Käse, Katzendünsten, Rosenduft (vgl. S. 149, 382) in schwere Symptome. Die Unterscheidung von Tod infolge von Gifteinnahme und Tod infolge innerer Verderbnis ist überaus schwierig. Es ist fraglich, ob die Beobachtung der Symptome und die Sektion da hinreichen. Als Anhaltspunkte für die exogene Vergiftung gelten: plötzlicher Tod aus heiterem Himmel, grässlicher Geschmack im Munde gleich nach Einnahme des Giftes, dann auch Schwierigkeiten im Schlucken, Erbrechen, Bauchweh, Durchfälle, Dysurie, später Schwindel, Herzklopfen, Blässe, Somnolenz oder Unruhe, Bläulichkeit der Nägel und anderer Glieder. Das Gift fährt auch an der Leiche fort, zu wirken. Diese wird schwärzlich und aufgedunsen, übelriechend, die Haare und Nägel fallen leicht aus, das Innere des Magendarmkanals ist zerfressen. Dass Bohn die über den Arsenik-Sublimat-Leisten geschlagene Vergiftungsklinik (vgl. oben, S. 385) in ihrer Allgemeingültigkeit kritisiert, kann nicht erstaunen; dass er sie nicht als grundsätzlich zu eng, sondern als Regel mit vielen Ausnahmen kritisiert, mutet merkwürdig an. Den grässlichen Geschmack zum Beispiel lehnt er als allgemeines Vergiftungssymptom nicht deshalb ab, weil er speziell für die Quecksilbersublimatvergiftung typisch sei, sondern mit dem Argument, es schmecke oft auch Ungiftiges grässlich und Giftiges oft nicht. Ähnlich verfährt er mit den Befunden in und an Magen-Darm-Kanal: nicht immer finde man zum Beispiel bei der Sektion Gift in den ersten (= Verdauungs-)Wegen, andrerseits lasse solches Fehlen Vergiftung nicht ausschliessen und übrigens habe diese Untersuchung nur einen Sinn bei Vergiftungen, die per os erworben worden seien. Fieber sage nichts aus. Die Tierversuche – im Zusammenhang mit der Vergiftungsdiagnostik ein altehrwürdiges experimentelles Verfahren – vermögen ebensowenig ein sicheres Urteil zu begründen. Wenn Cardan einem Huhn und Zacchia einem Hund Erbrochenes von Vergifteten verfüttern und dann aus dem Überleben des Versuchstiers auf innere, aus seinem Tod auf äussere Vergiftung schliessen, ist das aus verschiedenen Gründen fragwürdig. Es scheint dem gelehrten Bohn im Gebiet der Toxikologie ähnlich wie in dem der pathologischen Anatomie primär um eine generelle Befreiung von falschen Verallgemeinerungen und hinderlichen Dogmen gegangen zu sein. Wepfer dagegen hat den Verallgemeinerungen und Dogmen einfach die spezielle Klinik und Therapie einzelner Vergiftungen entgegengehalten.

Gemeinsam stehen Wepfer und Bohn für die endgültige Ablösung der älteren Einheitstoxikologie, welche im Suchen nach einer toxikologischen Generalformel auf die integrierende Unerforschlichkeit mindestens eines Teils der Giftwirkungen nicht verzichten konnte, durch ein naturwissenschaftlich-exaktes, chemisches Verständnis der Gifte, welche nun als prinzipiell wohldefinierbare Substanzen mit spezifischer Wirkung aufgefasst werden, deren einzige, allerdings nur situationsbezogene Gemeinsamkeit darin besteht, dass sie schädlich sind. Diese Ablösung ist, wie wir gesehen haben, durch Alchimie und Paracelsismus, also chemiegeschichtliche Entwicklungen[155], innerhalb der Gerichtsmedizin aber durch die Erfahrungen mit dem Arsenik vorbereitet gewesen. Erst mit der Wepfer-Bohnschen Wende aber scheint sie sich zu vollenden[156]. Als ob erst jetzt die Chemie zum bestimmenden Bestandteil toxikologischen Denkens geworden wäre.

18. Jahrhundert: chemisch-quantitative Betrachtung des Gifts und entsprechender Nachweis der Vergiftung

Das 18. Jahrhundert hat vor allem die deklarierte und definitive Herausstellung der materiellen Natur der Gifte und damit der gerichtlichen Bedeutung der Frage nach der toxischen Dosis gebracht, ferner die Idee der Spezifität des Giftes im Bezug auf chemische Beschaffenheit und Wirkung auf den Organismus und weiter die Forderung nach dem chemisch-analytischen Giftnachweis für den Beweis des Vergiftungsdelikts. Der Wandel zeigt sich deutlich in Hallers «Vorlesungen», die ja gewissermassen verschiedene historische Schichten enthalten. Es sind da nebeneinander Teichmeyers und Hallers «Begriff des Giftes» wiedergegeben. «Im weitläufigen Sinne wird alles ein Gift genennt, was durch seine Menge oder innern Gehalt schädlich ist . . .», wird als Teichmeyers Definition referiert. «In engerm Sinne aber unterscheidet man . . . unter tödlichen und nicht tödlichen Giften . . .» Und Hallers Kommentar: «Eine ganz genaue Definition des Giftes lässt sich schwerlich machen, weil man von nichts in der Welt sagen kann, es sei absolut ein Gift zu heissen. Daher behelfen sich die medicinischen Schriftsteller blos mit dem Begriffe überhaupt, dass ein jeder Körper ein Gift sei, welcher in einer kleinen Gabe (Dosis) beigebracht tödliche Würkungen äussert ... Hieraus kann man abnehmen, was von Boerhaaves Definition des Giftes zu halten ist, wenn er sagt: ein Gift sei ein natürlicher Körper, welchen die Lebenskräfte nicht überwältigen könnten» – es fehle hier der Begriff der Dosis[157]. Personell geht diese Entwicklung des Giftbegriffs unter anderem mit dem nun doch, im 18. Jahrhundert, erfolgenden Aufstieg des Apothekers zu gerichtsmedizinischer Prominenz einher (vgl. S. 81). Ihr literarischer Träger in der zweiten Hälfte des Jahrhunderts ist eine nun entstehende spezialistische gerichtlich-toxikologische Literatur. 1771 erscheinen die «Primae lineae chemiae forensis» von Delius, einem «der gelehrtesten und ausgezeichnetsten Ärzte und Naturforscher» des 18. Jahrhunderts[158], 1789 folgte K.G. Hagens Schrift zur forensischen Chemie. «Der Hauptschriftsteller aber über die Gifte bleibt Gmelin (Allgem. Gesch. der Gifte III Bände), aus welchem fast alle nach ihm folgenden geschöpft haben»[159] (vgl. S. 82). «Die Gifte sind Körper; sie sind natürliche Körper, oder doch aus diesen durch chemische Kunstgriffe hervorgebracht,» heisst es in Johann Friedrich Gmelins «Geschichte der Gifte»[160]. Plenk[161] wie Orfila[162] zitieren Gmelin: «Ein Gift ist ein Ding, welches in kleiner Menge in oder an unsern Körper gebracht, eine schweere Krankheit, oder den Tod verursachet»[163]. «Die Gifte äussern [ihre] ... Wirkung blos aus körperlichen Kräften»[164]. «Alle Gifte sind nur in Rücksicht einer bestimmten Menge, worinn sie genossen werden, verderbend; ... Inzwischen giebt es doch einige Gifte, welche in jeder Gabe verderbende Würkungen auf den Körper äussern, z.B. das Gift der Wasserscheu, der Pest usw. ...»[165], schreibt dann Plenk. Hier zeigt sich eine, wenn auch sozusagen negative Abgrenzung von Vergiftung und Infektion, eine Abgrenzung, die vor einer systematisch chemisch-quantitativ denkenden Toxikologie nicht in Frage kam. Mit der systematisch chemischen Betrachtungsweise des «Gifts» ist sozusagen eine neue, gewissermassen methodologische Einheit des Giftbegriffes hergestellt. Alle früheren Einheitsmerkmale der «Vergiftung» – einheitliche äussere Erscheinung, z.B. übler Geschmack, perorale Giftaufnahme, Ansatz am Verdauungstrakt, Einheitspathologie und Einheitssymptomatologie, auch die frühere Unbekanntheit der Wirkungsweise – werden damit überflüssig. Dies dürfte den definitiven Durchbruch der Auffassung, Gifte könnten ganz verschiedene chemische Natur und Erscheinung haben, verschieden aufgenommen werden, an verschiedenen Orten im Körper ansetzen und verschiedenerlei Bilder hervorrufen, begünstigt haben. Allerdings lebte das Einheits-Gift immer noch – Metzger denkt, dass «der eigentliche Begriff eines Gifts» vielleicht darin liege, dass es «das Lebensprincipium» angreife[166]. Aber auch bei Metzger hat die spezielle Toxikologie weit mehr Gewicht als die nur grob umrissene allgemeine.

Die Applikationsformen, ursprünglich praktisch unzählig (vgl. S. 380ff.), in der Frühzeit der experimentellen, exakten Toxikologie (Wepfer) auf die per-orale übermässig eingeengt, vervielfachen sich wieder – allerdings nur innerhalb der Grenzen der Möglichkeiten materieller Übertragung. «Die Mittel und Wege,... Gifte... beyzubringen, sind unzählig», schreibt Metzger[167].

Chemisch sind die Gifte ganz verschiedener Natur, und ihre Wirkungen sind ganz verschieden. «Ich gestehe,» schreibt Gmelin, «dass es ausser der letztern Wirkung, dem Tode, wenige Wirkungen giebt, worinnen alle Gifte insgesamt mit einander übereinkommen... dass einige mehr unmittelbar auf die Nerven, andere mehr auf die Säfte, andere mehr auf die feste Theile, einige mehr auf die Bewegungen, die von dem wechselweisen Einfluss der Seele auf den Körper abhängen, auf die Werkzeuge der innerlichen und äusserlichen Sinne, auf die willkührliche Bewegungen, andere mehr auf die Werkzeuge der Lebensbewegungen, auch auf den Umlauf der Säfte, auf die Lunge, noch andere mehr auf die übrige Eingeweide, den Magen, die Gedärme, die Harnwege, die Leber u.d.gl. wirken»[168].

Der chemische Nachweis eines beigebrachten Gifts wird nun zum A und O des Beweises einer Vergiftung. Gerade der hervorragendste der Väter der pathologischen Anatomie, Giovanni Battista Morgagni spricht es 1761 in seinem 59. Brief (über die durch ein Gift hervorgerufenen Krankheiten) unmissverständlich aus: «Aber die Sache ist nur sicher», heisst es da, «wenn man das Gift selbst findet...» Nur als Ergänzung oder faute de mieux stützt sich die Vergiftungsdiagnose auf pathologisch-anatomische Befunde[169]. Gmelin, dessen Werk diese Auffassung zum Durchbruch bringen wird, ist gerade in diesem Punkt weniger ausschliesslich. Er stellt 18 Punkte auf, auf welche der Arzt bei Untersuchungen auf Vergiftung zu achten habe, darunter soziale (toxikologische Bildung der Beteiligten, gesellschaftlicher Umgang), biographisch-anamnestische (Krankheiten? Kummer? spezielle Speisen?), epidemiologisch-hygienische, kriminologische. Erst an 13.–18. Stelle aber steht: 13) «Muss der Arzt von dem Körper selbst zu bekommen suchen, dem der Kranke, oder sein Freund die Quelle des Übels zuschreiben, diesen sorgfältig untersuchen, und, wenn er noch unversehrt und unverändert ist, aus seinen äusserlichen Eigenschaften seine Natur zu bestimmen suchen, und sein Urtheil darauf gründen... 14) Allein öfters leisten diese äusserliche Merkmale noch lange kein Genüge... dann muss er den Körper chemisch untersuchen, ihn auf Kohlen streuen, destilliren, sublimiren, ... versetzen... 15) Aber oft bekommt der Arzt von diesem verdächtigen Kör-

per, so ungemein wenig, dass er aus dem Versuche, den er damit an-
stellt, keinen geltenden Schluss ziehen kann; dann muss er es Thieren
. . . vorwerfen . . . und sehen, ob sie es fressen, was für Zufälle darauf
folgen . . . So schloss Wepfer aus dem Umstande, dass alle Fliegen, die
an einem gewissen Wasser tranken, daran stürben, . . . auf die giftige
Eigenschaften der Körper, welche ein Kind zu sich genommen hatte.
16) Oft aber kann der Arzt gar nichts mehr von diesem Körper haben,
den man im Verdacht hat, hier kommt ihm zuweilen das Erbrechen
und der Bauchfluss des Kranken zu statten, wodurch manchmal wieder etwas von diesem Gift aus dem Körper geschafft, und ihm also die
Untersuchung leichter gemacht wird . . .» 17) Wenn sich kein verdächtiger Stoff gewinnen und analysieren lässt, bleibt dem Arzt
schliesslich «die einzige Zuflucht zu seiner Kunst übrig». Er muss
sich dann eben an der Symptomatik am Lebenden oder 18) an den
Sektionsbefunden zu orientieren suchen[170]. Damit nimmt die Analyse des fraglichen Gifts bei Gmelin unter den im engeren Sinne medizinischen Kriterien eben doch eine Vorrangstellung ein: Klinik und
Sektion taugen nur faute de mieux. Diese Vorrangstellung wird sich
nun fest etablieren. «Auf die Frage, welches sind nun die sichern Kriterien . . . einer Vergiftung auf das Verlangen des Richters?» antwortet Metzger 1793: «vorerst, dass die erwähnten Zufälle der Vergifteten
vor dem Tode und die Data der Obduction nach dem Tode . . . keine
hinlängliche Beweise einer geschehenen Vergiftung sind.» Dazu
merkt er an: «Man ist in vorigen Zeiten in Teutschland mit dem Beweis von Vergiftungen etwas sorglos und leichtsinnig zu Werk gegangen. Ich finde weder bey Ammann, noch bey Zittmann, Valentin, Hasenest [Johann Georg Hasenest, 1688–1771][171], Alberti, u.a.m. irgend
eine durch wahre physikalische Beweise hinlänglich constituirte Geschichte von Vergiftung. Höchstens achtete man etwa, wenn Arsenik
im Spiel war, auf den Knoblauchgeruch, und damit gut [vgl. S. 392].
Dass es bey der französischen Rechtspflege beynah noch leichtsinni-
ger zugieng, lässt sich aus Retz [Noël Retz, 1758–1810?] Untersuchungen über die Kennzeichen der Vergiftungen &c[172] schliessen».
«Es wird also zur völligen . . . Gewissheit die Untersuchung des Be-
stands erfordert, der in dem Magen gefunden worden; dessen Mangel
auch den Arzt in die Unmöglichkeit versetzt, eine geläugnete Vergiftung physikalisch zu erhärten.» Der Tierversuch genügt dafür nicht.
«So wie uns auch die Hofnung, das . . . Gift durch das Verbrennen des
Leichnams oder durch die Destillation der Gedärmemasse zu entdek-
ken, gänzlich trüglich scheint.» «Eben so verdächtig», fügt er in Fussnote bei, «als die Behauptung, das Herz eines Vergifteten verbrenne
nicht auf dem Scheiterhaufen» (vgl. S. 386). «Es müssen daher,» fährt
Metzger fort, «die im Magen gefundenen Reste der vermuthlichen
Gifte chymisch und nach ihren bekannten Verhältnissen mit andern

Körpern erprobt werden, damit nicht allein erhelle, ob sie wirklich Gift? sondern was es für Gifte sind? Wir müssen also ins einzelne gehn und die Prüfung der verschiedenen Gifte, jede insbesondere unternehmen. Wir fangen mit dem Arsenik an, mit welche[m] die meisten Vergiftungen geschehen . . .» (Metzger bezieht sich hier auf die alten Arsenikproben und vor allem dann auf das Hahnemannsche Verfahren (vgl. S. 82, 392) – er zitiert Hahnemann auch für die von ihm sehr geschätzte Weinprobe bei Verdacht auf Verfälschung mit Bleizucker). Wesentlich ist, dass er über die spezifischen Nachweisverfahren der einzelnen mineralischen Gifte im einzelnen referiert. «Wenn . . . bey Vergiftungen durch Pflanzengifte . . . ein Bestand von Wurzeln, Blättern, Beeren oder andern Früchten gefunden worden, so wird dieselbe durch die äussern bekannten Kennzeichen dieser Substanzen leicht zu constatiren seyn. Sind aber diese Dinge durch die Verdauungskraft schon so verändert, dass sie ihre äussere Gestalt verloren haben, oder ist ihre Spur schon gänzlich vertilgt, so fehlen uns die physikalischen Beweise des Todes durch Vergiftung»[173]. Eine organische Chemie gibt es noch nicht, aber die Lücke ist umschrieben.

Fodéré, der hier für die französische Gerichtsmedizin am Ende unserer Berichtsperiode steht, fordert – unter Bezug auf Morgagni – ebenso deutlich den spezifischen Giftnachweis. Er widmet dem Beweis der Vergiftung ein eigenes Kapitel[174]. Entscheidend sind nur Substanzfunde im Magen oder im Erbrochenen. Eine Vergiftung ist nur bewiesen, wenn diese Materialfunde für die zur Diskussion stehenden Effekte verantwortlich gemacht werden können. Als Methode der Analyse des Aufgefundenen kommen in Frage: 1. Die rationelle Methode (Klinik und Tierversuch) und 2. die Chemie. Leider ist letztere aber nur auf salzige und mineralische Substanzen anwendbar. Was aber, wenn man kein Gift findet? Fodéré hält sich hier, entsprechend seiner naturkundlichen Grundhaltung und seinem Berufsbewusstsein, zurück. Bohn und Hoffmann raten, schreibt er, auf die moralischen Umstände zu achten (auch Gmelin rät ja dem Arzt, auf das Milieu zu achten, in welchem sich die fragliche Vergiftungssache zugetragen habe: «ob die Leute, mit welchen der Kranke umgegangen . . . von einer solchen Denkungsart, und besonders von einer solchen Gesinnung gegen ihn sind, dass er [der Arzt] ihnen . . . die verruchte Absicht zutrauen konnte, den Kranken aus dem Wege zu räumen . . .»[175]? Fodéré will um diese Dinge nicht den Arzt sich kümmern lassen – sie sind Sache des Richters. Es ist die Auffassung der Gerichtsmedizin als eigengesetzliche Wissenschaft und Spezialität, die sich hier abzeichnet – ähnlich wie im Gebiet der Wunden zu jener Zeit der Arzt sich allmählich sträubte, durch sein Urteil über die «Tödlichkeit» von Verletzungen gewissermassen das Urteil des Richters vorwegzunehmen (vgl. S. 321). Im Speziellen legt Fodéré damit die moralisierende Betrachtung der Vergiftung, die im Anfang der Neuzeit gewissermassen einen Angelpunkt des Giftverständnisses überhaupt gebildet hatte, endgültig ab. Er beschliesst dementsprechend seine Ausführungen über die Gifte mit der Ablehnung der Existenz von Zeitgiften und der Möglichkeit des versteckten Wirkens von Giften (vgl. S. 384).

Die Zauberei ist im Lauf der chemisch-naturwissenschaftlichen Revision des Giftbegriffes in der zweiten Hälfte des 18. Jahrhunderts restlos aus der Lehre von den Vergiftungen ausgeklammert worden. «Die Gifte äussern aber diese Wirkung blos aus körperlichen Kräften», schreibt Gmelin, «wir haben also nicht nöthig, um die Wirkungen der Gifte zu erklären, unsere Zuflucht zu übernatürlichen Kräften, zu Zaubereyen und Hexereyen zu nehmen, wie es in den letzt verflossenen Jahrhunderten so gewöhnlich war; da ... selbst Gelehrte ... von ausgebreiteten Kenntnissen und aufrichtiger Denkungsart [hier verweist Gmelin auf Codronchis «De morbis veneficis ...»] diesen Träumereyen glaubten ...»[176]. Es hat, leitet Plenk seine «Toxikologie» von 1785 ein, «durch den Fleiss unserer neuern Naturforscher manches Gift sein Schreckhaftes verlohren, und wir wissen, dass nur die Gabe [Dosis] es schädlich macht»[177].

So konnte objektivierendes Denken in der klassischen Neuzeit der Angstbewältigung dienen, so konnten in der klassischen Neuzeit Naturwissenschaft und Glaubensinhalt verfliessen.

Anmerkungen

Vorgeschichte

1 HAASE, S. 52–53 (§ 215–§ 225); vgl. auch MÜLLER, DAVID, und SPECTOR.
   Auskunft über den modernen Stand der Datierung der Hammurapi'schen Gesetzessammlung verdanke ich Prof. Dr. J.J. Stamm, Bern. Vgl. auch GEERTS, S. 65–66.
2 5. Mos. 22, 13–21. Allfällige Zitate immer nach Zürcher Bibel.
3 3. Mos. 18, 6–18.
4 3. Mos. 18, 22–23. Die Brandmarkung der Un-zucht dient übrigens hier der Politik:
   «Ihr sollt euch durch nichts dergleichen verunreinigen; denn durch alles das haben
   sich die Heiden verunreinigt, die ich vor euch vertreiben will . . .»
5 2. Mos. 21, 12–14; 3. Mos. 24, 17–22; 4. Mos. 35, 16–34; 5. Mos. 21, 1–9. Vgl. auch
   GEERTS, S. 66–69.
6 *Zwölftafelgesetz;* vgl. auch BRITTAIN 1967, Origins . . . Lex duodecim tabularum;
   GEERTS, S. 70–72.
7 Vgl. GRAFF; KASPERS.
8 OESTERLEN, S. 166–167.
9 AMUNDSEN/FERNGREN 1977.
10 AMUNDSEN/FERNGREN 1979. Vgl. allerdings Fridolf Kudlien: Der griechische Arzt
   im Zeitalter des Hellenismus. Seine Stellung in Staat und Gesellschaft. Mainz: Akademie der Wissenschaften und der Literatur; Wiesbaden: Steiner 1979 (Abhandlungen der geistes- und sozialwissenschaftlichen Klasse Jg. 1979: 6), S. 60–61: Begutachtung als Pflichtaufgabe des öffentlichen Arztes für das römische Ägypten bezeugt. Diesen – unter anderem – Hinweis verdanke ich einem anonymen Gutachter
   des Schweizerischen Nationalfonds.
11 PLACZEK, S. 732.
12 D. 25,4,1, pr. (De inspiciendo ventre custodiendoque partu).
13 Cod. Just. 12,35,6 (De re militari).
14 GUGGENBÜHL, S. 37. Vgl. DULCKEIT, S. 263–270.
15 Vgl. MENDE, S. 82–87; OESTERLEN, S. 168–170; BRITTAIN 1966, Origins . . . : Leges
   barbarorum.
16 So z.B. von MENDE, S. 86. Mende bezieht sich auf die Leges Wisigothorum, lib. XI,
   tit. 1: «In den Westgothischen Gesetzen finden wir einige die Ärzte und ihren Lohn
   betreffende Verordnungen, und auch ein Verbot, dass sie nicht zu Gefangenen ohne
   den Gefangenenwärter gelassen werden sollen, doch die Einziehung ihres Gutachtens in gerichtlichen Fällen wird nicht gefordert. Aus allen diesen Gesetzesstellen»,
   fährt Mende merkwürdigerweise fort, «lässt sich nun wohl mit Gewissheit schliessen, dass das Gutachten der Ärzte in rechtlichen Fällen die körperliche Verletzungen betrafen, gefordert wurde . . .». AMUNDSEN 1971 äussert keine derartige Vermu-
   tung.
17 Vgl. OESTERLEN, S. 168–170; PLACZEK, S. 732–734. Vgl. überdies GRAFF, S. 91–92.
   Zur fraglichen Bedeutung der karolingischen Kapitularien s. BRITTAIN 1966, The
   history . . . Charlemagne.
18 PLACZEK, S. 731.
19 Vgl. EBSTEIN; BERGEL, speziell Anhang S. 68–88; vgl. auch RABBINOWICZ.
20 Vgl. MAIER, S. 451–452, 463, 581.
21 Decretal. Gregor. IX., Lib. V, tit. XII., c. 18: «Et quidem, si hoc ita se habet . . . ut
   peritorum iudicio medicorum talis percussio assereretur non fuisse letalis . . .»;
   Decretal. Gregor. IX., Lib. IV, tit. XV, c. 7: «Vos vero . . . a matronis bonae opinionis, fide dignis ac expertis in opere nuptiali, dictam fecistis inspici mulierem . . .»
   (zur Virginitätsbestimmung bei einer Frau, die acht Jahre lang von ihrem Gatten
   unberührt geblieben sein sollte). Und zwar sollten es sieben Frauen sein, die einen
   derartigen Befund bezeugen sollten: «hoc iurantibus cum septima manu . . .» – die
   siebente Hand erst gibt die hinreichende Sicherheit. Aus diesem Grund wird COD-
   RONCHI, S. 230 in diesem Zusammenhang von sieben Frauen sprechen.

22 FEINE, S. 251–255.
23 Vgl. GRUNDMANN; SCHIB, S. 126–128.
24 *Assises d'Antioche,* S. XX und S. 24–25 (Kapitel 8, Des procès d'une personne pour ses biens . . .); *Assises de Jérusalem,* S. 340 (Kap. 212). Vgl. auch BRITTAIN 1966, The history . . . Jerusalem; und COUSIN, S. 24–26.
25 Vgl. OESTERLEN, S. 174; PLACZEK, S. 735; SCHIB, S. 140–155; BRITTAIN 1966, Origins . . . in France; DESMAZE, S. XIII–XIV; COUSIN, S. 29–32.
26 Vgl. MOREJÓN, Bd. 2, S. 156–164.
27 CASTIGLIONI, S. 4444.
28 RUGGIERO.
29 BOHNE. Auch in Freiburg i.Br. scheint die ärztliche Wundbegutachtung seit dem 14. Jahrhundert institutionalisiert worden zu sein – vgl. NAUCK, S. 17–18; DALL'OSSO. VOLK/WARLO.
    Nach HAESER, S. 370, ist Hugo von Lucca (Ugo Borgognoni) schon 1249 als Stadtarzt von Bologna (vgl. PAZZINI 1947, Vol. 1, S. 503, 585) verpflichtet worden, in gerichtlichen Fällen Zeugnis abzulegen. SIMILI 1973.
30 BOHNE, S. 67.
31 NEUREITER; vgl. auch MICKEL, S. 217–219.
    In Freiburg i.Br. ist die ärztliche bzw. chirurgische Wundbegutachtung mindestens seit dem frühen 15. Jahrhundert institutionalisiert – vgl. NAUCK, S. 17–18; VOLK/WARLO.
32 *Town and State Physician.*
    Vivian Nutton hat im Rahmen jenes Seminars speziell die Bologneser Stadtärzte und ihre antiken Vorläufer behandelt («The classical and medieval background»). Vgl. auch BRITTAIN 1965, Origins. . . in Italy. NAUCK, S. 18–19. Zu den gerichtsmedizinischen Funktionen des Stadtarztes vgl. auch BERNET, S. 20–23.
33 BOHNE, S. 76–77, zugehörige Anm. 3, S. 77–78.
34 DIEPGEN, S. 218–227 (Das Heilpersonal am Krankenbett der Frau).
    ACKERKNECHT 1976; DESMAZE, S. 5–7, 14–15; FISCHER-HOMBERGER 1977, Hebammen und Hymen, S. 75 bzw. S. 85; GUBALKE, spez. S. 60–68; WITKOWSKI, spez. S. 650–658.
35 BERNET, spez. S. 40–48.
36 Vgl. ACKERKNECHT 1976, S. 1224; FISCHER-HOMBERGER 1977, Geschichte der Medizin, S. 148 (Gynäkologie und Geburtshilfe; abgedruckt auch in: FISCHER-HOMBERGER 1979, Krankheit Frau, S. 11–31, 130–134).
37 BRITTAIN 1965, Origins . . . Constitutio Criminalis Carolina; NEMEC 1976, S. 27, 29–30; etc. Die Tradition beginnt spätestens mit HALLER 1751, S. 803: «verum tamen ortum medicinae legalis . . . refero ad Constitutionem Criminalem Caroli V . . .»
38 Zit. nach CAROLINA. Vgl. KASPERS, S. 132.
39 «England . . . lagged literally centuries behind the Continent in the developing field of forensic medicine», schreibt FORBES 1978, S. 42, vgl. auch FORBES 1981, S. 296. Vgl. BAKER; Ärzte traten vorwiegend in der Funktion des «expert witness» auf, vgl. CORNELIUS.
    GARRISON and MORTON geben als ersten britischen Beitrag zur forensischen Medizin von einiger Bedeutung HUNTER (1784, Lungenschwimmprobe) an. Als erstes Lehrbuch nennen sie Samuel Farr: Elements of medical jurisprudence, London 1788, welches indessen offenbar lediglich eine gekürzte Übersetzung von FASELIUS (ein für seine Zeit übrigens nicht sehr aufgeklärtes Lehrbuch); bereichert um ein Kapitel «upon madness», ist (vgl. PERCIVAL, S. 142; CHAILLÉ, S. 413, NEMEC 1976, S. 67). Nicht zu vergessen ist jedoch das 4. Kapitel in Percivals «Medical ethics» von 1803 «On professional duties, in certain cases which require a knowledge of law», PERCIVAL, S. 120–166.
    In Russland hat Peter der Grosse wesentliche rechtliche Grundlagen für die ärztliche Expertentätigkeit, wenigstens auf dem Gebiet der Wundbegutachtung, geschaffen. Vgl. GUEORGUIEFF; NEMEC 1973.

Standesgeschichte

1 Wie dies die Wissenschafts- bzw. Wissenssoziologie prinzipiell spätestens seit den 40er Jahren unseres Jahrhunderts aufzeigt; vgl. MERTON.

Die Chirurgen

1 Und zwar offenbar nicht infolge von Zufälligkeiten der Quellenlage. Venedig hat noch 1373 in einem Verletzungsfalle zwei Bologneser Chirurgen als Gutachter beigezogen. Zur Geschichte der Gerichtsmedizin in Venedig vgl. überhaupt RUGGIERO.
2 MUENSTER 1956. Aus demselben Jahr 1287 datiert ein Rapport, durch welchen zwei Ärzte eine zu gerichtlicher Diskussion stehende Wunde als nicht-tödlich erklärten. SIMILI 1973, S. 93.
3 Nach BOHNE, S. 80, werden in einem Bericht von 1294 zwei «medici» auch als «medici de arte cirorgie» bezeichnet. Vgl. auch VOLK/WARLO, S. 109.
4 Urk. 25, Zettel zu f. 23^A. Die letzte Zeile von «Die» bis «verum esse» «von der Hand des Gerichtsnotars, das übrige von fremder, wahrscheinlich der Hand eines der Ärzte», notiert KANTOROWICZ 1907, S. 233 dazu.
5 Ibid., Fussnote.
6 BOHNE, S. 81. Für weitere frühe ärztliche Wundbegutachtungen vgl. SIMILI 1942.
7 BOHNE, S. 80: «Bologna 1294 . . . die beiden Ärzte . . . erstatten, nachdem ihre Namen aus dem Beutel gezogen sind, dem Strafrichter . . . Leichenschaubericht . . .»
8 SIMILI 1943.
9 Vgl. *Town and State Physician*, Beitrag V. Nutton.
10 Dies und zum Teil das Folgende nach KOSCHAKER, S. 59–71.
11 RASHDALL, vol. 2, S. 209; BULLOUGH 1966, S. 76–81; COBBAN, spez. S. 20 und 178. Hinweis auf verschiedene historische Werke verdanke ich Katharina Wäckerlin-Swiagenin.
12 LIPINSKA, S. 32–33.
13 FRANCESCO, Die Universitätsstadt Bologna, S. 2807.
14 «qui omnes de mandato domini Jacobi iudicis domini potestatis ad malefficia viderunt Açolinum quondam Dominici Honeste mortum, quo visi per eos dicunt eorum sacramento de novo facto concorditer predictum Açolinum ex veneno aliquo mortuum non fuisse, sed potius et certius ex multitudine sanguinis agregati circa venam magnam, que dicitur vena chilis et venas epatis propinquas eidem, unde prohibita fuit spiritus quia ipsum in totum corpus efluxio et facta caloris innati in toto mortifficatio sive extincio ex quo post mortem celeriter circa totum corpus denigratio facta est, quam pasionem adesse predicto Açolino predicti medici sensibiliter cognoverunt visceribus eius anathomice circumspectis.» Zit. n. SIMILI 1941, S. 6–7.
15 Zu Varignanas gerichtsärztlicher Tätigkeit im allgemeinen vgl. SAMOGGIA, S. LIII–LXXV.
16 SINGER, S. 73. Zur Frühgeschichte der Sektion vgl. im übrigen WOLF-HEIDEGGER/CETTO, S. 7–8.
17 SINGER, S. 70–73. Ähnlich WOLF-HEIDEGGER/CETTO, S. 15 und VOLK/WARLO, S. 101.
18 WOLFF, spez. S. 253–256. Insgesamt betont Wolff aber eher die spätere, unabhängige Entwicklung von gerichtlicher und anatomischer Sektion.
19 EULNER, S. 159. Vgl. allerdings Anm. 9 zu S. 90, MICKEL, S. 218.
20 Es hat also auf dem Gebiet der gerichtlichen Medizin nicht nur keine Diskriminierung der Chirurgie gegeben (EULNER, S. 159), sondern sogar eine Bevorzugung vor den «gelehrten» Ärzten.
21 SIMILI 1943, S. 3; 1973, S. 93.
22 KANTOROWICZ 1907, S. 120.
23 Die Angaben über Ugo Borgognonis Todesjahr variieren: PAZZINI 1947, Vol. 1, S. 503, gibt «verso il 1258»; FORNI, S. 16, gibt das Jahr 1258; FRANCESCO, Die medizinische Fakultät . . . , S. 2816, gibt 1252 an (nach Castiglioni); SINGER, S. 71, nennt das Jahr 1240.

24 FORNI, S. 16–19; BRUNN, S. 151–162; ACKERKNECHT 1950/51, S. 1288.
25 ROST; Vgl. auch GURLT, Bd. 1, S. 754–765.
26 SINGER, S. 72.
27 Vgl. PALMER.
28 FRANCESCO, Die medizinische Fakultät . . . , S. 2813–2815.
29 SINGER, S. 72.
30 † nach 1325 nach W. Haberling in: *Biograpisches Lexikon.*
31 Alles nach FRANCESCO, Die medizinische Fakultät . . . , S. 2813–2815.
32 DANTE, S. 144–145 (12. Gesang, 83). Zeilen 82–85 lauten: «Nicht durch die Welt, die wendet ihre Mühe / Auf den von Ostia und den Arzt Taddäus (ad Ostiense ed a Taddeo) / Nein, durch die Liebe zu dem wahren Brote / ward er in kurzer Zeit ein grosser Lehrer». Dass an jener Stelle mit «Taddeo» der Arzt Taddeo Alderotto angesprochen sei ist wahrscheinlich. Vgl. DANTE, Kommentar, S. 244.
33 JANOVSKY, S. 23.
34 PLACZEK, S. 735.
35 COLITTA, S. 61–67.
36 O'MALLEY 1964, S. 33–34, Fussnoten 52 und 105 zu Kap. 6, S. 432 und 433.
37 Ibid., S. 58; O'MALLEY 1963; LÓPEZ, S. 312–313; LÓPEZ/NAVARRO/PORTELA, S. 156–158; Vgl. auch LÓPEZ/BUJOSA/TERRADA, S. 4, 5, 55.
38 Vgl. LÓPEZ/NAVARRO/PORTELA, S. 195.
39 LÓPEZ/BUJOSA/TERRADA.
   1556 fragte Kaiser Karl V. die Universität von Salamanca an, «an salva conscientia cadaver humanum ad perspiciendam atque addiscendam illius structuram secari possit» – die Antwort lautete bejahend. Nach NEMEC 1976, S. 32–33; MENDE S. 110.
40 Ruiz MORENO.
41 DUSOLIER, S. 214–215.
42 Vgl. auch USANDIZAGA.
43 Vgl. BALLESTER, spez. S. 90–92; LÓPEZ, S. 314–323; LÓPEZ/NAVARRO/PORTELA, S. 156–164.
44 CORBELLA.
45 FRAGOSO; Bl. 286 v.–Bl. 305 v. (Tratado secundo). Vgl. PANCHON; auch CORBELLA.
46 Vgl. LÓPEZ, S. 34–35.
47 SINGER, S. 73.
48 Vgl. GURLT, Bd. 1, S. 765–791; Bd. 2, S. 34–77.
49 Garcia DEL REAL, S. 37–42 (La escuela de medicina de Montpellier); LÓPEZ, S. 309.
50 Vgl. GURLT, Bd. 2, S. 77–107; auch BRUNN, S. 166–169.
51 PAREUS (PARÉ) 1841, t. 3, S. 46 (19. Buch, «Livre traitant des monstres et prodiges», Kap. 22).
52 PAREUS 1635, S. 973 (Ein kurtzer und gründlicher Unterricht, Wie sich ein jeder Wund Artzt, so er etwan eines Verwundeten, oder anderer Patienten halben, von seiner Obrigkeit vorgestellt und gefragt wird, zu verhalten habe . . .) bzw. PARÉ 1841, t. 3, S. 651 (Le vingt-septième livre, traitant des rapports, et du moyen d'embaumer les corps morts).
53 CODRONCHIUS 1597.
54 MAZZINI 1924; MAZZINI 1940.
55 FIDELIS.
56 PIERRO; NEMEC 1976, S. 36–37.
   Nach Pierro lautet der volle Titel von Ingrassias Werk transskribiert: Methodus dandi relationes pro mutilatis torquendis, aut a tortura excusandis: pro deformibus, venenatisque iudicandis: proque elephanticis extra urbem propulsandis, sive intus urbem domi sequestrandis, vel fortassis publice conversari dimittendis, ac pro semestrium, octimestrium, undecimestrium ac aliorum, sive maiorum sive minorum successoribus defendendis, deque frigidis, aut impotentibus, et maleficiatis, ac tandem pro gemellorum duorum, sive plurium, primogenio determinando.»
57 Auch die Wundenlehre kennt die Gefährlichkeit der Verletzung der Schläfe – und zwar des Schläfenmuskels. «Tempora etiam incidere, ac superiori praesertim parte, plenum periculi est: subest enim musculus temporalis: qui cerebro per multos nervos consentit, ex cujus etiam laesione convulsio, febris, sopor, atque delirium facile excitantur» schreibt FIDELIS, S. 326–327. Vgl. auch Anm. 43, S. 153.

410

58 Ibid., S. 319–326, 326–329.
59 Vgl. GREIVE, S. 116–117; MAIER, S. 626–627.
60 CASTRO 1614.
61 GARRISON and MORTON, S. 153: «One of the first «modern» works on medical ethics.»
62 CASTRO 1614, S. 53–57 (Liber secundus de disciplinis medico necessariis, Cap. 1).
63 Id., S. 65–69 (lib. 2, Cap. 3, Medicum chirurgum esse oportere).
64 *Biographisches Lexikon.* Papst Gregors XIII. «Medico accreditur in sua medicina» (1580) dürfte mit zum Hintergrund des Phänomens Zacchia gehören. Vgl. NEMEC 1976, S. 37.
65 FIDELIS, S. 335–336 (Lib. 2, Sect. 8, Cap. 7, Animadversiones quaedam medicis in referendo utilissimae: «favorabiblis semper habenda est Medici causa»).
66 ZACCHIAS (2 Paginierungen: das 1. Buch umfasst die erste Pag., S. 1–127, mit dem 2. Buch beginnt die Paginierung neu. Zitate aus dem 1. Buch sind mit «1. Pag» gekennzeichnet), S. 371–375 (Lib. 6, Tit. 1, De medicorum erroribus a lege punibilibus, Qu. 1 und 2).
   PAZZINI 1960, Paolo Zacchia; PAZZINI 1960, Elogio.
67 WELSCH 1660, Lit. I. col. 1–Lit. L. col. 8 (Kap. 15: De necessariis legitimae vulnerum inspectionis requisitis).
68 Vgl. sein Buch: BOHN 1689.
69 BOHN 1704, S. 553–556.
70 Ibid., S. 478–528 (1. Teil, Kap. 22 De chirurgicis remediis).
71 BAUMER 1778, S. 7–8 (1. Teil, Kap. 2, § 3: Chirurgus forensis).
72 Mende nennt einen gewissen WEBER den Übersetzer der Hallerschen Vorlesungen: MENDE, S. 225.
   S.a. METZGER 1786, S. 20: «Dem Herrn D. Weber zu Heilbronn haben wir die Übersetzung . . . zu danken.»
   Es handelt sich wohl um Friedrich August Weber (1753–1806), geboren zu Heilbronn, 1782–1786 Armenarzt in Bern, darauf bis zu seinem Tod in seiner Vaterstadt, der als fleissiger Übersetzer «rühmlichst bekannt» ist (J. Pagel in: *Biographisches Lexikon).*
73 HALLER 1782, Bd. 1, S. 24 («Einleitung des Übersezers»). Die Arbeit mit diesem Werk muss mit Heterogenität und gelegentlichen Unklarheiten in bezug auf die Herkunft und damit die Datierung des Inhaltes rechnen. Sie ist aber interessant, gerade weil die vorliegende Edition gewissermassen aus drei Perioden Gerichtsmedizin des 18. Jahrhunderts geschichtet ist: die auf TEICHMEYERUS (1723) basierenden Vorlesungen Hallers von 1751, 1782–84 überholt und ergänzt herausgegeben von F. A. Weber (Anm. 72 zu S. 50). «Die Vorlesungen, welche hier in der Übersezung mit Vermehrungen erscheinen, wurden im Sommerhalbjahr 1751 zu Göttingen gehalten; der Name des ältesten Sohns des Verfassers, welcher sie aus dem väterlichen Mund nachgeschrieben hat, ist Bürge für die Ächtheit des Manuscripts», schreibt Weber 1780 in seiner Vorrede. Und weiter: «Der Übersezer hatte mehr als einen Grund vor sich, das im ganzen Werke zur Seite liegende Teichmeyerische Lehrbuch mehr als eine Schrift zu betrachten, die er zum Leitfaden der Abhandlungen, als zum übersezen gebrauchen müsse. Seine Ergänzungen hielt er für eine Pflicht, die er diesem von ihm herausgegebenen Buche so schuldig war, als Haller selbst seinen Werken seines Leydenschen Lehrers . . . Alles, was den Fortgang des Lesens . . . würde unterbrochen haben, ist am Ende der Schrift . . . aufbehalten worden» (1. Bd., S. 283–432, 2. Bd. 2. Teil, S. 179–422, diese «Allegaten» etc. sind offenbar von Weber zusammengetragen). «Der vorgesetzte Jnhalt hebt einigermassen die Schwierigkeit, das zum Grund liegende Teichmeyersche Handbuch, Hallers Commentar, und die Nachlese des Herausgebers zu unterscheiden. Die Einleitung und das ziemlich vollständige Verzeichniss der Schriften aus der Arzneykunde ist ganz von dem Übersezer,» heisst es daher schon 1786 in Metzgers «Bibliothek» (METZGER 1786, S. 20). Das Inhaltsverzeichnis gibt indessen meist in einigem Detail die Quellen der einzelnen Abschnitte an; es soll in Klammern jeweils in Anführungszeichen angegeben werden, was sich da findet, ohne Anführungszeichen, was aus den Allegaten stammt. Hallers Originalkommentare scheinen im Text durchwegs in Anführungs-

zeichen gesetzt zu sein (Vorrede: «Man lernt aus diesem Werke den verewigten Verfasser auf einer Seite kennen die eben so interessant ist, als die bereits bekannten.») Mit Asterix scheinen Nachträge des Übersetzers und Referate aus von diesem zugezogenen Schriften gekennzeichnet zu sein.

74 Vgl. etwa KOHBERG, S. 4–5.
75 FISCHER-HOMBERGER 1977, Geschichte der Medizin, S. 141–142. ACKERKNECHT 1967, Medicine at the Paris hospital, S. 25.
76 DANIEL 1784, S. 73.
77 Nicolas des Blegny: La doctrine des rapports en chirurgie. Lyon 1684, zit. n. DANIEL 1784.
78 Vgl. DEVAUX.
79 ESCHENBACH, S. 7–8.
80 Die Angaben über Plenks Geburtsjahr variieren. Eine Mehrheit von Autoren gibt 1738, darunter die Biographie médicale und John E. LANE in Arch. Derm. Syph. (Chic.) *28* (1933) 193–214 (Joseph Jacob Plenk 1738?–1807). Andere geben 1732, das Biographische Lexikon 1733, NEMEC 1976, 1739.
81 PLENK 1781. Zitiert wird jeweils die deutsche Übersetzung: PLENK 1782 (dritte Auflage in demselben Verlag bereits 1793 als «Anfangsgründe der gerichtlichen Arzneywissenschaft»). Vgl. NEMEC 1976, S. 64–65, 70.
82 PYL.
83 Vgl. auch JAROSCH.
84 TEMKIN 1951.

Die Hebammen

1 Wir sind uns bewusst, dass das heutige kanonische Recht und die Doktrin sehr scharf einerseits zwischen ziviler Scheidung, andrerseits kanonischer Ungültigkeit, Auflösung und Trennung unterscheidet. Da diese terminologische Unterscheidung erst nach der Einführung im vergangenen Jahrhundert der bürgerlichen Ehescheidung wichtig geworden ist, und da die Quellen, mit denen wir uns befasst haben, nicht immer zwischen Scheidung im heutigen technischen Sinne und Ungültigkeitserklärung unterscheiden, haben wir es vorgezogen, selber zwischen Scheidung und Ungültigkeitserklärung nicht zu unterscheiden. Vgl. Emil Friedberg: Das Recht der Eheschliessung in seiner geschichtlichen Entwicklung. Nachdr. der Ausg. Leipzig 1865, Aalen: Scientia 1965. Ich danke Herrn Eugenio Corecco, Prof. für Kirchenrecht an der Universität Freiburg, für diese Anmerkung und andere mir freundlich geleistete Hilfe.
2 BERNET, S. 40.
3 Vgl. BOEHME.
4 BOHN 1704, S. 562.
5 GUBALKE, S. 69; vgl. HOERNIGK 1638, S. 152–164 (Tit. 14 «Von den Obristen Matronen, geschwornen Weibern oder Beeydigten Frawen» und Tit. 15 «Von den Hebammen oder Wehemüttern»).
6 CAROLINA, vgl. S. 25.
7 SIEGEMUNDIN, Titel.
8 GUGGENBUEHL, S. 38–39.
9 S. Anm. 21 zu S. 22.
10 Daher Berufsbezeichnungen wie «Wehe-Mutter»; der Ausdruck «Matrone» stellt die Beziehung zwischen der Mutter und der Frau überhaupt her. BOHN selbst (1704, S. 572–73) lehnt diese Forderung ab, ebenso SIEGEMUNDIN, Nöthiger Vorbericht 1. Wie übrigens schon Soranus von Ephesus im frühen 2. Jahrhundert, worauf mich freundlicherweise H.M. Koelbing aufmerksam machte.
11 Vgl. DONNISON, BENEDEK 1977.
12 Ruiz MORENO, S. 42–43; García DEL REAL, S. 14. MUENSTER 1952; MUENSTER 1954; VERMA/KESWANI; LIPINSKA, S. 27–33.
13 SIMILI 1951, Un referto . . . , vgl. auch ALBAREL.

14 Vgl. auch BRITTAIN 1967, Origins . . . in France, S. 27; BENEDEK 1977.
15 PAREUS 1635, S. 804 (23. Buch «Von der Geburt des Menschen . . .», Kap. 42 «Von dem Häutlin Hymen genandt»).
16 Ibid., S. 980.
17 Vgl. AMMANNUS 1670, S. 395–399 (Fall 76, 1626); ZACCHIAS, S. 403–405 (Lib. 6, Tit. 1, Qu. 12 De obstetricum erroribus); BOHN 1704, S. 668 (Foetus vivus, antequam respiravit variis technis interfici potest); auch FORBES 1966, spez. S. 126–132; DARMON, S. 206–209; FISCHER-HOMBERGER 1977, Hebammen und Hymen, S. 78–79.
18 CODRONCHIUS 1595, Bl. 103 r. u.v. Vgl. auch MALLEUS, Teil 1, S. 93, 157–159 («Dass die Hexen-Hebammen die Empfängnis im Mutterleibe auf verschiedene Weisen verhindern, auch Fehlgeburten bewirken und . . . die Neugeborenen den Dämonen opfern . . .»), Teil 2, S. 135–146.
19 CODRONCHIUS 1597, S. 196–197.
20 AUGENIUS 1597, Epistolaorum . . . S. 331–334 (Tom. 2, Cap. 6–7).
21 FIDELIS, S. 354.
22 Ibid., S. 332–334 (Lib. 2, Cap. 6 Obstetrices quomodo in suo exercendo munere errasse deprehendi possint?).
23 Ibid., S. 337–339 (Lib. 3, Sect. 1, Cap. 1 De vulgaribus signis virginitatis).
24 Ibid., S. 412.
25 Ibid., «Explicatio . . .». Das Gedicht stammt vermutlich von Ammann selbst. Jedenfalls fehlt es in der ersten Auflage.
26 CASTRO 1617. Ein anderes, noch früheres Werk «De morbis muliebribus» (1582) stammt von Geronimo Mercuriali (vgl. S. 358 und zugehörige Anm. 13).
27 CASTRO 1614, S. 259–260.
28 ZACCHIAS, S. 404.
29 Allerdings berichtet Zacchia (ref. n. BOHN 1704, S. 566–567) in einem Consilium (41) über einen Fall, da Hebammen sich über eine fragliche Jungfrauschaft uneinig waren und ein vom Richter um sein Urteil gebetener Medicus den Streit entschied. Dieses Consilium findet sich in den von mir benützten «Quaestiones» nicht. Vgl. MAEDER, Hanspeter.
30 ZACCHIAS, S. 405.
31 MENDE, S. 143.
32 BOHN 1704, S. 560–575.
33 Ibid., S. 585–586.
34 NEMEC 1976, S. 43.
35 Zit. n. DEVAUX, S. 367. Guy DE CHAULIAC 1550, Bl. 264 r.–265 r. (6. Buch, Kap. 7, Abschnitt «Des passions de la verge, & premierement d'infrigidation & malefaction» und «Des signes»). Vgl. Guy DE CHAULIAC 1585/1976, S. 353–354 (Tract. 6, Doct. 2, Cap. 7 «De passionibus virgae . . .»).
36 Zit. n. BRITTAIN 1964, S. 125.
37 Id. Tagereaus «Discours sur l'impuissance de l'homme et de la femme» Paris 1611 zitiert auch PITAVAL t. 11, spez. S. 84, dieser Band ist aber insgesamt zu grossen Teilen dem Congrès gewidmet. Tagereau war, nach NEMEC 1976, S. 43, «lawyer of Parliament in Paris».
38 CASTRO 1617, 2. Teil, S. 364–365.
39 Zit. n. HALLER 1782, Bd. 1, S. 386 (Allegaten), nach Antoine Hotman: Traité de la dissolution du mariage par l'impuissance et froideur de l'homme, ou de la femme, erstmals Paris: Estienne 1581, später vielfach neu aufgelegt; vgl. PITAVAL, Bd. 11, S. 82 ff.
40 Vgl. Anm. 1 zu S. 53.
41 VENETTE, S. 453–455 (Partie 4, Kap. 1, Art. 2 «Du congrés»).
42 DEVAUX, S. 368.
43 Ibid., S. 371. Zur Geschichte des Congressus s.a. LOCARD, S. 127–132; BENEDEK 1980.
44 DEVAUX, S. 15.
45 BOSE, Caspar, 25. Febr. 1729. Die Lebensdaten des Caspar Bose habe ich bislang nicht auffinden können.

413

46 Joh. le Bon: Therapia puerperarum Kap. 2. In: Gynaeciorum sive de mulierum affectibus, Basel 1586, zit. n. BOSE, Caspar, 25. Febr. 1729, S. 8.
47 BOSE, Caspar, 25. Febr. 1729, S. 6.
48 BOSE, Caspar, 30. Sept. 1729.
49 «... cum et manus obstetricum et oculus sepe fallatur ...» (Decretum Gratiani, pars II, causa XXVII, c. 4); «... et quia, ut dicit canon, saepe manus fallitur et oculus obstetricum ...» (Decretal. Gregor. IX., Lib. II, tit. XIX, cap. 14) – eine von den vielen Auskünften, die ich Prof. Pio Caroni, Bern und Prof. Eugenio Corecco, Fribourg, verdanke. AUGENIUS 1597, Epistolarum ..., S. 334 (Bd. 2, Kap. 7); BOSE, Caspar, 30. Sept. 1729, S. 7; BOHN 1704, S. 565 und 637; MORGAGNUS, t. 5, S. 37–43 (Joannis Baptistae Morgagni suo, et collegarum nomine scribentis Responsum medico-legale circa obstetricum judicium de mulieris virginitate).
50 DANIEL 1784, S. 73–74.
51 Vgl. ROHLFS, S. 283–342 (Johann Georg Röderer).
52 TEICHMEYERUS. «In Deutschland waren Teichmeyers 'Institutiones ...' ... lange Zeit das gebräuchlichste Lehrbuch», EULNER, S. 159.
53 Vgl. ACKERKNECHT 1950/51, S. 1297.
54 HALLER 1782, t. 1.
55 OSIANDER 1813.
56 TEICHMEYERUS, S. 29–30.
57 HALLER 1782, t. 1, S. 49. Dieser Text hält sich ziemlich eng an TEICHMEYERUS, S. 29–30; dann «Hallerische Anmerkung über diese Frage».
58 MORGAGNUS, t. 5, S. 37–43 (wie Anm. 46 zu S. 57). Vgl. FISCHER-HOMBERGER 1977, Hebammen und Hymen, S. 92–94.
59 MENDE, S. 144.

Die Apotheker

1 Vgl. ARTELT.
2 So heisst es auch im *Zwölftafelgesetz,* S. 54–55: «Qui venenum dicit, adicere debet, utrum malum an bonum; nam et medicamenta venena sunt» (VIII, 25; dasselbe auch D. 50, 16, 236 pr.).
  Wie sich auch das deutsche «Gift» vom neutralen «Geben» ableitet und das französische «poison» von der lateinischen «potio», dem Trank. Wobei die neutralen Bezeichnungen auch die Funktion von Euphemismen gehabt haben dürften.
3 Vgl. DANN, S. 35–38.
4 FRIEDRICH II., S. 304–307 (Buch III, Tit. XLVI De medicis; Von den Ärzten).
5 BERENDES, S. 85.
6 Ibid., S. 109–117. Ein Text des Arztes und Humanisten Jacques Dubois Sylvius (1478–1555), der im massgebenden Dispensatorium des Valerius Cordus (Nürnberg 1546) abgedruckt ist, nennt den Apotheker die «dextera manus» die recht Hand, des Arztes – vgl. SCHMITZ 1979, S. 2147–2148.
7 Vgl. SCHNEIDER 1972, S. 29–38.
8 Vgl. SIGGELL; S. 1–6 (Einleitung: Ğabir und seine Schriften); LEVEY; KANAWATI.
9 Vgl. GOLTZ, 334–348.
10 Ibid., S. 357.
11 SCHMITZ 1966, S. 36.
12 Zit. n. DILG.
13 Vgl. FISCHER-HOMBERGER 1976; SEIDEL, S. 87–92. Seidel arbeitet vor allem heraus, wie vom 14. Jahrhundert an in Deutschland «der auf der Universität ausgebildete Arzt sich als Verordner etabliert ... unter Zurückdrängung aller anderen im Heilwesen und -gewerbe Tätigen, einschliesslich der darin wirkenden Frauen.»
14 PARACELSUS, Bd. 8 (Schriften aus dem Jahre 1530), S. 44–45 (Vorrede und erste beide Bücher des Paragranum. Entwürfe und erste Ausarbeitung ...).
15 Vgl. DAEMS/KEIL; STOLL.
16 Vgl. etwa MILT. SMITH, S. 314.

17 Pareus (Paré) 1841, t. 3, S. 661 (Fussnote 2 zu S. 660).
18 Ibid., S. 284 (livre 23, Kap. 1).
19 Ackerknecht 1970, S. 67–70. Ackerknecht verweist hier auf Gerald Schröder: Die pharmazeutisch-chemischen Produkte deutscher Apotheken im Zeitalter der Chemiatrie. Bremen: 1957 (Veröffentlichung aus dem pharmaziegeschichtlichen Seminar der technischen Hochschule Braunschweig). (Dissertation)
20 Berendes, S. 63.
21 Vgl. Schneider 1972, S. 129–130.
22 Haller 1784, Bd. 2, 2. Teil, S. 114 (Aus «Anhang, aus dem Lateinischen des Hrn. von Haller»).
23 Castro 1614, S. 69–71 (Lib. 2, Cap. 4 «Indecens esse, medicum seplasiarij munus exercere»).
24 De Castro bezieht sich hier auf Galenus, t. 17/2, S. 229–230 (In Hippocratis epidemiarum librum sextum commentarius 5,1; Ed. Chart. IX, 512). Von den ministri medici ist da allerdings die Rede, von herbarii, unguentarii, coqui, von Apothekern, pharmacopoei und Hebammen jedoch nicht.
25 Vgl. Dann, S. 24 Seplasia: Strasse in Kapua, wo Salben verkauft wurden.
26 Nach Schmitz 1966, S. 99.
27 Zacchias, S. 400–403 (Lib. 6, Tit. 1, Qu. 10 und 11).
28 Vgl. ibid., S. 633–634: Zacchias zählt die remedia pharmaceutica neben den «diaetetica» und den «chirurgica» zu den «remediis medicis».
29 Bohn 1704, S. 426–478 (De administratione pharmaciae).
30 Ammannus 1670; Valentini, Pandectae, S. 199–253 (Pand.pars 1, Sect. 6 De responsis pharmaceutico-forensibus, Cas. I–XXX). Vgl. Veith.
31 Valentini Pandectae, S. 196–199 (Introductio zu den «responsis pharmaceutico-forensibus»).
32 Sir Richard Blackmore: A treatise upon the small-pox, in two parts . . ., London 1723, S. VIII, zit. n. Fischer-Homberger 1970, Eighteenth-century nosology . . ., S. 398.
33 Zit. n. Ackerknecht 1970, S. 67. Das Originalzitat habe ich bislang nicht finden können.
34 Zimmermann, 1. Teil, S. 187–188.
35 Vgl. Haller 1784, Bd. 2, 2. Teil, S. 114–118.
36 Daniel 1784, S. 75–76, 73, 70.
37 *Biographisches Lexikon.*
38 Vgl. Fischer-Homberger 1976, S. 1355–1356.
39 Vgl. Anm. 72 zu S. 50.
40 Haller 1782; 1784, Bd. 1, S. 24 (Einleitung des Übersezers) und Bd. 2, 1. Teil, S. 93 (* § 4. Medicinalwesen).
41 Zit. n. Guggenbuehl, S. 42–43.
42 Zit. n. Mende, S. 119.
43 Vgl. Schneider 1972, S. 157–158; Dann, S. 57.
44 Haller 1782, Bd. 1, S. 24 (Einleitung des Übersezers).
45 Guggenbühl, S. 43.
46 Gundelach.
47 Hahnemann, S. IV–V.
48 Orfila 1819, Bd. 1, S. XI–XIII; vgl. Fischer-Homberger 1975, Bemerkungen . . .

Die Juristen und Behörden

1 Vgl. Granjel, S. 56–60.
2 Castro 1614, S. 1–53 (1. Buch), spez. S. 34–37 (Kap. 10 Medici scientiam nobilem esse, et quem in scientiarum ordine locum teneat) und S. 42–53 (Kap. 12 Iurisprudentiae et medicinae comparatio). Der Nachweis des Vorrangs der Medizin vor der Jurisprudenz hat auch Jerónimo Merola aus Barcelona (República original sacada del cuerpo humano, 1587) beschäftigt – vgl. Corbella, S. 329.

3 ZACCHIAS, S. 429–461 (Lib. 6, Tit. 3 De praecedentia inter Medicum, et Iurisperitum).
4 REIES, S. 1–28 («An verum sit, Medicos aliquando Roma pulsos?... Medicina ab hac calumnia vindicatur...» und «Iurisperitus an Medico praeferendus et altiori honoris gradu collocandus?»)
5 AMMANNUS 1670, Blatt C2 (Praefatio).
6 FRANK 1780–1788 – vgl. Bibliographie.
7 Vgl. SZACKI, S. 56: Manche Forscher charakterisieren die Aufklärung überhaupt als die Periode der Aufmerksamkeit auf die gesetzliche Regulierbarkeit der Phänomene («the legal Weltanschauung»).
8 FODÉRÉ 1799.
9 CASTIGLIONI, S. 4444. Es ist in diesem Zusammenhang interessant, dass in Parma bereits im Jahre 1286, im Zuge der Suche nach den Ursachen eines Seuchen-Sterbens, Leichen eröffnet wurden. Vgl. MICKEL, S. 218.
10 Für das Beispiel des Kurfürstentums Bayern hat HOFFMEISTER den Einfluss der Leib- und Hofärzte genau untersucht. Gesetzgebung als multidisziplinäre Disziplin s. NOLL 1973, S. 64–72.
11 Vgl. etwa FISCHER, Alfons, Bd. 1, S. 323–331.
12 «Tractatus brevis de natura et causis pestis quae hoc anno 1596 Hamburgensem civitatem affligit...» Hamburg 1596, zit. n. *Biographisches Lexikon.*
13 PIERRO, S. 4. Vgl. auch PAZZINI 1960, Elogio, S. 7.
14 In: Gregor Horst: Kurtze nothwendige Berichte. Giessen 1624, zit. n. *Biographisches Lexikon.*
   In: HORSTIUS, Bd. 2, S. 339–343 finden sich ein Consilium von Jakob Horst (anlässlich einer Pestepidemie im Jahre 1597) und eine Instruktion, offenbar von Gregor Horst stammend (an die Giessener Kollegen anlässlich einer Pest von 1611), betreffend die Pest.
15 PAREUS 1635, S. 704–705 (21. Buch Von der Pestilentz..., Kap. 10).
16 CODRONCHIUS 1597, S. 225.
17 CODRONCHIUS 1603.
18 FIDELIS.
19 «Die amtsärztliche Funktion schloss von vornherein die gerichtsmedizinische Gutachtertätigkeit ein. Die öffentlich-hygienische Funktion, namentlich die Seuchenbekämpfung, kam später dazu...», schreibt Huldrych M. Koelbing (Brief vom 12.9.1980). «Die amtsärztliche Tätigkeit war ursprünglich in die therapeutische Tätigkeit (für die Armen), eine Gutachtertätigkeit (Sondersiechenschau, Abklärung von Impotenz usw.) und später die kontrollierende Tätigkeit (Apotheker, Chirurgen und Hebammen) gegliedert. Mit der Zeit wurde der Amtsarzt dann zudem verpflichtet (ab 16. Jahrhundert in unsern Breitengraden, 1348 in Venedig), auch in Seuchenzeiten da zu bleiben» schreibt Vera Waldis (Brief vom 12.9.1980).
20 Vgl. ROSEN 1958, S. 111–120.
21 Vgl. auch FRANK 1788, Bd. 4, S. 449–519 und spez. S. 449–451 (Von Verletzungen durch Schlägereyen, Meuchelmord, Zweykämpfen, Selbstmord etc.): «Ich glaube bereits einen sehr guten Rath zur Verminderung der so oft tödlichen Schlägereyen gegeben zu haben, dass man dem unmässigen Genusse des Weins und Brandweins Schranken setze... Allein ich habe noch verschiedenes dahier zu erinnern... Unter etwas bessern Ständen ist nehmlich die [All-]Gemeinheit verletzender Werkzeuge oder Waffen, eine alltägliche Ursache blutiger Raufereyen... Karl der Grosse suchte schon diesen uralten deutschen Gebrauch, allzeit bewafnet zu gehen, abzuschaffen; allein das Verboth hatte keinen Erfolg...»
22 ZACCHIAS, S. 173–174 (Lib. 3, Tit. 3 De peste, et contagio, Qu. 1, §§ 1–14).
23 Ibid., S. 341 (Lib. 5, Tit. 4 «De aere, aquis, et locis»). Vgl. auch PAZZINI 1964.
24 FIDELIS, S. 1.
25 Jedenfalls erscheint Eulners (EULNER, S. 160) Auffassung, die Gerichtsmedizin sei erst gegen Ende des 18. Jahrhunderts in unglücklicher Weise mit der Hygiene verklammert worden, so nicht haltbar. Vgl. auch BUDVÁRI. KAISER/SIMON, S. 35–39.
26 Vgl. ROSEN 1953, Cameralism...

27 TEICHMEYERUS, S. 154–160 (Kap. 19 De peste – Kap. 17 De morbis fictis, sive simulatis; Kap. 18 De morbis dissimulatis, sive celatis; Kap. 20 De venenis et veneficiis).
In Venedig hat es deshalb «bocche», Briefkästen zur Aufnahme von «denunce con-
tro la sanità» gegeben (wie überhaupt Briefkästen für anonyme Denunziationen aller Art). Vgl. den Katalog einer Ausstellung der Commune di Venezia: «Venezia e
la peste 1348/1797», Venezia, Marsilio 1979, S. 113, wo eine solche «bocca», ein
offener Mund im Rahmen eines in Stein gehauenen Reliefs von einem Gesicht, ab-
gebildet ist. Hierauf hat mich freundlicherweise Vera Waldis, Zürich, aufmerksam
gemacht. Sie hat auch angemerkt, dass die Pest insofern ein gerichtsmedizinisches
Problem im engeren Sinne werden konnte, als Denunzianten in manchen Fällen einen Teil der konfiszierten Güter von Pestkranken erhielten (Brief vom 12.9.1980).
28 ALBERTI. Hygienische Fragen kommen allerdings etwa im Zusammenhang mit Fragen der Dissimulation oder des ärztlichen Pflichtenhefts zur Sprache: vgl. Bd. 1,
S. 208 oder 364–365. Vgl. KAISER.
29 ESCHENBACH.
30 BAUMER 1778, S. 2 (1. Teil, Kap. 1, § 2 Differentia a politica medica). Baumers
«Fundamenta politiae medicae» sind 1777 erschienen. Vgl. ROSEN 1953, Cameralism . . . , S. 41.
31 METZGER 1793, S. 1–2.
32 HALLER 1782; 1784, Bd. 1, S. 25 (Einleitung des Übersezers); S. 285 (Noten zur Einleitung des Übersezers) und Bd. 2, 1. Teil, S. 86–168 (Kap. 19 «Von der obrigkeitlichen Gesundheitssorge», welches ausser der Pest und den Viehseuchen unter anderem auch «*) §. 4. Medicinalwesen», «*) §. 5. Sanitätsamt» behandelt. Bei Teichmeyerus findet sich an dieser Stelle, zwischen den dissimulierten Leiden und den
Giften, nur das Pest-Kapitel – vgl. Anm. 27 zu S. 94).
33 Zit. n. DANIEL 1784, S. 56.
34 Vgl. Anm. 30 zu S. 95.
35 METZGER 1792.
36 Annalen der Staatsarzneykunde. Hrsg. v. D. Johann Daniel Metzger, 1. Bd., Zülli-
chau: Frommann 1790–1791. Metzger hat 1792 im Zusammenhang mit den Diskussionen um Scheintod und übereiltes Begräbnis auch eine Monographie «Über
die Kennzeichen des Todes» veröffentlicht (n. METZGER 1793, S. 165).
37 Vgl. GUMPERT, S. 70–71.
38 FRANK 1788, Bd. 4, S. 399–402.
39 zit. n. FRANK 1788, Bd. 4, S. 409–414.
40 HAHNEMANN.
41 Vgl. etwa ALBERTI, Bd. 1, S. 269–270 (Kap. 13 De homicidio per venena, § 32).
42 FRANK 1788, Bd. 4, S. 396–448 (Von Verletzungen durch beygebrachtes Gift).
43 PLENK 1785, S. 21, 55–72.
44 HEBENSTREIT, Prooemium. Vgl. S. 87–89.
45 LUDWIG.
46 LODER.
47 FODÉRÉ 1799.
48 DANIEL 1784, S. V–XVI (Inhaltsverzeichnis). Daniel systematisiert:
   1. Buch Hülfsschriften
      1. Kapitel Allgemeine Schriften
      2. Kapitel Besondere Schriften (theologische, juristische, medicinische etc.)
   2. Buch
      1. Kapitel Allgemeine Schriften
         1. Abschnitt Schriften der gerichtlichen Arzneikunde
         2. Abschnitt Schriften der medicinischen Polizey
      2. Kapitel
         1. Abschnitt Schriften von Medicinal-Collegiis und Medicinal-Personen
         2. Abschnitt Von leidenden Gegenständen

Der eigene Stand

1 Unschuld subsummiert die «Betonung einer Ethik» daher den «Strategien der Verselbstständigung» – neben der «Manipulation von Wissen» und der Bildung von «Standesvereinigungen». Vgl. UNSCHULD. Zur Geschichte des Zusammenhangs zwischen ärztlicher Ethik und ärztlichen Interessen vgl. auch FISCHER-HOMBERGER 1980.

2 HÖRNIGK 1638 – es lohnt sich, den Titel dieser Schrift ganz durchzulesen. Vgl. GARRISON and MORTON.

3 Zur bis zur Streitsucht streitbaren Person Hörnigks vgl. STRICKER; MAEDER, Markus.

4 CODRONCHIUS 1591.

5 Ibid., S. 1–9 (Lib. 1, Cap. 1–2).

6 Ibid., S. 11–113 (Lib. 1, Cap. 3–37).

7 Ibid., S. 114–166 (Lib. 1, Cap. 38-Lib. 2, Cap. 7).

8 Vgl. HÖRNIGK 1638, wo im Titel für das I des Pfuscheralphabets die Juden stehen, und S. 178–185: «dann wann der gantze Schwarm nichts taug, wie solten jre Ärtzt allein etwas taugen?»

9 Apella: ein römischer Tradition entstammendes pejoratives Beiwort für den Juden, seine Leichtgläubigkeit, die bekanntlich auch die Frauen charakterisiert, bezeichnend.

10 HÖRNIGK 1631, Vorrede und S. 380–381.

11 Ibid., Carmina in medicastrum Apellam.

12 ZACCHIAS S. 376 (Lib. 6, Tit. 1, Qu. 3). Zacchias zitiert CODRONCHIUS 1591 und die Canonisten.

13 VALENTINI, Pandectae, S. 156–158 (Pand. pars 1, Sect. 4 De responsis therapeuticoforensibus, Cas. VI De praxi medica Judaeorum et consultatione cum judaeo medico). Zu den breiteren wirtschaftlichen Hintergründen dieser antisemitischen Ethik der christlichen Ärzte vgl. auch GREIVE, S. 72–73.

14 Vgl. FRIEDENWALD, Bd. 2, S. 449–452.

15 MAIER, S. 464; FISCHER-HOMBERGER 1980, Fussnote 4, zu S. 396.

16 CASTRO 1614, S. 110–205 (3. Buch).

17 LARSON, S. 23–24.

18 Vgl. etwa PLOUCQUET 1797, z.B. die Vorrede; PERCIVAL, spez. S. 104–105 (Kap. 2, 23–25).

19 ZACCHIAS, spez. S. 371–375 (Lib. 6, Tit. 1 De medicorum erroribus a lege punibilibus, Qu. 1 und 2). Vgl. KARPLUS.

20 Johannes Ernst Hebenstreit lässt den Dissertanten F. Ackermann «De officio medici forensis» schreiben (Leipzig 1748). Vgl. auch BAUMER 1778, S. 5–6 (1. Teil, Kap. 2, § 1, Personae med. forenses – kurze, aber einleitend gestellte Forderung von Sorgfalt, Können, Vertrauenswürdigkeit der Gutachter; PLOUCQUET 1797; FODÉRÉ 1799, Bd. 1, S. 22–25 (Qualités que doivent avoir ceux qui sont commis pour rapporter), zum Teil auch S. 25–34 (Conduite . . .).

21 Vgl. Webers «*») § 4. Medicinalwesen» des 19. Kapitels «Von der obrigkeitlichen Gesundheitssorge» (vgl. Anm. 32 zu S. 95). HALLER 1784, Bd. 2, 1. Teil, S. 88–93. Vgl. auch Johannes Petrus Frank: De civis medici in republica conditione atque officiis ex lege praecipue erutis. Ticini, apud P. Galeatium 1785.

22 BOHN 1704.

23 Vgl. SZACKI, S. 76–78.

24 MÜNCH, S. 9–11.

25 PLOUCQUET 1797, S. 87 (Abschnitt «Verhältnisse des Arztes als Staatsdiener»).

26 WAGNER 1981; FAHNER, Bd. 2, S. 161–202 (Kap. 15 Jn wie fern sind von Medicinalpersonen begangene Kunstfehler einer obrigkeitlichen Ahndung unterworfen?)

27 Voller Titel nach NEMEC 1976, S. 69: «Medical jurisprudence; or a code of ethics and institutes, adapted to the profession of physics and surgery», Privatpublikation Manchester 1794.

28 PERCIVAL, S. 69 (Preface).

29 Ibid., S. 120, 159–160 (Kap. 4 Of professional duties . . . which require a knowledge
of law, I, XVIII). Zu Percivals Leben vgl. LEAKE.
30 PLOUCQUET 1797, S. 203–204.

Problemgeschichte
Verantwortlichkeit zuschreibende Gerichtsmedizin

1 VALENTINI.
2 HEBENSTREIT unterteilt seine Sektion «De medico legum interprete» in die Teile
«De quaestionibus juris civilis», «– juris criminalis» und «– juris ecclesiastici».
3 LUDWIG.
4 BAUMER 1778: Pars 1: De medicina forensi generatim agens.
Pars 2: De jure medico-civili
Pars 3: De jure veterinario-civili
Pars 4: De jurisprudentia medico-militari
Pars 5: De jurisprudentia medico-ecclesiastica
Pars 6: De jurisprudentia medico-criminali.
5 SIKORA führt zusätzich einen Appendix mit medico-militärischen und veterinär-zi-
vilrechtlichen Kapiteln.
6 HEBENSTREIT, spez. S. 611–612.
7 Ibid., S. 263–266.

Die Lebensalter

1 Vgl. Dissertant SIKORA, Anhang zum Buch, wo er noch 1780 unter «Positiones» I
festhält, die Lebensalter bestimmten sich richtiger nach dem körperlich-seelischen
Zustand denn nach der Zahl der Jahre. Diese Positio hat natürlich einschneidende
standespolitische Bedeutung: die Zahl der Jahre zu bestimmen, braucht es keinen
Arzt.
2 HALLER 1782, Bd. 1, S. 8. Teichmeyer spricht an dieser Stelle vom «homo», dass
er damit den Menschen Mann meint, geht daraus hervor, dass der Bartwuchs als
Reifezeichen steht. Vgl. TEICHMEYERUS, S. 5.
3 CODRONCHIUS 1597, S. 190–192 (Kap. 9).
4 FIDELIS, S. 374–384 (Lib. III, Sect. 2 De potentia generandi, Cap. 8 und 9).
5 ZACCHIAS, S. 1–24 (1. Pag.) (Lib. 1, Tit. 1 De aetatibus, et iis quae ad aetates perti-
nent).
6 «. . . cum enim Infans dicatur is qui fari non potest», ibid., S. 3 (1. Pag.). Vgl. FO-
DÉRÉ 1813, t. 1, S. 9: «L'enfance, infantia, dont l'étymologie est le mot infari, qui
ne sait parler . . .» Auch FODÉRÉ 1799, t. 1, S. 48.
7 «. . . denominatur porro virilitas a viribus . . .» ZACCHIAS, S. 17 (1. Pag.).
8 ALBERTI, Bd. 1, S. 370–371.
9 HEBENSTREIT, S. 233–249 (De aetatum privilegiis).
10 TEICHMEYERUS, S. 1–10 (Kap. 1 De aetatum divisione).
11 HALLER 1782, Bd. 1, S. 1–2 (ziemlich genau nach TEICHMEYERUS, S. 1–2).
12 Ibid., S. 2 (Hallerischer Commentar).
13 Ibid., s. 9–10 (Hallerischer Vortrag).
14 Ibid., S. 8. (Zusaz aus PLOUCQUET.)
Vgl. PLOUCQUET 1779, Vom menschlichen Alter, S. 34–35: «. . . malitia suppleat
aetatem . . . Eine bey partheyischen und grausamen Richtern freylich bedenkliche
Maxime! So wurde unter dem Triumvirat des Antonius, Lepidus und Octavius Cä-
sar, einem Knaben die Toga gegeben, damit er als mündig hingerichtet werden
konnte.»
Zu diesem Topos vgl. ZACCHIAS, S. 7 (1. Pag.) – da aber bei Zacchia Kinder von
10 Jahren an über einen ausgebildeten Verstand verfügen, sind sie für ihn auch natürlicherweise zu Bosheit fähig; so wird bei ihm die Beischlafsfähigkeit zur Bosheit,

die das Alter ersetzen kann: «puberem dici etiam minorem 14 aut 12 annis, si modo malitia suppleat aetatem, hoc est, si coire potest . . .»

15 HALLER 1782, Bd. 1, S. 14–15 (genau nach Teichmeyerus, S. 7–10).
16 PLOUCQUET 1779, Vom menschlichen Alter.
17 FODÉRÉ 1799, Bd. 1, S. 47–62 (De l'homme, dans les diverses périodes de sa vie) und S. 62–76.
18 METZGER 1793, S. 363–365.
19 PLATNER 1820, S. XXI–XXIV (Index chronologicus), S. 209–220. (XVIII. Beobachtung einer Entschuldigung wegen Alters-Unreife, 1800), 220–233 (XIX. Anderweite Beobachtung desselben Inhalts, 1801), 171–182 (XV. Über die Entschuldigung durch Blödsinn, namentlich greisenhaften und kindischen. Erste Abtheilung, 1810), 183–194 (XVI. Über Entschuldigung durch Blödsinn. Zweite Abtheilung. Vom kindischen Blödsinn. I., 1810), 194–208 (XVII. Von der Entschuldigung durch Blödsinn. Dritte Abtheilung. Vom kindischen Blödsinn. II., 1810).
Entsprechende Seitenzahlen in PLATNER 1824: 54–62, 97–107, 286–293, 294–301, 302–312.

Das Geschlecht

1 CODRONCHIUS 1597, S. 198.
2 FIDELIS, S. 408.
3 Equuleus, Folterross s. HELBING/BAUER, S. 40–41. Dieses römische Folterinstrument besteht, aus einer Abbildung nach alten Holzschnitten zu schliessen, im wesentlichen aus einem pyramidenförmigen Holzklotz auf Beinen. Der oder die Beschuldigte wurden, allenfalls mit Zug an den Beinen, auf dessen Spitze gesetzt.
4 FIDELIS, S. 233–234.
5 Vgl. ZACCHIAS, S. 82 (1.Pag.) (1. Buch, Titel 3, Qu. 7 §§ 11–16). Perlinus, der das Gegenteil für wahr hielt, habe da schwer gefaselt. TEICHMEYERUS, S. 84 (An mulier, molam gerens, privilegiis gaudeat praegnantium?). ALBERTI, Bd. 1, S. 109, auch S. 240–242.
6 FIDELIS, S. 234–235.
7 ZACCHIAS, S. 422 und 82 (1. Pag.).
8 BOHN 1704, S. 634–35.
9 Vgl. *Aus der Zeit der Verzweiflung,* S. 31–52 (Die rechtliche Stellung der Frau im Mittelalter).
10 WIER, Bl. 42 r–45 r; Vgl. BINZ.
11 MALLEUS. Der Hexenhammer ist auf den Erlass der «Hexenbulle» des Papstes Innozenz VIII «Summis desiderantes» aus dem Jahre 1484 hin mit päpstlicher Ermächtigung geschrieben und 1487 erstmals publiziert worden. Er ist dann für mehrere Jahrhunderte die verbindliche Hexenprozessordnung der Hexenrichter Europas geblieben – er enthält «die theoretischen und praktischen Grundlagen für eine sachgemässe strafrechtliche Verfolgung der Hexen mit Folter und abschliessender Verbrennung». Vgl. auch KASPERS, S. 136–137 und ANGLO.
12 MALLEUS, 1. Teil, S. 99–100.
13 Wiers Verteidigung sei «von einer Verständnislosigkeit bestimmt, die der der Verfolger kaum nachsteht», kommentiert Helmut Brackert in: *Aus der Zeit der Verzweiflung,* S. 175.
14 CODRONCHIUS 1595, Bl. 102 v.–103 r.
15 CODRONCHIUS 1597, S. 177.
16 FIDELIS, S. 224 und 240–241.
17 CODRONCHIUS 1597, S. 197.
18 FIDELIS, S. 237 – ähnlich ZACCHIAS, S. 423; speziell die im Ausspannen des ganzen Körpers bestehende Folter ertragen Frauen ihrer grösseren Brust und ihrer Kälte wegen besser als Männer.
19 ZACCHIAS, S. 14–16 (Lib. 2, Tit. 1, Qu. 5 De rationis diminutione ex defectu aetatis, et sexus).

20 Mitteilung von H.P. Maeder.

21 Vgl. DANIEL 1784, S. 90 (Vom Recht der Schwangern – Nrn. 85–89).

22 BAUMER 1778, S. 32.

23 FODÉRÉ 1799, t. 1, S. 134–141. Einen Überblick über die Gerichtsmedizin der Frau bei FODÉRÉ gibt BELART-GASSER.

Der Gesundheitszustand der Psyche

1 WIER, Bl. 63r.–64v. (Kap. 13 Das auss dem unverletzten Himene oder heutlein der Junckfrawschafft die Sathanische beischläff vernichtet werden). Vgl. CÉARD, S. 129–130.

2 CAROLINA, § 150.

3 PARACELSUS, Bd. 2, S. 391–455 (Das siebente Buch in der Arznei. Von den Krankheiten, die der Vernunft berauben [De morbis amentium]), spez. S. 393.

4 MALLEUS; s. auch Anm. 11 zu S. 128.

5 WIER, Bl. †II–*III (Vorred.).

6 Ibid., Bl. a. Der Satz ist offenbar unvollständig konstruiert oder nicht korrekt abgedruckt. Die Übersetzung aus dem Lateinischen ist zu frei, um Aufklärung bringen zu können.

7 Vgl. ERNST, S. 126–128. STAROBINSKI 1980 stellt den frühneuzeitlichen Aufschwung der Psychologie insgesamt unter den Aspekt einer Extension des Anwendungsgebiets des traditionellen psychologischen Wissens. Andrerseits erhebt die gerichtliche Medizin ihren Anspruch auf Mitspracherecht in dämonologischen Fragen weit über den Rahmen der heute der medizinischen Psychologie und Psychiatrie zugeordneten Themenkreise hinaus: vgl. BIRCHLER, Magie und Gerichtsmediziner.

8 Nach Sudhoff in PARACELSUS, Bd. 14, 1933, S. V–XI.

9 PARACELSUS Bd. 14, S. 12–27 (Fragmentum libri De sagis et earum operibus).

10 BINZ, S. 127–129. Binz hat die «Pseudomonarchia daemonum» in der Form eines Anhanges zur Ausgabe der «Praestigia» von 1583 in den Händen gehabt. Er erklärte sie sich – vor knapp 100 Jahren – als eine Spottschrift.

11 WIER, Bl. 2, 7, 12, 17, 24, 27, 37, 38.

12 Baxter nennt dies Wiers «disastrous mistake» – er zeiht Wier der Kontraproduktivität im Bezug auf die Bekämpfung des Hexenwahns: «Weyer's writings badly misfired as a defence of witches: first, by raising the issue at all in the first full-scale work since the Malleus; secondly and disastrously, by utilising witchcraft beliefs in the pursuit of religious polemic; thirdly and most immediately, by evoking the counterblast of . . . intellectually outstanding writers . . .» Er neutralisiert damit das traditionelle Bild vom ärztlich-rationalen Anwalt der Hexen, was allerdings überfällig war. Doch darf man nicht aus dem Auge verlieren, dass bei der Zuschreibung historischer Wirkungen immer ein Anteil historiographischer Willkür – im besten Fall historiographischen Genies – mitspielt, indem sich solche entweder an quellenkundiges Material halten muss, welches doch den Vorgang einer Rezeption niemals umfassend widerspiegeln kann, oder an einen Eindruck, der dann wiederum durch Quellen nicht voll belegbar zu sein pflegt. Vgl. BAXTER, spez. S. 71.

13 Vgl. PAGEL.

14 FISCHER-HOMBERGER 1979, On the . . .

15 WIER, Bl. 42v. Zur Problematik der Wierschen Melancholie-Argumente vgl. BAXTER, Fussnote 17, S. 73–74.

16 Ibid., Bl. 43, 50–51r, 117v, 118. Vgl. auch AMMANNUS 1670, S. 132–136 (Fall 21, 1627).

17 Vgl. CHRISTOFFEL; DIETHELM/HEFFERNAN.

18 PLATERUS 1736, Spalte 58 (soporis daemoniaci a spiritu maligno curatio).

19 PLATERUS (PLATTER) 1963, S. 60–62 (Obs. 39 und 41).

20 SCHENCKIUS, S. 139 (Lib. 1, De daemoniacis, Obs. 2).

21 CASTRO 1614, S. 273.

22 Vgl. CÉARD; STAROBINSKI 1980, S. 8–11.

23 DIETHELM.
24 «Dr. John Cotta (1575?–1650?), physician in Northampton, England, published *A short discoverie of the unobserved dangers of several sorts of ignorant and unconsiderate practisers of physicke in England . . .* (London, William Jones, etc.). In it he warned physicians to be cautious in distinguishing between the true work of the devil and the power of imagination in evaluating a disease. . . . He believed in the existence of witchcraft, but recommended care in proving it during trials.» NEMEC 1976, S. 43. Vgl. auch FISCHER-HOMBERGER 1979, On the . . .
25 James VI of Scotland and I of England: Daemonologie, in forme of a dialogue. Edinburgh: Walde-grave 1597, S. 27–31; zit. n. HUNTER/MACALPINE, S. 47–49. Vgl. CLARK.
26 CODRONCHIUS 1595, Bl. 90r.
27 JORDEN, spez. The epistle dedicatorie, S. 1r–2v, 4r–5r, 18v, 22v–16 (23)r. Kommentiert bei HUNTER/MACALPINE, S. 68–71.
28 Vgl. KIECKHEFER, S. 56–61, 96. Die Sexualitätszauber sind vermutlich entsprechend der Festigung der Assoziation von Hexerei und Frau wichtiger geworden.
29 MALLEUS, 1. Teil, S. 128.
30 PAREUS (PARÉ) 1635, S. 798 (23. Buch, Kap. 37, Marginale, Dass einem durch Zauberey sein Mannheit könne genommen werden); PARÉ 1840, t. 2, S. 732–733.
31 CODRONCHIUS 1597, S. 192–196 (Kap. 10 De iis, qui concumbere non possunt, ac de caussis).
32 SYLVATICUS, spez. S. 94–116 (Kap. 10 und 11) und S. 135–179 (Kap. 16 und 17).
33 FIDELIS, S. 202–225 (Lib. 2, Sect. 2 De simulatione morborum).
34 Ibid., S. 219–225 (Kap. 5 Qua ratione qui à doemonibus oppressi sunt, aut maleficiis detinentur, a coeteris aegrotantibus internosci valeant?).
35 CODRONCHIUS 1595, Bl. †2r–† 3v (Widmung an Magistrat und Senat von Imola) und Praefatio.
36 Vgl. auch CASTRO 1614, S. 160–161, 273.
37 PLATERUS 1736, Bd. 1, Spalte 1–154 (De mentis imbecillitate, De mentis consternatione, De mentis alienatione, De mentis defatigatione). Für Hinweise auf verschiedene Stellen aus Platters Werk danke ich H. M. Koelbing, Zürich.
38 Ibid., Spalte 28, 91, 84–85.
39 PLATERUS (PLATTER) 1963, S. 72–75, 79 (Obs. 70 und 78). PLATERUS 1614, S. 55–56, 74–77, 82.
40 lymphaticus = besinnungslos, wahnsinnig, ausser sich; engastrimantis = Bauchredner, Bauchprophet.
41 ZACCHIAS, S. 45–48 (Lib. 2, Tit. 1, Qu. 18).
42 Ibid., S. 3–54. Vgl. BELTRAN.
43 ZACCHIAS, S. 7. Zum Topos der Verletzung des Schläfenmuskels vgl. GALENUS, t. 3, S. 849–851 (De usu partium 11,3; Ed. Chart. IV, 558–559); WELSCH 1660, Lit. L. col. 15–16; BOHN 1689, S. 176–180; TEICHMEYERUS, S. 202. Vgl. auch Anm. 57 zu S. 45.
44 Vgl. CRANEFIELD/FEDERN.
45 Zur Geschichte der rechtlichen Stellung der Taubstummen und ihrer medizinischen Begründung vgl. das schöne Buch von WERNER, S. 67–84 (Taubstummenrecht). In der gerichtsmedizinischen Literatur findet man die Taubstummheit gewöhnlich im Umkreis der psychischen Leiden angesiedelt – so hier bei Zacchia, der allerdings eine aussergewöhnlich differenzierte Stellung einnimmt und die Beziehung dieses Gebrechens zur Geisteskrankheit kritisch betrachtet – so noch, ohne weitere Reflexion, bei SIKORA, S. 19.
46 TEICHMEYERUS, Index und S. 136–137 (De morbis fictis, Qu. 3 Quinam morbi in specie per fraudem simulantur?), S. 251 (De tortura et poenis corporis afflictivis, Qu. 3 Quaenam sint subjecta torturae?) und 255 (Qu. 4 Quid statuendum de corporis poenis afflictivis?).
47 HEBENSTREIT, S. 249–277. (Kap. De dubio animi atque corporis statu), 611–616 (Kap. De excusationum momentis medicis) und S. 627.
48 LUDWIG, S. 149–151.

49 Baumer 1778, S. 46–50 (1. Teil, Kap. 6 De excusationibus, ob mentis et corporis morbos, locum habentibus), S. 346 (6. Teil, Kap. 18 De inquisiti defensione ex rationibus medicis, § 3 Aegrotus mentis status).

50 Ackerknecht 1967, Kurze Geschichte, S. 29; Doerner, S. 27–30.

51 Fischer-Homberger 1970, Hypochondrie, spez. S. 35–54.

52 Vgl. Auenbrugger. Auf S. 21 steht da zu lesen: «Der Hauptsitz . . . dieser Krankheit, scheinet in dem Nervengeflechte des Milzes . . . zu seyn.»

53 Vgl. Dewhurst/Reeves, S. 339–346 (Forensic psychology: «the dissection of vice»).

Schiller empfiehlt dem Leser die Lektüre der Pitaval'schen Fälle unter anderem in folgenden Worten: «Das geheime Spiel der Leidenschaft entfaltet sich hier vor unsern Augen . . . Triebfedern, welche sich im gewöhnlichen Leben dem Auge des Beobachters verstecken, treten bei solchen Anlässen, wo Leben, Freiheit und Eigenthum auf dem Spiele steht, sichtbarer hervor, und so ist der Criminalrichter im Stande, tiefere Blicke in das Menschenherz zu thun. Dazu kommt, dass der umständlichere Rechtsgang die geheimen Bewegursachen menschlicher Handlungen weit mehr ins Klare zu bringen fähig ist, als es sonst geschieht, und wenn die vollständigste Geschichtserzählung uns über die letzten Gründe einer Begebenheit, über die wahren Motive der handelnden Spieler oft genug unbefriedigt lässt, so enthüllt uns oft ein Criminalprocess das Jnnerste der Gedanken und bringt das versteckteste Gewebe der Bosheit an den Tag . . .» (Schillers sämmtliche Werke in zwölf Bänden, Bd. 11, Stuttgart/Tübingen, Cotta 1847, S. 311 [in «Vorrede zu dem ersten Theile der merkwürdigen Rechtsfälle nach Pitaval», Jena 1792]).

54 Vgl. Walker, S. 57–73.

55 Platnerus, Ioh. Zacharias.

56 Platner, Ernst 1820; 1824.

57 Ibid., S. 15–28 (Über verstekten Wahnsinn) und S. 28–36 (Eine anderweite Beobachtung von verstektem Wahnsinn) bzw. S. 3–18 (De amentia occulta I und II).

58 Metzger 1793, S. 344–348, 357–358.

59 Kant, S. 140–141 (§ 49).

60 Metzger 1804, S. 51. Es stellt sich natürlich die Frage, wie weit Kants Ausführungen auf Äusserungen Metzgers antworteten und wie weit es umgekehrt war.
Kants «Anthropologie» ist aus früheren (populären) Vorlesungen herausgewachsen – Kant, S. XVI; Vgl. auch Metzger 1804, S. 49–50, wo Metzger die umstrittene Kant'sche Stelle zitiert und anfügt: «So weit Kant. Ich habe schon anderswo (N. verm. med. Schr. I. p. 64.) diese Stelle, deren Inhalt der bisherigen Kompetenz der Ärzte entgegen ist, als auffallend angeführt, aber im Gefühle der grossen Verehrung, die jeder Gelehrte Kanten schuldig ist, derselben blos die Zach. Platnersche Schrift . . . entgegengesetzt.»
Metzger 1782, S. 64 enthält eine solche Bemerkung allerdings nicht, auch nicht S. 53–58 «Vom Wahnsinn».

61 Foderé 1799, Bd. 1, S. 76–131, spez. S. 81.

Simulation

1 Sodass Edward L. Murphy, Sir John Collie (1934), «an undisputed expert on the historical aspect» und neuere Autoritäten zitierend, 1954 sagen konnte, es gebe kaum medizinische Literatur zum Thema Simulation. Murphy, S. 288–289.

2 Galenus, t. 19, S. 1–7 (Galeni quomodo morbum simulantes sint deprehendendi libellus; Ed. Chart. VIII, 916–918).

3 Sylvaticus.

4 Pareus 1635, S. 856.

5 Sylvaticus, S. 1–17 (Kap. 1–3).

6 Codronchius 1597, S. 154–158 (Kap. 1 Qua ratione morbum simulantes sint a medico deprehendendi, et quinam sint morbi, quos potissimum fingere solent), spez. S. 154–155.

7 FIDELIS, S. 202–205.
8 Ibid., S. 214–215.
9 Vgl. CASTRO 1614, der Simulationsfragen von dämonologischen Fragen ganz reinigt.
10 ZACCHIAS, S. 149–170 (Lib. 3, Tit. 2 De morborum simulatione).
11 ALBERTI, Bd. 1, S. 196–213 (Kap. 10 De morborum simulatione et dissimulatione sive de morbis veris et fictis).
12 TEICHMEYERUS, S. 130–142 (Kap. 17) und S. 142–153 (Kap. 18).
13 Ibid., S. 130–142 (Kap. 17 De morbis fictis, sive simulatis).
14 Zur Syphilis als Ehehindernis vgl. SYLVATICUS, S. 16–17.
15 ZACCHIAS, S. 169–170 (Lib. 3, Tit. 2, Qu. 10 De morbos dissimulantibus).
16 TEICHMEYERUS, S. 142–153 (Kap. 18) und S. 154.
17 ALBERTI, Bd. 1, S. 207–211.
18 ESCHENBACH, S. 39–44 (morbi celati). SIKORA, S. 42–43 erwähnt noch (1780) die verheimlichten Heiratshindernisse und Amts-Ausschlussgründe, aber auch er beachtet ausführlicher nur die ansteckenden Leiden, die verheimlicht zu werden pflegen.
19 WEBER spricht hier nur vom «selige[n] Leibarzt Vogel» und dessen «diss. de morb. simulat.» (HALLER 1784, Bd. 2, 1. Teil, S. 51 und 2. Teil, S. 181.) Es lässt sich schliessen (DANIEL 1784, S. 156; METZGER 1793, S. 318), dass damit die Schrift JANSEN gemeint ist. In METZGER 1820, S. 438 wird diese Schrift als «eine der besten Schriften über diese Materie» bezeichnet. Die sozialethischen Perspektiven treten im Original weniger hervor als in Webers Referat.
20 HALLER 1784, Bd. 2, 1. Teil, S. 53–54 (Eintheilung dieser Krankheiten . . . nach Vogel).
21 Ibid., S. 52–53 (nach Vogel, «mit einem Zusaze des Übersezers»).
22 Ibid., S. 2 (Gute und schlimme Beweggründe zu einem solchen Betrug, nach Teichmeyer, den Pandecten, und Vogel). Bei Teichmeyer nur die Motive und Zwecke der Simulation: TEICHMEYERUS, S. 130–131.
23 Ibid., S. 14–15 (Hallers Anmerkung über die Weiber. Ebendess. Gedanken über die Missethäter, welche sich durch nachgemachte Epilepsie [oder auch andre Krankheiten] von der Strafe frey zu machen suchen).
24 METZGER 1793, S. 342.
25 Ibid., S. 324.

Sexualität und Fortpflanzung
Der Zweck von Ehe und Familie

1 CODRONCHIUS 1597, S. 151 (Praefatio).
2 BOHN 1704, S. 531.
3 ARISTOTELES 1972, vol. 21, S. 4–5 (Pol. I, 1, 4; 1252a, 28–30). In diesem und dem darauffolgenden Kapitel vergleicht Aristoteles die Frau dem Sklaven, welcher ebenfalls ein «lebendiges Werkzeug» seines Herrn ist.
4 HOROWITZ; vgl. auch FISCHER-HOMBERGER 1979, Krankheit Frau, spez. S. 51–52.
5 Vgl. FIDELIS, S. 424–429 (Lib. 3, Sect. 4, Cap. 6 Quibus indiciis deprehendi possit, masne, an foemina in utero geratur?).
6 Vgl. aber BULLOUGH 1976, spez. S. 37–42, 43–44.
7 FIDELIS, S. 384–390 (Lib. 3, Sect. 2, Cap. 10 Utrum marem generare per salubria medicinae praecepta quempiam liceat?). Vgl. auch DARMON, S. 149–159 (Kap. 9 La rage de faire des mâles).
8 CASTRO 1614, S. 262.
9 ZACCHIAS, S. 125–148 (Lib. 3, Tit. 1 De impotentia coëundi et generandi). Zacchia spricht zuerst von einer separatio (S. 127: «. . . separatur matrimonium . . .»), dann von einer dissolutio matrimonii (S. 142: «. . . non dissolvatur . . .»). Vgl. Anm. 1 zu S. 53.
10 Gen. 2, 18–22, Zürcher Bibel.
11 TEICHMEYERUS, S. 110.

12 Vgl. SCHMITZ/GRAEPEL.
13 DARMON, S. 61–82 (Kap. 4 Les révolutions oviste et animalculiste).
14 Vgl. FODÉRÉ 1799, t. 1, S. 239–240.
15 Vgl. BEUTIN/KELLENBENZ, S. 85–86.
16 Zit. n. FUCHS, S. 96.
17 MANDEVILLE, 2. Teil.
18 SCHILLER, S. 7–60.
19 In: Medicinische Reform, Nr. 18, S. 125. Neuabdr. in: Gesammelte Abhandlungen aus dem Gebiete der öffentlichen Medicin und der Seuchenlehre, Bd. 1, Berlin, Hirschwald 1879, S. 34. Vgl. ACKERKNECHT 1959, S. 4; SCHADEWALDT.
20 SCHUMPETER, S. 301. Ich danke Ruedi Homberger für wirtschaftshistorische Kritik, Beratung und Bereicherung.
21 Vgl. ibid., S. 195–196; auch BEUTIN/KELLENBENZ, S. 54.
22 Anmerkung Ruedi Homberger: Wenn man hier statt «Fleischer etc.» «Grossbritannien und die Kolonien» einsetzte, würde der Rechtfertigungsgehalt von Smiths Ideen deutlich – man könnte sich denken, dass die Frauen, analog, nun eben auch kolonisiert werden.
23 Zit. n. HOFMANN, S. 41, aus Adam Smith: Eine Untersuchung über Natur und Ursache des Volkswohlstandes, unter Zugrundelegung der Übersetzung Max Stirners aus dem englischen Original nach der Ausgabe letzter Hand (4. Aufl. 1786), ins Deutsche übertragen von Ernst Grünfeld und eingeleitet von Heinrich Waentig. Sammlung sozialwissenschaftlicher Meister, 3 Bde., versch. Auflagen, Jena 1923, I, 3. Aufl., Kap. 2, S. 18f. (II, S. 21f.).
24 Ibid., S. 42. Vgl. SZACKI, S. 74–76.
25 So wird das 18. Jahrhundert auch zu einer Zeit des Aufschwungs und der Ent-Kriminalisierung der Schwangerschaftsverhütung – vgl. WOOD/SUITTERS, S. 93–99.
26 FRANK 1784, Bd. 1, S. 447.
27 STAROBINSKI 1964, S. 51–82 (Philosophie et mythologie du plaisir), spez. S. 53.
28 Zit. n. FUCHS, S. 89–90.
29 HELVÉTIUS, spez. S. 257–410 (3. Abhandlung). Immerhin spricht Helvétius (übrigens Enkel eines Arztes und Sohn des ersten Leibarztes der Königin von Frankreich) vorwiegend von der Liebeslust der Männer (– und damit auch vorwiegend vom männlichen Wollen und Wissen: «Nun ist von allen Bedürfnissen der Wunsch nach der Frau dasjenige, das uns ohne Zweifel am stärksten beherrscht und unserer Seele am meisten Energie verleiht. Indem die Natur den grössten Rausch an die sinnlichen Freuden band, hat sie daraus eines der stärksten Motive unserer Aktivität machen wollen», schreibt er in «De l'homme», zit. aus: Claude Adrien Helvétius, Vom Menschen, hrsg., übers. u. mit Einl. v. G. Mensching, Frankfurt/M., Suhrkamp 1972, S. 118). Auch hat die Lehre des Helvétius mit ihren weittragenden sozialen Folgen biographisch offenbar nicht unwesentliche Wurzeln in des Autors eigenem Liebesleben: «Eine strahlende Erscheinung, Tänzer ohnegleichen, dem keine Frau zu widerstehen vermochte, durchschwärmte er seine Jugend im Taumel der Sinne, zugleich jedoch bemüht, den Anschluss an das geistige Leben zu gewinnen.» Werner Krauss: Einleitung zu HELVÉTIUS, S. 6. Vgl. auch SCHWEGLER, S. 194–195; Encyclopedia of Philosophy, vol. 3, S. 471–473 (Aram Vartanian: Helvétius).
30 Vgl. LUDWIG, S. 155; BAUMER 1778, S. 132.
31 HEBENSTREIT, S. 617–618.
32 LUDWIG, S. 155.
33 FODÉRÉ 1799, t. 1, S. 175–199. In Klammer Zitate nach Zürcher Bibel.
34 METZGER 1793, S. 411–412.
35 FODÉRÉ 1813, t. 1, S. 328.
36 Vgl. etwa PLENK 1782, S. 180: «Der erste Endzweck des Ehestandes ist die Erzeugung eines Kindes. Die Nebenabsichten sind, die Dämpfung der Geilheit, und die wechselseitige Hilfeleistung.»
37 FODÉRÉ 1813, t. 1, S. 328–332.
38 FODÉRÉ 1799, t. 1, S. 175, 187.

Eheliche Pflichten

1 ARISTOTELES, vol. 13, S. 88–101 (Gen. an. I, XIX; 726a 29–727b 33).
2 ZACCHIAS, S. 527–560 (Lib. 7, Tit. 3 De debito conjugali).
3 Im Grunde merkwürdig in einem Werk aus dem geistigen Umkreis des Christian Thomasius (vgl. S. 194) und einem Vorwort von demselben. «Ein bigot doux Männgen», charakterisiert der 17jährige Haller Michael Alberti. Vgl. KAISER, S. 57; KAISER/SIMON, S. 4–13.
4 ALBERTI, Bd. 1, S. 78–84 (Kap. 4 De debito conjugali, conceptione et graviditate).
5 Vgl. FISCHER-HOMBERGER 1980; NOLL 1968.
6 ALBERTI, Bd. 1, S. 28.

Unfruchtbarkeit und Impotenz

1 MOREJÓN, Bd. 2, S. 160.
2 CORBELLA, S. 326–328. FRAGOSO, Bl. 299 v.–293 v. (verwirrte Pagination; es handelt sich um 4 ½ Blätter); PANCHÓN, S. 32–41.
3 Vgl. FISCHER-HOMBERGER 1975, Von dem Fischer . . . , S. 3. Vgl. HIPPOKRATISCHE SCHRIFTEN, t. 2, S. 110–113 (Prognosen, 1); BOHN 1704, S. 48.
4 Vgl. PAREUS (PARÉ) 1841, t. 3, S. 668–669 und Fussnote 4, S. 668.
5 CODRONCHIUS 1597, S. 190–192 (Kap. 9), S. 192–196 (Kap. 10), S. 213–216 (Kap. 16).
6 Es gibt zweierlei Ehehindernisse: diejenigen, welche die Ehe verhindern (impedimentum impediens) und diejenigen, welche die Ehe verungültigen (impedimentum dirimens). Auf diese Unterscheidung bezieht sich Codronchi hier. Diese Erläuterung verdanke ich Prof. E. Corecco, Fribourg. Vgl. Anm. 1 zu S. 53.
7 Die Ligatur: Zaubermittel vom Typus des «Anbindsels» oder «Umhängsels», Mittel, «welche dazu dienten, die Seele in Fesseln zu schlagen». Nach HARMENING, S. 227, 235–236.
Beim eigentlichen «Nestelknüpfen» werden offenbar in zauberischer Absicht Knoten in Fäden, Schnüre, Nestel (oft von bestimmten Farben) geknüpft – oft im Rahmen eines Liebeszaubers (der ja den Aspekt eines Impotenzzaubers haben kann), oft zu anderen Zwecken (BIRCHLER 1975, S. 94). Im vorliegenden Fall scheint gezielt die Potenz gebunden zu werden.
8 Vgl. hierzu *Aus der Zeit der Verzweiflung,* S. 46. Vgl. Anm. 1 zu S. 53.
9 FIDELIS, S. 353–364.
10 Ibid., S. 365–390. Vgl. MUSITANUS, S. 418: «Es knüpffet aber die verdammte Hexe den Nestel entweder dem Manne, oder der Frauen dergestalt, dass sie auf einem Leichsteine kniet, wenn nun der Pfaffe Messe hält, und opffert, so werden gewisse Verse dreymahl hergebetet, und drey Knoten in den Nestel desjenigen, dem es gelten soll, geknüpffet . . .»
11 ZACCHIAS, S. 125–148 (Lib. 3, Tit. 1 De impotentia coeundi et generandi).
12 Vgl. CARDANUS 1663, spez. S. 321 (2. Buch, Kap. 7 Signa affectorum veneficio, et fascinatorum).
13 HUCHERUS, S. 628–726 (Lib. IV De maleficiis).
14 ZACCHIAS, S. 102. ALBERTI, Bd. 1, S. 40 definiert den Spado nochmals anders: Spadonen haben ihre Hoden erst nach der Pubertät verloren, die Eunuchen demgegenüber vorher.
15 ALBERTI, Bd. 1, S. 21–59 (Kap. 2 De potentia et impotentia generandi prolem).
16 ALBERTI zitiert hier «Zittmann. Med. Critic. Cent. 2. cas. 85». Ein solches Buch existiert unseres Wissens nicht. Bekannt ist indessen ZITTMANNUS. Cas. 85 der 2. Centurie stammt aus dem Jahr 1678, betrifft einen fraglich fruchtbaren Herniosus. In des AMMANNUS «Medicina critica . . . centuria casuum» betrifft Fall 85 eine Verletzung.
17 1. Mos. 38,9, zit. nach Zürcher Bibel.

18 ZACCHIAS, S. 499–500. Tatsächlich scheint unter «Sodomie» klassischerweise die Homosexualität verstanden worden zu sein. Es kam dann jedoch im Zusammenhang mit dem Sodomieverständnis des «Hexenhammers» zu einer enormen Ausweitung dieses Begriffs – 1601 erscheint das Werk eines Jodocus Damhouder, welcher zur Sodomie Homosexualität (samt widernatürlichem Verkehr zwischen Mann und Frau), Selbstbefriedigung und Bestialität zählt. Vgl. BLEIBTREU-EHRENBERG, S. 272–303.
19 METZGER 1793, S. 389–390.
20 Nach ALBERTI sind Thlasii Männer mit abgenutzten, matten Hoden, Thlibii solche mit zerquetschten (collisi). «Thlibiae & Thlasiae, sive Thladiae» nach TEICHMEYERUS, S. 121, künstlich, durch Quetschung und Abschnürung der Hoden zu Eunuchen Gemachte.
21 testis = der Zeuge und testis = der Hode sind sich so verwandt wie der Zeuge und das Zeugen. Hierauf hat M. Putscher, Professor für Medizingeschichte in Köln, aufmerksam gemacht. Der Verwandtschaft liegt ein (antiker) Brauch zugrunde, beim Schwören mit der anderen Hand die Hoden zu berühren – später ersetzt durch die Hand aufs Herz und auf die Bibel.
22 TEICHMEYERUS, S. 96–109 (Kap. 14 De hermaphroditis), zwischen Kap. 13 (De monstris) und Kap. 15 (De impotentia conjugali . . .).
23 FASELIUS, S. 133.
24 BAUMER 1778, S. 132–138 (De divortiorum caussis).
25 PLENK 1782, S. 181: «Die Ehescheidung erfolget aber 1) wegen einer unheilbaren Unfruchtbarkeit des Weibes. 2) Wegen einer vollkommenen, und unheilbaren Unfähigkeit des Mannes».
26 SCHURIGIUS 1720, S. 89–152 (Kap. 3 De pene).
27 TEICHMEYERUS, S. 110–127 (Kap. 15 De impotentia coniugali, imprimis in sexu vairili), spez. 114–117.
28 Vgl. GALENUS, t. 4, S. 158–175 (De usu partium, 14. Buch, Kap. 6–7; Ed. Chart. IV. 637–643); S. 636–640 (De semine, Kap. 5; Ed. Chart. III, 224–225). Vgl. FISCHER-HOMBERGER 1979, Krankheit Frau, S. 14–16. Mit der Hochempfindlichkeit des os uteri rechnet auch FIDELIS, S. 333.
29 GALENUS, t. 4, S. 523 (De semine, Kap. 4; Ed. Chart. III, 189); Vgl. FIDELIS, S. 358. GALENUS, t. 4, S. 158–162 (Galeni de usu partium corporis humani 14,6; Ed. Chart. IV, 637–638).
30 Vgl. FISCHER-HOMBERGER 1973.
31 FIDELIS, S. 358–359. Der Verweis auf Oribasius, Collect. XXIV, 33, ist unpassend.
32 TEICHMEYERUS, S. 117, nach VALENTINI, Novellae, S. 23 (Cas. 5 De mentula justo breviori . . . , 1696).
33 So z.B. HEBENSTREIT, S. 619.
34 TEICHMEYERUS, S. 120–127.
35 Teichmeyer zitiert hier den Jesuiten SANCHEZ, t. 2; S. 345 (7. Buch, Disp. 93,34).
36 TEICHMEYERUS S. 127–130 (Kap. 16 De impedimentis coeundi et generandi ex parte mulieris).
37 HEBENSTREIT, S. 617–629 (Kap. De divortiorum argumentis).
38 LUDWIG, S. 159–160 (§§ 403–404).
39 HALLER 1782, Bd. 1, S. 227–228. Noch 1793 wird Loder «Unvermögen zur Erzeugung» und «Unvermögen zum Beyschlaf» zwar theoretisch unterscheiden, beides aber wiederum für den Mann unter «Impotenz» und für die Frau unter «Unfruchtbarkeit» behandeln – LODER, S. 551–554.
40 HALLER 1782, Bd. 1, S. 227–272 (Kap. 15 Von der Impotenz).
41 Ibid., S. 273–282 (Kap. 16 Von der Unfruchtbarkeit). Vgl. Anm. 1 zu S. 53.
42 METZGER 1793, S. 391–412.
43 FODÉRÉ 1799, t. 1, S. 188–233 (De la médecine-légale civile, Kap. 4 Des raisons légitimes de séparation). Vgl. Anm. 1 zu S. 53.
44 «le museau de tanche»: le museau = die Schnauze; la tanche = die Schleie. Auch Rodericus a CASTRO 1617, 1. Teil, S. 6–7, vergleicht das os uteri einem Fisch- bzw. Schleienmaul («tincae piscis, vel canini oris imaginem tibi offeret . . .»; tinca = ein Fisch, vermutlich Schleie, Cyprinus Tinca).

427

45 METZGER 1793, S. 394–395: «Pei Pyl (Aufs. 3.2. Cas. 10.) behauptet ein Mann, die Impotenz sey ihm von Xanthippen angezaubert. So ganz Unrecht hatte er wahrscheinlich nicht.» Tatsächlich hat Pyl 1784 einen solchen Fall zu begutachten gehabt, er verneinte die Möglichkeit einer Bezauberung zugunsten eines eingebildeten Unvermögens. Vgl. PYL, 3. Sammlung, S. 186–195.

46 Vgl. auch PLENK 1782, S. 144.

47 Vor ihm hat PLOUCQUET 1779, Über die physische Erfordernisse . . . , S. 111 wenigstens nicht ausgeschlossen, dass Empfängnis unter solchen Umständen eventuell doch möglich sei.

48 ZACCHIAS, S. 492; VENETTE, S. 462–465. Vgl. auch SCHURIGIUS 1729, S. 117–121 (An clitoris magna matrimonium impediat?).

49 Vgl. etwa ALBERTI, Bd. 1, S. 45 und 47, Anmerkung zur grossen Clitoris, die den Beischlaf des Mannes zurückweise.

50 MUSITANUS, S. 608–609.

51 ZACCHIAS, S. 491–500 (Lib. 7, Tit. 1 De monstris, Qu. 8 De hermaphroditis). Vgl. auch TEICHMEYERUS, S. 97–98.

52 HALLER 1782, Bd. 1, S. 276 (nach TEICHMEYERUS, S. 128); zur Geschichte der Einstufung des Zwitters vgl. ebenda S. 212–213 (nach TEICHMEYERUS, S. 102–103); HEBENSTREIT, S. 624–626.

53 GALENUS, t. 4, S. 637 (De semine, Kap. 5; Ed. Chart. III, 224).

54 PAREUS 1635, S. 837 (24. Buch Von allerley Missgeburten und Wunderwercken der Natur, Kap. 5 Von der veränderung der Geschlecht): «Dass aber jemals auss einem Mann eine Frawe worden, wird nirgend gefunden: Denn die Natur strebt allwegen von dem Unvollkommenen zu dem, dass mehr vollkommen und fürtrefflicher ist, von diesem aber zu jenem mit nichten.» ZACCHIAS, S. 492, 495–497 (Lib. 7, Tit. 1 De monstris, Qu. 8 De hermaphroditis).

55 PLOUCQUET 1779, Über die physische Erfordernisse . . . S. 111.

56 METZGER 1793, S. 399–402, 409.

Virginität

1 PITAVAL, t. 21, S. 40–41.

2 CODRONCHIUS 1597, S. 196–198 (Kap. 2). Vgl. Anm. 21 zu S. 22.

3 Vgl. LESKY 1951, S. 1233(9)–1242(18). Entsprechend, merkt mein anonymer Rezensent an, findet sich die genitale Räucherung zur Prüfung der Virginität auch bereits bei den Hippokratikern.

4 Vgl. FISCHER-HOMBERGER 1979, Krankheit Frau, spez. S. 126.

5 PAREUS 1635, S. 804 (23. Buch Von der Geburt des Menschen . . . , Kap. 42 Von dem Häutlin Hymen genandt).

6 AUGENIUS 1597, Epistolarum . . . , S. 323–338 «Reverendissimo in Christo Patri. Domino Domino Seraphino Olivario . . . Ostenditur virgines foeminas eam non habere ex natura membranam, quam nonnulli . . . Hymen vocant. Nullum certum . . . signum esse virginitatis . . .» vom 6. Juli 1587).

7 FIDELIS, S. 337; ebenso unter anderem CASTRO 1614, S. 259.

8 CASTRO 1614, S. 259.

9 FIDELIS, S. 337–352 (Lib. 3, Sect. 1 De virginitate).

10 CASTRO 1614, S. 260.

11 Ibid., S. 261–262.

12 ZACCHIAS, S. 249–260 (Lib. 4, Tit. 2 De virginitate, et stupro).

13 PINAEUS, S. 52–54. Vgl. NEMEC 1976, S. 40.

14 Vgl. FISCHER-HOMBERGER 1977, Hebammen und Hymen, S. 88–89.

15 SEBIZIUS 1630.

16 BOHN 1704, S. 560–575, spez. S. 565–567 und nochmals S. 637.

17 Wie Anm. 12 zu S. 213.

18 BOHN 1704, S. 635–637 (Im Kapitel «De renunciationum difficultate»), vgl. auch S. 560–575.

19 ALBERTI, Bd. 1, S. 60–63, 74–78.
20 TEICHMEYERUS, S. 22–23.
21 MORGAGNUS, t. 1, S. 18–19 (Adversaria anatomica 1, Art. 29). Vgl. auch FISCHER-HOMBERGER 1977, Hebammen und Hymen, S. 91.
22 HEBENSTREIT, S. 617–629 und Index.
23 BAUMER 1778, S. 123–126.
24 PLENK 1782, S. 150–157 (§§ 42 und 43).
25 HALLER 1782, Bd. 1, S. 40–41 («Hallers Einleitung» zum Kapitel «Jungferschaft»).
26 PLENK 1782, S. 150–151.
27 FODÉRÉ 1799, Bd. 1, S. 161–172 («De la virginité et de la continence»).
28 GERSTLACHERUS.
29 PLENK 1782, S. 155. Ähnlich GERSTLACHERUS, S. 1.
30 Vgl. VALENTINI, Pandectae, Bl. (c) 2 r (Praefatio) und S. 20 (Cas. 20 De stupro violento).
31 Vgl. z. B. HALLER 1782, Bd. 1, S. 305–307 (Allegaten und Zusätze); etwas milder SIKORA, S. 73.
    LODER, S. 555–556: «Eine wirklich vollbrachte Nothzüchtigung mit darauf erfolgter Empfängniss lässt sich nicht wohl annehmen.»
32 FODÉRÉ 1799, Bd. 2, S. 3–13 (Du viol).
33 FRANK 1780, Bd. 2, S. 126–130 (hier im Zusammenhang mit der Prophylaxe des Kindermords: (§ 23 Von der allzugrossen und gefährlichen Nachsicht gegen das verführerische Mannsvolk.) Vgl. auch S. 201, Hebenstreits Äusserungen, und LUDWIG, S. 160.

Konzeption und Schwangerschaft

1 Vgl. HALLER 1784, Bd. 2, 2. Teil, S. 60: «damit nämlich ihr Kind nicht getödtet und ein Unschuldiger mit dem Schuldigen gestraft werde».
2 CODRONCHIUS 1597, S. 198–200 (Kap. 12 Quibus signis mulier gravida dignoscatur).
3 ZACCHIAS, S. 63 (1. Pag.) (Lib. 1, Tit. 3 De praegnantia . . . , Qu. 1, § 1).
4 «Salutis periculo»: der Gesundheit? des geistlichen Heils? des öffentlichen Wohls? «Salus» nach Heinichen: Wohlbefinden, Gesundheit, Wohlfahrt, Wohl, Heil des einzelnen sowohl als des ganzen Staates, Rettung, Erhaltung des Lebens, Leben &c.
5 FIDELIS, S. 420–423 (Lib. 3, Sect. 4, Kap. 5 De praegnantium urinis . . .).
6 Ibid., S. 423.
7 *Hippokratische Schriften,* t. 7, S. 476–477 (περὶ γονῆς, De la génération 5).
8 GALENUS, t. 4, S. 513–515 (De semine, 1. Buch, Kap. 2; Ed. Chart. III, 185–186).
9 ARISTOTELES 1957, S. 307 (hist. an., 7. Buch, 3; 583a 15–ca. 17).
10 *Hippokratische Schriften,* t. 8, S. 610–611 (περὶ σαρκῶν, Des chairs 19).
11 FIDELIS, S. 408–414.
12 ARETAEUS, S. 39–40 (2. Buch, Kap. 11); Vgl. auch VENETTE, S. 128: «En effet elles sont un animal dans un autre animal . . .»
13 Fidelis verweist hier u. a. auf ARISTOTELES 1970, vol. 15, S. 108–111 (Probl. IV, 1–3; 876a 30–876b 33).
14 FIDELIS, S. 414–418.
15 Vgl. LESKY 1951, S. 1263 (39)–1293 (69).
16 FIDELIS, S. 424–429 (Lib. 3, Sect. 4, Kap. 6 Quibus indiciis deprehendi possit, masne, an foemina in utero geratur?).
17 CASTRO 1617, 1. Teil, S. 124.
18 CODRONCHIUS 1597, S. 199.
19 ZACCHIAS, S. 67–71 (1. Pag.) (Lib. 1, Tit. 3, Qu. 2 De signis, ex quibus praegnantiae conjectura depromi potest).
20 ALBERTI, Bd. 1, S. 78–101 (Kap. 4 De debito conjugali, conceptione et graviditate).
21 BAUMER 1778, S. 35–36.
22 ROEDERER 1793, S. 159 (§ 253), und 102–104 (§ 156–160) (Übersetzung von ROEDERER 1766, S. 116, 73–74).

zu S. 230–238

23 Nach Ludwig Kleinwächter in: *Biographisches Lexikon.* Vgl. auch FASBENDER 1906/1964, S. 287–288. Ich danke Prof. H. Buess, Basel, für seine freundlichen Hinweise.
24 Bei Ploucquet fallen beide wieder zusammen in «eine Art von Schauer, der jede Nerve gelind erschüttert» – vgl. PLOUCQUET, Abhandlung . . . , S. 98.
25 ROEDERER 1793, S. 88–91 (§ 136–140).
26 Ibid.; Ploucquet behandelt die Zeichen der Schwangerschaft im Rahmen seiner Äusserungen über den Kindsmord, denn die Verheimlichung der Schwangerschaft ist oft der erste Schritt zum Kindsmord. Sichere Diagnose ist da aber erst sehr spät möglich. Vgl. PLOUCQUET, Abhandlung . . . , S. 94–108 (Abschnitt 2 Vom Kindermord, §§ 105–117).
27 OSIANDER 1796, S. 249–250 (§ 275).
28 Ibid., S. 690–721.
29 OSIANDER 1802, 1. Teil, S. 183. Vgl. CAMPER, S. 52: «Hier müssen wir bemerken, dass eine schickliche Gewohnheit erfordere, dass die Weiber ganz bedeckt ihre Kinder zur Welt bringen; selbst die Natur hat diese Ehrbarkeit nicht allein den Menschen, sondern auch den Thieren eingeprägt . . .» Camper führt dies aus, um die sogenannten Beobachtungen von Schreien im Mutterleibe zu entkräften.
30 SIEBOLD, spez. S. II–III und 76.
31 FODÉRÉ 1799, t. 1, S. 260–262, vgl. auch t. 2, S. 30.
32 PLENK 1782, S. 147–148.
33 Vgl. etwa TEICHMEYERUS, S. 78; ebenso HALLER 1782, Bd. 1, S. 167.
34 FIDELIS, S. 418–420.
35 ARISTOTELES 1963, vol. 13, S. 464–467 (Gen. an. IV, 7, 775b 25–776a 14).
36 AVICENNA, Bl. 25r. (Lib. 19).
37 Fidelis zitiert hier Fernels Physiologie, Buch 7, De hominis procreatione atque de semine, Kap. 1 und Kap. 6; FERNEL, 1. Paginierung, S. 290 und 305–309.
38 Vgl. LESKY 1968. Auch FISCHER-HOMBERGER 1977, Geschichte der Medizin, S. 148, 154–157.
39 FIDELIS, S. 429–436 (Lib. 3, Sect. 5 De molae generatione).
40 ZACCHIAS, S. 78–81 (1. Pag.) (Lib. 1, Tit. 3, Qu. 6 Utrum mola absque viri concubitu generari possit).
41 TEICHMEYERUS, S. 79–81.
42 ALBERTI, Bd. 1, S. 104–109.
43 TEICHMEYERUS, S. 84.
44 HALLER 1782, Bd. 1, S. 173 (Hallers Lehre über die vorgetragenen Materien).
45 HEBENSTREIT, S. 185–187, 206.
46 Vgl. TEICHMEYERUS, S. 81–83.
47 Vgl. HALLER 1782, Bd. 1, S. 168 (Einteilung «der Mutergewächse . . . nach Faselius und Mayer») und S. 174–176 (Hallers Lehre . . .).
48 PLENK 1782, S. 147–150.
49 FODÉRÉ 1799, t. 1, S. 268.
50 METZGER 1793, S. 241.
51 FODÉRÉ 1799, t. 1, S. 269.
52 PLOUCQUET, Abhandlung . . . , S. 116; METZGER 1793, S. 240.

Die Schwangerschaftsdauer

1 FIDELIS, S. 463–467 (Lib. 3, Sect. 7, Cap. 5 Initium gravidationis unde sumendum sit?) zitiert hier Hippokrates, Galen, Avicenna, Paré (vgl. Anm. 2 zu S. 238). Vgl. *Hippokratische Schriften,* t. 8, S. 56–57 (γυναιχείων πρῶτον, Des maladies des femmes, 1,17).
GALENUS, t. 2, S. 902–903 (De uteri dissectione 10; Ed. Chart. IV, 281); t. 4, S. 516 (De semine 1,2; Ed. Chart. III, 186); t. 17/1, S. 442–443 (Hippocratis epidem. II et Galeni in illum commentarius III, 30; Ed. Chart. IX, 175).
Fidelis' Verweis auf «Avic. 3.4. tract. 3.c.1.» bleibt mir bisher unklar. Fen 4 des

3. Buchs des Canon enthält keinen 3. Traktat. Hingegen handelt Fen 21 des 3. Buchs, Traktat 4, Kap. 1., von Krankheiten der Gebärmutter, welche sowohl die Menstruation als auch die Konzeption verhindern. (AVICENNA 1507/964, Bl. 374 r.) Traktate 3 und 4 von Fen 21 des 3. Buchs sind der Menstruation bzw. den Krankheiten der Gebärmutter gewidmet. Vgl. WEISSER, S. 229: «Der Zeitpunkt des Schwangerschaftsbeginns ist ohnehin ein schwacher Punkt in der Schwangerschaftsberechnung».

2 PAREUS 1635, S. 799 (23. Buch Von der Geburt des Menschen . . . , Kap. 39).

3 Vgl. etwa AUGENIUS 1597, Quod homini . . . , S. 25–26 (1. Buch, Kap. 13).

4 METZGER 1804, S. 4 (Über Ursprung und Ausbildung der gerichtlichen Arzneywissenschaft).

5 AMMANNUS 1670, S. 233–237 (Fall 44, 1638).

6 CASTRO 1614, S. 262.

7 Abgedruckt und kommentiert bei KANTOROWICZ. Vgl. auch LEONHARDT.

8 CODRONCHIUS 1597, S. 201–211 (Kap. 14).

9 ARISTOTELES 1957, S. 311 (hist. an., 7. Buch, 4; 584a 34–584b 1).

10 PLINIUS, vol. 2, S. 530–531 (7. Buch, V, 38).

11 *Hippokratische Schriften*, t. 9, S. 112–117 (περὶ τροφῆς, De l'aliment, 42); –, t. 7, S. 440–443 (περὶ ἑπταμήνου, Du foetus de sept mois, 4).

12 Ibid., t. 7, S. 532–537 (περὶ φύσιος παιδίου, De la nature de l'enfant, 30).

13 AUGENIUS 1597, Quod homini . . .

14 HALLER 1782, Bd. 1, S. 132. Die Bemerkung findet sich bei Teichmeyer nicht, noch scheint sie von Haller zu stammen. Vermutlich ist Weber der Autor.

15 AUGENIUS 1597, Quod homini . . . , spez. S. 72–74 (2. Buch, Kap. 16 Octimestrem partum nasci aliquando vitalem).

16 z.B. bei ACKERKNECHT 1950/51, S. 1290.

17 *Hippokratische Schriften*, t. 7, S. 436–461 (περὶ ἑπταμήνου, Du foetus de sept mois, und περὶ ᾽οκταμήνου, Du foetus de huit mois).

18 FASBENDER 1897, S. 100–102.

19 Vgl. Gentile da Foligno: KANTOROWICZ 1906, S. 125; PAREUS 1635, S. 770: Im 8. Monat geborene Kinder leben «selten oder gar nicht, dieweil nemlich, wie die Astronomy oder Himmelsläuff Erfahrne fürgeben, die Kälte und Trückne dess Planeten Saturni . . . dem Leben und desselbigen Anfängen sehr schädlich und zu wider ist».

20 Vgl. WEISSER; FIDELIS, S. 474–475.

21 AUGENIUS 1597, Quod homini . . . , S. 65–74 (2. Buch, Kap. 10–16).

22 CASTRO 1614, S. 262–263.

23 FIDELIS, S. 449–486 (Lib. 3, Sect. 7 De tempore partus).

24 PLINIUS, Bd. 2, S. 532–533 (7. Buch, V, 40).

25 SCHENCKIUS, S. 559–560 (Lib. 4, De partu; mense tertiodecimo, mense quarto quintoque decimo, mensibus viginti tribus, biennio, triennio, quadriennio).

26 ARISTOTELES 1957, S. 311–312 (hist. an. 7. Buch, 4; 584b 1–584b 19).

27 CELSUS 1772, S. 133 (3. Buch, Kap. 4).

28 ZACCHIAS, S. 25–52 (1. Pag.) (Lib. 1, Tit. 2 De partu legitimo, et vitali, Qu. 1–6).

29 BOHN 1704, S. 629–630. Speziell lehnt Bohn die Lehren von Saturn und Kälte, die den 8. Monat beherrschen sollen, als Lügen und Verrücktheiten ab.

30 HALLER 1782, Bd. 1, S. 115 («Hallers Gedanken» von der achtmonatlichen Geburt). Vgl. auch Hallers Ausführungen über den Geburtstermin in: HALLER 1766, S. 421–429 (Tempus partus), spez. S. 422–423.

31 Nur so, als Ausdruck einer Wissensübertragung, kann ich mir bisher Boschungs bemerkenswerten Befund am Zürcher Schwangerschaftskalender erklären, demzufolge der Zeitpunkt der Geburt schon um 1700 genau definiert und auf 278 Tage festgelegt worden ist. Dieser Kalender ist 1701 vom Stadtarzt Johannes von Muralt dem Ehegericht der Stadt und Landschaft Zürich geschenkt worden und ist jetzt im Besitze der Medizinhistorischen Sammlung der Universität Zürich. Auch Boschung schreibt, Muralts «Geburts-Tafel» sei für die Zeit vor 1800 der einzige ihm bekannt gewordene Schwangerschaftskalender. Vgl. BOSCHUNG.

32 ZACCHIAS, S. 52–59 (1. Pag.) (De partu legitimo et vitali, Qu. 7–10).

zu S. 246–254

33 *Hippokratische Schriften*, t. 8, S. 478–479 (περὶ ἐπικυήσιος, De la superfétation, 3).
34 HARVEY, S. 521–548 («On parturition», Anhang zu den «Anatomical exercises on the generation of animals», London 1651). Harvey kennt eine gewöhnliche Schwangerschaftsdauer (die unser Erlöser Christus im Uterus seiner Mutter verharrte), aber eine relativ grosse Variationsbreite. Die Gesetze können indessen nicht mit dieser, sie müssen mit der Regel rechnen, zumal viele Frauen ja Schwangerschaften simulieren oder sich fälschlich schwanger glauben.
35 BOHN 1709, S. 626–627.
36 ALBERTI, Bd. 1, S. 139–168 (Kap. 7 De partu legitimo et illegitimo). Vgl. des Zeitgenossen Albertis, des Chirurgen Lorenz Heister Schrift «Partus tredecimestris pro legitimo habitus, quo simul, partui nullum certum tempus in universum tribui posse, proponitur», Helmstedt 1727, zit. n. DANIEL 1784, S. 100.
37 TEICHMEYERUS, S. 51–65 (Kap. 9 De partu perfecto et legitimo).
38 HEBENSTREIT, S. 190–204, 629.
39 HALLER 1782, Bd. 1, S. 119 (Hallers Lehre über diesen Gegenstand); HALLER 1766.
40 DIETZ.
41 PLOUCQUET 1779, Über die physische Erfordernisse . . . , S. 74–75 (Festsezung der Geburtszeit).
42 LEPENIES, spez. S. 16–20, 52–77.
43 Ibid., S. 81–93.
44 FODÉRÉ 1799, t. 1, S. 305–359, Kap. 11 und 12 («Du terme de l'accouchement . . .» und «Le terme de l'accouchement dans l'espèce humaine peut-il s'étendre et se prolonger jusqu'aux onzième et douzième mois inclusivement?»).
45 In der französischen Ausgabe der «Anatomie d'Heister», Bd. 1, Paris 1753 (1. Auflage des«Compendium anatomicum» Altdorf 1717), S. 536–537, ist nur die Spanne von 7–11 Monaten gegeben.
46 FODÉRÉ referiert hier aus LOUIS 1764.
47 FODÉRÉ 1799, t. 1, S. 359–370: «De la loi: Celui-là est le père, qui est désigné pour tel dans le mariage.»
48 METZGER 1793, S. 248–250, 255.
49 Vgl. die Zusammenstellung der entsprechenden Lehrmeinungen bei TEICHMEYERUS, S. 76–77.
50 *Hippokratische Schriften*, t. 8, S. 476–509 (περὶ ἐπικυήσιος, De la superfétation).
51 PAREUS 1635, S. 790–791 (23. Buch, Kap. 32 Von den viel und manichfaltigen Empfängnüssen und Geburten, so zu unterschiedlichen Tagen oder Monaten von einem Weibe empfangen werden).
52 ZACCHIAS, S. 71–75 (1. Pag.) (Lib. 1, Tit. 3, Qu. 3 An detur superfoetatio).
53 ALBERTI, Bd. 1, S. 102–104.
54 TEICHMEYERUS, S. 73–78 (Kap. 11 De superfoetatione).
55 Zit. n. HALLER 1782, Bd. 1, S. 159, aus HEBENSTREIT, S. 208 (Sect. 2, Cap. 2, § 15).
56 HALLER 1782, Bd. 1, S. 161–163 (Hallers Entscheidung über den gelehrten Streit, zu Gunsten der Überschwängerung).
57 FODÉRÉ 1799, t. 2, S. 260, 285–289.

Ähnlichkeit

1 Diese Geschichte wird von Paré erzählt. Ursprünglich stammt sie offenbar vom Heiligen Hieronymus: Quaestiones in Genesim, in: Opus epistolarum . . . , hrsg. v. Erasmus, 1546, 3. Teil, Bl. 70b, wobei das Kind dort nicht als schwarzes, sondern als schönes Kind bezeichnet wird. In den hippokratischen Schriften findet sie sich weder in dieser noch in jener Form. Hieronymus erzählt sie im Zusammenhang mit der Geschichte von Labans Herde (vgl. S. 257) Vgl. PAREUS (PARÉ) 1971, S. 35–36 und 165 (Fussnote Nr. 64).
2 «Whosoever. . . ponders these things, will not. . . regard it as absurd or monstrous, that the woman should be impregnated by the conception of a general immaterial 'idea', and become the artificer of generation», schreibt auch Harvey. Vgl. HARVEY, S. 579 (On conception).

432

3 Vgl. FISCHER-HOMBERGER 1979, On the...
4 Vgl. LESKY 1951.
5 *Hippokratische Schriften*, t. 7, S. 480–483 (περὶ γονῆς, De la génération, 8).
6 Vgl. LESKY 1951, S. 1249 (25)–1250 (26).
7 ARISTOTELES 1970, vol. 15, S. 208–209 (Probl. X, 10/891b 33–39).
8 Mit dem biblischen Argument zugunsten der Imaginatiolehre sollte sich noch 1727 Blondel (vgl. S. 261–264) auseinanderzusetzen haben – vgl. BLONDEL, S. 203–214 (Anhang, Betrachtungen über die Klugheit des Patriarchen Jakobs); KOTTEK.
9 CODRONCHIUS 1597, S. 217–225 (Kap. 17 Dissimilitudo nati ad parentes, an sit sufficiens argumentum adulterii, ex quo de caussis similitudinis, ac dissimilitudinis filiorum cum genitoribus agitur).
10 DONATUS 1588, Bl. 30r.–43r. (2. Buch, Kap. 1 Imaginatricis facultatis affectiones mirae).
11 Additamenta ad Marcell. Donat. Dissertatio de causis similitudinis et dissimilitudinis in foetu respectu parentum. Zit. n. BLONDEL, S. 167. Vgl. HORSTIUS, Bd. 1, S. 454–468 («De causis similitudinis et dissimilitudinis in foetu respectu parentum»). Horst hat sich auch sonst immer wieder mit der Imaginatio, welche Säfte und Lebensgeister beherrsche (Bd. 1, S. 124) befasst.
12 HORSTIUS, t. 1, S. 144.
13 ZACCHIAS, S. 113–127 (1. Pag.).
14 Vgl. GALENUS, t. 4, S. 610–615 (De semine 2,2; Ed. Chart. III, 216–218).
15 ZACCHIAS, S. 475.
16 FIENUS, spez. S. 212–377 (Quaestiones 13–24).
17 ALBERTI, Bd. 1, S. 172–173.
18 TEICHMEYERUS, S. 44–45.
19 Zur allgemeinen Geschichte der Imaginatiolehre im späten 17. und früheren 18. Jahrhundert vgl. KING, S. 152–181.
20 MALEBRANCHE, t. 1 und 2.
21 TURNER, S. 268–326 (1. Teil, Kap. 12 Von den Flecken und Zeichen, die mit verschiedenen Dingen eine Ähnlichkeit haben, und der Haut der Leibesfrucht durch die Kraft der mütterlichen Einbildung eingedrückt werden...). Vgl. METZGER 1793, S. 229–230, der Missgeburten und Muttermäler zu differenzieren sucht.
22 z.B. Fehlen der Arme, schellfischähnlicher Kopf, Doppelmissbildungen – vgl. z.B. TURNER, S. 300–303.
23 BLONDEL, spez. S. 29–30.
24 HALLER 1782, Bd. 1, S. 86–90 (Von der Wirkung der Einbildungskraft auf die Gestaltung der Leibesfrucht. Ganz nach Hallerischen Grundsäzen). ROEDERER 1756. Vgl. HEBENSTREIT, S. 7–8 und Tab. 2, Fig. 1. Hebenstreit diskutiert die Imaginatiolehre im öffentlich-hygienischen Kapitel «De cura nascituri et nascentis». Er hängt ihr immerhin so weit an, dass er den Behörden rät, Verstümmelte und Missgestaltete aus der Öffentlichkeit zu verbannen, um Missbildungen zu verhüten. Die Hasenscharte aber steht für ihn als Beispiel für eine nicht durch mütterliche Ein-Bildung, sondern entwicklungsgeschichtlich determinierte Missbildung. Der mütterliche Schreck ist für ihn wesentliche Bedingung für die Wirkung der Imaginatio.
25 Vgl. LEPENIES, spez. S. 61–77.
26 Vgl. SPALLANZANI.
27 HOLLÄNDER, S. 202–207.
28 BLUMENBACHIUS.
29 HALLER 1782, Bd. 1, S. 85 («Kurzer Begriff der Blumenbachischen Lehre»; des Übersetzers Autorschaft ist nicht belegt, aber wahrscheinlich). Vgl. auch PLOUCQUET 1779, Über die physische Erfordernisse..., S. 121.
30 PLOUCQUET 1779, Über die physische Erfordernisse..., S. 121. Ebenso PLENK 1782, S. 136: «Die dem Vater nicht ähnliche Gesichtsbildung beweiset hier nichts...»
31 Vgl. FISCHER-HOMBERGER 1979, On the...
32 HALLER 1782, Bd. 1, S. 86 («Kurzer Begriff...» wie Anm. 27 zu S. 289). Anm. hierzu Bd. 1, S. 316 (Allegaten) verweist überdies auf Hebenstreit.
33 FODÉRÉ 1799, t. 2, S. 369–370.

Abort

1 PAREUS 1635, S. 981 (Von dem Urtheyl...).
2 CODRONCHIUS 1597, S. 200–201 (Kap. 13 Utrum medicus cognoscere possit, mulierem partum abegisse, ac de medicamentis abortivis).
3 FIDELIS, S. 315–316.
4 ZACCHIAS, S. 389–390.
5 ALBERTI, Bd. 1, S. 131–133.
6 Vgl. etwa PERCIVAL, S. 134–136.
7 FIDELIS, S. 437–449 (lib. 3, Sect. 6 De animatione, & formatione foetus).
8 Zu Begriff und Geschichte der «Gliedmässigkeit», die sich mit dem späteren Begriff der «Reife» nur teilweise deckt, vgl. WILBRAND.
9 Vgl. *Hippokratische Schriften,* t. 7, S. 502–507 (περὶ φύσιος παιθίου, De la nature de l'enfant, 18): 30 Tage bis zur Gliederung des Knaben, 42 bis zu derjenigen des Mädchens.
10 Vgl. GALENUS, t. 4, S. 631 (De semine 2, 5; Ed. Chart. III, 222–223).
11 ZACCHIAS, S. 56–59 (1. Pag.).
12 BOHN 1704, S. 621–625. Vgl. die Wiederaufnahme dieser Argumentation durch PLOUCQUET, vgl. S. 300–302, spez. Anm. 26 zu S. 302.
13 BOHN 1704, S. 633.
14 ALBERTI, Bd. 1, S. 121–139 (Kap. 6).
15 Bezieht sich auf Philipp Jacob Spener: «Die evangelische Lebens-Pflichten...» Frankfurt/M. 1707. Auch hier (vgl. S. 186–188) zeigt sich Alberti, und dies hier im engsten Sinne des Wortes, päpstlicher als der Papst. Tatsächlich hat der Papst selbst (Pius IX durch seine Konstitution «Apostolicae Sedis») erst 1869 die Unterscheidung von geformter und noch ungeformter Frucht eliminiert, und auf jedes Töten menschlichen Lebens gleiche Strafe (Exkommunikation) gesetzt – vgl. GRANFIELD, S. 66–67.
16 Zit. nach HEBENSTREIT, S. 375.
17 TEICHMEYERUS, S. 45–51 (Kap. 8 De tempore animationis foetus) und S. 65–73 (Kap. 10 De abortu).
18 Teichmeyer ist offenbar Praeformationist – vgl. NEEDHAM, S. 207–208, 213–223.
19 TEICHMEYERUS, S. 46–51.
20 HALLER 1782, Bd. 1, S. 97–98 (Hallers Gedanken...).
21 HEBENSTREIT, S. 368–382.
22 PLOUCQUET, Abhandlung..., S. 200–204 (Anhang «Vom geflissentlichen Missgebähren»).
23 PLOUCQUET Abhandlung..., S. 119–125. Vgl. HARVEY, S. 228–267, 476–501 (On the generation of animals, Ex. 15–23, 67–70).
24 Zur Geschichte des Entwicklungsbegriffs, namentlich dessen wesentlichen Anfängen in der Medizin des 18. Jahrhunderts vgl. TOELLNER, spez. S. 338–346.
25 FODÉRÉ 1799, t. 2, S. 26.
26 PLOUCQUET Abhandlung..., S. 193–204 (Anhang «Vom geflissentlichen Missgebähren»).
27 METZGER 1793, S. 232–241 (Unreife Geburten).
28 FODÉRÉ 1799, t. 2, S. 13–14.
29 Ibid., S. 14–27.

Kindermord

1 ZACCHIAS, S. 167–169 (Lib. 3, Tit. 2, Qu. 9 Mulierem peperisse, aut abortum fecisse, ex quibus conjici possit).
2 BOHN 1704, S. 673–675.
3 Vgl. MENDE, S. 173–174.
4 PAREUS (PARÉ) 1635, S. 975–976; PAREUS 1841, t. 3, S. 658. «Cet article a été ajouté en 1579», heisst es hier in einer Fussnote zum französischen «rapport d'un enfant estant estouffé».

5 DONATUS 1588, Bl. 31.
6 FABRIZ, Drittes und viertes Hundert, 1782, S. 87–88 (3. Hundert, 55. Beobachtung «Von einer Missgeburt» – «Ein Schreiben von dem Prof. Horst an unsern Fabriz, von Cölln am Rhein den 8. Sept. 1610.»).
7 Ibid., Fünftes und sechstes Hundert, 1783, S. 256–257 (6. Hundert, 65. Beobachtung «Wirkung eines Schrecks auf die Frucht» – «Ein Schreiben des Arztes zu Frankfurt, Ludwig Harnicae an unsern Fabriz; aus Frankfurt am Mayn 1627»).
8 TURNER, S. 291.
9 PLOUCQUET Abhandlung..., S. 135.
10 Vgl. AMMANNUS 1670, S. 431–435 (Fall 84, 1659), hier wurde von der Fakultät bereits beanstandet, dass «derer jenigen, so das todt gefundne Kind besichtiget, gethane Bericht, wie es billich seyn sollen, uns nicht zukommen...» ZITTMANNUS, S. 409–410 (Cent. 2, Fall 20 aus dem Jahre 1674: «Infanticidium ob neglectam funiculi umbilicalis deligationem»). VALENTINI, Pandectae, S. 490–528 (Pand. pars 2, Sect. 7 «De infanticidiis», spez. Fälle 2, 13, 16, 21).
11 MENDE, S. 174–75. Zu den Wurzeln der Forderung der einwandfreien Untersuchung des corpus delicti in der Verteidigung vgl. auch HEBENSTREIT, S. 615–616.
12 GALENUS, t. 4, S. 243 (De usu partium corporis humani 15,6; Ed. Chart. 665).
13 Nach MENDE, S. 176. Mende zitiert hier Harveys Exercitationes de generatione animalium, London 1651 – vgl. HARVEY, S. 143–518 (Anatomical exercises on the generation of animals) – ich habe eine solche Stelle aber bisher nicht gefunden.
14 MENDE, S. 175–196, spez. S. 176; BARTHOLINUS, S. 26.
15 SWAMMERDAMUS, spez. S. 114–121 (Sect. 2, Cap. 1).
16 RAYGERUS, S. 297–299 (Obs. 202), spez. S. 299.
17 Defension einer Frauens-Person, die wegen Kindermords verdächtig war. In: Ernsthaffte, aber doch muntere und vernünfftige Thomasische Gedancken und Errinnerungen über allerhand auserlesene juristische Händel, 1. Teil, 2. Aufl., Halle: Renger 1723, S. 1–104 (1. Handel).
18 SCHREYER.
19 Johann Heinrich Voigt, nach SONNENKALB, S. 52.
20 BLUMENSTOK, S. 255.
21 VALENTINI, Pandectae, S. 499–500. (Pand. pars 2, Sect. 7, Cas. 9 «De infanticidio per pulmonum in aquam projectorum subsidentiam elidendo»).
22 Nach SONNENKALB, S. 46–47, und GARRISON and MORTON. BLUMENSTOK, S. 255, und andere geben 1691 als Erscheinungsjahr der Schreyer'schen Schrift an.
23 S. Anm. 16 zu S. 280.
24 SCHREYER, S. 3–7.
25 VALENTINI, Pandectae, S. 499–504; SCHREYER, S. 7–32; KUNZE, S. 89–92.
26 BLUMENSTOK, S. 10.
27 Ibid., S. 6–8, belegt durch BOHN 1704, S. 661–662.
28 HUNTER, William. Vgl. GARRISON and MORTON.
29 CAMPER, S. 72–91. Vgl. 1. Mos. 2,7 (Zürcher Bibel): «da bildete Gott der Herr den Menschen aus Erde vom Ackerboden und hauchte ihm Lebensodem in die Nase...»
30 METZGER 1793, S. 265.
31 Vgl. BRITTAIN 1963; KRAMMER.
32 MAUCHARTUS. Das Thema wurde 1691 unter Zeller als Praeses vom Medizinstudenten I. D. MAUCHART verteidigt. Die Schrift erschien später unter Zellers Namen in Halle (1725) und Magdeburg (1745). Übersetzung nach CAMPER, S. 47.
33 BOHN 1704, S. 662–670; BOHN 1711, S. 169–192.
34 Ibid., S. 671–674.
35 MORGAGNUS, t. 3, S. 162 (De sedibus, et causis morborum per anatomen indagatis, lib. 2 De morbis thoracis, Epistola anatomico-medica 19, Art. 46).
36 HALLER 1784, Bd. 2, 2. Teil, S. 6 (Hallers Anmerkungen...).
37 ZACCHIAS, S. 301 (Lib. 5, Tit. 2 De vulneribus, Qu. 2, § 25). Zacchias zitiert Fidelis Lib. 4, Kap. 2. Gemeint ist wohl Kap. 5: FIDELIS, S. 548, wo allerdings die Gefährlichkeit der nabelnahen Wunden mit den dort befindlichen Sehnenplatten begründet wird.

435

38 Diese Geschichte und ihre Überlieferungsgeschichte bei BOHN 1689, S. 377–378 (ebenso in der 2. Auflage, S. 278–279).
39 BOHN 1689, S. 377, nennt dies das «commune dogma»: die Nabelligamente fixieren die Leber an ihrer Stelle, damit diese nicht die Bewegung des Zwerchfells und damit die Atmung behindere, daher folgt aus deren Durchtrennung die Erstickung (ebenso in der 2. Auflage, S. 278).
40 Vgl. etwa Glissons Ansicht, die Zerreissung des aus der vena umbilicalis entstandenen Leberligaments führe durch Konvulsionen – die leicht entstünden, wo sehnige und nervige Teile verwundet würden – zum Tode. GLISSONIUS, S. 60.
41 Vgl. etwa FIDELIS, S. 507–508.
42 FABRIZ, Erstes und zweytes Hundert, S. 88. (1. Hundert, 52. Beobachtung «Verblutung eines Kindes aus der übel verbundenen Nabelschnur»).
43 AMMANNUS 1670, S. 348–353 (Fall 69, 1656): «... dannenhero auch in dergleichen Fällen von den Medicis die nicht Verbindung des Umbilici pro simpliciter et absolute lethali pfleget erkennet zu werden.» Vgl. auch WELSCH 1660, Lit. E. col. 4–6.
44 VALENTINI, Pandectae, S. 492, 493, 518–524 (Pand. pars 2. Sect. 7 «De infanticidiis», Introductio, Cas. 1 und Cas. 20–23).
45 TEICHMEYERUS, S. 234–244 (Kap. 24 De infanticidio).
46 ALBERTI, Bd. 1, S. 177–196 (Kap. 9 De foetu vivo mortuo et infanticidio).
47 HALLER 1784, Bd. 2, 2. Teil, S. 6–12 («Hallers Anmerkungen» über die äusserlichen Zeichen des Kindermords nach Teichmeyer).
48 DEHMEL.
49 Vgl. DANIEL 1784, S. 110–111 (Von der Abbindung der Nabelschnur); PLOUCQUET, Abhandlung..., S. 163–167; für Details vgl. MENDE, S. 207–214.
50 SCHAEL.
51 ROEDERER 1754.
52 ROEDERER 1760, De infantibus...
53 ROEDERER 1793, S. 306 (§ 480).
54 Vgl. MENDE, S. 225–227.
55 Vgl. WÄCHTERSHÄUSER, spez. S. 27–57, 140–144; RODEGRA/LINDEMAN/EWALD.
56 CAMPER. Die «Gedanken» umfassen S. 109–152.
57 CAMPER verteidigt sich doppelt gegen die ihm gemachten Vorwürfe. Erstens durch die grundsätzliche Feststellung: Es ist «nichts leichter, als jemands Worte zu verdrehen, nichts gemächlicher, als einen Gedanken aus seiner Verbindung zu reissen, und ihn als den ungereimtesten vorzustellen. So würde ich in meinem Leben nichts anders zu thun haben, als meine Zeit dem spitzfindigen Eifer einiger Wohl- oder Übelgesinneten aufzuopfern: Doch dazu bin ich am wenigsten aufgelegt. Meine Leser können aus meinen Schriften das gute, das nützliche nehmen, das übrige überhupfen oder alles verwerfen. Ich will nicht, dass man bey meinen Worten schwören soll. Ich schreibe, ... um Nutzen zu stiften. Verfehle ich meinen Endzweck, so ist es meine Zeit, die verloren gehet...» (CAMPER, S. 112–113).
58 In England scheint demgegenüber die Praxis der «insanity defence» in Kindermordfällen eine alte Tradition zu haben – dort aber nicht verbunden mit medizinischer Expertenkompetenz. Vgl. DAMME.
59 FRANK 1780, Bd. 2, S. 6.
60 Ibid., S. 55–160 (Vom geflissentlichen Missgebähren, Aussetzen und Töden der Leibesfrucht).
61 Vgl. MALCOLMSON.
62 FRANK 1780, Bd. 2, S. 148, zitiert aus der vollumfänglich abgedruckten Königlich Preussischen Verordnung vom 8. Februar 1765 betreffend den Kindermord.
63 F. u. F.
64 Vgl. MÜLLER, Karl, S. 1.
65 F. u. F.
66 *Freymüthige Gedanken*, S. 8.
67 BÜTTNER.
68 DANIEL 1780.
69 PLOUCQUET Abhandlung..., S. 93–174.
70 Ibid., S. 113–129.

71 Ibid., S. 143–173.
72 METZGER 1793, S. 262.
73 Ibid., S. 20, 263–300.
74 Ibid., S. 300–304.
75 FODÉRÉ 1799, t. 2, S. 28–35.

Gewalt und Tod
Wunden

1 Zur engen Beziehung der ärztlichen Wundenlehre zur juristischen Lehre vom corpus delicti vgl. HALL.
2 CELSUS 1772, S. 301 (5. Buch, Kap. 26,1). Deutsche Übersetzung: CELSUS 1906, S. 261.
3 CELSUS 1772, S. 301–303; CELSUS 1906, S. 262–263 (5. Buch, Kap. 26,2–6).
4 *Hippokratische Schriften*, t. 4, S. 566–569 (αφοριϭμοι 6,18).
5 PAREUS (PARÉ) 1841, t. 3, S. 651–655; PAREUS 1635, S. 973–975.
6 Vgl. NEMEC 1976, S. 34; FICARRA, S. 5.
7 CODRONCHIUS 1597, S. 170–175 (Kap. 4 Qua nam ratione de vulnerato testificandum sit . . .).
8 FIDELIS, S. 249–294 (Sect. 4 und 5 des 2. Buches).
9 Ibid., S. 525–570 (Lib. 4, Sect. 2 De vulnerum lethalitate).
10 Vgl. HARTMANN, S. 4: «Erst am Ende des 18. Jahrhunderts verdrängte die Diagnose, das Erkennen der Krankheit, die Prognose . . .» – was nicht widerlegt, aber ergänzt werden muss durch die Feststellung, dass auch in diesem Punkt die gerichtliche Medizin der allgemeinen vorausgegangen ist.
11 FIDELIS, S. 526–530.
12 CODRONCHIUS 1597, S. 171.
13 PAREUS 1635, S. 974–975.
14 Anm. 10 zu S. 297.
15 SUDHOFF, S. 72–74 und Tafel XIV.
16 HERRLINGER, S. 37.
17 Giovanni Battista Morgagni: De sedibus, et causis morborum per anatomen indagatis. In MORGAGNUS 1764, t. 3–4 (1. Aufl. Venedig 1761).
18 BOHN 1689, S. 8. «Sectio legalis, inquit, anatomiae practicae seu pathologicae specimen est . . .» zitiert BAUMER 1778, S. 20 unsorgfältig aus «Bohn, de vulnerum inspectione p. III».
19 Zit. n. MICHLER, spez. S. 25–26.
20 WOLF-HEIDEGGER/CETTO, S. 15.
21 FIDELIS, S. 525–570.
22 Vgl. FISCHER-HOMBERGER 1978, S. 4–13.
23 PLATO, S. 279–290 (69 A–72 D).
24 ARISTOTELES, vol. 12, S. 232–329 (Part. an. III, IV; 665b 6–666b 1). GHALIOUNGUI, S. 48–49, 127, 162. Vgl. auch PAGEL, S. 103–108; PUTSCHER 1973, S. 9, 11, 64–65, 169.
25 Vgl. MANI, S. 14.
26 Vgl. MANULI/VEGETTI; PUTSCHER 1973, spez. S. 10–19.
27 Vgl. FISCHER-HOMBERGER 1978.
28 Die Verbindung des Seelenbegriffs mit einzelnen Organen spielte auch in die Beurteilung von Missgeburten – realen und fiktiven – hinein: hatte ein Tier mit Menschenkopf bzw. ein Mensch mit Tierkopf eine menschliche Seele oder nicht? War eine Doppelmissbildung ein oder zweimal zu taufen? (vgl. FIDELIS, S. 487–488, 490–493, 501–513 (Lib. 3, Sect. 8 De monstris, Cap. 1, 3, 7, 8), vgl. Abb. S. 44. JIMENEZ berichtet über die Autopsie einer vom Nabel bis knapp über dem Magen verwachsenen Doppelmissbildung (Hispaniola, 1533), welche die Frage klären sollte, ob da nun ein oder zwei Seelen innewohnten? Der Priester hatte vorsorglich zweimal getauft. Tatsächlich fand man alle Eingeweide doppelt, nur die Lebern waren verwachsen, aber es war eine Trennungslinie erkennbar.

437

29 Vgl. BOSE, Ernestus GOTTLOB. Vgl. FISCHER-HOMBERGER 1979, Herz und Seele.
30 SEBIZIUS 1637, pars III, Thesis 101; SCHENCKIUS, S. 396–397 (Lib. 3, De iecore; vulnera iecoris); WELSCH 1660, Lit. D. col. 13 – Lit. E. col. 1; AMMANNUS 1670, S. 281–290 (Fall 55, 1644–1648); ALBERTI, Bd. 1, S. 336–338; VALENTINI, Pandectae, S. 425 und ff. (Pand. pars 2, Sect. 4 «De vulneribus abdominis lethalibus», Introductio, § 2 und entsprechende Fälle).
31 Harvey gilt mit seiner Schrift «de motu cordis» von 1628 als der Entdecker des Blutkreislaufs, Pecquet hat 1651 den ductus thoracicus beschrieben, welcher den Chylus, den «Nahrungssaft» unter Umgehung der Leber direkt in die Blutgefässe leitet.
32 Vgl. FISCHER-HOMBERGER 1977, Geschichte der Medizin, S. 56–63; FISCHER-HOMBERGER 1979, Herz und Seele.
33 Vgl. GALENUS t. 2, S. 173–174 (de nat. fac. lib. 3, cap. 8; Ed. Chart. V 64); t. 3, S. 275–277 (de usu partium lib. 4, cap. 7; Ed. Chart. IV 373–374); t. 4, S. 523 (De semine, Kap. 4; Ed. Chart. III, 189). Vgl. WELSCH 1660, Lit. F. col. 11 – Lit. G. col. 1 (Kap. 10 De vulneribus ventriculi lethalibus); AMMANNUS 1670, S. 298–300 (Fall 58, 1649 oder 1643 (?)). BOHN 1710, S. 245–246.
34 TEICHMEYERUS, S. 220–221.
35 FISCHER-HOMBERGER 1978.
36 HALLER 1784, Bd. 2, 1. Teil, S. 447–448 («Hallers Bemerkungen» zum Abschnitt über die Brustwunden beginnen auf S. 438 mit Anführungszeichen, ein Schlusszeichen fehlt. Auf dritte Herkunft hätte der Herausgeber aber wohl hingewiesen; bei TEICHMEYER findet sich diese Stelle nicht. Auch der Analogieschluss vom Bauchwundenkapitel weist auf Hallers Urheberschaft dieser Bemerkung).
37 PLOUCQUET Abhandlung . . . , S. 31–32.
38 ZACCHIAS, S. 295–322 (Lib. 5, Tit. 2 De vulneribus), speziell S. 302–303 (Qu. 3 Vulnus ex sua natura non lethale, an incuria, vel ex alia occasione fieri possit lethale).
39 Ibid., S. 299–302 (Qu. 2 De vulnerum differentia, de eorumque periculo, et securitate).
40 FOSSEL, S. 89–90.
41 «Seine Abhandlung über diesen Gegenstand gehört überhaupt nicht zu den vorzüglichsten seines ganzen Werks» schreibt auch MENDE, S. 244–245, über Zacchias' Wundenlehre.
42 ZACCHIAS, S. 313–317 (Qu. 8 De sanguine manante ab occiso coram occisore, de ejus rei veritate, ac de praesumptione inde deducta contra homicidii reum).
43 Für genauere Definitionen vgl. HUNDESHAGENIUS, S. 406–407. Der Autor verweist dabei speziell auf Erasmus Francisci, Von der Policey-Ordnung, Ceremonien und Sitten. Vgl. HELBING/BAUER, S. 33–35.
44 ZACCHIAS, S. 314.
45 LIBAVIUS; vgl. NEMEC 1976, S. 39.
46 HUCHER, S. 658 (Lib. 4).
47 BIRCHLER, Magie und Gerichtsmediziner.
48 HELMONT, S. 1032–1033.
49 Vgl. HUNDESHAGENIUS, S. 422.
50 Wie Anm. 46 zu S. 308.
51 DONATUS 1588, 36r.–37v. (2. Buch, Kap. 1); DONATUS 1613, S. 102–105.
52 HORSTIUS, t. 1, S. 136–148 (An corpus humanum post mortem durare possit, quidque statuendum sit de cadaverum cruentatione?).
53 ZACCHIAS, S. 314–317.
54 REIES, S. 227–239 (Qu. 33: An effusionis sanguinis, qui aliquoties in violenta morte sublatis ex vulnere, vel ex alia parte, coram interfectore promanare observatus est, naturalis causa assignari possit? An necessario ad miraculum aut superiorem aliam vim recurrendum sit?), spez. S. 237–239.
55 HUNDESHAGENIUS. 10 Jahre vorher hatte allerdings schon Theodor Kirchmaier «De cruentatione cadaverum fallaci praesentis homicidae indicio» publiziert (Wittenberg 1669). Nach NEMEC 1976, S. 50.
56 HUNDESHAGENIUS, S. 407, 415.
57 METZGER 1820, S. 117.

58 MENDE, S. 263–264. Mende zitiert Stryk: Tract. de jur. sens. diss. 7. cap. 3. N. 15.
59 SUEVUS. Bernardus Suevus wird im *Biographischen Lexikon* als «ältester Autor über gerichtliche Medicin in Deutschland» bezeichnet. Seine Lebensdaten habe ich bisher nicht auffinden können.
60 SEBIZIUS 1632, praefatio.
61 WELSCH 1660. Zu den Kontroversen um die Notwendigkeit der gerichtsmedizinischen Sektion vgl. NEMEC 1976, S. 56, 58.
62 Vgl. MENDE, S. 259–265.
63 BOHN 1689 (und 1710).
64 Ruysch zeigt übrigens das Vollbild eines Stadtarzts und Gerichtsmediziners seiner Zeit: Sohn einer Familie, welche in den Niederlanden bedeutende öffentliche Ämter innehatte, ist er Apotheker, später Mediziner mit grossen anatomischen und chirurgischen Interessen, 1672 auch Stadt-Geburtshelfer von Amsterdam geworden. Vgl. LINDEBOOM; vgl. auch TALBOTT.
65 BOHN 1704, S. 584, 586–587 (im Kapitel «De renunciationum instrumentis»). Vgl. MENDE, S. 269.
66 TEICHMEYERUS, S. 177–188 (Kap. 21).
67 Nach MENDE, S. 285.
68 Vgl. BAUMER 1778, S. 17–22, spez. S. 21–22 (1. Teil, Kap. 4 De inspectione et sectione legali, §§ 5–9; § 9 gibt eine Bibliographie der Autoren zur gerichtlichen Sektion).
69 TEICHMEYERUS, S. 191–193.
70 Ibid., S. 213–214.
71 HALLER 1784, Bd. 2, 1. Teil, S. 442–444 («Hallers Bemerkungen» – mit Vorbehalt wie Anm. 36 zu S. 305).
72 TEICHMEYERUS, S. 225; HALLER 1784, Bd. 2, 1. Teil, S. 455 (Von Bauchwunden. Teichmeyers Abhandlung).
73 Die Charakteristika «spirituum animal. fons & origo» sind bei HALLER 1784, Bd. 2, 1. Teil, S. 399–400, weggelassen.
74 TEICHMEYERUS, S. 204–205.
75 PLOUCQUET Abhandlung . . . , S. 11–12.
76 Ibid., S. 21–22.
77 PLENK 1782, S. 28–31.
78 Vgl. SIKORA, Anhang zum Buch, Positio 14: «Nullum viscus, nulla pars corporis humani est, cujus laesio absolute lethalis dici possit».
79 FODÉRÉ 1799, t. 2, S. 53.
80 SEBIZIUS 1633, pars III, Thesen 78–79. Vgl. MENDE, S. 242–243.
81 Zur Geschichte der Wunden-Letalitäts-Systematik vgl. vor allem HENKE, spez. S. 99–132 (Historische Darstellung . . .).
82 BOHN 1689, S. 26–34.
83 Vgl. FISCHER-HOMBERGER 1970, Eighteenth-century nosology . . . ; LEPENIES, spez. S. 52–56.
84 Vgl. MENDE, S. 245–249.
85 PLOUCQUET Abhandlung . . . , S. 9.
86 Ibid., S. 12–16.
87 PLENK 1782, S. 28.
88 HENKE, S. 171.
89 Ibid., S. 174–175.

Erstickungen

1 HALLER 1761, S. 313–365 (Respirationis utilitas). Vgl. THOMAS, S. 242–243.
2 Expériences sur la respiration des animaux et sur les changements qui arrivent à l'air en passant par leur poumon, 1777; Mémoire sur la chaleur (zusammen mit Pierre-Simon de Laplace), 1780; Altérations qu'éprouve l'air respiré, 1785; Premier mémoire sur la respiration des animaux (zusammen mit Armand Seguin), 1789. LAVOISIER/DE LAPLACE, Mémoire sur la chaleur, und LAVOISIER 1920, S. 1–51.

3 Einen brauchbaren, wenngleich im wesentlichen fortschrittsgeschichtlichen Überblick über die Geschichte der Atmungslehre hat 1943 BUESS gegeben. Vgl. auch BORUTTAU.
   GOTTLIEB setzt sich nur drei Seiten lang mit dem was er als vor-wissenschaftliche Geschichte der Atmung bezeichnet, auseinander, dann wendet er sich den bekannteren Linien zu: Entwicklung der Lungenanatomie, der Atemchemie, der physikalischen Diagnostik der Lungenkrankheiten (Laënnec-Porträt als Frontispiz), Atemphysiologie des 19. Jahrhunderts.
   Ähnlich wählte Mark Graubard: Circulation and respiration, the evolution of an idea, New York and Burlingame, Harcourt, Brace & World 1964, seine Texte aus. Zum Teil hat wohl Lavoisier selbst mit seinem «Précis historique sur les émanations élastiques qui se dégagent des corps pendant la combustion, pendant la fermentation, et pendant les effervescences», welcher schon in den Kapitelüberschriften alle die grossen Namen der Gas- und Sauerstoffgeschichte nennt, diese Tradition der Atmungsgeschichte angebahnt.

4 Vgl. NEMEC 1974, der unter den Schlagworten «Strangulation» und «Hanging» auf zwei in unserem Zusammenhang nicht weiterführende Arbeiten verweist, die Worte «Asphyxia», «Drowning» und «Suffocation» aber gar nicht führt.
   Als einzige für uns brauchbare Arbeit führt er die Dissertation von BARON auf, die 15 Seiten zur Geschichte der Erhängung vor dem 19. Jahrhundert enthält.

5 GALENUS, t. 17/2, S. 702–707 (Hippocratis aphorismi et Galeni in eos commentarii IV, 34; Ed. Chart. IX, 154–156);
   Ibid., t. 3, S. 536–544 (De usu partium VII, 8; Ed. Chart. IV, 456–459);
   Ibid., t. 4, S. 470–484 (De usu respirationis 1–2; Ed. Chart. V, 413–417); ARISTOTELES 1975, vol. 8, S. 437–439 (On respiration IV / 471b 30–472a 14).
   Für die Geschichte des Pneumas vgl. PUTSCHER 1973; die Beziehung zur Geschichte der Atmung steht dabei allerdings am Rande des Gesichtsfeldes. Vgl. Anm. 3 zu S. 322.

6 FOSTER, S. 183–197; BUESS, S. 3198–3203; TRÖNDLE.

7 *Hippokratische Schriften*, t. 8, S. 592–593 (περὶ σαρκῶν,Des chairs, 6);
   –, t. 9, S. 108–109 (περὶ τροφῆς, De l'aliment, 29). GALENUS, t. 3, S. 539–542 (De usu partium VII, 8; Ed. Chart. V, 458).
   Aristoteles kritisiert diese Auffassung: ARISTOTELES 1975, vol. 8, S. 442–445 (περὶ ἀναπνοῆς On respiration VI / 473a 3–14).

8 GALENUS, t. 4, S. 501–511 (De usu respirationis 5; Ed. Chart. V, 423–426.

9 Vgl. FISCHER-HOMBERGER 1977, Geschichte der Medizin, S. 59–63. In seinem Traktat «Von der sechsfachen Verdauung der Menschlichen Speise», wo Van Helmont die Verdauung gewissermassen zum physiologischen Modellvorgang macht, finden die vierte und fünfte von diesen Verdauungen in Herz und Arterien statt und diese als Fermentationen gedachten «Dauungen» sind es, die für die arterielle Auffrischung des Blutes verantwortlich sind. Von Lungen, Luft und Atmung ist dabei aber keine Rede. Vgl. HELMONT, S. 279–280.

10 HARVEY, S. 41 (An anatomical disquisition on the motion of the heart and blood in animals, chapter 7), übers. n. R. Ritter von Töply (Klassiker der Medizin, hrsg. v. K. Sudhoff; 1, William Harvey, Die Bewegung des Herzens und des Blutes, S. 48).

11 In GOTTLIEB, S. 25–44 sind die beiden Briefe Malpighis an Alphonso Borelli (1608–1679) über die Lungen, deren erster diese Auffassung ausspricht (speziell S. 31–36), in englischer Übersetzung abgedruckt.

12 TRÖNDLE, S. 16–17; vgl. HALLER 1761, S. 351–353 (Verae pulmonis utilitates; Inhalatio).

13 Begründer des «methodischen Systems», welches sich in einem gewissen Gegensatz zur Säftelehre an die Atomlehre anlehnte.

14 GALENUS, t. IV, S. 470–511 (De usu respirationis; Ed. Chart. V, 413–426).

15 ARISTOTELES 1975, vol. 8, S. 430–481 (περὶ ἀναπνοῆς On respiration / 470b 1–480b31).

16 BARTHOLINUS 1677, S. 466. Vgl. HALLER 1761, S. 353–355 (Verae pulmonis utilitates; Exhalatio pulmonalis).

17 GALENUS, t. IV, S. 504–506 (De usu respirationis 5; Ed. Chart. V, 424).

18 Erasistratos hielt die Arterien für lufthaltig – vgl. GALENUS, t. II, S. 536–540 (De usu partium VII, 8; Ed. Chart. IV, 457–458);
Hippokratische Schriften, t. 8, S. 592–593 (περὶ σαρκῶν, Des chairs, 6), und –, t. 6, S. 372–373 (περὶ ἱερῆς νούσου, De la maladie sacrée, 7). Vgl. PUTSCHER 1973, S. 124.

19 «Denn wenn der Mensch durch Mund und Nase die Luft aufnimmt, kommt sie zuerst ins Gehirn, dann aber zum grössten Teil in den Bauch, teils aber auch in die Lunge und teils in die Adern.» Deutsche Übersetzung aus: Hippokrates, Schriften, übers. u. hrs. v. Hans Diller, Hamburg, Rowohlt 1962, S. 140 (Die heilige Krankheit, 7).

20 Vgl. GARRISON's *History of Neurology*, S. 15–16; 21–22.

21 GALENUS, t. XVII/2, S. 541–543 (Hippocratis aphorismi et Galeni in eos commentarii II, 42; Ed. Chart. IX, 81).

22 Stephanus Blancardus, Lexicon medicum renovatum, Lovanii, Van Overbeke 1754: «Catarrhus suffocatorius, est quando (ut Veteribus placet) humores excrementitii à capite ad organa respiratoria decidunt, & suffocationem minantur.»

23 HARVEY, S. 41 (An anatomical disquisition on the motion of the heart and blood in animals, chap. 7).

24 Hieronymus David Gaub, Anfangsgründe der Krankheitenlehre des Menschen. Aus der lezten Ausgabe des Verfassers in freyer Übersetzung mit eingestreuten eigenen Bemerkungen . . . eingerichtet von Daniel Andreas Diebold, Zürich, Orell, Gessner, Füsslin 1781, S. 280–282. Vgl. HALLER 1761, S. 355–359 (Verae pulmonis utilitates; Pulmonis vis motrix).

25 Vgl. FISHMAN/RICHARDS, S. 743–746.

26 Es wäre in dieser Sicht doch neu zu prüfen, ob das Protokoll des Dr. Galenus Weyer über die inneren Sektionsbefunde bei der aller Wahrscheinlichkeit nach erdrosselten Herzogin Jacobe von Jülich aus dem Jahre 1597 nicht doch Hinweise auf die Erdrosselung enthält, wenn es etwa heisst «die Mutter braunschwarz und mangelhaft, zudem die Lunge missfarbt bemerkt . . .» Auch die Tatsache, dass die jülischen Räte den Tod der Herzogin als natürlichen deklarierten, «schweren Hauptfluss», der sich «herunter auf die Lungen gesetzt und so auch das Herz eingenommen», muss in diesem Sinne vielleicht neu gelesen werden. Vgl. TABBERT, S. 21, 37–38.

27 PAREUS (PARÉ) 1635, S. 976–979 (Ein kurtzer und gründlicher Unterricht, Wie sich ein jeder WundArtzt, so er etwan eines Verwundeten, oder anderer Patienten halben, von seiner Obrigkeit vorgestellt und gefragt wird, zu verhalten habe).

28 FIDELIS, S. 584–589 (Lib. 4, Sect. 4 De suffocatis).

29 CODRONCHIUS 1610.

30 GALENUS, t. 17/2, S. 702–707 (Hippocratis aphorismi et Galeni in eos commentarii IV, 34; Ed. Chart. IX, 154–156).

31 Ibid, t. 7, S. 944 (De difficultate respirationis Lib. 3, Cap. 10; Ed. Chart. VII, 286).

32 PLATERUS 1625, Spalte 89 (55. An aquae immersi suffocentur?)

33 BECKERUS. Abgedruckt auch in VALENTINI, Novellae, S. 106–123. S. 123–126 folgt dort in Form von Briefen noch die kritische Diskussion dieses Werks durch Valentini. Vgl. auch GUMMER, S. 482–488; EVERS; FODÉRÉ, t. 2, S. 287–294.

34 CASTRO 1614, S. 258–259 (Lib. 4, Cap. 11 Testificandi ratio in vulneribus capitis: & in iis qui agunt fuerunt testificandi).

35 ZACCHIAS, S. 320–322 (Lib. 5, Tit. 2, Qu. 11 Vulnera vivone, an mortuo inflicta fuerint. in flumen, vel mare demersus vivusne, an mortuus fuerit demersus. item vivus an mortuus quis fuerit suspensus. Fulminene ictus, an per aliquam externam vim quis perierit). Ebenos noch BOHN 1711, S. 192–198.

36 Vgl. auch ZACCHIAS, S. 244 (fälschlich als 246 beschriftet, Lib. 4, Tit. 1, Qu. 11, § 28).

37 Vgl. FIDELIS, S. 598–600 (Lib. 4, sect. ult., cap. 2 Variae eorum notae, qui a fulmine occiduntur).

38 ZACCHIAS, S. 240–247 (Lib. 4, Tit. 1, Qu. 11 De mortuorum resurrectione).

39 syderati, attoniti, congelati, carotici, cataleptici, lethargici.

40 Für den Versuch, das Stocken in der Lunge pathophysiologisch herzuleiten vgl. SWAMMERDAMUS, S. 103–105.

441

41 HOFFMANN, S. 21–22.
42 Bohm zum Beispiel fügt der Leipziger Ausgabe seiner Wundbegutachtungen von 1711 in der Appendix zwei Abhandlungen bei: die eine über den Kindermord (worin Lungenprobe und Erstickungen den meisten Platz beanspruchen), die andere über die Frage, ob einer lebendig oder tot ins Wasser versenkt, erdrosselt oder verwundet worden sei. BOHN 1711.
43 TEICHMEYERUS, S. 242–243 (Cap. 24 De infanticidio); HALLER 1784, Bd. 2, 2. Teil, S. 3,15–21 (24. Kap. Vom Kindermord).
44 ROEDERER 1754, S. 292–332, und ROEDERER 1760, De infantibus...
45 BECKERUS, S. 71–78.
46 ROEDERER 1754, S. 285; vgl. MORGAGNUS, t. 3, S. 161 (De sedibus, et causis morborum per anatomen indagatis, lib. 2 De morbis thoracis, Epist. 19, Art. 43).
47 ROEDERER 1754, S. 284–290.
48 FODÉRÉ, t. 2, S. 286–287, 294.
49 In der Zürcher Zentralbibliothek finden sich hierzu illustrative Titel wie: Predigt. über Mathäus 2. Vers 17. und 18. gehalten Sonntags den 15. August. Nach dem den 13. August auf dem Rhein sich ereigneten grossen Unglük ... von Melchior Kirchhofer, Pfarrer zu Stein. Schaffhausen: Hurterische Buchhandlung, o.J.
 – Die oft sich begebende Noth und Gefahr der See-fahrenden, Auss Dem Heil. Evangelio Marci Cap. IV. v. 37. Nach deme Sonntags den II. Tag May, An. 1732. ein-und viertzig Persohnen, von Horn an dem Bodensee, welche nach vollendetem Gottes-dienst von Arbon wider nach Hauss fahren wollen ..., in das Wasser gestürtzt, 27. derselben elendiglich ertruncken, und 25. die man wider gefunden, ... in Begleith viler tausend Persohnen, beerdiget worden. ... In einer Christlichen Leich-Predigt vorgestellt. Und auf vilfaltiges trungenliches Begehren zum Truck übergeben, Durch Johann Caspar Reynacher... St. Gallen: T. Hochreutiner und R. Weniger 1732.
 – Unglückliche Heimfahrt: Oder Beschreibung des unglücklichen Sturms, so über das Marckt-Schiff von Kessweil ergangen, welches von Meersburg kommend den 7. April 1734. Abends zwischen 5. und 6. Uhren mit 45. Personen und aller Ladung gesuncken und elendiglich umkommen und ertruncken sind. St. Gallen: T. Hochreutner.
 – Trauer-Lied von einer unglüklichen Kernenschifffahrt der Männern von Richtenschweil auf dem Zürich-See. Verfasst, von Conrad Hiestand, G'schirrmacher ... und Rudolf Reithar. Den 11. May. 1787.
50 HERHOLDT/RAFN, S. 1–17.
51 PATAK.
52 1. Teil Paris 1742, erweiterte Übersetzung von Jakob Benignus Winslow's «An mortis incertae signa minus incerta a chirurgicis quam ab aliis experimentis?», Paris 1740; 2. Teil Paris 1745. Revidierte Ausgabe der beiden Teile Paris 1749 und 1752. Deutsche Übersetzung: BRUHIER.
53 FRANK 1813, S. 7.
54 ALBERTI, Bd. 1, S. 186–187 (Kap. 9 De foetu vivo mortuo et infanticidio) und S. 223–227 (Kap. 11 De morborum et mortis recognitione).
55 HEBENSTREIT, S. 173–179 (Sect. 1, Cap. 5 De cura mortuorum) und S. 483–493 (Sect. 2, Membr. 2, Cap. 2, Art. 3 De laesionibus thoracis).
56 LUDWIG, S. 100–102, 116–120, spricht von den Erstickungen in seiner Tractatio kriminalrechtlich-medizinischer Fragen in den Sektionen 2 (De infanticidio) und 4 (De vulneribus thoracis).
57 SIKORA, S. 114; FODÉRÉ, t. 2, S. 166–175.
58 Ebenso LUDWIG – vgl. Anm. 55 zu S. 342. DANIEL 1784 verteilt die verschiedenen Erstickungen unter die Titel, welche gesunde und ungesunde Luft, Orte, Dünste, Feuer betreffen, ferner Thoraxverletzungen, vor allem aber Scheintod. DANIEL, S. 129, 171, 178–184.
59 ROEDERER 1754, S. 291. Vgl. auch MORGAGNUS, t. 3, S. 158–159 (De sedibus, et causis morborum per anatomen indagatis, lib. 2 De morbis thoracis, Epist. 19, Art. 35–38). Vgl. BARON, S. 13–25.
60 LOUIS 1763, Mémoire.

61 Vgl. CHAMPEAUX/FAISSOLE.
62 LOUIS 1752.
63 LOUIS 1763, Mémoire.
64 PHILIP.
65 ALBERTI, Bd. 1, S. 380 (Cap. 17 De inspectione medico-legali, § 13).
66 LOUIS 1763, Réponse.
67 FOSTER, S. 172–197 (The English School of the seventeenth century. The physiology of respiration). Vgl. speziell MAYOW, S. 1–234 (De sal-nitro, et spiritu nitro-aereo, erstmals Oxford 1674), 235–270 (De respiratione, erstmals Oxford 1668).
68 GOODWYN.
69 FOTHERGILL. Anthony Fothergill hatte 1782 «Hints for improving the art of restoring suspended animation; also for administering dephlogisticated air in certain diseases, and particularly in the present epidemic, termed influenza» publiziert.
70 GOODWYN, S. 2.
71 FOTHERGILL, S. 23–24.
72 GOODWYN, spez. S. 43 und ff., 68–69, 82.
73 FOTHERGILL, spez. S. 25–53. Ähnlich HERHOLDT/RAFN, S. 44–54, im Jahre 1796.
74 METZGER 1793, S. 163–177.
75 FODÉRÉ, t. 2, S. 168–169, 277–335.

Vergiftungen

1 GMELIN, S. 18–19.
2 Zit. n. MARX, Abt. 1, S. 61 (Verweis auf «de vulneribus, T. II. p. 472 und 566»). Vgl. PARACELSUS, Bd. 10, S. 53–55 und 168–178 (Das erste Buch der Grossen Wundarznei, 1536, 1. Traktat, Kap. 8; 3. Traktat, Kap. 1–3).
3 CODRONCHIUS 1597, S. 175–176 (Kap. 5). Übrigens setzt sich auch des Celsus Vergiftungskapitel aus «Vergiftungen durch Wunden» und «Vergiftungen durch genossene schädliche Substanzen» zusammen. Vgl. CELSUS 1906, S. 280–286 (5. Buch, Kap. 27).
4 Vgl. etwa CARDANUS 1663, spez. S. 309–310 (1. Buch, Kap. 27 De ... divisione veneni, in lethalem et non lethalem); ZACCHIAS, S. 62–64 (Lib. 2, Tit. 2, Qu. 3 De venenorum divisione juxta eorum effectus); auch TEICHMEYERUS, S. 161–162; vgl. aber Hallers Kritik an seinem Schwiegervater: HALLER 1784, Bd. 2, 1. Teil, S. 174 («Eine Distinction Teichmeyers, die verwerflich ist»).
5 HAHNEMANN, S. 247–276 (§ 442–§ 502 Lethalitätsurtheil) – Zitat nach Inhaltsverzeichnis, S. XX.
6 BRUNSCHWIG, S. 66–69 (Kap. 14 des 2. Traktats, Bl. 35v.–37r.). Vgl. auch DIOSKURIDES 1549, Bl. 333r.–345v. (Liber septimus, Cap. 2. De venenatis, in quo et de cane rabioso).
7 PAREUS (PARÉ) 1841, t. 3, S. 283–349 (Le vingt-troisiéme livre, traitant des venins et morsure des chiens enragés, et autres morsures et piqueures de bestes veneneuses). Verweis auf dieses Buch S. 660.
8 CARDANUS 1663, S. 322–325 (2. Buch, Kap. 9 Signa morborum pestilentium, Kap. 10 Signa aëris et aquae corruptorum, Kap. 11 Signa pestilentiae buboniae).
9 Vgl. HARMENING, S. 226, 235; KIECKHEFER, S. 50.
10 ARDOYNUS.
11 CARDANUS 1663.
12 CARDANUS 1969, S. 81–82, 271–274. Vgl. auch NEMEC 1976, S. 33–34 zu Cardans Verteidigung seines Sohnes.
13 MERCURIALIS. Mercurialis ist auch Autor eines frühen Werks zur Medizin der Frauen (Anm. 26 zu S. 58), von Pestschriften und von Consultationes et responsa.
14 PAREUS (PARÉ) 1841, t. 3, S. 283.
15 CODRONCHIUS 1595.
16 «du sublimé ou arsenic»: «Sublimatum» ursprünglich «res elevata per ignem, uti flores sulphuris etc.» (Steph. Blancardus: Lexicon medicum renovatum, Löwen

1754), womit «sublimatum» ursprünglich auch die Bestandteile des Hüttenrauchs («die aus Abgasen metallurgischer Öfen . . . zu sichtbarem Nebel kondensierenden, leichtflüchtigen Oxyde, vornehmlich des Schwefels, Arsens, Antimons . . .» (Brockhaus 1969) mit umfasst. «Sublimatum» kann daher für das klassische Mäusegift (= As_2O_3, auch Rattenpulver, weisser Arsenik, Arsenicum sublimatum, weisser Hüttenrauch) stehen, welches ein Bestandteil des Hüttenrauches ist (vgl. Wolfgang Schneider: Lexikon zur Arzneimittelgeschichte, Bd. 3, Pharmazeutische Chemikalien und Mineralien, Sachwörterbuch zur Geschichte der pharmazeutischen Chemie und Mineralogie, Frankfurt/M.: Govi-Verlag 1968).

17 PAREUS (PARÉ) 1841, t. 3, S. 662. Dieser Bericht fehlt in späteren Ausgaben.
18 CODRONCHIUS 1595, Bl. 35 v.–36 v. (1. Buch, Kap. 8).
19 Comune di Imola / Biblioteca – Archivio storico – Museo – Pinacoteca.
20 CODRONCHIUS 1597, S. 184–186 (Kap. 7 Venena dare vel vendere prohiberi, quae enumerantur); PAREUS (PARÉ) 1841, t. 3, S. 295.
21 CODRONCHIUS 1597, S. 182–184.
22 FIDELIS, S. 572–573.
23 PAREUS (PARÉ) 1841, t. 3, S. 285 (23. Buch des venins); vgl. auch ZACCHIAS, S. 59, und noch EHRMANN, S. 4–5.
24 CODRONCHIUS 1595, Bl. 91 v.–92 r. (Veneficii recta definitio).
25 CARDANUS 1663, S. 275–277, 279 (Prooemium, Buch 1, Kap. 1 und Kap. 4), auch S. 281.
26 Ibid., S. 281–300 (1. Buch, Kap. 5–18).
27 PARÉ 1841, t. 3, S. 293.
28 Ibid., S. 297.
29 Ibid., S. 284.
30 Ibid., S. 660–661.
31 CAROLINA, Bl. 17 r. (§ 130 Erstlich von straff der, die mit gifft oder Venen heimich vergeben).
32 Hierauf hat mich mein lieber Bruder Ruedi Homberger aufmerksam gemacht.
33 EHRMANN, S. 12–13; ZACCHIAS, S. 57. Ähnlich ALBERTI, Bd. 1, S. 246–247.
34 FRANK 1788, Bd. 4, S. 396. Vgl. PITAVAL, t. 1, S. 387: «Les soverains protegent les criminels étrangers qui se réfugient dans leurs etats . . . Mais ils sont convenus que les empoisonneurs, et les faux-monnoyeurs n'obtiendroient point cette grace.» Vgl. auch HALLER 1784, Bd. 2, 1. Teil, S. 172 («Über das Criminelle der Vergiftung . . .», vermutlich von Haller).
35 CARDANUS 1663, S. 278.
36 FRANK 1788, Bd. 4, S. 399–402 (Ob es rathsam von Giften zu schreiben).
37 Vgl. WISWE, spez. S. 59–72.
38 Bei HEFFTER, S. 3 wird eine Statistik aus Frankreich 1825 bis 1897 zitiert, welche bei insgesamt 2164 Anklagen wegen Giftmords 53% Frauen und 47% Männer verzeichnet.
BELART-GASSER, S. 42, hat bei FODÉRÉ 1799 etwa gleichviele weibliche wie männliche Gifttäter ausgezählt.
39 LEWIN, S. 363–450 (10. Buch Frauen als Giftkennerinnen und Vergifterinnen).
40 WULFFEN, S. 2, 23, 24.
41 LEWIN, S. 365. Ähnlich Prof. HEFFTER in seiner «Rede zur Gedächtnisfeier des Stifters der Berliner Universität König Friedrich Wilhelms III. in der Aula am 3. August 1923» und SCHICHE, Dissertand Kolles, 1954. Diese und andere wertvolle bibliographische Angaben zur Geschichte der Vergiftungen verdanke ich Herrn J. P. Lorent, Schweiz. Toxikologisches Informationszentrum, Zürich.
42 Vgl. KETHAM, S. 18 (problemata de membris generationis de matrice et testiculis seu de secretis mulierum). HERTZ.
43 Vgl. FISCHER-HOMBERGER 1979, Krankheit Frau, S. 49–50, 53–60.
44 CARDANUS 1663, S. 312.
45 PAREUS (PARÉ) 1841, t. 3, S. 298 (Des venins, Kap. 12); PAREUS 1635, S. 660 (Von allerley Gifft, Kap. 9).
46 CODRONCHIUS 1595, Bl. 55 v.–56 r.
47 Vgl. SELIGMANN, Bd. 1, S. 93–99 – auch für den bösen Blick der Menopausierten.

48 CODRONCHIUS 1595, Bl. 65v.–70r. verneint die Frage allerdings (2. Buch, Kap. 4 Nullum hominem ex proprietate naturae veneficio afficere posse, sed ex peculiari nequitia a daemone adiuta proficisci).

49 DIOSKURIDES 1902, S. 191 (2. Buch, Kap. 97).

50 CODRONCHIUS 1597, S. 178, zusammen mit dem «semen retentum».

51 SYLVATICUS, S. 97–98.

52 CARDANUS 1663, S. 313: «sanguis menstruus corrumpit sanguinem, et generat amorem heroicum» (2. Buch, Kap. 1).

53 CODRONCHIUS 1595, Bl. 117v.

54 Vgl. BIRCHLER 1975.

55 CARDANUS 1663, S. 297–298.

56 MALLEUS; vgl. auch Anm. 10 zu S. 131.

57 Ibid., 1. Teil, S. 92–107; vgl. FISCHER-HOMBERGER 1979, Krankheit Frau, S. 35 (Hysterie und Misogynie – ein Aspekt der Hysteriegeschichte, erstmals erschienen im Gesnerus 26 [1969] 117–127).

58 MALLEUS, 1. Teil, S. 158–159 (Kapitel «Dass die Hexen-Hebammen die Empfängnis im Mutterleibe auf verschiedene Weisen verhindern, auch Fehlgeburten bewirken, und, wenn sie es nicht tun, die Neugeborenen den Dämonen opfern...»).

59 CODRONCHIUS 1595, Bl. 102v.–110v.

60 Ibid., Bl. 110v.–120r.

61 Ibid., z.B. Bl. 45r.–50r., 55v.–70r., 82r.–91r. (2. Buch, Kap. 1, 4, 8), 93v.–102v., 138v.–143v. (3. Buch, Kap. 2 und 10).

62 WIER, Bl. aIIv–aIIIr (Vorred.).

63 Ibid., Bl. 42, 63–64.

64 ZACCHIAS, S. 55–88 (Lib. 2, Tit. 2 «De venenis, et veneficiis, et aliis ad ea pertinentibus», spez. Qu. 13 De veneficiis, incantamentis, et fascino).

65 HUCHERUS.

66 ZACCHIAS, S. 561–575 (Lib. 7, Tit. 4 De stigmatibus magorum).

67 In HALLER 1784, Bd. 2, 2. Teil, S. 129 («Anhang des Übersezers, welcher die von Teichmeyer und Haller weggelassene Abschnitte liefert». Abschnitt 3 «Von Hexen, Besessenen, Gespenstern und Wunderwerken»).

68 BIRCHLER 1975, S. 12.

69 Zur Vergiftungswelle in Frankreich vgl. LOCARD, S. 225–259 (Les empoisonnements).

70 PITAVAL – Pitaval schreibt «Brinvillier» ohne s am Ende, gewöhnlich wird aber «Brinvilliers» geschrieben.
Pitavals «causes célèbres» sind auch in deutscher Übersetzung erschienen (Leipzig 1747–1768), ferner sind sie von anderen gekürzt und fortgesetzt worden. «Der Neue Pitaval» erscheint im 19., der «Pitaval der Gegenwart» im 20. Jahrhundert.

71 Im 437. Brief, an ihre Tochter, Mme. de Grignan (22.7.1676). Lettres de Madame de Sévigné a sa fille et a ses amis; nouvelle éd. par Ph.A. Grouvelle, t. 4, Paris 1806, S. 470.
Mme. de Sévigné beschäftigt sich auch in früheren Briefen an ihre Tochter mit dem Fall Brinvilliers. «On ne parle ici que des discours, et des faits, et des gestes de la Brinvilliers», schreibt sie am 1. Mai 1676.

72 GMELIN, S. 58. Vgl. auch PITAVAL, t. 1, S. 451–452.

73 PITAVAL, t. 1, S. 363–480 («Marie-Marguerite d'Aubray, Marquise de Brinvillier, convaincuë d'avoir empoisonné son pere et ses deux freres...» – enthält auch einiges über die Voisin und die berühmte Trufania.) Auch: ALBERTI, Bd. 1, S. 253: pulveres successionis. ESCHENBACH, S. 22–23: «ille pulvis, poudre de succession appellatus...»

74 Vgl. BELART-GASSER, S. 39, 42–43.

75 In der Mitte eines aufgesprungenen Tuffsteins erblickte er «animalcula... lacertis, quas Tarantulas hic vocant, non absimilia, sed veluti pellem detraxisses, carnem nudam ostendebant...» – Prof. Dr. V. Ziswiler, Zoologe an der Universität Zürich, schreibt mir dazu am 4.3.1980, er sei «überzeugt, dass es sich bei den beschriebenen animalculas um den Hausgecko, Hemidactylus turcicus, der in allen Mittelmeerländern beheimatet ist, handeln muss. Dieses kleine, 6–10 cm lange Reptil

verbringt den Tag unter Steinen und in Ritzen und ist hell fleischfarben. Zwar kommt im Gebiet auch der Mauergecko vor, der wissenschaftlich sogar Tarentola mauretanica heisst, doch trifft die Beschreibung auf ihn viel weniger zu». Ich danke Prof. Ziswiler sehr herzlich für diese Notiz.

76 ZACCHIAS, S. 55–88 (Lib. 2, Tit. 2 De venenis, et veneficiis . . .).
77 Vgl. auch PAREUS (PARÉ) 1841, t. 3, S. 283–286 (Des venins, Kap. 1); und MER-CURIALIS, S. 150, wo dem Arsenik mehr von dieser okkulten Eigenschaft zuge-schrieben wird als dem Euphorbium – deshalb wirke es verderblicher.
78 ZACCHIAS, S. 59.
79 CODRONCHIUS 1597, S. 182–184. PAREUS (PARÉ) 1841, t. 3, S. 286.
80 CARDANUS 1663, S. 303–305 (1. Buch, Kap. 12–14).
81 Vgl. DIOSKURIDES 1549.
82 FIDELIS, S. 272–274.
83 PAREUS (PARÉ) 1841, t. 3, S. 333–334 (Des venins, Kap. 43).
84 ZACCHIAS, S. 59–62 (Lib. 2, Tit. 2, Qu. 2 De venenorum divisione, et de variis ve-nenorum effectibus) und S. 82–86 (Qu. 11 Venenandi qui modi possibiles, qui non).
85 FIDELIS, S. 575.
86 ZACCHIAS, S. 60–61 und 83–85.
87 PAREUS (PARÉ) 1841, t. 3, S. 313–330.
88 ZACCHIAS, S. 60–61.
89 Id.
90 Ibid., S. 81–82 (Lib. 2, Tit. 2, Qu. 10 An detur venenum ad tempus).
91 CARDANUS 1663, S. 307–309 (1. Buch, Kap. 26 De . . . divisione veneni in praesen-taneum et temporaneum, et de causa eius). Cardano verweist die auf den Tag ge-naue Planung aber ebenfalls ins Reich der Fabeln.
92 FODÉRÉ 1799, t. 2, S. 274–275.
93 Das ist die Lehre von der «suggestion à échéance» (Eingebung auf bestimmten Ter-min) der Schule von Nancy. Vgl. Jules Liégeois: De la suggestion hypnotique dans ses rapports avec le droit civil et le droit criminel, Paris 1884, zit. n. August Forel: Der Hypnotismus, seine Bedeutung und seine Handhabung in kurzgefasster Dar-stellung, Stuttgart: Enke 1889, und andere dort, S. 35–42, zitierte Werke. Vgl. auch Max Dessoir: Bibliographie des modernen Hypnotismus, Berlin: Duncker 1888, S. 67–70 (Zur Jurisprudenz).
«Eine der raffiniertesten Tücken der Suggestion liegt aber in der Benutzung der Termineingebung mit Eingebung der Amnesie und des freien Willensentschlus-ses . . .», schreibt August Forel, Der Hypnotismus und seine strafrechtliche Bedeu-tung, Berlin/Leipzig: Guttentag 1888, S. 56 (SA aus: Zeitschrift für die gesamte Strafrechtswissenschaft 9).
94 Den schrecklichen Geschmack im Mund beschreibt PARÉ 1841, t. 3, S. 662; Vgl. auch FIDELIS, S. 572, der sich hierin auf Paré beruft.
95 PAREUS (PARÉ) 1841, t. 3, S. 342; CARDANUS 1663, 2. Buch, spez. S. 315–316; BOHN 1704, S. 644; CODRONCHIUS 1597, S. 182; FIDELIS, S. 571–572. Fidelis be-ruft sich vorwiegend auf DIOSKURIDES 1549, Bl. 320 r.–321 r. (De venenis, quoque modo arceantur, vitenturque, liber sextus, prohem.); ZACCHIAS, S. 74–75.
96 BOHN 1704, S. 644, vgl. auch S. 653–654, wo ein solches Symptomenbild klar auf Arsenik zurückgeführt wird.
97 PLINIUS, vol. 1, S. 292–293 (2. Buch, LXIII, 156–157).
98 FIDELIS, S. 583.
99 ZACCHIAS, S. 75–76.
100 PAREUS (PARÉ) 1841, t. 3, S. 303.
101 WELSCH 1660, Lit. M. col. 2. Vgl. auch WELSCH 1662, S. 194–195.
102 ARDOYNUS, S. 7.
103 ZACCHIAS, S. 61–62. Im zitierten Kapitel 26 des 1. Cardan'schen Giftbuchs kann ich diese Ansicht allerdings nicht dokumentieren finden. Vielmehr scheint auch Car-dano der Herzwirkung des Giftes eine zentrale Bedeutung zuzumessen.
104 PLINIUS, vol. 3, S. 548–549 (11. Buch, LXXI, 186–187). Vgl. MUELLER, Reinhold.
105 FIDELIS, S. 583–584.

106 ZACCHIAS, S. 75.
107 EHRMANN, S. 29.
108 CODRONCHIUS 1597, S. 176–184 (Kap. 6 Mortis, ac symptomatum repentinus eventus, an veneno exhibito, vel corruptioni humorum, sit ascribendus, ubi de signis venenorum in genere, et in specie tractatur, ac de signis mortui ex veneno).
109 *Hippokratische Schriften,* t. 2, S. 704–705 (Epid. 1, Sect. 3, 9. Kranker) und t. 3, S. 116–119 (Epid. 3, Sect. 3, 4. Kranker).
110 GALENUS, t. 8, S. 421–425 (De locis affectis 6,5; Ed. Chart. VII, 520–521).
111 FIDELIS, S. 570–584 (Lib. 4, Sect. 3 De veneno interfectis).
112 GALENUS, t. 8, S. 423 (De locis affectis 6,5; Ed. Chart. VII, 520).
113 ZACCHIAS, S. 68–71 (Lib. 2, Tit. 2, Qu. 5 und 6).
114 Ibid., S. 72–79 (Lib. 2, Tit. 2, Qu. 7 De signis propinati veneni, et de fallacia, ac validitate eorum signorum, Qu. 8 De veneni ingeniti certitudine, et de signis distinctivis inter unum et aliud, nonnulla reiterantur).
115 LEWIN, S. 159.
116 Nach ALLESCH, S. 219.
117 Man wird auch unter «vielen Exempeln von Vergiftungen wenig finden, wozu etwas anders, als Arsenik gebraucht ist», schreibt Friedrich Hoffmann 1718, und bis zum Ende des Jahrhunderts sollte sich hierin wenig ändern. Aus: Friedrich Hoffmann: De erroribus circa venena vulgaribus, primum ed. 1718, § 32 und: Medicina consultatoria, Th. 1, Dec. 1, Cas 6, pag. 33, zit. n. MARX, Abt. 1, S. 149.
Vgl. auch HALLER 1784, Bd. 2, 1. Teil, S. 173: «... da ein gewöhnlich beigebrachtes Gift meist aus Arsenik oder Cobalt besteht ...» («Hallers Begriff» des Giftes). Mit «Cobalt» ist hier nicht das erst im 19. Jahrhundert rein dargestellte Element Co gemeint, sondern der klassische «Kobold» der erzgebirgischen Bergleute, ein Erz, das äusserlich dem Silber gleicht, bei der Verhüttung aber kein Silber ergab, speziell aber der Scherbenkobalt oder Fliegenstein, das elementare, gediegene Arsen, As (daneben auch Kobalt-Verbindungen – Co As S). SCHNEIDER 1968–1975; Emmy Pilgrim: Entdeckung der Elemente, Stuttgart: Mundus 1950, S. 82–83.
Vgl. HAHNEMANN, S. 5–7: «Der ehemaligen Dämmerung in den mineralogischen und metallurgischen Wissenschaften mus man es verzeihen, wenn ehedem alles, was von Minern ... unartig ... und unter die bekanten ... Erze nicht füglich zu rechnen war, Kobald genennet wurde ...» schreibt Hahnemann u.a.; METZGER 1793, S. 197–198; WAGNER 1952, S. 1–2.
118 SIMILI 1951, Riflessi ...
119 ZACCHIAS, S. 62 (Lib. 2, Tit. 2, Qu. 3, § 2).
120 AMMANNUS 1670, S. 303–307 (Fall 60, 1652): «Sie habe diesem ihren Manne einer Bohne gross Ratten Pulver, welches sie bey dem neuen Krahmer ... vor 1. Groschen gekaufft ... in das Muss gethan ...».
121 BOHN 1704, S. 653–654.
122 ZITTMANNUS, S. 1207–1209 (Cent. 5, Fall 46 aus dem Jahre 1691/92).
123 LEWIN S. 441–442, 447–448; Für genauere Information über die Tofanas s. NEMEC 1976, S. 46. Vgl. HAHNEMANN, S. 35–36 (§§ 75–76). Nach Hahnemann war auch die «eau mirable» der Marquise von Brinvilliers arsenikhaltig.
124 MENDE, S. 118–119.
125 Vgl. GMELIN, S. 43–44; HAHNEMANN, S. 215–221; METZGER 1793, S. 199–200.
126 Abgedruckt bei ALBERTI, Tomus alter, 1. Teil, S. 537–540.
127 HEBENSTREIT, S. 526–530; Mende zitiert die erste Auflage von 1751.
128 MENDE, S. 119.
129 Nach WAGNER, S.16.
130 HAHNEMANN, S. 233–247 (§ 411–§ 441).
131 PARACELSUS, Bd. 11, S. 136–141 (Die drite defension von wegen der beschreibung der neuen recepten).
132 Vgl. WESTFALL, S. 65–81 (Kap. 4: Mechanical chemistry); ROTHSCHUH, S. 31–44.
133 Vgl. GREGORIETTI, S. 207–221. Der Barock wird da als «Zeitalter des Edelsteinschliffes» bezeichnet – womit der Diamant zum «König der Edelsteine» aufrückt.
134 CODRONCHIUS 1597, S. 186: «pulvis adamantis medicatus arsenicum sublimatum seu cristallinum vocatum» – nach Dietlinde Goltz, der ich für ihre Mühe sehr dan-

ke, am ehesten als «präpariertes Diamantenpulver, sublimiertes oder kristallines Arsen (= Arsenik) genannt» zu übersetzen.
135 ZACCHIAS, S. 64–65.
136 PLENK 1785, S. 202–203.
137 WEPFERUS, Praefatio, 2. und 3. Seite, übers. n. FISCHER, Hans, S. 89.
138 WEPFERUS, S. 77, übers. von d. Autorin.
139 HALLER 1779, S. 63. Vgl. FISCHER, Hans, S. 43. Erste Wege: Magendarmkanal.
140 FISCHER, Hans, S. 43–44.
141 EICHENBERGER.
142 FISCHER, Hans, S. 76–77.
143 Vgl. LEWIN, S. 65–68.
144 WEPFERUS Praefatio, 1. Seite, übers. n. FISCHER, Hans, S. 45–46.
145 FISCHER, Hans, S. 41–42, 54–55, 64, 69, 74, 81, 83.
146 Zit. n. FISCHER, Hans, S. 45.
147 Ibid., S. 95–96; vgl. WEPFERUS, S. 212.
148 FISCHER, Hans, S. 32–35.
149 WELSCH 1662, S. 193; auch MENDE, S. 118.
150 HEBENSTREIT, S. 500–533; «De lethalitate vulnerum abdominis» nimmt S. 499–570 ein.
151 LUDWIG, S. 128–131 (§§ 331–336 des Abschnittes «De vulneribus abdominis»).
152 BOHN 1704, S. 637–654.
153 Bohn zitiert «Boyle util.philos.experim. tom. 2. S. I. p. 140»: Petersilie wirkt wohltuend bei Augenleiden, mit anderem vermischt ruft sie Schmerzen und Entzündung hervor. BOHN 1704, S. 638.
154 Vgl. ZACCHIAS, S. 683–687 (Consilium XIII, spez. § 9).
155 Vgl. WEYER.
156 Vgl. etwa die Konsequenzen, die ALBERTI, Bd. 1, S. 246–275 (Kap. 13 De homicidio per venena), zieht: Nr. 1 des Vergiftungsnachweises besteht hier im Auffinden der giftigen Materie (im Magen), die nun als «corpus delicti» bezeichnet wird.
157 HALLER 1784, Bd. 2, 1. Teil, S. 170–171 (Begriff des Giftes. Teichmeyers Begriff. Hallers Begriff).
158 *Biographisches Lexikon.*
159 METZGER 1793, S. 179–180. Ähnliches Urteil bei FRANK 1788, Bd. 4, S. 422.
160 GMELIN, S. 12–13.
161 PLENK 1782, S. 58.
162 ORFILA 1821, S. 3.
163 So zitiert bei PLENK 1782, S. 58; GMELIN; vermutlich ein Decoct aus S. 18–26 (Von dem Begriff . . . des Giftes).
164 GMELIN, S. 12.
165 PLENK 1785, S. 11.
166 METZGER 1793, S. 184.
167 Ibid., S. 187.
168 GMELIN, S. 64.
169 MORGAGNUS, t. 4, S. 329 (De sedibus, et causis morborum per anatomen indagatis, lib. 4 De morbis ad chirurgiam, aut ad universum corpus spectantibus, Epistola anatomico-medica 59 De morbis a venenis inductis, Art. 21: «Sed res certa erit, ubi in ventriculo, aut proximis intestinis venenum ipsum reperietur facile agnoscendum»).
170 GMELIN, S. 45–62.
171 Johann Georg Hasenest: Der medicinische Richter, oder Acta physico-medico-forensia Collegii medici Onoldini, von Anno 1735 biss auf dermalige Zeiten zusammen getragen. Ansbach 1755–1759. Zit. n. *Biographisches Lexikon.*
172 Gemeint ist offenbar Noël Retz' Schrift «Recherches pathologiques, anatomiques et judiciaires sur les signes de l'empoisonnement», London und Paris 1784 oder 1785 – doch Metzger zitiert das Archiv der praktischen Arzneikunde, Bd. 2, S. 108 ff.
173 METZGER 1793, S. 195–207.
174 FODÉRÉ, t. 2, S. 240–276 (De la recherche médico-legale des preuves d'empoisonnement).

175 GMELIN, S. 46.
176 GMELIN, S. 12, vgl. auch S. 20 und 22.
177 PLENK 1785, S. 9.

Herkunft der Fallbeispiele

S. 45	VALENTINI, Pand. S. 263–266.
S. 48	AMMANN 1670, S. 197–202.
S. 58	VALENTINI, Pand. S. 283.
S. 60	AMMANN 1690, S. 327–332.
S. 66	PYL, 1. Sammlung S. 209–218.
S. 70	VALENTINI, Pand. S. 217–219.
S. 75	AMMANN 1670, S. 136–142.
S. 78	VALENTINI, Pand. S. 165–166.
S. 91	AMMANN 1670, S. 189–194.
S. 92	Ibid., S. 419–423.
S. 97	PYL, 5. Sammlung S. 225–233.
S. 104	AMMANN 1670, S. 20–22.
S. 108	VALENTINI, Pand. S. 174–176.
S. 123	Ibid., S. 6.
S. 124	PYL, 2. Sammlung S. 226–228.
S. 127	Ibid., S. 229–230.
S. 132	PYL, 4. Sammlung S. 160–187.
S. 139	AMMANN 1670, S. 132–136.
S. 141	VALENTINI, Pand. S. 58.
S. 146	AMMANN 1670, S. 476–479.
S. 147	PYL, 4. Sammlung S. 221–223.
S. 156	VALENTINI, Pand. S. 95–97.
S. 156	AMMANN 1670, S. 331–335.
S. 158	PYL, 8. Sammlung S. 263–268.
S. 163	PLATNER 1820, S. 17–28.
S. 170	AMMANN 1670, S. 127–130.
S. 174	PYL, 8. Sammlung S. 243–255.
S. 178	AMMANN 1670, S. 111–114.
S. 187	Ibid., S. 423–429.
S. 191	VALENTINI, Pand. S. 11.
S. 194	Ibid., S. 62–63.
S. 195	PYL 3. Sammlung S. 157–159.
S. 199	VALENTINI, Pand. S. 14.
S. 203	PYL, 8. Sammlung S. 178–188.
S. 205	Ibid., 1. Sammlung S. 224–232.
S. 206	VALENTINI, Pand. S. 13–14.
S. 215	Ibid., Nov. S. 81–84.
S. 219	PYL, 3. Sammlung S. 160–174.
S. 221	Ibid., 8. Sammlung S. 232–236.
S. 224	AMMANN 1670, S. 474–476.
S. 229	PYL, 3. Sammlung S. 183–185.
S. 233	VALENTINI, Nov. S. 105.
S. 235	AMMANN 1670, S. 174–177.
S. 240	AMMANN 1670, S. 233–237.
S. 249	PYL, 3. Sammlung S. 22–26.
S. 260	VALENTINI, Pand. S. 50–51.
S. 266	PYL, 7. Sammlung S. 262–271.
S. 269	VALENTINI, Pand. S. 80–81.
S. 275	PYL, 8. Sammlung S. 135–140.
S. 279	VALENTINI, Pand. S. 77–78.
S. 283	PYL, 1. Sammlung S. 115–119.
S. 287	Ibid., S. 147–153.
S. 297	AMMANN 1670, S. 465–469.

S. 304   VALENTINI, Nov. S. 299–302.
S. 307   Ibid., S. 126–138.
S. 318   PYL, 7. Sammlung S. 119–126.
S. 319   AMMANN 1690, S. 271–283.
S. 324   Ibid. 1670, S. 301–303.
S. 328   PYL, 6. Sammlung S. 46–54.
S. 337   Ibid., 7. Sammlung S. 74–79.
S. 337   Ibid., 6. Sammlung S. 83–88.
S. 349   Ibid., 1. Sammlung S. 1–28.
S. 354   AMMANN 1670, S. 482–484.
S. 369   VALENTINI, Pand. S. 103–108.
S. 374   Ibid., Pand. S. 130–131.
S. 383   VALENTINI, Pand. S. 194–196.
S. 389   PYL, 1. Sammlung S. 29–33.
S. 391   AMMANN 1670, S. 303–307.
S. 393   PYL, 8. Sammlung S. 97–110.
S. 396   AMMANN 1670, S. 22–28.

Herkunft der Abbildungen

Seite 302:
BRUNSCHWIG, Titel. Die vorliegende Abbildung entstammt allerdings der von G. Klein herausgegebenen Ausgabe von München: Kuhn 1911.

Seite 313:
WELSCH 1660, Titelblatt.

Seite 355:
BRUNSCHWIG, S. 66. Die vorliegende Abbildung entstammt allerdings der von G. Klein herausgegebenen Ausgabe von München: Kuhn 1911.

Seite 359:
Foto Baldoni Walter, Imola. Mit freundlicher Erlaubnis der Biblioteca/Archivio storico/Museo/Pinacoteca, Comune di Imola.
Für Hilfe bei Versuchen, dieses Bild zu interpretieren, danke ich Dr. Dr. Cécile Ernst, Zürich, und Dr. Hugo Wagner, Bern.

454

Bibliographie

ACKERKNECHT, Erwin H.: Early history of legal medicine; Legal medicine in transition (16th–18th centuries); Legal medicine becomes a modern science (19th century). Ciba Symp. *11* (1950/51) Nr. 7, 1286–1304. Nachdr. in: *Legacies in Law and Medicine*, S. 249–265.
– Zum hundertsten Geburtstag von Virchows «Cellularpathologie». Virchows Arch. path. Anat. *332* (1959) 1–5.
– Kurze Geschichte der Psychiatrie. 2. Aufl. Stuttgart: Enke 1967.
– Medicine at the Paris Hospital 1794-1848. Baltimore: Johns Hopkins 1967.
– Therapie von den Primitiven bis zum 20. Jahrhundert. Stuttgart: Enke 1970.
– Midwives as experts in court. Bull. N.Y. Acad. Med. *52* (1976) 1224–1228.
ALBAREL, P.: Trois rapports médico-légaux du XVIᵉ siècle. Chron. méd. *19* (1912) 549–557; 577–589.
ALBERTI, Michael: Systema jurisprudentiae medicae, quo casus forenses, a juriconsultis et medicis decidendi, explicantur omniumque facultatum sententiis confirmantur, in partem dogmaticam et practicam partitum . . . cum praefatione CHRISTIANI THOMASII, Halae: Orphanotropheum 1725 (1. Band); Tomus alter Schneebergae: Fulda 1729 (2 Teile und Appendix).
ALLESCH, Richard M.: Arsenik. Seine Geschichte in Österreich. Klagenfurt: Kleinmayr 1959 (Archiv für vaterländische Geschichte und Topographie; 54).
AMMANNUS, Paulus: Medicina critica; sive decisoria, centuria casuum medicinalium in concilio Facult. Med. Lips. antehac resolutorum, comprehensa, nunc vero in physicorum, practicorum, studiosorum, chirurgorum aliorumque usum notabilem, collecta, correcta, et variis discursibus aucta. Erfurti: Ohler; Hertz (Drucker) 1670.
– Paulus: Praxis vulnerum lethalium. Francofurti: Gleditsch 1690.
AMUNDSEN, Darrel W.: Visigothic medical legislation. Bull. Hist. Med. *45* (1971) 553–569. Nachdr. in: *Legacies in Law and Medicine*, S. 9–25.
–, FERNGREN, Gary B.: The physician as an expert witness in Athenian law. Bull. Hist. Med. *51* (1977) 202–213.
–, FERNGREN, Gary B.: The forensic role of physicians in Roman law. Bull. Hist. Med. *53* (1979) 39–56.
ANGLO, Sydney s.a. *Damned Art.*
– Evident authority and authoritative evidence: the Malleus Maleficarum. In: *Damned Art*, S. 1–31.
ARETAEUS von Kappadozien: Die auf uns gekommenen Schriften des Kappadocier Aretaeus. Aus dem Griechischen übers. v. A. MANN. Halle: Pfeffer 1858.
ARDOYNUS, Sante: Opus de venenis, a multis hactenus desideratum, et nunc tandem castigatissime editum. Adiunximus Eiusdem generis commentarium doctissimum Ferdinandi PONZETTI. Basileae: Perna 1562 (S. 515–573: PONZETTI, Ferdinandus: De venenis lib. tres, annos annos XL. editi: nunc vero multo emendatiores quam antea typis excusi).
ARISTOTELES: Tierkunde. 2. Aufl. Paderborn: Schöningh 1957 (Die Lehrschriften, hrsg., übertr. u. erläutert v. Paul GOHLKE).
– Aristotle in twenty-three volumes. London/Cambridge, Mass.: Heinemann/Harvard University Press 1963ff. (The Loeb classical library). Vol. 8: On the soul; parva naturalia; on breath, transl. by W.S. HETT, 1975:; Vol. 9–10: Historia animalium, lib. 1–6, transl. by A.L. PECK, 1965; 1970; Vol. 12: Parts of animals, transl. by A.L. PECK, Movement of animals, progression of animals, transl. by E.S. FORSTER, 1968; Vol. 13: Generation of animals, transl. by A.L. PECK, 1963; Vol. 15: Problems I, books I–XXI, transl. by W.S. HETT, 1970; Vol. 21: Politics, transl. by H. RACKHAM, 1972.
ARTELT, Walter: Studien zur Geschichte der Begriffe «Heilmittel» und «Gift». Urzeit – Homer – Corpus Hippocraticum. Leipzig: Barth 1937 (Studien zur Geschichte der Medizin; 23). Nachdr. Darmstadt: Wissenschaftliche Buchgesellschaft 1968.

Assises d'Antioche reproduites en français. Venise: Imprimerie arménienne médaillée 1876.

Assises de Jérusalem ou recueil des ouvrages de jurisprudence composés pendant le XI-IIᵉ siècle dans les royaumes de Jérusalem et de Chypre. Bd. 1: Assises de la Haute Cour, publ. par M. le Comte BEUGNOT, Paris: Imprimerie Royale 1841.

AUENBRUGGER, Leopold: Von der stillen Wuth oder dem Triebe zum Selbstmorde als einer wirklichen Krankheit. Dessau: Buchhandlung der Gelehrten 1783.

AUGENIUS, Horatius: Epistolarum & consultationum medicinalium libri XXIIII. in duos tomos distributi. Francofurti: Wechel 1597.

– Quod homini certum non sit nascendi tempus: libri duo. Francofurti: Wechel 1597.

– Epistolarum medicinalium tomi tertii libri duodecim. Francofurti: Wechel 1600.

Aus der Zeit der Verzweiflung. Zur Genese und Aktualität des Hexenbildes. Beiträge von Gabriele BECKER, Silvia BOVENSCHEN, Helmut BRACKERT u.a. 3. Aufl. Frankfurt: Suhrkamp 1980.

AVICENNA [IBN SĪNĀ]: De animalibus per magistrum MICHAELEM SCOTUM de arabico in latinum translatus. o.O., o.D. (Venedig, ca. 1500).

– Liber canonis. Nachdr. der Ausg. Venedig 1507, Hildesheim: Olms 1964.

BAKER, J.H.: Criminal courts and procedure at Common law 1550–1800. In: *Crime in England*, S. 15–48.

BALLESTER, Luis García: Historia social de la medicina en la España de los siglos XIII al XVI, vol. I, La minoría musulmana y morisca. Madrid: Akal 1976.

BARON, Paul: Mécanisme de la mort dans la pendaison (Etude historique et expérimentale). Paris: Jouve 1893. (Diss. Paris).

BARTHOLINUS, Thomas: De pulmonum substantia et motu diatribe. Hafniae: Haubold; Gödianus (Drucker) 1663.

– Neu-verbesserte Künstliche Zerlegung dess Menschlichen Leibes. Aus dem Lat. übers. Nürnberg: Hofmann; Knortz (Drucker) 1677.

BAUMER, Jo. Wilh.: Medicina forensis, praeter partes consuetas, primas lineas jurisprudentiae medico-militaris et veterinario-civilis continens. Francofurti/Lipsiae: officina Garbiana 1778.

BAXTER, Christopher: Johann Weyer's De praestigiis daemonum: unsystematic psychopathology. In: *Damned Art.* S. 53–75, spez. S. 71.

BECKERUS, Johann Conradus: Paradoxum medico-legale de submersorum morte sine pota aqua, Aliquot cadaverum sectionibus detectum, & è principiis mechanicis illustratum. Giessae-Hassorum: Müller 1704.

BELART-GASSER, Peider: Die Stellung der Frau in F.E. Fodérés «Traité de médecine-légale et d'hygiène publique». Zürich: Juris 1977 (Zürcher Medizingeschichtliche Abhandlungen, N.R. 122).

BELTRAN, Juan Ramon: Pablo Zacchias, fundador de la psiquiatria medicolegal. SA aus: Arch. Med. leg. *10* (1940) Nr. 5.

BENEDEK, Thomas G.: The changing relationship between midwives and physicians during the Renaissance. Bull. Hist. Med. *51* (1977) 550–564.

– On the medico-legal evaluation of impotence. Trans. Stud. Coll. Phycns Philad. S. V. 4: 122–153, 1982.

BERENDES, Julius: Das Apothekenwesen. Seine Entstehung und geschichtliche Entwicklung bis zum XX. Jahrhundert. Nachdr. der Ausg. Stuttgart 1907, Hildesheim: Olms 1967.

BERGEL, Joseph: Die Medizin der Talmudisten. Nebst einem Anhange: Die Anthropologie der alten Hebräer. Leipzig/Berlin: Friedrich 1885.

BERNET, Marianne: Der Beizug von gerichtlichen Sachverständigen im alten Zürich. Zürich: Schulthess 1967 (Zürcher Beiträge zur Rechtswissenschaft, N.F.: 275). (Diss. Zürich).

BEUTIN, Ludwig, KELLENBENZ, Hermann: Wirtschaftsgeschichte. Grundlagen des Studiums. Köln/Wien: Böhlau 1973.

BINZ, Carl: Doctor Johann Weyer, ein rheinischer Arzt, der erste Bekämpfer des Hexenwahns. Bonn: Marcus 1885.

Biographisches Lexikon der hervorragenden Ärzte aller Zeiten und Völker. Hrsg. v. August HIRSCH, durchgesehen u. ergänzt v. W. HABERLING, F. HÜBOTTER, H. VIE-

RORDT, 5 Bände und 1 Ergänzungsband, 3. Aufl. München/Berlin: Urban & Schwarzenberg 1962.

BIRCHLER, Urs Benno: Der Liebeszauber (Philtrum) und sein Zusammenhang mit der Liebeskrankheit in der Medizin besonders des 16.–18. Jahrhunderts. Zürich: Juris 1975 (Zürcher Medizingeschichtliche Abhandlungen N.R.; 110). (Diss. Zürich 1975).

– Urs Benno: Magie und Gerichtsmediziner im 16.–18. Jahrhundert. Noch unpubliziert.

BLEIBTREU-EHRENBERG, Gisela: Tabu Homosexualität. Die Geschichte eines Vorurteils. Frankfurt: Fischer 1978.

BLONDEL, Jacob August: (Erste) Abhandlung über die Einbildungskraft der schwangern Weiber in ihre Leibesfrucht, aus dem Engl. übers. In: Drey merkwürdige physikalische Abhandlungen von der Einbildungskraft der schwangern Weiber, und derselben Wirkung auf ihre Leibesfrucht. Strassburg: König 1756, S. 1–216. (Englisch «The strength of imagination in pregnant women examin'd», London 1727).

BLUMENBACHIUS, Ioannes Fridericus: De generis humani varietate nativa liber. Goettingae: Vandenhoeck 1776. (1. Ausgabe Göttingen 1775).

BLUMENSTOK, Leo: Zum 200jährigen Jubiläum der Lungenprobe. Vjschr. gerichtl. Med. 38 (1883) 252–269; 39 (1883) 1–11.

BOEHME, Gernot: Wissenschaftliches und lebensweltliches Wissen am Beispiel der Verwissenschaftlichung der Geburtshilfe. Noch ungedruckt.

BOHN, Johannes: De renunciatione vulnerum, seu vulnerum lethalium examen, exponens horum formalitatem et causas, tam in genere, quam in specie ac per singulas corporis partes. Lipsiae: Gleditsch; Fleischer (Drucker) 1689. 2. Aufl. Amsterdam 1710.

– De officio medici duplici, clinici nimirum ac forensis, hoc est qua ratione ille se gerere debeat penes infirmos pariter, ac in foro, ut medici eruditi, prudentis ac ingenui nomen utrinque tueatur. Lipsiae: Gleditsch 1704.

– Dissertationes binae De partu enecato, et An quis vivus mortuusve aquis submersus, strangulatus aut vulneratus fuerit. Appendices zu: De renunciatione vulnerum, seu vulnerum lethalium examen. Lipsiae: Fritsch 1711, S. 169–192 und 192–198.

BOHNE, Gotthold: Die gerichtliche Medizin im italienischen Statutarrecht des 13.–16. Jahrhunderts. (Ein Beitrag zur Geschichte der Medizin im Mittelalter.) Vjschr. gerichtl. Med. 61 (1921) 3. Folge 66–86, 238–252.

BORUTTAU, Heinrich: Versuch einer kritischen Geschichte der Atmungstheorien. Arch. Gesch. Med. 2 (1909) 301–350.

BOSCHUNG, Urs: Johannes von Muralts «Geburts-Tafel». Zur Geschichte der Berechnung des Geburtstermins. Gesnerus (Aarau) 36 (1979) 1–20 (und Abb. 1–4).

BOSE, Caspar: De obstetricum erroribus a medico clinico pervestigandis / von Irrthümern der Hebammen. Consensu gratiosae facultatis medicae Lipsiensis Praeside D. Aug.Frid. WALTHERO . . . D.XXV. Febr. M DCC XXIX . . . pro gradu doctoris disputabit M. Caspar Bose Lips. Med. Baccal. Lipsiae: Breitkopf.

– De obstetricum erroribus a medico fo(r)ensi pervestigandis consensu gratiosae facultatis medicae Lipsiensis D.XXX. Sept. M DCC XXIX. . . . disputabit Caspar Bose Philos. et Med.D. Respondente M. Georgio Matthia Bose. Lipsiae: Breitkopf.

BOSE, Ernestus Gottlob: De vulneribus cordis in foro absolute lethalibus. Lipsiae: Officina Klaverathia 1785.

BRITTAIN, Robert Peter: Bibliography of medico-legal works in English. London/South Hackensack, N.J.: Sweet & Maxwell: Rothman 1962.

– The hydrostatic and similar tests of live birth: a historical review. Med.-leg. J. 31 (1963) 189–194.

– The «proof of congress» in alleged impotence. Med.-leg. J.32 (1964) 125–127.

– Cruentation in legal medicine and literature. Med. Hist. 9 (1965) 82–88.

– Origins of legal medicine: Constitutio Criminalis Carolina. Med.-leg. J. 33 (1965) 124–127.

– Origins of legal medicine: The origin of legal medicine in Italy. Med.-leg. J. 33 (1965) 168–173.

– Origins of legal medicine: Leges barbarorum. Med.-leg. J.34 (1966) 21–23.

- The history of legal medicine: Charlemagne. Med.-leg. J. *34* (1966) 122–123.
- Origins of legal medicine: The origin of legal medicine in France. Med.-leg. J. *34* (1966) 168–174.
- The history of legal medicine: The assizes of Jerusalem. Med.-leg. J. *34* (1966) 72–73.
- Origins of legal medicine: The origin of legal medicine in France: Henri IV and Louis XIV. Med.-leg. J. *35* (1967) 25–28.
- Origins of legal medicine. Roman law: Lex duodecim tabularum. Med.-leg. J. *35* (1967) 71–72.
-, SAURY, A., GUIDET, M.-R.: Bibliographie des travaux Français de médecine légale. Paris: Masson 1970 (Collection de médecine légale et de toxiocologie médicale).
BRUHIER, Jacques Jean: Abhandlung von der Ungewissheit der Kennzeichen des Todes, und dem Misbrauche, der mit übereilten Beerdigungen und Einbalsamirungen vorgeht. Aus dem Franz. übers. u.m. Anm. u. Zusätzen hrsg. v. Johann Gottfried JANCKE. Leipzig/Copenhagen: Roth 1754.
BRUNN, Walter von: Kurze Geschichte der Chirurgie. Berlin: Springer 1928. Repr. Berlin/Heidelberg/New York: Springer 1973.
BRUNSCHWIG, Hieronymus: The book of Cirurgia. Strassburg, Johann Grüninger 1497. With a study on Hieronymus Brunschwig and his work by Henry E. SIGERIST. Milano: Lier 1923.
BUDVÁRI, R.: The relation of public health and forensic medicine in the two past centuries in Hungary. Acta congressus internationalis XXIV historiae artis medicinae, 25.–31.8.1974, 2 Bde., Budapest: Museum Semmelweis 1976, Bd. 1, S. 195–196.
BUERGEL, Johann-Christoph: Anthropologische Aspekte des Heilwesens im islamischen Mittelalter. In Vorbereitung.
BUESS, Heinrich: Zur Geschichte der Atmungslehre; Zeittafel zur Entwicklung der Atemphysiologie von Lavoisier bis zum Ende des 19. Jahrhunderts; Wichtigere Literatur zum Thema. Ciba Zeitschrift *8* (1943), Nr. 91, 3194–3209; 3210–3211; 3212–3214.
BÜTTNER, Christoph Gottlieb: Vollständige Anweisung wie durch anzustellende Besichtigungen ein verübter Kindermord auszumitteln sey, nebst Acht und Achtzig beygefügten eigenen Obductions-Zeugnissen, zum Nutzen derer neuangehenden Ärzte und Wundärzte. Königsberg/Leipzig: Zeis und Hartung 1771.
BULLOUGH, Vern L.: The development of medicine as a profession. The contribution of the medieval University to modern medicine. Basel/New York: Karger 1966.
- Sex, society, and history. New York: Science History Publications 1976.
BURNS, Chester R.: Introduction. Zu: *Legacies in Law and Medicine,* S. 1–8.
CAMPER, Peter: Abhandlung von den Kennzeichen des Lebens und des Todes bey neugebornen Kindern. Nebst einigen Gedanken über die Strafen des Kindermords. Aus dem Holländischen übersetzt und mit neuen Zusätzen des Verfassers, wie auch einigen Anmerkungen vermehret von J.F.M. HERBELL. Frankfurt/Leipzig: Brönner 1777. (Holländische Ausgabe: Leeuwarden 1774).
CARDANUS, Hieronymus: De venenis libri tres. In: Opera omnia, 10 t. Lugduni: Huguetan & Ravaud 1663, t. 7, S. 275–355.
- Des Girolamo Cardano von Mailand eigene Lebensbeschreibung. Aus dem lat. übers. v. Hermann HEFELE. München: Kösel 1969.
CAROLINA: Des Allerdurchleuchtigsten Grossmechtigsten, unüberwindlichsten Keyser Carols des Fünfften, und des Heyligen Römischen Reichs peinlich Gerichts ordnung, auff den Reichsstägen zu Augspurg und Regenspurg, in jaren dreyssig, und zwey und dreyssig gehalten, auffgericht und beschlossen. Frankfurt/M.: Feyerabend 1569.
CASTIGLIONI, Arturo: Die Anfänge der Medizinschule von Padua. Ciba-Zeitschrift *11* (1950), Nr. 121, 4439–4445.
CASTRO, Rodericus A.: Medicus-politicus: Sive de officiis medico-politicis tractatus, quatuor distinctus Libris: in quibus non solum bonorum medicorum mores ac virtutes exprimuntur, malorum vero fraudes & imposturae deteguntur: verum etiam pleraque alia circa novum hoc argumentum utilia atque jucunda exactissime proponuntur. Hamburgi: Frobenius 1614.

458

– De universa muliebrium morborum medicina, novo et antehac a nemine tentato ordine opus absolutissimum. Pars prima Theorica, pars secunda sive Praxis. Hamburgi: Froben 1617 (1. Aufl. Hamburg 1603; 1604).

CÉARD, Jean: Folie et démonologie au XVIᵉ siècle. In: Folie et déraison à la Renaissance. Colloque international 1973. Bruxelles: Editions de l'Université 1976, S. 129–143.

CELSUS, Aulus Cornelius: De medicina libri octo. Ad editionem Patavinam, quam anno DMCCL Vulpius dedit et nuperiorem Lipsiensem, nunc cura Albert VON HALLER denuo editi. 2 t., Lausannae: Grasset 1772.
– Über die Arzneiwissenschaft in acht Büchern, übers. u. erklärt v. Eduard SCHELLER. 2. Aufl. nach der Textausgabe von DAREMBERG neu durchgesehen von Walther FRIEBOES. M. Vorw. v. R. KOBERT. Braunschweig: Vieweg 1906.

CHAILLÉ Stanford Emerson: Origin and progress of medical jurisprudence 1776–1876. Journ. of Criminal Law and Criminology 40 (1949) 397–444. (Originalpublikation in den Transactions of the International Medical Congress in Philadelphia, 1876).

CHAMPEAUX, Claude; FAISSOLE: Erfahrungen und Wahrnehmungen über die Ursache des Todes derer Ertrunkenen, nebst denen dabey sich ereignenden Erscheinungen; welche in Gegenwart derer dazu ernannten Abgeordneten in der Königlichen Vieh-Arzeneyschule zu Lyon öffentlich angestellet, durch ihren Bericht gebilliget, und von der Königlichen Academie der Wundarzeney-Kunst sehr günstig beurtheilet worden sind. Aus dem Franz. übers. Danzig: Flörke 1772.

CHAULIAC s. Guy DE CHAULIAC

CHRISTOFFEL, Hans: Psychiatrie und Psychologie bei Felix Platter (1536–1614). Mschr. Psychiat. Neurol. 127 (1954) 213–227.

CLARK, Stuart: King James's Daemonologie: witchcraft and kingship. In: Damned Art, S. 156–181.

COBBAN, Alan B.: The medieval Universities: their development and organization. London: Methuen 1975.

CODRONCHIUS, Baptista: De christiana, ac tuta medendi ratione. Libri duo varia doctrina referti. Opus piis medicis praecipue, itemque aegrotis, et ministris, atque etiam sacerdotibus ad confitendum admissis utilissimum. Ferrariae: Mammarellus 1591.
– De morbis veneficis ac veneficijs. Libri quattuor in quibus non solum certis rationibus veneficia dari demonstratur, sed eorum species, caussae, signa, et effectus nova methodo aperiuntur. Postremo de eorum curatione ac preservatione exacte tractatur: veraque, nova, et experta remedia proponuntur. Opus non modo medicis, ac exorcistis apprime utile ac necessarium, sed omnibus litterarum professoribus iucundissimum. Venetiis: De Franciscis 1595.
– Methodus testificandi, inquibusvis casibus medicis oblatis: in qua nonnullae difficillimae, ac pulcherrimae quaestiones explicantur, et formulae quaedam testationum proponuntur. Opusculum non modo neotericis medicis, sed et Iurisperitis, ac Iudicibus, plurimum ex usu. In: De vitiis vocis, libri duo. Francofurti: Wechel 1597, S. 148–232.
– De morbis, qui Imolae, et alibi communiter hoc anno MDCII. vagati sunt, commentariolum, in quo potissimum de lumbricis tractatur, et de morbo novo prolapsu scilicet mucronatae cartilaginis libellus. Bononiae: Bellagamba 1603.
– De iis, qui aqua immerguntur. Anhang zu: De rabie, hydrophobia communiter dicta, libri duo. Francofurti: Bassaeus; Becker (Drucker) 1610, S. 316–339.

Colitta, Carlo: Il palazzo dell'Archiginnasio e l'antico studio Bolognese con Il Teatro Anatomico – Le Funzioni dell'Anatomia – Prima esecuzione dello Stabat Mater di Rossini. Bologna: Stampa Officina Grafica Bolognese 1975.

CORBELLA, Jacinto Corbella: El crecimiento del saber medico legal en España en el siglo XVI. Asclepio 30–31 (1978–1979) 323–337.

CORNELIUS, E. H.: John Hunter as an expert witness. The trial of John Donellan for the murder of Sir Theodosius Boughton, Bart, at Warwick Assizes on Friday 30th March 1781 before Mr Justice Buller. Ann. R. Coll. Surg. Eng. 60 (1978) 412–418.

Corpus Iuris Canonici. Ed. Emil FRIEDBERG, 2 Bde., Leipzig: Tauchnitz 1879. Repr. Graz 1955.

COUSIN, André: Essai sur les origines de la médecine légale. Paris: Jouve 1905. (Thèse 1905, No. 252).

CRANEFIELD, Paul F., FEDERN, Walter: Paulus Zacchias on mental deficiency and on deafness. Bull. N.Y. Acad. Med. *46* (1970) 3–21. Nachdr. in: Essays on the history of medicine. Selected from the Bulletin of the New York Academy of Medicine, ed. by Saul JARCHO. New York: Academy of Medicine 1976, S. 118–136.

Crime in England 1550–1800. Ed. J.S. COCKBURN, London: Methuen 1977.

DAEMS, Willem Frans, KEIL, Gundolf: gelêrter der arzenîe, ouch apotêker. Zum Ansehen des Apothekers im spätmittelalterlichen Deutschland. Sudhoffs Arch. *64* (1980) 86–89.

DALL'OSSO, Eugenio: L'organizzazione medico-legale a Bologna e a Venezia nei secoli XII–XIV. Cesena: Orf. Addolorata 1956.

DAMME, Catherine: Infanticide: the worth of an infant under law. Med. Hist. *22* (1978) 1–24.

Damned Art, the: Essays in the literature of witchcraft. Ed. by Sydney ANGLO. London/Henley/Boston: Routledge & Kegan Paul 1977.

DANIEL, Christ. Frid.: Commentatio de infantum nuper natorum umbilico et pulmonibus. Hallae: Hendel 1780.

– Entwurf einer Bibliothek der Staats-Arzneikunde oder der gerichtlichen Arzneikunde und medicinischen Polizey von ihrem Anfange bis auf das Iahr 1784. Halle: Hemmerde 1784.

DANN, Georg Edmund: Einführung in die Pharmaziegeschichte. Stuttgart: Wissenschaftl. Verlagsgesellschaft 1975.

DANTE Alighieri: Die göttliche Komödie. Italienisch und deutsch, übers. v. Hermann GMELIN. 3. Teil: Das Paradies. Stuttgart: Klett 1957; Kommentar 3. Teil: Das Paradies. Stuttgart: Klett 1957.

DARMON, Pierre: Le mythe de la procréation à l'âge baroque. Paris: Pauvert 1977.

DEHMEL, Ioannes Carolus: Dissertatio inauguralis medica qua problema an umbilici deligatio in nuper natis absolute necessaria sit in partem negativam resolvitur. Praes.: Ioannes Henricus SCHULZE. Halae Magdeburgicae 1733. In: HALLER 1750, S. 605–624.

DESMAZE, Charles: Histoire de la médecine légale en France d'après les lois, registres et arrêts criminels. Paris: Charpentier 1880.

DEVAUX, Jean (anonym erschienen): Die Kunst Chirurgische Berichte und Wundzettel abzufassen. Aus d. Franz., verm. Aufl. Budissin/Leipzig: Drachstedt 1769.

DEWHURST, Kenneth, REEVES, Nigel: Friedrich Schiller. Medicine, Psychology and Literature. Los Angeles: Berkeley/University of California Press 1978.

DIEPGEN, Paul: Frau und Frauenheilkunde in der Kultur des Mittelalters. Stuttgart: Thieme 1963.

DIETHELM, Oskar: The medical teaching of demonology in the 17th and 18th centuries. J. Hist. Behav. Sci *6* (1970) 3–15.

–, HEFFERNAN, Thomas F.: Felix Platter and psychiatry. J. Hist. Behav. Sci. *1* (1965) 10–23.

DIETZ, Io. Friedericus Guilielmus: Dissertatio inauguralis medica de temporum in graviditate et partu aestimatione (1757). Praes.: I.G. ROEDERER. In: ROEDERER 1763, pars I, S. 29–70 (III.). (Diss. 1757).

DILG, Peter: Die «Reformation der Apotecken» (1536) des Berner Stadtarztes Otto Brunfels. Gesnerus (Aarau) *36* (1979) 181–205.

DIOSKURIDES: Dioscoridis libri octo graece et latine. Parisiis: Birkmann 1549.

– Des Pedanios Dioskurides aus Anazarbos Arzneimittellehre in fünf Büchern. Übers. v. J. BERENDES, Stuttgart: Enke 1902.

DOERNER, Klaus: Bürger und Irre. Zur Sozialgeschichte und Wissenschaftssoziologie der Psychiatrie. Frankfurt/M.: Europäische Verlagsanstalt 1969.

DONATUS, Marcellus: De medica historia mirabili libri sex. Venetiis: Valgrisius 1588. (1. Ausg. Mantua 1586).

– (Dasselbe:) Opera et studio Gregori HORSTI, Francofurti/M.: Porsius; Kempffer (Drucker) 1613.

DONNISON, Jean: Midwives and medical men. A history of inter-professional rivalries and women's rights. London: Heinemann 1977.

DULCKEIT, Gerhard und SCHWARZ, Fritz: Römische Rechtsgeschichte, ein Studienbuch. 6. Aufl. neu bearb. v. Wolfgang WALDSTEIN. München: Beck 1975.

DUSOLIER, Maurice: Aperçu historique sur la médecine en Espagne particulièrement au XVIᵉ siècle. Paris: Jouve 1906.

EBSTEIN, Wilhelm: Die Medizin im Alten Testament. Stuttgart: Enke 1901. Nachdr. München: Fritsch 1965.

EHRMANN, Johannes Franciscus: De veneficio doloso. Praes. Johannes Daniel REISSEISSEN, Argentorati: Heitz 1781.

EICHENBERGER, Pietro: Johann Jakob Wepfer (1620–1695) als klinischer Praktiker. Basel: Schwabe 1969 (Basler Veröffentlichungen zur Geschichte der Medizin und der Biologie; 26).

Encyclopedia of Philosophy, the. Ed. Paul EDWARDS. 8 Vols., New York/London: Macmillan 1967.

ERNST, Cécile: Teufelsaustreibungen. Die Praxis der katholischen Kirche im 16. und 17. Jahrhundert. Bern/Stuttgart/Wien: Huber 1972.

ESCHENBACH, Christian Ehrenfried: Medicina legalis brevissimis comprehensa thesibus, in usum auditorii conscirpta. Rostochii: Kopp [1746].

EULNER, Hans-Heinz: Die Entwicklung der medizinischen Spezialfächer an den Universitäten des deutschen Sprachgebietes. Stuttgart: Enke 1970.

EVERS, Emanuel Iohannes Albertus: Dissertatio inauguralis medico forensis sistens experimenta circa submersos in animalibus instituta. Praes.: Ioh. Gothofr. BRENDELIUS. Gottingae: Schultz 1753.

F. u. F.: Freymüthige Gedanken über die Preissfrage: Welches sind die bessten Mittel, dem Kindermorde Einhalt zu thun? Göttingen: Dieterich 1781.

FABRIZ, Wilhelm: Chirurgische Beobachtungen und Curen. Aus dem Lat. v. Friedrich August WEIZ. Flensburg/Leipzig: Korten 1780–1783.

FAHNER, Johann Christoph: Vollständiges System der gerichtlichen Arzneikunde. Ein Handbuch für Richter und gerichtliche Ärzte. 2 Bde., Stendal: Franzen und Grosse 1795; 1797.

FASBENDER, Heinrich: Entwickelungslehre, Geburtshülfe und Gynäkologie in den hippokratischen Schriften. Stuttgart: Enke 1897.

– Geschichte der Geburtshilfe. Nachdr. d. Ausg. Jena 1906, Hildesheim: Olms 1964.

FASELIUS, Johann Friedrich: Gerichtliche Arzeneygelahrtheit, worinnen die vornehmsten Materien des bürgerlichen- criminal- und geistlichen Rechts, nach denen neuesten und besten medicinischen Grundsätzen erläutert und erkläret werden. Hrsg. v. Ch. RICKMANN, ins Deutsche übers. v. Ch.G. LANGEN. Leipzig/Budissin: Deintzer 1768.

FEINE, Hans Erich: Kirchliche Rechtsgeschichte, 1. Bd.: Die katholische Kirche. 3. Aufl. Weimar: Böhlau 1955.

FERNELIUS, Ioannes: Universa medicina. Genevae: Crispin 1638.

FICARRA, Bernard J.: History of legal medicine. Legal Medical Annual (1976) 3–27.

FIDELIS, Fortunatus: De relationibus medicorum libri quatuor, In quibus ea omnia, quae in forensibus, ac publicis causis, medici referre solent, plenissime traduntur. Hrsg. v. Paul AMMANN, Lipsiae: Tarnov 1674. (1. Ausg. Palermo 1602).

FIENUS, Thomas: De viribus imaginationis tractatus. Ed. postrema, Lugd. Batavorum: Elsevir 1635. (1. Ausg. Löwen 1608).

FISCHER, Alfons: Geschichte des deutschen Gesundheitswesens. 2 Bde., Berlin: Herbig 1933.

FISCHER, Hans: Johann Jakob Wepfer 1620–1695. Ein Beitrag zur Medizingeschichte des 17. Jahrhunderts. Zürich: Rudolf 1931 (Mitteilungen der Naturforschenden Gesellschaft Schaffhausen; 9, 1929/30).

FISCHER-HOMBERGER, Esther: Eighteenth-century nosology and its survivors. Med. Hist. 14 (1970) 397–403.

– Hypochondrie. Melancholie bis Neurose: Krankheiten und Zustandsbilder. Bern/Stuttgart/Wien: Huber 1970.

– Zur Geschichte des Zusammenhangs zwischen Seele und Verdauung. Schweiz. med. Wschr. 103 (1973) 1433–1441.

461

– Bemerkungen zur Geschichte der Gerichtsmedizin. Chem. Rdsch. *28* (1975) Nr. 36, 7.
– Von dem Fischer und syner Fru. Zur Geschichte der ärztlichen Verantwortlichkeit. Schweiz. Ärztetg. *56* (1975) 2–5, 37–43.
– Medizinische Wissenschaft in ihrem Zusammenhang mit ärztlicher Standespolitik. Aus der Geschichte der Chirurgie, der Hebammenkunst und der Apothekerwissenschaft. Schweiz. Ärzteztg. (1976) 1351–1357.
– Geschichte der Medizin. 2. Aufl. Berlin/Heidelberg/New York: Springer 1977 (Heidelberger Taschenbuch, Basistext Medizin 165).
– Hebammen und Hymen. Sudhoffs Arch. *61* (1977) 75–94. Neudr. in: FISCHER-HOMBERGER 1979, Krankheit Frau, S. 85–105; 146–150.
– Zwerchfellverletzung und psychische Störung. Zur Geschichte der Körpermitte. Gesnerus (Aarau) *35* (1978) 1–19.
– Krankheit Frau und andere Arbeiten zur Medizingeschichte der Frau. Bern/Stuttgart/Wien: Huber 1979.
– On the medical history of the doctrine of imagination. Psychological Medicine *9* (1979) 619–628. Deutsch in: FISCHER-HOMBERGER 1979, Krankheit Frau, S. 106–129; 150–153.
– Herz und Seele – aus der Geschichte der Psychosomatik. Manuskript zu einem Vortrag vom 11.1.1979, noch nicht publiziert.
– Ärztliche Ethik und ärztliche Standespolitik – ein Aspekt der Geschichte der ärztlichen Ethik. Bull. Schweiz. Akad. Med. Wiss. *36* (1980) 395–410.
FISHMAN, Alfred P., RICHARDS, Dickinson W. (Eds.): Circulation of the blood. Men and ideas. New York: Oxford University Press 1964.
FODÉRÉ, François-Emmanuel: Les lois éclairées par les sciences physiques; ou Traité de médecine-légale et d'hygiène publique. 3 Bde., Paris: Croullebois/Deterville an 7 (1799).
– Traité de médecine légale et d'hygiène publique, ou de police de santé, adapté aux codes de l'empire français, et aux connaissances actuelles. 6 vols., Paris: Mame 1813.
FORBES, Thomas Rogers: The midwife and the witch. New Haven/London: Yale University Press 1966.
– Crowner's quest. Philadelphia: American Philosophical Society 1978 (Transactions of the American Philosophical Society, vol. 68, part 1, 1978).
– Early forensic medicine in England: the Angus Murder Trial. J. Hist. Med. allied Sci. *36* (1981) 296–309.
FORNI, G.G.: L'insegnamento della chirurgia nello studio di Bologna dalle origini a tutto il secolo XIX. Bologna: Cappelli 1948.
FOSSEL, Viktor: Paul Zacchias (1584–1659). In: Studien zur Geschichte der Medizin, Stuttgart, Enke 1909, S. 46–110.
FOSTER, Michael: Lectures on the history of physiology during the sixteenth, seventeenth and eighteenth centuries. Cambridge: University Press 1924. (1. Aufl. 1901).
FOTHERGILL, Anton: Neue Untersuchung über die Hemmung der Lebenskraft beym Ertrinken, Ersticken u.s.f. In Beziehung auf die nächste Ursache des Todes, den Werth der vorgeschlagenen Mittel und das beste Heilverfahren. Aus d. Engl. übers. v. Christian Friedrich MICHAELIS. Leipzig: Supprian 1796 (Engl. Orig. Bath 1795).
FRAGOSO, Juan: De las declaraciones que han de hazer los Cirujanos, acerca de diversas enfermedades y muchas maneras de muertes que suceden. In: Cirurgia Universal . . . y mas otros tres tratados . . . Alcala: Gracian 1592, Bl. 286v. – Bl. 305v. (tratado segundo). (1. Ausg. der Cirurgia Universal Madrid 1570, Publikation mit kleineren Werken erstmals 1581).
FRANCESCO, G. DE: Die medizinische Fakultät der Universität Bologna. Ciba Zeitschrift *7* (1941) Nr. 81, 2813–2829.
– Die Universitätsstadt Bologna. Ciba Zeitschrift *7* (1941) Nr. 81, 2803–2812.
FRANK, Johann Peter: System einer vollständigen medicinischen Polizey. 4 Bde.; Bd. 1 in 2. Aufl., Mannheim: Schwan 1784, Bde. 2–4 in 1. Aufl., Mannheim: Schwan 1780–1788; Bd. 5 Tübingen: Cotta 1813 (1. Auflage des 1. Bandes 1779; ein Band 6 in 3 Abteilungen folgte Wien 1817–1819; die Reihe der Supplementbände war erst 1827 abgeschlossen.)

– Akademische Rede vom Volkselend als der Mutter der Krankheiten (Pavia 1790). Eingeleitet, ins Deutsche übertragen und mit Erkl. v. Erna LESKY, Leipzig: Barth 1960 (Sudhoffs Klassiker der Medizin; 34).

Freymüthige Gedanken, Wünsche und Vorschläge eines vaterländischen Bürgers über den Kindermord und die Mittel denselben zu verhindern, Deutschlands Söhnen und Töchtern gewidmet. Germanien 1783.

FRIEDENWALD, Harry: The jews and medicine. Essays. 2 Bde., Baltimore: Johns Hopkins 1944.

FRIEDRICH II.: Die Konstitutionen Friedrichs II. von Hohenstaufen für sein Königreich Sizilien. Nach einer lateinischen Handschrift des 13. Jahrhunderts hrsg. u. übers. v. Hermann CONRAD, Thea VON DER LIECK-BUYKEN u. Wolfgang WAGNER. Köln/Wien: Böhlau 1973.

FUCHS, Eduard: Illustrierte Sittengeschichte, Bd. 2, Die galante Zeit. München: Langen o.J. (ca. 1910).

GALENUS: Opera omnia. Ed. C.G. KÜHN. 20 tomi, Nachdr. der Ausg. Leipzig 1821–1833, Hildesheim: Olms 1964–1965.

GARCÍA DEL REAL, Eduardo: Historia de la medicina en España. Madrid: Ed. Reus 1921 (Biblioteca médica de autores Españoles y extranjeros; 23).

GARRISON and MORTON's *Medical Bibliography.* An annotated check-list of texts illustrating the history of medicine. 2nd ed. London: Grafton 1954. (3. Aufl. London 1970).

GARRISON's *History of Neurology.* Revised and enlarged by Lawrence C. MCHENRY, foreword by Derek E. DENNY-BROWN. Springfield, Ill.: Thomas 1969.

GEERTS, Achilles: Compensation for bodily harms in the Near-East and in Rome. In: *International Symposium,* S. 65–75.

GERSTLACHERUS, I.A.: Tractatus medico-legalis de stupro in usum eroum qui iurisprudentiae et medicinae operam dant praecipue vero eorum qui in foro versantur. Erlangae: Walther 1772.

GHALIOUNGUI, Paul: The house of life, Per Ankh. Magic and medical science in ancient Egypt. 2nd ed. Amsterdam: Israël 1973.

GLISSONIUS, Franciscus: Anatomia hepatis. Amstelaedami: Ravesteyn 1659.

GMELIN, Johann Friedrich: Allgemeine Geschichte der Gifte. Erster Theil, Leipzig: Weygand 1776. (2. und 3. Teil: Allgemeine Geschichte der Pflanzengifte; Allgemeine Geschichte der mineralischen Gifte; beide Nürnberg: Raspe 1777).

GOLTZ, Dietlinde: Studien zur Geschichte der Mineralnamen in Pharmazie, Chemie und Medizin von den Anfängen bis Paracelsus. Wiesbaden: Steiner 1972 (Sudhoffs Arch., Beihefte; 14).

GOODWYN, Edmund: Erfahrungsmässige Untersuchung der Wirkungen des Ertrinkens Erdrosselns und durch schädliche Luftarten erfolgten Erstickens nebst den wirksamsten Mitteln Scheintodte wieder herzustellen. Preisschrift welcher die Humane Society die goldne Denkmünze zuerkannte. Aus dem Engl. übers. v. Christian Friedrich MICHAELIS. Leipzig: Büschel 1790. 1. Ausg. London 1780).

GOTTLIEB, Leon S.: A history of respiration. Springfield, Ill.: Thomas 1964.

GRAFF, Lucian: Forensische Medizin im Sachsenspiegel. Sudhoffs Arch. Gesch. Med. *29* (1936) 84–103.

GRANFIELD, David: The abortion decision. Garden City, New York: Doubleday 1969.

GRANJEL, Luis S.: La medicina Española del siglo XVII. Salamanca: Ed. Universidad de Salamanca 1978 (Historia general de la medicina Española III).

GREGORIETTI, Guido: Gold und Juwelen. Eine Geschichte des Schmucks von Ur bis Tiffany. Übers. aus d. Engl. Gütersloh: Bertelsmann 1971.

GREIVE, Hermann: Die Juden. Grundzüge ihrer Geschichte im mittelalterlichen und neuzeitlichen Europa. Darmstadt: Wissenschaftliche Buchgesellschaft 1980.

GRUNDMANN, Herbert: Wahlkönigtum, Territorialpolitik und Ostbewegung im 13. und 14. Jahrhundert, 1198–1378. München: Deutscher Taschenbuch Verlag 1973 (GEBHARDT: Handbuch der deutschen Geschichte, 9., neu bearb. Aufl., hrsg. v. H. GRUNDMANN; 5).

GUBALKE, Wolfgang: Die Hebamme im Wandel der Zeiten. Ein Beitrag zur Geschichte des Hebammenwesens. Hannover: Staude 1964.

GUEORGUIEFF, Staytcho G.: Quelques notions sur l'histoire de la médecine légale en Russie. Genève: Taponnier et Studer 1890. (Diss. Genf.)

GUGGENBÜHL, Dietegen: Gerichtliche Medizin in Basel von den Anfängen bis zur Helvetik. Basel/Stuttgart: Schwabe 1963 (Basler Veröffentlichungen zur Geschichte der Medizin und der Biologie; 15).

GUMMER, Jacobus: Dissertatio medica de caussa mortis submersorum eorumque resuscitatione experimentis et observationibus indagata. In: SANDIFORT, Eduardus (ed.): Thesaurus dissertationum, programmatum, aliorumque opusculorum selectissimorum, vol. 1, Lugduni Batavorum: Luchtmans/Eyk/Vygh 1778, S. 479–518 (XVIII.).

GUMPERT, Martin: Hahnemann. Berlin: Fischer 1934.

GUNDELACH, Ionathan David: Primae lineae chemiae forensis. Praes.: Henricus Fridericus DELIUS. Erlangae: Walther 1771.

GURLT, Ernst: Geschichte der Chirurgie und ihrer Ausübung. 3 Bde. Berlin: Hirschwald 1898.

GUY DE CHAULIAC: Le Guidon en francois, pour les barbiers, et chirurgiens, veu et corrigé, par maistre Iehan Canappe. Paris: Marnef 1550.

– Chirurgia magna Guidonis de Gauliaco. Nachdr. der Ausgabe von Lyon 1585. Vorw. v. Gundolf KEIL. Darmstadt: Wissenschaftliche Buchgesellschaft 1976.

HAASE, Richard: Die keilschriftlichen Rechtssammlungen in deutscher Fassung. 2., überarb. u. erw. Aufl. Wiesbaden: Harrassowitz 1979.

HAESER, Heinrich: Lehrbuch der Geschichte der Medizin. 2. Aufl., 2. Abdruck, Jena: Mauke 1868.

HAHNEMANN Samuel: Über die Arsenikvergiftung, ihre Hülfe und gerichtliche Ausmittelung. Leipzig: Crusius 1786.

HALL, Karl Alfred: Die Lehre vom corpus delicti. Eine dogmatische Quellenexegese zur Theorie des gemeinen deutschen Inquisitionsprozesses. Stuttgart: Kohlhammer 1933.

HALLER Albertus de (Albrecht von) (ed.): Disputationum anatomicarum selectarum volumen V, organa generationis. Gottingae: Vandenhoeck 1750.

– De medicina forensi seu legali. In: Hermanni Boerhaave . . . methodus studii medici. Emaculata et accessionibus locupletata ab Alberto ab Haller, tom. 2, Amstelaedami: Wetstein 1751, S. 803–812.

– Elementa physiologiae corporis humani. Tom. 3, Lausannae: d'Arnay 1761; Tom. 8, Bernae: Societas typographica 1766.

– Bibliotheca medicinae practicae, Bd. 3, 1648–1685. Bernae: Haller/Basileae: Schweighauser 1779.

– Vorlesungen über die gerichtliche Arzneiwissenschaft. Aus einer nachgelassenen lateinischen Handschrift übersezt. 2 Bde., Bern: Neue typographische Gesellschaft 1782; 1784. (2. Band in 2 Teilen).

HAMMURABI: S. HAASE.

HARMENING, Dieter: Superstitio. Überlieferungs- und theoriegeschichtliche Untersuchungen zur kirchlich-theologischen Aberglaubensliteratur des Mittelalters. Berlin: Schmidt 1979.

HARTMANN, Fritz: Ausführungen zur Einführung des Symposiums «Prognose und Wissenschaft» der Gesellschaft für Wissenschaftsgeschichte von 1978, unter dem Titel «Begründung des Themas . . .». Ber. Wiss. Gesch. 2 (1979) 3–12.

HARVEY, William: The works. Translated from the Latin with a life of the author by Robert WILLIS. London: Sydenham Society 1847. Nachdr. New York/London: Johnson Reprint 1965.

HEBENSTREIT, Io. Ernestus: Anthropologia forensis sistens medici circa rempublicam causasque dicendas officium. Ed. altera, Lipsiae: Lankisiani 1753. (1. Aufl. ebenda 1751).

HEFFTER, Arthur: Berühmte Giftmischerinnen. Rede zur Gedächtnisfeier des Stifters der Berliner Universität König Friedrich Wilhelm III. in der Aula am 3. August 1923. Berlin: Ebering 1923.

HELBING, Franz, BAUER, Max: Die Tortur. Geschichte der Folter im Kriminalverfahren aller Zeiten und Völker. Berlin: Langenscheidt 1926.

HELMONT, Johann Baptista von: Aufgang der Artzney-Kunst. Anitzo auf Beyrathen dessen Herrn Sohnes, Herrn H. Francisci MERCURII Freyherrn VON HELMONT in die hochteutsche Sprache übersetzet. Sultzbach: Endters 1683.

HELVÉTIUS, Claude-Adrien: Vom Geist. Aus dem Franz. übers. v. Th. LÜCKE, nach der Edition von 1784, Berlin/Weimar: Aufbau-Verlag 1973. (1. Aufl. «De l'esprit», Paris 1758).

HENKE, Adolph: Historisch-kritische Darstellung der Lehre von der Lethalität der Verletzungen. In: Abhandlungen aus dem Gebiete der gerichtlichen Medicin, Bd. 1, Bamberg: Kunz 1815, S. 91–242.

HERHOLDT, J. D.; RAFN, C. G.: An Attempt at an historical survey of life-saving measures for drowning persons and information of the best means by which they can again be brought back to life. Copenhagen, Tikiøb 1796.

HERRLINGER, Robert: Geschichte der medizinischen Abbildung. Von der Antike bis um 1600. München: Moos 1967. (Fortsetzung: PUTSCHER).

HERTZ, Wilhelm: Die Sage vom Giftmädchen. In: Gesammelte Abhandlungen, hrsg. v. F.V.D. LEYEN. Stuttgart/Berlin: Cotta 1905, S. 156–277. (Zuerst erschienen 1893 als Abhandlung der bayerischen Akademie der Wissenschaften, philos-philol. Klasse XX, 1.)

Hexenhammer s. Malleus Maleficarum.

Hippokratische Schriften: Œuvres complètes d'Hippocrate. Trad. . . . avec le texte grec . . . par É. LITTRÉ. 10 tomes, Nachdr. der Ausg. Paris 1839–1861, Amsterdam: Hakkert 1961–1962.

HÖRNIGK, Ludovicus von: Medicaster Apella oder Juden Artzt. Strassburg: von der Heiden 1631.

– Politia medica. Oder Beschreibung dessen was die Medici, so wohl ins gemein als auch verordnete Hof- Statt- Feldt-Hospital- und Pest-Medici, Apothecker, Materialisten, Wundärtzt, Barbierer, Feldtscherer, Oculisten, Bruch- und Steinschneider, Zuckerbecker, Krämer und Bader, Dessgleichen Die obriste geschwohrne Frawen, Hebammen, UnterFrawen und Kranckenpflegere, Wie nicht weniger Allerhandt unbefugte, betriegliche und angemaste Ärzte, darunter Alte Weiber, Beutelschneider, Crystallenseher, Dorffgeistliche, Einsiedler, Fallimentirer, Gauckler, Harnpropheten, Iuden, Kälberärtzt, Landstreicher, Marcktschreyer, Nachrichter, Ofenschwärmer, Pseudo-Paracelsisten, Quacksalber, Rattenfänger, Segensprecher, Teufelsbander, Unholden, Waltheintzen, Zigeuner etc. So dann endlichen: Die Patienten oder Krancke selbsten zu thun, und was, auch wie sie in Obacht zu nehmen, Allen Herrn-Höfen, Republicken, und Gemeinden zu sonderbahrem Nutzen und guten Auss H. Schrifft, Geist- und Weltlichen Rechten, Policey-Ordnungen und vielen bewehrten Schrifften zusammen getragen. Franckfurt/M.: Schleichen 1638, S. 152–164 (Tit. 14 «Von den Obristen Matronen, geschwornen Weibern oder Beeydigten Frawen» und Tit. 15 «Von den Hebammen oder Wehemüttern»).

HOFFMANN, Friedrich: Eines berühmten Medici gründliches Bedencken und physicalische Anmerckungen von dem tödlichen Dampff der Holtz-Kohlen. Auf Veranlassung der in Jena beym Ausgang des 1715. Jahres vorgefallenen traurigen Begebenheit aufgesetzet und nun, zum gemeinen Nutzen, dem Drucke überlassen. Halle: Renger 1716.

HOFFMEISTER, Alexander von: Das Medizinalwesen im Kurfürstentum Bayern. Wirken und Einfluss der Leib- und Hofärzte auf Gesetzgebung und Organisation. München: Fritsch 1975 (Neue Münchner Beiträge zur Geschichte der Medizin und Naturwissenschaften, Medizinhistorische Reihe; 6).

HOFMANN, Werner: Wert- und Preislehre. 2. Aufl. Berlin: Duncker & Humblot 1971 (Sozialökonomische Studientexte, hrsg. von W. HOFMANN; 1).

HOLLÄNDER, Eugen: Die Karikatur und Satire in der Medizin. Stuttgart: Enke 1905.

HOROWITZ, Maryanne Cline: Aristotle and woman. J. Hist. Biol. *9* (1976) 183–213.

HORSTIUS, Gregorius: Opera medica. 3 t., Norimbergae: Endter 1660.

HUCHERUS, Ioannes: De sterilitate utriusque sexus, Opus in quatuor libros distributum: cui annexus est liber de diaeta et therapeia puerorum (Genevae): Cartier 1609.

HUNDESHAGENIUS, Joann. Christoph.: Discursus de stillicidio sanguinis in hominis violenter occisi cadavere conspicui, an sit sufficiens praesentis homcidae indicium. In: VALENTINI, Novellae, S. 397–430 (Appendix III). (Originalpublikation Jena 1679).

HUNTER, Richard; MACALPINE, Ida: Three hundred years of psychiatry 1535–1860. A history presented in selected English texts. London: Oxford University Press 1964.

HUNTER, William: On the uncertainty of the signs of murder, in the case of bastard children. Med. Obs. & Inqu. 6 (1784) 266–290.

International Symposium on society, medicine and law. Jerusalem 1972, ed. by Heinrich KARPLUS. Amsterdam/London/New York: Elsevier 1973.

JANOVSKY, Victor: Die geschichtliche Entwicklung der gerichtlichen Medizin. In: Handbuch der gerichtlichen Medicin, hrsg. v. J. MASCHKA, 1. Bd., Tübingen: Laupp 1881, S. 1–32.

JANSEN, Johannes Jacobus: Dissertatio medico-forensis de simulatis morbis et quomodo eos dignoscere liceat. Praes.: Rudolphus Augustinus VOGEL. Goettingae: Barmeier 1769.

JAROSCH, K.: Ältere gerichtsmedizinische Gutachten im Lande Oberösterreich. Beitr. gerichtl. Med. 36 (1978) 23–25.

JIMENEZ, Fidelio A.: The first autopsy in the New World. Bull. N.Y. Acad. Med. 54 (1978) 618–619.

JORDEN, Edward: A briefe discourse of a disease called the suffocation of the mother. Written uppon occasion which hath beene of late taken thereby, to suspect possession of an evill spirit, or some such like supernaturall power. Wherin is declared that divers strange actions and passions of the body of man, which in the common opinion, are imputed to the Divell, have their true naturall causes, and do accompanie this disease. London: Windet 1603. Nachdr. Amsterdam/New York: Theatrum Orbis Terrarum/Da Capo Press 1971 (The English Experience; 392).

KAISER, Wolfram: Michael Alberti (1682 bis 1757) und sein «Systema Jurisprudentiae Medicae» von 1725. Zahn-, Mund- u. Kieferheilkd. 66 (1978) 55–67.

–, SIMON, Axel: Die Geschichte der Gerichtsmedizin an der Universität Halle-Wittenberg. Halle-Wittenberg: Martin-Luther-Universität 1978 (Wissenschaftliche Beiträge der Martin-Luther-Universität Halle-Wittenberg; 1978/12 [T25].

KANAWATI, Mohammed Muti: Ar-Rāzī. Drogenkunde und Toxikologie im «Kitab al-Hāwī» (liber continens) unter Berücksichtigung der Verfälschungs- und Qualitätskontrolle. Diss. Marburg 1975.

KANT, Immanuel: Anthropologie in pragmatischer Hinsicht. 4. Original-Ausg. m. Vorw. v. J.F. HERBART. Leipzig: Müller 1833. (1. Auflage Königsberg 1798).

KANTOROWICZ, Hermann U.: Cino da Pistoia ed il primo trattato di medicina legale. Arch. storico italiano 37 (1906) 115–128.

– Albertus Gandinus und das Strafrecht der Scholastik. 1. Bd.: Die Praxis, Berlin: Guttentag 1907; 2. Bd. : Die Theorie, Berlin/Leipzig: de Gruyter 1926.

KARL V. s. CAROLINA

KARPLUS, Heinrich: Medical ethics in Paolo Zacchia's questiones medico-legales. In: International Symposium, S. 125–134.

KASPERS, Heinrich: Vom Sachsenspiegel zum Code Napoléon. Kleine Rechtsgeschichte im Spiegel alter Rechtsbücher. Gesamtbearb. Heinrich KASPERS unter Mitarb. v. Wilhelm SCHMIDT-THOMÉ, Hans GERIG, Fritz MANSTETTEN. 3. Aufl. Köln: Wienand 1972.

KETHAM, Johannes de: Der Fasciculus medicinae des Johannes de Ketham Alemannus. Facsimile des Venetianer Erstdruckes von 1491. Hrsg. v. Karl SUDHOFF, Mailand: Lier 1923 (Monumenta medica; 1).

KIECKHEFER, Richard: European witch trials. Their foundations in popular and learned culture, 1300–1500. London/Henley: Routledge & Kegan Paul 1976.

KING, Lester S.: The philosophy of medicine. The early eighteenth century Cambridge Mass./London: Harvard University Press 1978.

KOELBING s. Town and State Physician

KOHBERG Luisa: Die Entwickelung der forensischen Medizin in Zürich vom 17. Jahrhundert bis in die Neuzeit. In: Jubiläumsschrift «Grigore Antipa» Bucuresti 1938.

KOSCHAKER, Paul: Europa und das römische Recht. 4. Aufl. München/Berlin: Beck 1966.

KOTTEK, Samuel: La force de l'imagination chez les femmes enceintes. A propos d'un texte biblique apporté par J. BLONDEL en illustration à ce thème controversé. Rev. Hist. Méd. hébr. *27* (1974) no 107, 43–48.

KRAMMER, Ludwig: Streit und Widerstreit um die Beweiskraft der Lungenschwimmprobe in geschichtlicher Darstellung. Arch. Gesch. Med. *26* (1933) 253–276.

LARSON, Magali Sarfatti: The rise of professionalism. A sociological analysis. Berkeley/Los Angeles/London: University of California Press 1977.

LAVOISIER, Antoine-Laurent: Mémoires sur la respiration et la transpiration des animaux. Paris: Gauthier-Villars 1920.

–, DE LAPLACE, Pierre-Simon: Mémoire sur la chaleur. Paris: Gauthier-Villars 1920. (1. Ausg.: Mémoires de l'Académie des sciences 1780).

LEAKE, Chauncey D.: Introductory essay. In: PERCIVAL's *Medical Ethics*, S. 1–57. *Legacies in Law and Medicine*. Ed. Chester R. BURNS, New York: Science History Publications 1977.

LEONHARDT, Kurt: Eine Abhandlung des Gentile de'Gentili da Foligno über die Schwangerschaftsdauer (De tempore partus) und ihre historischen Zusammenhänge (ca. 1330). Borna-Leipzig: Noske 1917. (Diss. Leipzig 1917).

LEPENIES, Wolf: Das Ende der Naturgeschichte. Wandel kultureller Selbstverständlichkeiten in den Wissenschaften des 18. und 19. Jahrhunderts. Frankfurt: Suhrkamp 1978 (Suhrkamp Taschenbuch Wissenschaft 227).

LESKY, Erna: Die Zeugungs- und Vererbungslehren der Antike und ihr Nachwirken. Mainz: Akademie der Wissenschaften und der Literatur; Wiesbaden: Steiner 1951 (Abhandlungen der geistes- und sozialwissenschaftlichen Klasse Jg. 1950; 19).

– Einleitung zu FRANK (1790) 1960, S. 7–29. Neudr. in: *Sozialmedizin,* S. 124–146.

– Die Entdeckung der Funktion des Säugetierovars durch Nicolaus Stensen. In: Steno and brain research in the seventeenth century, Proceedings of the International Historical Symposium on Nicolaus Steno and brain research in the seventeenth century held in Copenhagen 18–20 August 1965. Ed. by Gustav SCHERZ. Oxford/London/Edingburgh (etc.): Pergamon Press 1968, S. 235–251.

LEVEY, Martin: Medieval Arabic toxicology. The «book on poisons» of Ibn Wahshīya and its relation to early Indian and Greek texts. Philadelphia: The American Philosophical Society 1966 (Transcactions of the American Philosophical Society, New Series, Vol. 56, part 7).

LEWIN, Louis: Die Gifte in der Weltgeschichte. Toxikologische, allgemeinverständliche Untersuchungen der historischen Quellen. Berlin: Springer 1920. Nachdr. Hildesheim: Gerstenberg 1971.

LIBAVIUS, Andreas: De cruentatione cadaverum in iusta caede factorum praesente, qui occidisse creditur. In: Tractatus duo physici. Francofurti: Kopff; Saur (Drucker) 1594, S. 99–392.

LINDEBOOM, Gerrit Arie: Frederik Ruysch. In: Dictionary of Scientific Biography, vol. 12, New York: Scribner 1975, S. 39–42.

LIPINSKA, Melina: Les femmes et le progrès des sciences médicales. Paris: Masson 1930.

LOCARD, Edmond: La médecine judiciaire en France au XVIIe siècle. Lyon: Storck 1902. (Diss. Lyon 1902).

LODER, Justus Christian: Anfangsgründe der medicinischen Anthropologie und der Stats-Arzneykunde. 2. Aufl. Weimar: Industrie-Comptoir 1793.

LÓPEZ PIÑERO, José María: Ciencia y técnica en la sociedad española de los siglos XVI y XVII. Barcelona: Labor 1979.

–, NAVARRO Brotóns, V., PORTÉLA Marco, E.: Materiales para la historia de las ciencias en España: S. XVI–XVII. Valencia: Pre-textos 1976.

–, BUJOSA, Francesc, TERRADA, María-Luz: Clásicos Españoles de la anatomía patológica anteriores a Cajal. Spanish classics on pathology before Cajal. Valencia: Cátedra e instituto de historia de la medicina 1979 (Cuadernos Valencianos de historia de la medicina y de la ciencia; 21).

LOUIS, Antoine: Lettres sur la certitude des signes de la mort, où l'on rassure les citoyens de la crainte d'être enterrés vivans. Avec des observations & des expériences sur les noyés. Paris: Lambert 1752 (S. 300–351: J.B. WINSLOW: Les épreuves chirurgiques donnent-elles des signes plus certains d'une mort douteuse, que les autres expériences?).

467

– Mémoire sur une question anatomique relative à la jurisprudence; dans lequel on établit les principes pour distinguer, à l'inspection d'un corps trouvé pendu, les signes du suicide d'avec ceux de l'assassinat. Paris: Cavelier 1763.

– Réponse aux observations inserées dans le Journal de Médecine, aux mois de Septembre & d'Octobre derniers, contre son Mémoire. J. Méd. Chir. Pharm. *19* (1763) 442–452.

– Mémoire contre la légitimité des naissances prétendues tardives, dans lequel on concilie les loix civiles avec celles de l'œconomie animale. Paris: Cavelier 1764.

LUDWIG, Christianus Gottlieb: Institutiones medicinae forensis praelectionibus academicis accommodatae. Lipsiae: Gleditsch 1765.

MAEDER, Hanspeter: Die Frau im 17. Jahrhundert im Spiegel der «Quaestiones medico-legales» des Paolo Zacchia (1584–1659). (Diss. Bern 1981).

MAEDER, Markus: Ludwig von Hörnigk (1600–1667), Leben und Werk. (Diss. Bern, 1982).

MAIER, Johann: Das Judentum. Von der biblischen Zeit bis zur Moderne. 2. Aufl. München: Kindler 1973.

MALCOLMSON, R.W.: Infanticide in the eighteenth century. In: *Crime in England,* S. 187–209.

MALEBRANCHE: Recherche de la vérité où l'on traite de la nature de l'esprit de l'homme et de l'usage qu'il en doit faire pour éviter l'erreur dans les sciences. Œuvres complètes, t. 1–3, éd. par Geneviève RODIS-LEWIS. Paris: Vrin 1962–1964.

Malleus Maleficarum. Der Hexenhammer. Verfasst von den beiden Inquisitoren Jakob SPRENGER und Heinrich INSTITORIS, übers. u. eingel. v. J.W.R. SCHMIDT, 3 Teile, Berlin: Barsdorf 1906. Nachdr. Darmstadt: Wissenschaftliche Buchgesellschaft 1974. (Erstmals publiziert in Strassburg 1487).

MANDEVILLE, Bernard (anonym): The fable of the bees: or, private vices, publick benefits. With an essay on charity and charity-schools. And a search into the nature of society. 6. ed., London: Tonson 1732; 2. Teil 2. ed. London: Roberts 1733. (1. Ausgabe der im 2. Teil enthaltenen «The fable of the bees» London 1714; ursprünglich anonymes Flugblatt «The grumbling hive: or, knaves turn'd honest», London 1705, abgedruckt im 1. Teil.)

MANI, Nikolaus: Die Vorstellungen über Anatomie, Physiologie und Pathologie der Leber in der Antike. Basel/Stuttgart: Schwabe 1959 (Die historischen Grundlagen der Leberforschung, 1. Teil; Basler Veröffentlichungen zur Geschichte der Medizin und der Biologie; 9). (Der 2. Teil ist in derselben Reihe als Fasc. 21 1967 herausgekommen.)

MANULI, Paola; VEGETTI, Mario: Cuore, sangue e cervello. Biologia e antropologia nel pensiero antico. Milano: Episteme 1977.

MARX, Karl Friedrich Heinrich: Geschichtliche Darstellung der Giftlehre. 2 Abteilungen (Die Lehre von den Giften, in medizinischer, gerichtlicher und polizeylicher Hinsicht, 1. Bd., 2 Abt.) Göttingen: Dieterich 1827; 1829.

MAUCHARTUS, Ioh. David: Infanticidas non absolvit nec a tortura liberat nec respirationem foetus in utero tollit pulmonum infantis in aqua subsidentia. Praes.: Iohannes ZELLERUS, Tubingae: 1691. In: HALLER, 1750, S. 529–561 (Disp. 25).

MAYOW, Johannes: Opera omnia medico-physica, tractatibus quinque comprehensa. Ed. nov., Haegae-Comitum: Leers 1681.

MAZZINI, Giuseppe: Di Battista Codronchi, medico e filosofo imolese 1547–1628. Terni: Stab. Alterocca 1924.

– Battista Codronchi e le acque minerali di Riolo. SA aus: Riv. Storia Sci. med. nat. *31* (1940), fasc. 1–2.

MENDE, Ludwig Julius Caspar: Kurze Geschichte der gerichtlichen Medizin. In: Ausführliches Handbuch der gerichtlichen Medizin, 1. Teil, Leipzig: Dyk 1819, S. 1–474.

MERCURIALIS, Hieronymus: De venenis, et morbis venenosis tractatus locupletissimi; varia doctrina referti, nec solum Medicis, verum etiam philosophis magnopere utiles. Francofurti: Wechel 1584. (1. Aufl. Venedig 1584).

MERTON, Robert K.: The sociology of science. Theoretical and empirical investigations. 2nd impr. Chicago/London: University of Chicago Press 1974.

METZGER, Johann Daniel: Vermischte medicinische Schriften, Bd. 1, Königsberg: Wagner und Dengel 1782.
- Medicinisch-gerichtliche Bibliothek. 2 Bde., Königsberg: Hartung 1786.
- Materialien für die Staatsarzneykunde und Jurisprudenz. Königsberg: Nicolovius 1792.
- Kurzgefasstes System der gerichtlichen Arzneiwissenschaft. Königsberg/Leipzig: Hartung 1793.
- Gerichtlich-medizinische Abhandlungen. Ein Supplement zu seinem kurzgefassten System der gerichtlichen Arzneywissenschaft. Wien: v. Ghelen 1804.
- System der gerichtlichen Arzneiwissenschaft. Nach dem Tode des Verf. verb. u.m. Zusätzen vers. v. Christian Gottfried GRUNER. Erw. u. ber. v. Wilhelm Hermann Georg REMER. 5. Aufl. Königsberg/Leipzig: Unzer 1820.
MICHLER, Markwart: Giovanni Battista Morgagni. Sein Leben, sein Werk und seine Zeit. Einführung. In: Giovanni Battista MORGAGNI, Sitz und Ursachen der Krankheiten. Bern/Stuttgart: Huber 1967 (Hubers Klassiker der Medizin und der Naturwissenschaften; 10), S. 9–26.
MICKEL, J.: Der Arzt in der mittelalterlichen Rechtspflege. Öff. Gesundh.-Dienst 27 (1965) 217–224.
MILT, Bernhard: Ein gerichtsmedizinisches toxikologisches Gutachten des Zürcher Stadtarztes Dr. Johann Scheuchzer aus dem Jahr 1737. Gesnerus (Aarau) 10(1953) 79–86.
MOREJÓN, Don Antonio Hernández: Historia bibliográfica de la medicina española, obra póstuma. 7 Bde., Repr. der Ausg. Madrid 1842–1845 with . . . introduction by F. GUERRA, New York/London: Johnson Reprint 1967 (The Sources of Science; 9).
MORGAGNUS,Jo. Baptista: Opera omnia in quinque tomos divisa. Patavii: Typographia Remondiana 1764.
MUELLER, David Heinrich: Die Gesetze Hammurabis und ihr Verhältnis zur mosaischen Gesetzgebung sowie zu den XII Tafeln. Text in Umschrift, deutsche und hebräische Übersetzung, Erläuterung und vergleichende Analyse. Wien: Hölder 1903.
MÜLLER, Karl: Mittel wider den Kindermord. Eine Beantwortung der Mannheimer Preisaufgabe. Halle: Hendel 1781.
MUELLER, Reinhold F.G.: Vom unverbrennbaren Herz in der altindischen Medizin. Z.Dtsch.Morgenländ.Ges. 90(1936) 135–139.
MÜNCH, Johann Gottlieb: Rede nach der Beerdigung des Hrn. Dr. Wilhelm Gottfried von Ploucquet, ordentlichen Professors der Medizin zu Tübingen, Ritters des Königlichen Civil-Verdienst-Ordens etc. Gehalten den 14. Jan. 1814 in der Stiftskirche daselbst. Tübingen 1814.
MUENSTER, Ladislao: Medichesse italiane dal XIII al XV secolo. SA aus: Lo Smeraldo (1952) Nr. 6, Milano: Sigurtà farmaceutici.
- Notizie di alcune «medichesse» veneziane della prima metà del Trecento. Minerva medica, o.O., o.J. (ca. 1954).
- La medicina legale in Bologna dai suoi albori fino alla fine del secolo XIV. SA aus: Boll. Accad. Med. Pistoiese «Filippo Pacini» 26 (1955).
- La medicina legale a Bologna nel Quattrocento. Actes du 8e Congrès International d'Histoire des Sciences, Firenze 3–9 Settembre 1956, S. 687–711.
MURPHY, Edward L.: Malingering. In: The history and conquest of common diseases, ed. by Walter R. BETT, Normann: University of Oklahoma Press 1954, S. 286–309 (Kap. 17).
MUSITANUS, Carolus: Weiber Kranckheiten, worinnen die Erzeigung der Menschen auf das genaueste untersuchet, auch noch zwey curieuse Fragen beygefüget, deren die eine de Semine der Männer und Weiber, die andere aber von den Menstruo handelt. Aus dem Lateinischen übersetzet. Leipzig: Braun 1711. (1. Ausgabe lateinisch: Köln 1709).
NAUCK, Ernst Theodor: Über gerichtsmedizinischen Unterricht in Freiburg i.Br. In:Ber. Naturf. Ges. Freiburg i.Br. 50 (1960), Heft 1, 5–55.
NEEDHAM, Joseph: A history of embryology. 2nd ed. Cambridge: University Press 1959.
NEMEC, Jaroslav: Legal medicine in the Soviet Union: a brief history of its origins, organization and teaching. In: International Symposium, S. 135–148.

- International bibliography of the history of legal medicine. Bethesda, Md.: U.S. Department of Health, Education, and Welfare 1974 (DHEW Publication No. [NIH] 73–535).
- Highlights in medicolegal relations. Bethesda, Md.: U.S. Department of Health, Education, and Welfare 1976 (DHEW Publication No. [NIH] 76–1109).
NEUREITER, Ferdinand von: Anfänge gerichtlicher Medizin nach den Stadtrechten des deutschen Mittelalters. Dtsch Z. ges. gerichtl. Med. *24* (1934/35) 1–7.
NOLL, Peter: Jesus und das Gesetz. Rechtliche Analyse der Normenkritik in der Lehre Jesu. Tübingen: Mohr (Siebeck) 1968 (Sammlung gemeinverständlicher Vorträge und Schriften aus dem Gebiet der Theologie und Religionsgeschichte; 253).
NOLL, Peter: Gesetzgebungslehre. Hamburg: Rowohlt 1973.
OESTERLEN, Otto: Über die früheste Entwicklung der gerichtlichen Medicin. Schmidts Jb. ges. Med. *176* (1877) 166–176.
O'MALLEY, Ch. Donald: Andres de Laguna and his anatomica methodus Paris 1535. Physis *5* (1963) 65–69.
- Andreas Vesalius of Brussels 1514–1564. Berkeley/Los Angeles: University of California Press 1964.
ORFILA, Mathéo-José-Bonaventure: Handbuch der medizinischen Chemie, in Verbindung mit den allgemeinen technischen Theilen der chemischen Wissenschaft, nach ihrem neuesten Standpunkte. Aus dem Französischen übers. v. Friedrich TROMMSDORFF. Durchges. u.m. Anm. v. Johann Bartholomä TROMMSDORFF. 2 Bde., Erfurt: Keyser 1819; 1820.
- Leçons de médecine légale. 2 tomes, Paris: Béchet 1823; 1821.
OSIANDER, Friedrich Benjamin: Lehrbuch der Hebammenkunst. Göttingen: Rosenbusch 1796.
- Grundriss der Entbindungskunst zum Leitfaden bey seinen Vorlesungen. 1. Teil: Schwangerschaft- und Geburts-Lehre; 2. Teil: Entbindungs- und Werkzeuge-Lehre. Göttingen: Dieterich 1802.
- Über den Selbstmord, seine Ursachen, Arten, medicinisch-gerichtliche Untersuchung und die Mittel gegen denselben. Eine Schrift sowohl für Policei- und Justiz-Beamte, als für gerichtliche Ärzte und Wundärzte, für Psychologen und Volkslehrer. Hannover: Hahn 1813.
PAGEL, Walter: Medieval and Renaissance contributions to knowledge of the brain and its functions. In: The history and philosophy of knowledge of the brain and its functions. An Anglo-American Symposium, London 1957. Repr. of the ed. Oxford 1958, Amsterdam: Israël 1973, S. 95–114.
PALMER, Richard: Physicians and surgeons in sixteenth-century Venice. Med. Hist. *23* (1979) 451–460.
PANCHÓN, Antonio Carreras: Juan Fragoso en la historia de la medicina legal. In: La obra de Juan de Villarreal y otros estudios histórico-medicos. Salamanca: 1978, S. 27–44.
PARACELSUS (Theophrast VON HOHENHEIM): Medizinische, naturwissenschaftliche und philosophische Schriften, hrsg. v. Karl SUDHOFF. 14 Bde. u. 1 Registerband v. Martin MÜLLER. Bd. 1–5 München/Berlin: Oldenbourg 1929–1931; Bd. 6–9 München: Barth 1922–1925; Bd. 10–14 München/Berlin: Oldenbourg 1928–1933; Registerbd. Einsiedeln: Eberle 1960.
PAREUS (PARÉ), Ambrosius: Wund Artzney oder Artzneyspiegell. Von Petro UFFENBACH . . . auss der Lateinischen Edition Jacobi GUILLEMEAU . . . in die Teutsche Sprach . . . gesetzt. Franckfurt/M.: Fischer; Rötell (Drucker) 1635.
- Œuvres complètes d'Ambroise Paré, revues et collationnées sur toutes les éditions, avec les variantes; accompagnées de notes historiques et critiques . . . par J.-F. MALGAIGNE. 3 tomes, Paris: Baillière 1840–1841.
- Des monstres et prodiges. Éd. critique et comm. par Jean CÉARD. Genève: Droz 1971.
PATAK, Martin: Die Angst vor dem Scheintod in der 2. Hälfte des 18. Jahrhunderts. Zürich: Juris 1967 (Zürcher Medizingeschichtliche Abhandlungen; 44). (Diss. Zürich 1967).
PAZZINI, Adalberto: Storia della medicina. 2 Vols., Milano: Società Editrice 1947.

- Elogio di Paolo Zacchia (1584–1659). SA aus: Pagine di Storia della Medicina *4* (1960), Nr. 1.
- Paolo Zacchia e l'opera sua massima. SA aus: Atti della Società romana di medicina legale e delle assicurazioni, Zacchia *35* (1960) Vol. 23, Fasc. 4.
- L'opera medico-sociale di Paolo Zacchia. Roma: Arti Grafiche 1964.

PERCIVAL, Thomas: Medical ethics; or, a code of institutes and precepts, adapted to the professional conduct of physicians and surgeons. Manchester: Russell 1803. In: PERCIVAL's *Medical Ethics*, S. 61–166.

PERCIVAL's *Medical Ethics*. Ed. by Chauncey D. LEAKE. Repr. of the ed. Baltimore 1927, Huntington, New York: Krieger 1975.

PHILIP,: Observations sur un mémoire de M. Louis, concernant une question anatomique, relative à la Jurisprudence. J. Méd. Chir. Pharm. *19* (1763) 223–239; 301–315.

PIERRO, Francesco: Giovanni Filippo Ingrassia, allievo della scuola Ferrarese, primo trattatista di Medicina legale. Bologna: Tipografia Roma 1967.

PINAEUS, Severinus: De virginitatis notis, graviditate et partu. Lugduni Batavorum: Hegerus & Hackius 1639.

PITAVAL, (François) Gayot DE: Causes célebres et intéressantes avec les jugemens qui les ont décidées. 22 t. t. 1 Paris: Delaulne 1738; t. 2 Paris: Cavelier 1734; t. 3–7 La Haye: Neaulme 1746; t. 8 La Haye: Neaulme 1737; t. 9 Paris: Cavelier 1740; t. 10–11 La Haye: Neaulme 1738; t. 12–13 Amsterdam: Chatelain 1756; t. 14 Paris: Delaulne 1739; t. 15–22 La Haye: Neaulme 1742–1745. (Zuerst 20 Bde., Paris, 1734 ff.).

PLACZEK, Siegfried: Geschichte der gerichtlichen Medizin. In: Handbuch der Geschichte der Medizin, begr. v. Th. PUSCHMANN, hrsg. v. Max NEUBURGER u. Julius PAGEL. 3. Bd. Jena: Fischer 1905, S. 729–782.

PLATERUS (PLATTER), Felix: Observationum . . . libri tres. Basileae: König; Waldkirch (Drucker) 1614.
- Quaestionum medicarum paradoxarum et endoxarum . . . centuria posthuma. Opera Thomae PLATERI . . . nunc primum edita. Basileae: Rex; Schroeter (Drucker) 1625.
- Praxeos medicae tomi tres. Ed. quarta Basileae: Thurneisen 1736.
- Observationes. Krankheitsbeobachtungen in drei Büchern. 1. Buch: Funktionelle Störungen des Sinnes und der Bewegung. Aus dem Lat. übers. v. Günther GOLDSCHMIDT, bearb. u. hrsg. v. Heinrich BUESS. Bern/Stuttgart: Huber 1963 (Hubers Klassiker der Medizin und der Naturwissenschaften; 1).

PLATNER, Ernst: Untersuchungen über einige Hautcapitel der gerichtlichen Arznei-Wissenschaft durch beigefügt zahlreiche Gutachten der Leipziger medicinischen facultät erläutert. Aus dem Lateinischen übers. u. hrsg. v. C.E. HEDRICH. Leipzig: Kummer 1820.
- Quaestiones medicinae forensis et medicinae studium octo semestribus descriptum. Primo iunctim edidit . . . Ludovicus CHOULANT. Lipsiae: Voss 1824.

PLATNERUS, Ioh. Zacharias: Prolusio XVIII. qua, medicos de insanis et furiosis audiendos esse, ostendit (1740). In: Opusculorum Tomus II, Prolusiones, Lipsiae: Weidmann 1749, S. 146–165.

PLATO's cosmology. The Timaeus of Plato transl. with a running commentary by Francis Macdonald CORNFORD, 3. ed. London: Routledge & Kegan Paul 1952.

PLATTER, s. PLATERUS

PLENK, Josephus Jacobus: Elementa medicinae et chirurgiae forensis. Viennae: Graeffer 1781.
- Anfangsgründe der gerichtlichen Arztneywissenschaft und Wundarztneykunst. Aus dem Lat. übers. v. F. August VON WASSERBERG. Wien: Gräffer 1782.
- Toxikologie, oder Lehre von den Giften und Gegengiften. Aus dem Lateinischen. Wien: Gräffer 1785.

PLINIUS: Pliny natural history with an English translation in ten volumes. Cambridge Mass.: Harvard University Press; London: Heinemann 1961–1975 (The Loeb Classical Library).

PLOUCQUET, Wilhelm Gottfried: Abhandlung über die gewaltsame Todesarten, nebst einem Anhang von dem geflissentlichen Missgebähren. Als ein Beytrag zu der medicinischen Rechtsgelahrtheit. Tübingen: Berger o.J. (Der Anhang nimmt die Seiten

175–204 ein. Vgl. Commentarius medicus in processus criminales super homicidio, infanticidio, et embryoctonia, Strassburg: Koenig 1786; Abhandlung über die gewaltsame Todesarten. Als ein Beitrag zu der medizinischen Rechtsgelahrtheit. 2., aus dem Lat. übers., und sehr verm. Aufl. Tübingen: Heerbrandt 1788.)
– Über die physische Erfordernisse der Erbfähigkeit der Kinder. Tübingen: Heerbrandt 1779.
– Vom menschlichen Alter, und den davon abhangenden Rechten. Tübingen: Heerbrandt 1779.
– Der Arzt, oder über die Ausbildung, die Studien, Pflichten, Sitten, und die Klugheit des Arztes. Tübingen: Cotta 1797.
PONZETTI S. ARDOYNIS.
PUTSCHER, Marielene: Geschichte der medizinischen Abbildung. Von 1600 bis zur Gegenwart. München: Moos 1972. (Fortsetzung von HERRLINGER.)
– Pneuma, Spiritus, Geist. Vorstellungen vom Lebensantrieb in ihren geschichtlichen Wandlungen. Wiesbaden: Steiner 1973.
PYL, Johann Theodor (Hrsg.): Aufsätze und Beobachtungen aus der gerichtlichen Arzeneywissenschaft. Sammlung 1–8, Berlin: Mylius 1783–1793.
RABBINOWICZ, Israel Michel: Einleitung in die Gesetzgebung und die Medicin des Thalmuds. Aus dem Französischen übers. v. S. MAYER. Leipzig: Schulze 1883.
RASHDALL, Hastings: The Universities of Europe in the Middle Ages. New ed. in 3 vols., ed. by F.M. POWICKE and A.B. EMDEN. Oxford: Clarendon Press 1936.
RAYGERUS, Carolus: De quibusdam in dissectione recens natorum observatis. In: Miscellanea curiosa medico-physica Academiae Naturae Curiosorum sive Ephemeridum medico-physicarum Germanicarum annus sextus et septimus. 1675 & 1676, Francofurti/Lipsiae: Fritsch 1677.
REIES, Gaspar A.: Elysius iucundarum quaestionum campus, omnium literarum amoenissima varietate refertus. Medicis inprimis, . . . theologis deinde, jurisperitis, et omnium denique bonarum disciplinarum studiosis . . . summe utilis, ac ab omnibus expetitus. Bruxellae: Vivien 1661.
RITTER, Bernhard: Zur Geschichte der gerichtsärztlichen Ermittelung der Notzucht, Leichenschändung, Päderastie und Sodomie. Dtsch. Z. Staatsarzneikd., N.F. *21* (1863) 326–388.
RODEGRA, Heinrich; LINDEMAN, Mary und EWALD, Martin: Kindermord und verheimlichte Schwangerschaft in Hamburg im 18. Jahrhundert. Versuch einer soziologischen und sozialmedizinischen Analyse. Gesnerus (Aarau) *35* (1978) 276–296.
ROEDERER, Io. Georgius: Demonstrationes anatomicas reliquasque lectiones semestri brumali MDCCLIV–MDCCLV habendas indicit et Observationum medicarum de suffocatis saturam addit I.G.R. In: ROEDERER 1764, S. 283–334 (XIII.). (Original: Gottingae, sumtibus Bossigelianis).
– De vi imaginationis in foetum negata, quando gravidae mens a caussa quacunque violentiore commovetur; publici iuris facta ab Academia Imperiali Scientiarum Petropolitana A. 1756. In: ROEDERER 1763, S. 105–128 (VI.).
– De submersis aqua. Goettingae: 1760. In: ROEDERER 1763, S. 335–342 (XIV.).
– De infantibus in partu suffocatis observationibus. Goettingae: 1760. In: ROEDERER 1763, S. 343–354 (XV.).
– Opuscula medica, sparsim prius edita nunc demum collecta, aucta et recusa. 2 Teile, Goettingae: Bossiegel 1763; 1764.
– Elementa artis obstetriciae in usum auditorum, denuo ed. Henricus Augustus WRISBERG. Goettingae: Vandenhoeck 1766.
– Anfangsgründe der Geburtshülfe mit einer Vorrede, Anmerkungen und Zusätzen vom Hofrath Dr. STARK, aus dem Lat. übers. v. Doctor HENCKENIUS. Jena: Akad. Buchhandlung 1793 (Übersetzung der «Elementa» von 1766).
ROHLFS, Heinrich: Die medicinischen Classiker Deutschlands, 2. Abt. Stuttgart: Enke 1880.
ROSEN, George: Cameralism and the concept of medical police. Bull. Hist. Med. *27* (1953) 21–42. Übers. v. Manfred SKOPEC: Kameralismus und der Begriff der medizinischen Polizei. In: *Sozialmedizin*, S. 94–123.
– Economic and social policy in the development of public health. An essay in inter-

pretation. J. Hist. Med. allied Sci. *8* (1953) 406–430. Übers. v. Manfred SKOPEC: Wirtschafts- und Sozialpolitik in der Entwicklung des öffentlichen Gesundheitswesens. Ein Interpretationsversuch. In: *Sozialmedizin*, S. 26–61.
– A history of public health. Foreword by Félix MARTÍ-IBÁÑEZ. New York: MD Publications 1958.
– Mercantilism and health policy in eighteenth century French thought. Med. Hist.*3* (1959) 259–277. Übers. v. Manfred SKOPEC: Merkantilismus und Gesundheitspolitik im französischen Denken des 18. Jahrhunderts. In: *Sozialmedizin*, S. 62–93.
ROST, G.A.: Guglielmo da Saliceto, ein Vorkämpfer für die Vereinigung von Chirurgie und klinischer Medizin im XIII. Jahrhundert. Med. Welt (Stuttgart) *1962* (1962) 2589–2594.
ROTHSCHUH, Karl E.: Von der Viersäftelehre zur Korpuskulartheorie des Blutes. In: Einführung in die Geschichte der Hämatologie, hrsg. v. K.-G., v. BOROVICZÉNY, H. SCHIPPERGES und E. SEIDLER. Stuttgart: Thieme 1974, S. 31–44.
RUGGIERO, Guido: The cooperation of physicians and the state in the control of violence in Renaissance Venice. J. Hist. Med. allied Sci. *33* (1978) 156–166.
RUIZ Moreno, Anibal: La medicina en la legislacion medioeval española. Buenos Aires: El Ateneo 1946.
SAMOGGIA, Luigi: I Varignana. Bologna: Gamma 1963.
SANCHEZ, Thomas: Disputationum de sancto matrimonii sacramento, tomi tres. Antverpae: Nutius & Meursius 1617. (1. Ausgabe 1602).
SCHADEWALDT, Hans: «Die Politik ist weiter nichts als Medizin im Grossen». Die Wissenschaftstheorie bei Rudolf Virchow. SA aus: Dtsch. Ärztebl. *69* (1972) 2252–2254, 2298–2303, 2364–2367, 2432–2436.
SCHAEL, Christianus Ludovicus: Dissertatio inauguralis medico-legalis de funiculi umbilicalis deligatione non absolute necessaria. In: ROEDERER, 1764 pars II, S. 439–464 (XVIII.). (Diss. 1755).
SCHENCKIUS, Ioannes, A. GRAFENBERG: Observationum medicarum rariorum, libri VII. Lugduni: Huguetan 1644.
SCHIB, Karl: Das Mittelalter. Zürich: Rentsch 1956 (Weltgeschichte; 2).
SCHICHE, Hans-Joachim: Zur Psychopathologie vier berühmter Giftmörderinnen aus dem Pitaval. Diss. München 1954.
SCHILLER, Joseph: La notion d'organisation dans l'histoire de la biologie. Paris: Maloine 1978.
SCHMITZ, Rudolf: Mörser, Kolben und Phiolen. Aus der Welt der Pharmazie. Stuttgart: Franck 1966.
– Die Rollenverteilung in der Heilkunde: Zum Verhältnis von Pharmazie und Medizin. Schweiz. Ärzteztg. *60* (1979) 2147–2152.
–, GRAEPEL, Peter Hartwig: Zur Geschichte der Sexualtheorie der höheren Gewächse. Sudhoffs Arch. *64* (1980) 1–24, 250–286.
SCHNEIDER, Wolfgang: Lexikon zur Arzneimittelgeschichte. 7 Bde., Frankfurt/M.: Govi-Verlag/Pharmazeutischer Verlag 1968–1975.
– Geschichte der pharmazeutischen Chemie. Weinheim: Verlag Chemie 1972.
SCHREYER, Johann: Erörterung und Erläuterung der Frage: Ob es ein gewiss Zeichen, wenn eines todten Kindes Lunge im Wasser untersincket, dass solches in Mutter-Leibe gestorben sey? Halle: Hendel 1745. (1. Auflage Zeitz 1690.)
SCHULZE, Ioannes Henricus s. DEHMEL.
SCHUMPETER, Joseph A.: Geschichte der ökonomischen Analyse. Nach dem Manuskript hrsg. v. Elizabeth B. SCHUMPETER. 1. Teilbd., Göttingen: Vandenhoeck & Ruprecht 1965 (Grundriss der Sozialwissenschaft; 6).
SCHURIGIUS, Martinus: Spermatologia historico-medica, h.e. seminis humani consideratio physico-medico-legalis . . . Francofurti/M.: Beck 1720.
– Muliebria historico-medica, hoc est partium genitalium muliebrium consideratio physico-medico-forensis . . . Dresdae/Lipsiae: Hekel 1729.
SCHWEGLER, Albert: Geschichte der Philosophie im Umriss. 15. Aufl. durchges. u. ergänzt v. R. KOEBER, Stuttgart: Conradi 1891.
SEBIZIUS, Melchior: Disputatio medica de notis virginitatis. Resp. Georgius-Sebastianus WIDEMANNUS. Argentorati: Welper 1630.

- Prodromi examinis vulnerum singularum humani corporis partium, quatenus vel lethalia sunt et incurabilia: vel ratione eventus salutaria et sanabilia.
  - Pars I: Vulnerum nomenclaturas, definitiones, differentias ... explicans. Resp. Dominicus CHABRAEUS. Argentorati: Welper 1632.
  - Pars II: Affectus, qui vulneribus superveniunt ... exponens. Resp. Wolradus Engelhardus FESELIUS. Ibid. 1633.
  - Pars III: Problemata quaedam decidens. Resp. Joannes Guilielmus ZACHMANNUS Ibid. 1633.
- Examen vulnerum partium similarium. Resp. Johannes Guilhelmus STEPHANUS. Argentorati: Welper 1635.
- Examinis vulnerum partium dissimilarium
  - Pars I: Continens eventum vulnerum capiti ejusque partibus inflictorum. Resp. Achatius Christophorus ENCKELMANN. Argentorati: Welper 1636.
  - Pars II: Continens eventum vulnerum colli et thoracis. Resp. Johannes Rudolphus SALTZMANNUS. Ibid. 1637.
  - Pars III: Continens eventum vulnerum partium abdominis. Resp. Johannes Wilhelmus HOCHSTAT. Ibid. 1637.
  - Pars IV: Continens eventum vulnerum artuum superiorum et inferiorum ... Resp. Joannes KUEFFERUS. Ibid. 1637.

SEIDEL, Ulrich: Rezept und Apotheke. Zur Geschichte der Arzneiverordnungen vom 13. bis zum 16. Jahrhundert. Diss. Marburg/Lahn 1977.

SELIGMANN, Siegfried: Der böse Blick und Verwandtes. Ein Beitrag zur Geschichte des Aberglaubens aller Zeiten und Völker. 2 Bde., Berlin: Barsdorf 1910.

SIEBOLD, Adamus Elias: Commentatio medico-obstetricia de diagnosi conceptionis et graviditatis saepe dubia. Wirceburgi: Köl 1798.

SIEGEMUNDIN, geb. DIETTRICHIN, Justine: Die königl. preussische und chur-brandenburgische Hof-Wehe-Mutter, das ist: Ein höchst nöthiger Unterricht von schweren und unrecht-stehenden Gebuhrten ... Berlin: Rüdiger 1723.

SIGGEL, Alfred: Das Buch der Gifte des Ğābir Ibn HHayyān. Arabischer Text in Faksimile (HS. Ṭaymūr, Ṭibb 393, Kairo). Übers. u. erläutert von Alfred SIGGEL. Wiesbaden: Steiner 1958 (Akademie der Wissenschaften und der Literatur, Veröffentlichungen der orientalischen Kommission; 12).

SIKORA, Mathias Michael: Conspectus medicinae legalis legibus austriaco-provincialibus accommodatus in dissertatione inaugurali. Pragae: 1780.

SIMILI, Alessandro: Bartolomeo da Varignana e una sua perizia giudiziaria. Rif. med. 19 (1941) n. 36.
- Appunti su quattro referti medico-legali inediti del 1300. SA aus: Minerva Med.33 (1942) vol. 1, XX.
- Sui primordi e sulla procedura della medicina legale in Bologna. SA aus: Atti Accad. Stor. Arte sanit., appendice alla Rass. Clin. Ter. 42 (1943) Fasc. 2.
- Un referto medico-legale inedito e autografo di Bartolomeo da Varignana. Il policlinico, Sez. prat. 58 (1951) Fasc. 5, 150–155.
- Riflessi anatomo-patologici e tossicologici di una perizia medico-legale inedita del 1333 nei tempi antichi e nei moderni. SA aus: Atti Accad. Stor. Arte sanit., appendice alla: Rass. Clin. Ter., Serie II 17 (1951) n.I.
- The beginnings of forensic medicine in Bologna. In: International Symposium, S. 91–100.

SINGER, Charles: A short history of anatomy from the Greeks to Harvey. New York: Dover 1957. (2. Aufl. von «The evolution of anatomy. A short history of anatomical and physiological discovery to Harvey», London 1925.)

SMEDT, Marc de: Essai de bibliographie médico-légale et criminologique. Contribution to a bibliography of legal medicine and criminology. Liège: Vaillant-Carmanne 1953.

SMITH, Sydney: The development of forensic medicine and law-science relations. J. of public law 3 (1954) 304–318.

SONNENKALB, Hugo: Wann und wo wurde die erste gerichtliche Lungenprobe vorgenommen? Dtsch. Z. Staatsarzneikd., N.F. 18 (1861) 45–52.

Sozialmedizin, Entwicklung und Selbstverständnis. Hrsg. v. Erna LESKY, Darmstadt: Wissenschaftliche Buchgesellschaft 1977 (Wege der Forschung; 273).

SPALLANZANI, Lazzaro: Expériences pour servir à l'histoire de la génération des animaux et des plantes. Genève: Chirol 1785.

SPECTOR, Benjamin: The growth of medicine and the letter of the law. Bull. Hist. Med. *26* (1952) 499–525. Neudr. in *Legacies in Law and Medicine,* S. 272–298.

STAROBINSKI, Jean: L'invention de la liberté, 1700–1789. Genève: Skira 1964.

– Panorama succint des sciences psychologiques entre 1575 et 1625. Gesnerus (Aarau) *37* (1980) 3–16.

STOLL, Clemens: Der Apotheker in der deutschen Stadt des Mittelalters. Seine berufliche und gesellschaftliche Stellung. Diss. Marburg/Lahn 1975.

STRICKER, Wilhelm: Ludwig von Hörnigk. Ein Charakterbild aus der Geschichte der Medicin. Virchows Arch. path. Anat. *41* (1867) 293–299.

SUDHOFF, Karl: Lehr- und Merkschemata für die Beurteilung der Schwere von Verletzungen, für Kauterienanwendung, Schröpfen und Aderlass. In: Karl SUDHOFF, Beiträge zur Geschichte der Chirurgie im Mittelalter, Graphische und textliche Untersuchungen in mittelalterlichen Handschriften, 1. Teil. Leipzig: Barth 1914 (Studien zur Geschichte der Medizin; 10), S. 67–224.

SUEVUS, Bernhardus: Tractatus de inspectione vulnerum lethalium et sanabilium praecipuarum partium corporis humani. Variis cum veterum, tum recentium medicorum observationibus, exemplis atque controversiis illustratus, non minus iurisconsultis quam medicis utilis atque necessarius. Marpurgi: Chemlin 1629.

SWAMMERDAMUS, Johannes: Tractatus physico-anatomico-medicus de respiratione usuque pulmonum. Lugduni Batavorum: van Gaasbeeck 1667. Neudr. in: Opuscula selecta Neerlandicorum de arte medica Vol. 6, Amsterdam: van Rossen 1927, S. 46–181.

SYLVATICUS, Joannes Baptista: Institutio medica de iis, qui morbum simulant, deprehendendis. Francofurti/M.: Schüretiani & Fritzsche 1671. (1. Aufl. Mailand 1595).

SZACKI, Jerzy: History of sociological thought. London: Aldwych Press 1979.

TABBERT, Brigitte: Zum Tode der Herzogin Jacobe von Jülich. Eine kritische Würdigung aus medizinischer und zeitgeschichtlicher Sicht. (Diss. Düsseldorf 1969).

TALBOTT, John H.: A biographical history of medicine. New York/London: Grune & Stratton 1970.

TEICHMEYERUS, Hermannus Fridericus: Institutiones medicinae legalis vel forensis in quibus praecipuae materiae civiles, criminales et consistoriales, secundum principia medicorum decidendae, ex recentissimis atque optimis eorum hypothesibus erutae, traduntur, in usum auditorii sui. Ienae: Bielke 1723 (2. Auflage ebenda 1731).

TEMKIN, Owsei: The role of surgery in the rise of modern medical thought. Bull. Hist. Med. *25* (1951) 248–259. Neudr. in: TEMKIN 1977, S. 487–496.

– The double face of Janus and other essays in the history of medicine. Baltimore/London: Johns Hopkins 1977.

THOMAS, Frederic: Milestones in Forensic Science. J. forens. Sci. *19* (1974) 241–254.

TOELLNER, Richard: Der Entwicklungsbegriff bei Karl Ernst von Baer und seine Stellung in der Geschichte des Entwicklungsgedankens. Sudhoffs Arch. *59* (1975) 337–355.

Town and State Physician, the, in Europe from the Middle Ages to the Enlightenment. International Seminar at the Herzog August Bibliothek, Wolfenbüttel, 17–19. September 1979. Zusammenfassung von Huldrych M. KOELBING: Gesnerus (Aarau) *36* (1979) 312–314. Seit Abschluss der vorliegenden Arbeit ed. by ANDREW W. RUSSELL (Wolfenbütteler Forschungen; 17), Herzog August Bibliothek. Wolfenbüttel 1981.

TRÖNDLE, Arthur: Geschichte des Atmungs- und Ernährungsproblems bei den Pflanzen. Zürich/Leipzig: Orell Füssli 1925 (Veröffentlichungen der Schweizerischen Gesellschaft für Geschichte der Medizin und der Naturwissenschaften; 4).

TURNER, Daniel: Abhandlung von den Krankheiten der Haut. Aus dem Englischen übers., Altenburg: Richter 1766. (1. Auflage «De morbis cutaneis. A treatise of diseases incident to the skin» London 1714.)

ULLMANN, Manfred: Die Medizin im Islam. Leiden/Köln: Brill 1970 (Handbuch der Orientalistik, hrsg. v. B. SPULER, 1. Abt., Ergänzungsbd. VI, 1. Abschn.)

475

UNSCHULD, Paul U.: Professionalisierung und ihre Folgen. In: Krankheit, Heilkunst, Heilung, hrsg. v. Heinrich SCHIPPERGES, Eduard SEIDLER, Paul U. UNSCHULD. Freiburg/München: Alber 1978, S. 517–555.

USANDIZAGA Soraluce, Manuel: Historia de la obstetrícia y de la ginecología en España. Santander: Aldus 1944.

VALENTINI, Michaele Bernhardus: Corpus juris medico-legale, constans è pandectis, novellis et authenticis jatrico-forensibus, editio novissima. Francofurti/M.: Jung 1722. (1. Ausg. der «Pandectae» 1701, der «Novellae» 1711).

VEITH, Ilza: Michael Bernhard von Valentini, non-specialist in medicine and science: physician of the Enlightenment. Bull. Hist. Med. *52* (1978) 96–101.

VENETTE, Nicolas (anonym): Tableau de l'amour consideré dans l'état du mariage. Nouvelle éd. Parme: Gaillard o.J. (Erstausg.: Parme [i.e. Amsterdam] 1687).

VERMA, R.L., KESWANI, N.H.: Women in the Arab medicine. Stud. Hist. Med. *1* (1977) 271–284.

VOGEL, Rudolf Augustin s. JANSEN

VOLK, Peter, WARLO, Hans Jürgen: The role of medical experts in court proceedings in the medieval town. In: *International Symposium,* S. 101–116.

WÄCHTERSHÄUSER, Wilhelm: Das Verbrechen des Kindesmordes im Zeitalter der Aufklärung. Eine rechtsgeschichtliche Untersuchung der dogmatischen, prozessualen und rechtssoziologischen Aspekte. Berlin: Schmidt 1973 (Quellen und Forschungen zur Strafrechtsgeschichte; 3).

WAGNER, Hans-Joachim: Der Giftmord und sein Nachweis in der Zeit vom letzten Drittel des 18. bis zur ersten Hälfte des 19. Jahrhunderts. Diss. Mainz 1951.

– Die Verwendung von Arsen zum Giftmord unter besonderer Berücksichtigung des Problems der arsenikhaltigen Friedhofserde. SA aus: Pro Medico *21* (1952), Heft 5.

– Zur historischen Entwicklung des Begriffs «Ärztlicher Kunstfehler». Z. Rechtsmed. *86* (1981) 303–306.

WALKER, Nigel: Crime and insanity in England, Vol. 1: The historical perspective. Edinburgh: University Press 1968.

WEISSER, Ursula: Die hippokratische Lehre von den Siebenmonatskindern bei Galen und T̲abīt ibn Qurra. Sudhoffs Arch. *63* (1979) 209–238.

WELSCH, Gottfried: Rationale vulnerum lethalium judicium, in quo de vulnerum lethalium natura, et causis; legitima item eorundem inspectione, ac aliis circa hanc materiam scitu dignis juxta, quam necessariis, agitur. Lipsiae: Ritzsche 1660.

–– editio secunda, cui accesserunt signa lethalitatis, in iis, qui veneno extincti sunt. Lipsiae: Ritzsche 1662.

WEPFERUS, Joh. Jacobus: Cicutae aquaticae historia et noxae. Basileae: König; Genath (Drucker) 1679.

WERNER, Hans: Geschichte des Taubstummenproblems bis ins 17. Jahrhundert. Jena: Fischer 1932.

WESTFALL, Richard S.: The construction of modern science. Mechanisms and mechanics. Cambridge: University Press 1977.

WEYER, Jost: Die Entwicklung der Chemie zur einer Wissenschaft zwischen 1540 und 1740. Ber. Wiss. Gesch. *1* (1978) 113–121.

WIER, Johan: De praestigiis demonum. Von ihrem ursprung, underscheid, vermögenheit, und rechtmessiger straaff, auch der beleidigten ordentlicher hilff, sechs Bücher, Nachdr. der Ausg. 1578, Amsterdam: Bonset 1967. (1. Aufl. 5 Bücher, Basel 1563).

WILBRAND, Franz Joseph Julius: Über Leben, Gliedmässigkeit und Lebensfähigkeit der menschlichen Frucht. Vereinte dtsch. Z. Staats-Arzneikd. N.F. *3* (1848) 92–146; 291–320.

WINSLOW s. LOUIS 1752.

WINTER, R.: Die Lehre vom Kindesmord in der deutschen Gerichtsmedizin des 18. Jahrhunderts. Z. ärztl. Fortbild. *57* (1963) 1127–1131.

WISWE, Hans: Kulturgeschichte der Kochkunst. Kochbücher und Rezepte aus zwei Jahrtausenden mit einem lexikalischen Anhang zur Fachsprache v. Eva HEPP. München: Moos 1970.

WITKOWSKI, Gustave-Jules: Histoire des accouchements chez tous les peuples. Paris: Steinheil 1887 (mit Appendice: L'arsénal obstétrical, Paris: Steinheil 1887).

WOLF-HEIDEGGER, Gerhard, CETTO, Anna Maria: Die anatomische Sektion in bildlicher Darstellung. Basel/New York: Karger 1967.

WOLFF, Gerhard: Leichen-Besichtigung und -untersuchung bis zur Carolina als Vorstufe gerichtlicher Sektion. Janus 42 (1938) 225–286.

WOOD, Clive, SUITTERS, Beryl: The fight for acceptance. A history of contraception. Aylesbury: MTP 1970.

WULFFEN, Erich: Psychologie des Giftmordes. Wien: Urania 1917 (Urania Bücherei; 6).

ZACCHIAS, Paulus: Quaestiones medico-legales. In quibus eae materiae medicae, quae ad legales facultates videntur pertinere, proponuntur, pertractantur, resolvuntur. Opus, iurisperitis apprime necessarium, medicis perutile, caeteris non injucundum. Ed. tertia, Amstelaedami: Blaeu 1651. (1. Ausg. Rom, Bd. 1: 1621; Bd. 2: 1625; Bd. 3–4: 1628; Bd. 5: 1650; Bd. 6: 1634; Bd. 7: 1635).

ZELLERUS, Iohannes S. MAUCHARTUS.

ZIMMERMANN, Johann Georg: Von der Erfahrung in der Arzneykunst. 2 Theile. Zürich: Heidegger 1763; 1764.

ZITTMANNUS, Joh. Fridericus: Medicina forensis, h.e. responsa facultatis medicae Lipsiensis ad quaestiones et casus medicinales ab anno MDCL. usque MDCC. Francofurti/M.: Societas 1706. (Ergänzung und Erweiterung von AMMANNUS 1670).

Zwölftafelgesetz, Das: Texte, Übersetzungen und Erläuterungen v. Rudolf DÜLL, 5. Aufl. München: Heimeran 1976.

Sach- und Autorenregister

483

Esther Fischer-Homberger / Medizin vor Gericht